Ⅰ	慢性期・回復期の看護技術
Ⅱ	終末期の看護技術
Ⅲ	慢性期・回復期のADL支援
Ⅳ	ケーススタディ
	本書で使われている略語一覧
	索　引

パーフェクト臨床実習ガイド
―ライフステージに沿った看護技術と看護の展開―

成人看護実習ガイドⅡ
慢性期・回復期・終末期

◉編集：野並 葉子

照林社

序　文

　成人看護を実践・研究していくことは、成人期にある人の生きざま、生きることへの熱意や苦悩に向き合うことになる。特に、成人看護の中の慢性期・回復期・終末期の看護では、病いからくる心身の不調や生活上の支障をかかえながら生きる人々の苦悩を理解し、具体的に支援していくことになる。これらの苦悩に向き合っていくためには、確かな技術が必要となる。確かな技術となるためには、知識とともに人に対する想像力を要し、結果に対して謙虚に耳を傾けることが求められる。それが、実践（プラクティス）というものであり、プロの道を支えるものであるように思う。

　成人期にある人は、生活習慣や環境的要因や身体的要因により自分自身の身体が変化していることを理解し、自分自身の心身の反応に耳を傾け、セルフケアをしていく力をもっている。看護師は疾病からくる身体の変化や治療による影響に関する知識をもち、健康の回復、療養の継続、苦痛の緩和、生活の支援に関する技術を用いて、慢性疾患の急性増悪期や回復期、終末期にある人々が、その人のもっている生きる力を発揮し、その人らしく生きることができるよう支援する。

　本書は、臨床や教育機関で活躍している看護の専門家にご協力をいただいた。
　できあがってみれば、それぞれの執筆者の看護への熱意や慢性期・回復期・終末期にある人々への関心と理解の深さ、そして確かな知識・技術を実感するものだった。成人看護（慢性）専門看護師、がん看護専門看護師、老人看護専門看護師、ホスピスケア認定看護師、感染管理認定看護師などの看護スペシャリストの方々のご努力で、実践的・具体的でわかりやすい内容になった。
　本書は、病院・地域・在宅などのさまざまな臨床実習の場で、実践の手がかりになるよう「慢性期・回復期・終末期の看護技術」「慢性期・回復期のADL支援」と「ケーススタディ」で構成している。

　また、本書を編集していく過程で、先に歩む者から後に続く者へ、臨床の知を引き継いでいく責務を少し果たせたように思い、うれしくなったことを付け加えたい。
　きっと、多忙な中で、エビデンスにあたり、苦しみながら一つ一つの看護実践を言葉にする努力をしていった執筆者も同じ気持ちではないだろうかと思う。

2007年1月

野並　葉子

目次

I 慢性期・回復期の看護技術

身体の変化を見る技術

1. バイタルサインの測定
仲村直子／森　菊子／藤田純子／深野智華　2

- **A. 心機能障害と血圧・脈拍・心音** 2
  血　圧 2／脈　拍 5／心　音 8
- **B. 呼吸機能障害と呼吸** 10
  視　診 10／聴　診 12
- **C. 意識障害と意識レベル** 12
  意識障害の評価 14／頭蓋内圧亢進症状の評価 14
- **D. 生体防御機能障害と体温** 17
  生体防御機能と体温 17／体温測定 17

2. 観　察
藤原由子／小江奈美子／片岡千明／
米田昭子／神戸朋子／西村康子　20

皮　膚 20／浮　腫 22／黄　疸 23／口　腔 24／便 26／尿 26

3. モニタリング
上野聡子／漆坂真弓／森　菊子／仲村直子／鈴木智津子　30

血　糖 30／サチュレーション 32／ピークフロー 35／心電図 37
肥満と体重 41／家庭血圧 42

4. 検　査
仲村直子／漆坂真弓／小江奈美子／片岡千明／
馬場敦子／藤田純子／元木絵美／神戸朋子　44

- **A. 心機能** 44
  心電図 44／心エコー 47／心筋シンチグラム（心臓核医学検査：RI） 48
  心臓カテーテル検査 49／血液検査 49
- **B. 呼吸機能** 50
  スパイロメトリー 50
- **C. 腎機能** 55
  尿検査 55／血液検査 55／画像検査 55／組織検査 56／腎障害の指標 56

D. 肝機能 57
血液検査 57／肝臓の触診・打診方法 57／腹水の観察方法 57

E. 血糖・脂質・尿酸 59
血糖値 59／75gOGTT（75g経口ブトウ糖負荷試験） 59
グリコヘモグロビン（HbA$_1$c） 60／尿糖検査 60／血清脂質 61／血清尿酸値 61

F. 運動機能 62
X線（レントゲン） 62／CT 62／MRI 63／骨シンチグラフィ 63
脊髄造影検査（ミエログラフィ） 63／髄液検査 63／関節穿刺 64

G. 神経機能 65
脊髄液検査 65／脳　波 66／誘発電位 67／筋電図・末梢神経伝導 67
CT 67／MRI・MRA 68／核医学 68／脳血管造影 68

H. その他の検査 69
便潜血反応検査 69

ケアの技術

5. 呼吸ケア　　河田照絵／漆坂真弓／森　菊子　72

A. 吸　引 72
気管吸引 72／口腔・鼻腔吸引 74

B. 呼吸練習 76
腹式呼吸 76／口すぼめ呼吸 78／動作に合わせた呼吸練習 79

C. 喀痰出法（体位ドレナージ、スクイージング） 84

D. 呼吸困難の緩和 84

E. 在宅酸素療法 87

6. 体液・栄養ケア　　片岡優実／貞永美里／添田百合子／織田浩子　92

経管栄養法 92／浮腫のケア 96／脱水の予防と対処 98
膀胱留置カテーテル 100／在宅中心静脈栄養療法（HPN） 104

7. 意識・活動ケア　　米田昭子／藤田純子／元木絵美／森山祐美　110

A. 感　覚 110
感覚にはたらきかけるケア 110

B. 認　知 112
意識障害のある患者の覚醒を促すケア 112
高次脳機能障害のある患者の活動を支援するケア 114

C. 運　動 118
起立性低血圧のケア 118

- D. **コミュニケーション** 121
  - 失語とは 121／失語の分類とその特徴 121
  - 言語に障害をもつ患者へのリハビリテーションの考え方 123
  - 言語に障害をもつ患者への接し方 123

8. セルフケアのための指導・教育 ── 添田百合子／仲村直子／鈴木智津子／堀田佐知子／石橋千夏／織田浩子／馬場敦子 124

- A. **食事指導（糖尿病、高血圧）** 124
  - 糖尿病と高血圧の食事指導に用いる基礎知識 124／食事指導の実際 125
- B. **服薬指導** 129
  - 抗不整脈薬 129／自己検脈の方法 130／インスリン自己注射 131
- C. **活動・安静・睡眠の指導** 133
  - 活動と安静 133／睡眠 135
- D. **ストーマケア** 138
  - 術前のケア 138／術直後のケア 139／セルフケアに向けての援助 139
- E. **間欠自己導尿** 143
- F. **退院指導** 145

9. 心理・社会的サポート ── 佐々木栄子／新井香奈子／唐津ふさ 149
- 危機管理の備え（危機状態に対する備え） 149／社会資源の活用 151
- 不確かさへのケア 155／家族支援 158

II 終末期の看護技術

1. 疼痛のアセスメント ── 奥出有香子 162
- 疼痛アセスメント 162／痛みのスケール 165

2. 疼痛緩和 ── 岡嶋洋子／槇埜良江 168
- モルヒネ 168／モルヒネ以外の鎮痛薬 170／神経ブロック 172
- 放射線療法 175／セデーション 177

3. グリーフケア ── 奥出有香子 180
- グリーフケアとは 180／患者への援助 180／家族への援助 183

III 慢性期・回復期のADL支援

1. 食　事 ──────────────────────── 奥野信行　190
　活動に必要なエネルギー　190／食事と社会生活活動　193／食事介助　195

2. 排　泄 ──────────────────────── 神戸朋子　199
　便秘薬　199／腹部マッサージ　199／尿量・飲水量チェック　203

3. 睡眠と休息 ─────────────────── 堀田佐知子　205
　睡眠薬　205／リラクゼーション　206／寝具と環境整備　210

4. 清　潔 ─────────── 奥野信行／米田昭子／曽根晶子　213
　A. 清　拭　213
　B. 入浴介助　217
　C. 口腔ケア　220
　D. フットケア　222
　　フットケアとは　222／フットケアの方法　223

5. 運　動 ──────────────────────── 元木絵美　228
　身体計測（上下肢長・四肢周径）　228／関節可動域の測定と関節可動域訓練　228
　筋力の測定（徒手筋力テスト、MMT）と筋力強化運動　228
　その他よく使われる理学的検査および徴候　229／ADL評価　238

6. 移　動 ──────────────────────── 元木絵美　239
　車椅子　239／歩行器と杖　242

7. 装具・自助具 ─────────────────── 元木絵美　245
　装具　245／自助具　250

8. 褥瘡予防 ───────────────────── 石橋千夏　251
　アセスメント　251／体圧分散寝具　252／体位変換　254

9. 意識障害による転倒・転落防止 ───── 得居みのり　255
　アセスメント　255／ベッドの管理　255／病室の環境整備　256

10. 感染予防 ───────────────────── 寺地つね子　262
　アセスメント　262／アイソレーション　262／うがい（咳嗽）　264／手洗い　264
　マスクとガウンテクニック　267

IV ケーススタディ

呼吸機能障害

1. 慢性閉塞性肺疾患 ……… 漆坂真弓　272
慢性閉塞性肺疾患の概要　272／慢性閉塞性肺疾患の特徴と援助　272
事例の展開　274

循環機能障害

2. 心不全 ……… 仲村直子　278
循環機能障害の概要　278／心不全の特徴と看護のポイント　278
事例の展開　280

栄養摂取・代謝障害

3. 摂食嚥下障害 ……… 藤田純子　284
摂食嚥下障害の概要　284／事例の展開　286／看護援助のポイント　289

4. クローン病 ……… 片岡優実　294
クローン病の概要　294／事例の展開　295／クローン病の栄養療法の指導　298

5. 肝機能障害 ……… 片岡千明　299
肝機能障害とC型肝炎の概要　299／事例の展開　301／看護援助のポイント　302

6. 糖代謝障害（糖尿病） ……… 上野聡子　303
糖尿病の概要　303／糖尿病患者の特徴　303／事例の展開　304

7. 脂質・尿酸代謝障害 ……… 馬場敦子　308
脂質・尿酸代謝障害の概要　308／事例の展開　309／看護援助のポイント　311

内部環境調節障害

8. 甲状腺機能亢進症 ……… 添田百合子　312
甲状腺機能亢進症の概要　312／疾患・症状の特徴　313／事例の展開　313
看護援助のポイント　316

9. 体液不均衡 ……… 小江奈美子　317
体液と体液不均衡　317／ネフローゼ症候群の特徴　317／事例の展開　318

10. 体温調節機能障害 ...... 深野智華　321
体温調節機能障害の概要　321／事例の展開　321

生体防御機能障害

11. 免疫機能低下 ...... 伊藤由美子　325
免疫の概要　325／事例の展開　328

12. HIV／AIDS ...... 中田彩子／小野瀬友子　330
HIV、AIDSの概要　330／事例の展開　332／チーム医療(医療関係者の連携)の重要性　333

感覚機能障害

13. 感覚機能障害 ...... 米田昭子　334
感覚機能障害の概要　334／感覚機能障害の症状把握　334／事例の展開　335

認知機能・コミュニケーション障害

14. 認知症 ...... 森山祐美　338
認知症の概要　338／事例の展開　338／看護実践のポイント　342

運動機能障害

15. 関節リウマチ ...... 元木絵美　343
疾患・症状の特徴　343／関節リウマチ患者の看護の概要　345／事例の展開　345

排泄機能障害

16. 排尿機能障害 ...... 織田浩子　350
排尿機能障害の概要　350／事例の展開　350

17. 排便機能障害 ...... 神戸朋子　354
排便機能障害の概要　354／事例の展開　355

性機能障害

18. 性機能障害 ...... 井沢知子　358
性機能障害の概要　358／事例の展開　360

本書で使われている略語一覧　362
索引　365

表紙・カバーデザイン：加藤俊二（プラス・アルファ）
本文イラストレーション：今崎和広、村上寛人、高橋なおみ
カバー・本文写真：中込浩一郎
本文デザイン：トライ
DTP制作：レディバード

※カバーおよび本文の写真は同意を得て掲載しています

■編　集

| 野並　葉子 | 兵庫県立大学看護学部生涯健康看護講座 |

■執　筆（執筆順）

仲村　直子	神戸市立医療センター中央市民病院看護部・慢性疾患看護専門看護師
森　菊子	兵庫県立大学看護学部生涯健康看護講座
藤田　純子	元・独立行政法人国立病院機構宇多野病院看護部
深野　智華	元・兵庫県立大学看護学部実践基礎看護講座
藤原　由子	兵庫県立大学大学院看護学研究科博士後期課程
小江　奈美子	国家公務員共済組合連合会浜の町病院看護部・慢性疾患看護専門看護師
片岡　千明	兵庫県立大学看護学部生涯広域看護講座・慢性疾患看護専門看護師
米田　昭子	国家公務員共済組合連合会平塚共済病院看護部・慢性疾患看護専門看護師
神戸　朋子	元・兵庫県立大学看護学部生涯健康看護講座
西村　康子	元・兵庫県立尼崎病院看護部
上野　聡子	製鉄記念広畑病院看護部・慢性疾患看護専門看護師
漆坂　真弓	弘前大学大学院保健学研究科
鈴木　智津子	浜松医科大学医学部附属病院看護部・慢性疾患看護専門看護師
馬場　敦子	三菱神戸病院・慢性疾患看護専門看護師
元木　絵美	一般財団法人甲南会甲南加古川病院・慢性疾患看護専門看護師
河田　照絵	元・兵庫県立大学看護学部生涯健康看護講座
片岡　優実	兵庫医科大学病院地域医療・総合相談センター・慢性疾患看護専門看護師
貞永　美里	独立行政法人国立病院機構横浜医療センター看護部
添田　百合子	大阪医科大学附属病院看護部・慢性疾患看護専門看護師
織田　浩子	広島大学病院看護部
森山　祐美	製鉄記念広畑病院看護部・老人看護専門看護師
堀田　佐知子	園田学園女子大学人間健康学部人間看護学科
石橋　千夏	大阪府立大学看護学部療養支援看護学
佐々木　栄子	北海道医療大学看護福祉学部看護学科
新井　香奈子	兵庫県立大学看護学部広域健康看護講座
唐津　ふさ	北海道医療大学看護福祉学部看護学科
奥出　有香子	順天堂大学医学部附属順天堂医院看護部・がん看護専門看護師
岡嶋　洋子	大阪警察病院看護部・緩和ケア認定看護師
槙埜　良江	広島大学病院看護部・がん看護専門看護師
奥野　信行	京都橘大学看護学部
曽根　晶子	船橋市立医療センター看護局看護専門部門・慢性疾患看護専門看護師
得居　みのり	姫路聖マリア病院・地域連携室・老人看護専門看護師
寺地　つね子	大阪警察病院看護部・感染管理認定看護師
伊藤　由美子	兵庫県立がんセンター看護部・がん看護専門看護師
中田　彩子	国立国際医療センター看護部
小野瀬　友子	独立行政法人国立病院機構東京医療センター看護部
井沢　知子	京都大学医学部附属病院看護部・がん看護専門看護師

I

慢性期・回復期の看護技術

●身体の変化を見る技術
1. バイタルサインの測定
2. 観　察
3. モニタリング
4. 検　査

●ケアの技術
5. 呼吸ケア
6. 体液・栄養ケア
7. 意識・活動ケア
8. セルフケアのための指導・教育
9. 心理・社会的サポート

I 慢性期・回復期の看護技術：身体の変化を見る技術

1. バイタルサインの測定

仲村直子／森　菊子／藤田純子／深野智華

- バイタルサイン（vital signs）とは、血圧・脈拍・呼吸・体温などの生命徴候のことである。
- バイタルサインの測定は、①患者の生きている状態を把握する、②疾患や病態による特徴的な変化をとらえる、③患者の状態の変化を把握し、異常を早期発見するために行う。
- 慢性期・回復期におけるバイタルサインの測定は、日常生活行動における血圧・脈拍・呼吸などの変動の有無、疾患や合併症の状態を把握することで、日常生活への支障がないかアセスメントすることが最も重要である。

A. 心機能障害と血圧・脈拍・心音

1 血圧

- 血圧とは、心臓から送り出された血液が血管内を流れる時に動脈の内壁に与える圧力のことである。
- 心臓が収縮した時にかかる圧力を収縮期血圧（最高血圧）、拡張した時にかかる圧力を拡張期血圧（最小血圧）という。
- 血圧は、心拍出量と末梢血管抵抗の積で求められる。
- 血圧は、心臓のポンプ機能や循環血液量、末梢の動脈硬化や動脈壁の弾力性などを反映する指標である。
- 血圧測定には、動脈にカテーテルを挿入し直接血圧を測定する観血的方法と、触診と聴診により血圧を測定する非観血的方法がある。

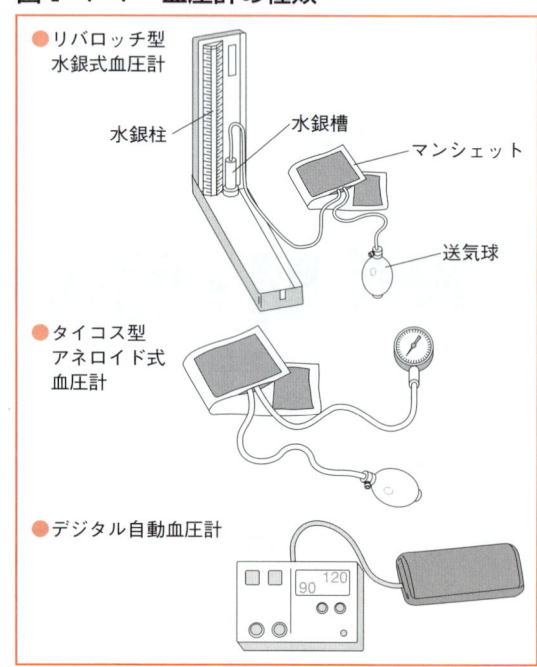

図 I-1-1　血圧計の種類

- リバロッチ型水銀式血圧計（水銀柱、水銀槽、マンシェット、送気球）
- タイコス型アネロイド式血圧計
- デジタル自動血圧計

①目　的

- 患者の心臓や血管系の状態を把握する。
- 安静時と活動直後の血圧を比較し、活動による心負荷の状態を調べる。
- 仰臥位、坐位、立位と血圧を測定し、自律神経障害や起立性低血圧の状態を調べる。
- 四肢の血圧を測定し、閉塞性動脈硬化症、解離性大動脈瘤などの血管性疾患の病態・末梢の血流の状態を調べる。

②必要物品

- 血圧計（リバロッチ型水銀式・タイコス型アネロイド式・自動血圧計など、図 I-1-1）、聴診器、ドップラー聴診器（触診・聴診によりコロトコフ音が聴き取りにくい場合に使用する）。

③手順とポイント
a）手　順
●リバロッチ型水銀式血圧計を用いた測定の手順を示す（表Ⅰ-1-1）。タイコス型アネロイド式・自動血圧計での測定もこれに準じる。

表Ⅰ-1-1　血圧測定の手順

手　順	確認事項とポイント
1．必要物品を準備・点検する。 ①水銀槽のコックを開き、目盛り0に水銀が合っているか、水銀がスムーズに移動するか、水銀が途切れないか確認する。 ②患者の測定する部位に適したマンシェットを選択する。 ③送気球や接続管に破損がないか、接続がゆるんでいないか、ゴム嚢からの空気漏れはないか確認する。 ④マンシェット内の空気は抜いておく。 ⑤聴診器は、チェストピースの膜面を軽くたたき、イヤピースから音が聴こえるか確認し、チェストピースの膜面やイヤピースをアルコール綿で拭く。	●タイコス型アネロイド式血圧計の場合は、1年に1回水銀式血圧計で誤差がないか点検する。 ●マンシェットのゴム嚢の幅は、測定部位の40％、長さは、少なくとも測定部位の80％を覆うものを選択する（表Ⅰ-1-2）。 ●一般成人用マンシェット（上腕用）は、日本工業規格（JIS）により幅13cm、長さ22〜24cmである。 ●上腕周囲径の太い肥満者には、マンシェットの長い肥満者用を使用し、上腕周囲径の細い高齢者などには小児用（9歳以上）のマンシェットを使用する。 ●大腿部の血圧を測定する場合は、下肢用のマンシェットを準備する。
2．患者に血圧測定をすることを説明し、協力を得る。 ①これまでの血圧を患者に聞いたり、記録を見たりして把握する。 ②同一体位で安静にする。 ③深呼吸を数回促し、患者をリラックスした状態にする。 ④血圧に影響を与える要因を最小限にする。	●仰臥位では10分以上、坐位では5分以上安静にする。 ●食後1時間、運動や入浴後30分、排尿前・排便後は避ける。
3．患者の体勢を整え、マンシェットを巻く。 ①上腕で測定する場合は、仰臥位もしくは坐位とし、腕の高さは心臓の高さと同じになるようにオーバーテーブルなどで高さを調整する（図Ⅰ-1-2）。 図Ⅰ-1-2　血圧測定の体勢 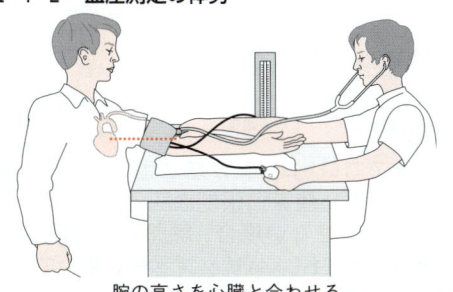 腕の高さを心臓と合わせる ②血圧計は、心臓と同じ高さに水平に置き、水銀柱と目の高さが同じになるようにする（図Ⅰ-1-4）。	●大腿部の場合は、膝関節より上に（図Ⅰ-1-3）、下腿部の場合は、内踝より上にマンシェットの下縁を位置するように巻く。 図Ⅰ-1-3　大腿部での血圧測定 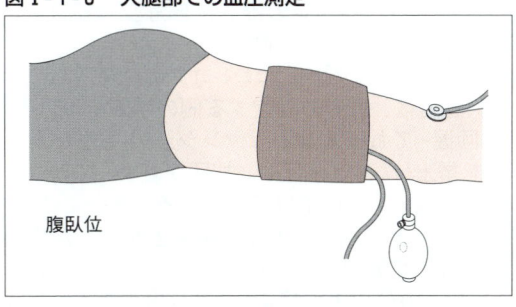 腹臥位 ●大腿部で測定する場合は、患者に腹臥位になってもらう。 ●上腕動脈が衣類で圧迫されている場合は、衣類の袖を脱いで、圧迫を避ける。

表Ⅰ-1-1 つづき

手　順	確認事項とポイント
図Ⅰ-1-4　水銀柱と目の高さが同じになるようにする 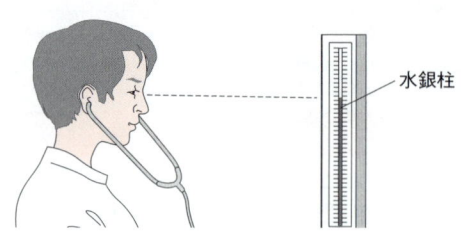 ④患者に腕を伸ばしてもらい、衣類の袖をまくり、マンシェットの下縁が肘関節より1〜3cm上にくる位置に、指が1〜2本くらい入るきつさでマンシェットを巻く。 ⑤動脈に均等に圧を加えるため、マンシェットは、上腕動脈の真上にゴム嚢の中心がくるようにする。	●マンシェットの膨らみを阻害しないように、肘頭部分に小さな枕を当てるとよい。 ●マンシェットの加圧により血流が一時的に遮断されるため、シャント肢、点滴を行っている側、麻痺側、創傷のある側、循環障害の生じているまたは生じる可能性のある側での測定は避ける。
4．触診法で収縮期血圧を推定する。 ①上腕動脈または橈骨動脈に第2〜4指を当て、不整脈の有無、脈のリズム・拍動の強さを確認する。 ②送気球のねじが閉じていることを確認する。 ③脈に触れながら、すみやかに送気球で加圧し、脈が触れなくなった値より20mmHg上まで加圧する。 ④ねじをゆるめ、送気球の排気弁を開き、減圧し、脈が触れ始める収縮期血圧を測定する。	●患者の収縮期血圧の目安がわかっている場合には、この測定は不要である。 ●測定をやり直す場合は、途中から再加圧せず、一度マンシェット内の空気を抜いて、0mmHgまで下げ、血流を回復させてから再検する。 ●減圧は、2〜3mmHg/秒もしくは2〜3mmHg/拍動でゆっくりと水銀を下げる。
5．聴診法で収縮期・拡張期血圧を測定する。 ①上腕動脈または橈骨動脈を確認し、聴診器の膜面を皮膚にしっかりと当てる。 ②送気球のねじが閉じていることを確認する。 ③血流を完全に遮断するため、先ほど推定した収縮期血圧の20〜30mmHg上まで、すみやかに加圧する。 ④ねじをゆるめ、送気球の排気弁を開き、減圧し、収縮期・拡張期血圧を測定する。 ⑤脈の拍動が弱い場合、コロトコフ音が聴取しにくい場合は、患者に測定する側の手掌を10〜15回握ってもらう、またはマンシェットを巻いた腕を挙上したまま加圧し、加圧が終わってから腕を心臓の高さに下げて測定する。 ⑥測定値がその患者にとって異常値を示した場合、血圧変動の要因がなかったのかアセスメントし、10分以上安静にしてから再検する。それでも同様の測定値になった場合は、直ちに医師に報告する（血圧の重症度分類は表Ⅰ-1-3）。	●聴診器を当てるときは、手で膜面を温め、冷感刺激を避ける。 ●コロトコフ音の聴こえ始めの値が収縮期血圧、聴こえ終わりの値が拡張期血圧である（図Ⅰ-1-5）。 図Ⅰ-1-5　血圧測定時のコロトコフ音の変化 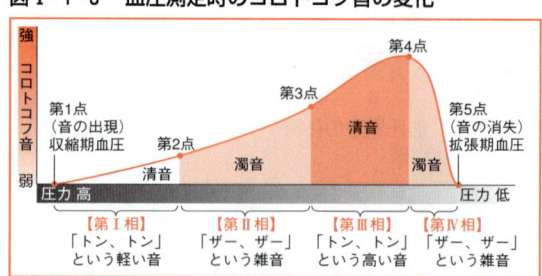 ●「0点」までコロトコフ音が聴こえる場合は、音が急に弱くなった値を拡張期血圧とする。 ●⑤でも測定できない場合、触診で収縮期血圧のみを測定する、もしくはドップラーを用いてコロトコフ音を確認し、収縮期・拡張期血圧を測定する。 ●不整脈がある場合は、コロトコフ音の感知が困難であるため自動血圧計での測定は避け、水銀式血圧計でゆっくりと減圧し、測定する。

表 I-1-1　つづき

手　順	確認事項とポイント
6．片づける。 ①測定が終了したら排気弁を全開にして、マンシェット内の空気を抜き、マンシェットをはずす。 ②患者の衣類を整える。 ③患者に測定値を伝え、測定値が示す意味を説明する。 ④血圧計を片づける。 ⑤測定状況と測定結果を記録する。	●水銀槽のある右側に血圧計を傾け、水銀槽に水銀をしまい、コックを閉める。 ●マンシェットの空気を抜き、ゴム管などが破損しないように、たたんで片づける。

表 I-1-2　マンシェットの種類

	幅	長さ
9歳以上	12cm	25cm
成人（上腕用）	14cm	25cm
成人（下肢用）	18cm	50cm

表 I-1-3　血圧の重症度分類（mmHg）

分類	収縮期血圧	拡張期血圧
至適	＜120	＜80
正常	＜130	＜85
正常高値	130〜139	85〜89
grade 1 高血圧（軽症） 境界域高血圧	140〜159 140〜149	90〜99 90〜94
grade 2 高血圧（中等症）	160〜179	100〜109
grade 3 高血圧（重症）	≧180	≧110
収縮期高血圧	≧140	＜90
境界域収縮期高血圧	140〜149	＜90

収縮期血圧と拡張期血圧の分類が異なる場合は、高いほうの血圧に分類される。
WHO／ISHガイドライン，1999

b）ポイント

- 活動による血圧変動の状態を把握する時以外は、一定の条件下、つまり安静時の血圧を測定する。
- 最初に血圧を測定する時には、左右の上腕動脈で測定し、左右差がある場合には、高いほうを基準とし、毎回同じ側で測定する（左右差が10mmHg以内の場合は、誤差範囲とする）。
- 体動や起立時に眩暈を訴える場合には、臥位・坐位・立位で血圧を測定し、医師に報告する。起立性低血圧、降圧剤の効き過ぎなどが考えられる。
- 閉塞性動脈硬化症、解離性大動脈瘤、大動脈炎症候群などが疑われる場合は、四肢の血圧を測定する。血圧差を把握することで、病変部位の診断・推定が可能となる。
- 足関節と上腕の血圧の比（ABI：ankle brachial pressure indexまたはAPI：ankle pressure index）は、健常者では1〜1.1であるが、閉塞性動脈硬化症などで下肢の血流が低下するとABIは低下する。
- ABI 0.7未満では間欠性跛行、0.5未満では歩行距離が300m以下、0.2未満では安静時疼痛が出現するようになる。
- **間欠性跛行**：下肢動脈の閉塞または狭窄により、運動に伴う筋肉の酸素需要増加に対して十分に血液を供給できないために出現する下肢の疼痛や疲労のことであり、立ち止まると症状は改善し、再び歩くことが可能となる。
- 高血圧患者には、自己管理のため自動血圧計での血圧測定、記録をすすめる。そのため、水銀式血圧計と測り比べ、自動血圧計の誤差を確認しておく。

2　脈　拍

- 心臓は、全身に必要な酸素や栄養分を送り出すポンプ機能があり、規則的に収縮拡張を繰り返す自動能（ペースメーカー）を有する。
- 脈拍とは、心臓の周期的な収縮により血液が駆出される時の血液の波動を、体表近くの動脈で感知する拍動のことである。
- 体表面に近い動脈には、浅側頭動脈、総頸動脈、上腕動脈、橈骨動脈、尺骨動脈、大腿動脈、膝窩動脈、後頸骨動脈、足背動脈などがある。

図 I-1-6 脈拍測定部位

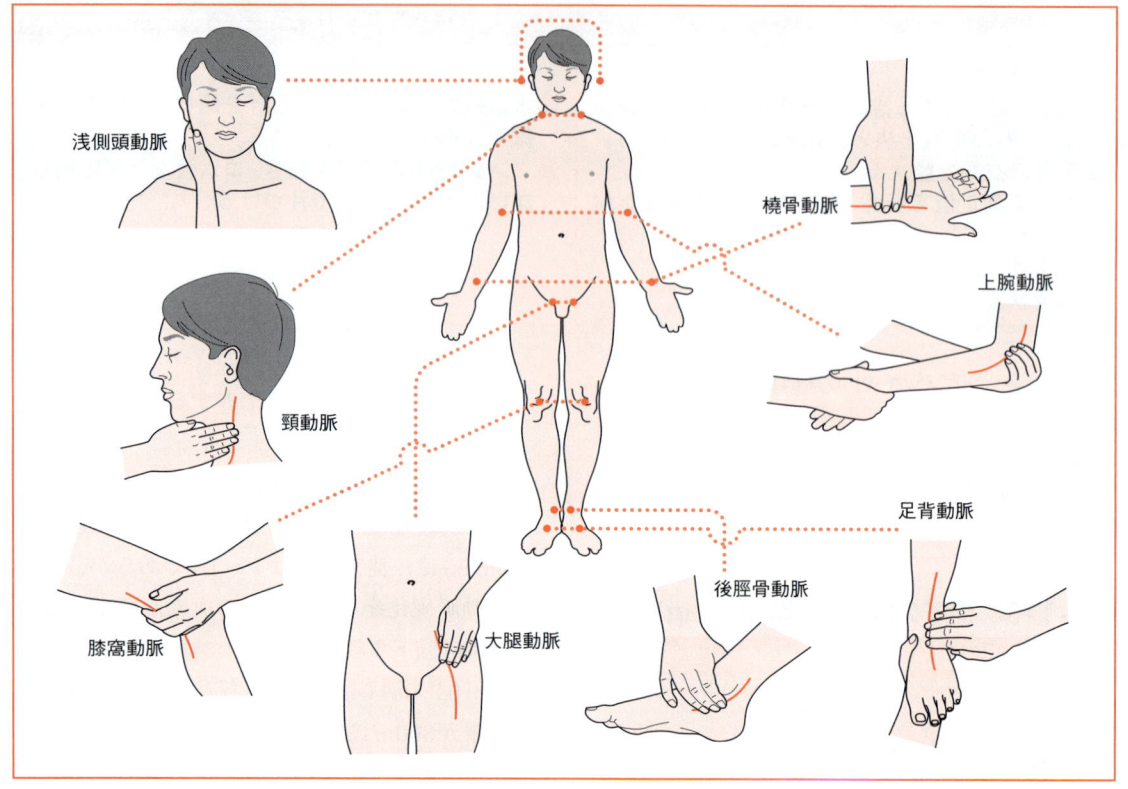

- 脈拍測定は、一般的に橈骨動脈で行われるが、血圧低下などで脈が触れにくい場合は、上腕動脈、大腿動脈、総頸動脈などより心臓に近い太い動脈で測定する（図 I-1-6）。
- 脈の触知可能な収縮期血圧は以下のようになる。
  - 橈骨・上腕動脈：60mmHg
  - 大腿動脈：40mmHg
  - 総頸動脈：20mmHg
- 血圧・脈拍に影響する生活・環境因子を表 I-1-4 に示す。

①目 的
- 患者の心臓や血管系の状態を把握する。
- 不整脈の有無、頻度、性質などを予測する。
- 安静時と活動直後の脈拍を比較し、活動による心負荷の状態を調べる。
- 左右、上下肢の動脈を触診し、末梢の血流の状態を調べる。

表 I-1-4 血圧・脈拍に影響する生活・環境因子

寒冷刺激	寒冷刺激により血管が収縮し、血圧は上昇する。室温を一定に保つように心がける。
睡 眠	睡眠不足では、交感神経の亢進により血圧が上昇する。
アルコール	末梢血管抵抗を低下させ、血圧は低下する。また代謝が亢進し、脈拍は増加する。
喫 煙	ニコチンによる交感神経の活性のため、カテコラミンの分泌や血管収縮が起こり、血圧は上昇する。
ストレス	ノルアドレナリンやアドレナリンの分泌促進のため、血圧は上昇し、脈拍は増加する。
食嗜好	塩分の摂取は水分の再吸収を促進し、循環血液量を増加させ、血圧が上昇する。
運 動	収縮期血圧は上昇するが、運動筋の末梢血管抵抗の低下のため拡張期血圧は上昇しない。筋肉への酸素供給のため心拍数は増加する。
入 浴	入浴による温熱刺激で末梢血管が拡張し、血圧は低下するが、入浴後に遅延性の交感神経活動により、血圧・脈拍数は上昇する。
体 温	体温が0.5℃上昇すると、心筋の代謝が亢進して、脈拍は1分間に約10回増加する。
体 位	仰臥位＞坐位＞立位の順で、血圧は高値を示す。仰臥位＜坐位＜立位の順で脈拍数は増加する。

②必要物品
- 秒針付き時計またはストップウォッチ。

③手　順
- 脈拍測定の手順を表Ⅰ-1-5に示す。

表Ⅰ-1-5　脈拍測定の手順

手　順	確認事項とポイント
1. 必要物品（秒針つき時計かストップウォッチ）を準備する。	●患者に直接触れるため、看護師の手を温めておく。
2. 患者に脈拍を測定することを伝え、楽な体位を取ってもらう。 ①頸部を曲げていると鎖骨下動脈が圧迫され、橈骨動脈の拍動が弱くなるため、頸部をまっすぐにする。 ②上肢が疲労しないように前腕を支える、または枕などの上に置くとよい。	●脈拍も血圧と同様にさまざまな要因で変化するため、食後1時間、運動や入浴後30分間は避ける。 ●坐位で測定する時は、測定部位を心臓と同じ高さにして、静脈還流を促進し、血管抵抗を下げ、動脈の拍動をはっきりとわかるようにする。
3. 脈の拍動の左右差がないか確認する。 ①両手で患者の左右の橈骨動脈を触知し、拍動の強さに左右差がないか確認する（図Ⅰ-1-7）。 図Ⅰ-1-7　左右で拍動の強さに差がないか確認する 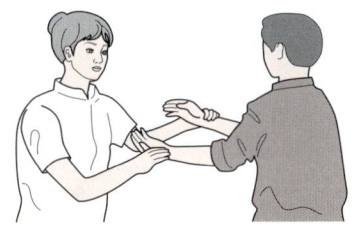	●左右差がある場合は、より強く触れる側の橈骨動脈で測定する。
4. 1分間、脈拍を測定する。 ①橈骨動脈の走行に沿って、看護師の利き手の第2～4指を軽く当てる（図Ⅰ-1-8）。 図Ⅰ-1-8　橈骨動脈での脈拍の触診 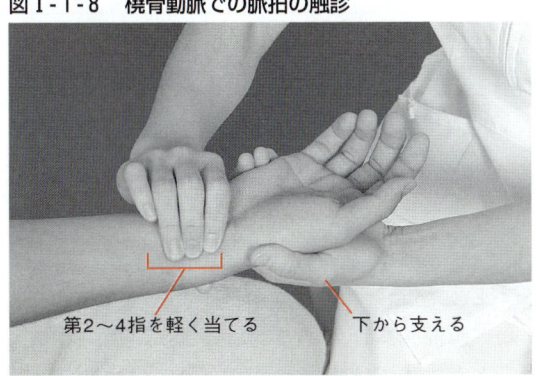 第2～4指を軽く当てる　　下から支える ②脈拍数を数える前に、規則的なリズムか、結滞がないか、脈の大きさ、脈拍の立ち上がり、脈の緊張度などの脈の性質を観察する。 ③脈拍は基本的に1分間測定する。	●第1指では、看護者自身の拍動と間違いやすいので適さない。 ●2回目以降で整脈であることが確認できている場合に限り、30秒もしくは15秒測定し、その値を2倍または4倍してもよい。 ●ただし、測定時間が短くなれば誤差が大きくなるため、最低30秒は測定することが望ましい。 ●初めての患者、心房細動のような絶対性不整脈がある患者、ペースメーカーを挿入している場合などは、必ず1分間測定する。 ●結滞がある場合は、1分間の結滞の数を数える。 ●結滞：脈拍が時々1つ飛ぶ現象のことで、期外収縮などの不整脈の時に起こる。 ●脈の緊張度は、第2～4指で動脈を圧迫し、第3指で弾力性の有無や触知の変化を観察する。

表 I-1-5　つづき

手　順	確認事項とポイント
④不整脈があり、脈の大きさが一定ではない場合は、心音を聴取し、心拍数を同時に測定する（心音聴取部位と同時測定の方法は図Ⅰ-1-9を参照）。 ⑤心拍数と脈拍数の差がある場合、また動悸などの自覚症状がある場合は、心電図またはモニターで不整脈の有無を確認し、必要時医師に報告する。	図Ⅰ-1-9　心拍数と脈拍数の同時測定の方法 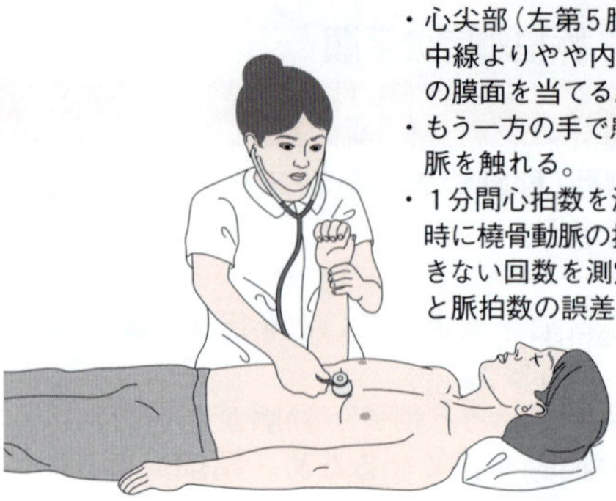 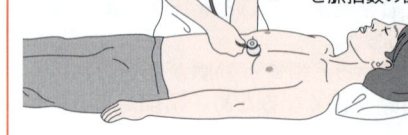 ・心尖部（左第5肋間の左鎖骨中線よりやや内側）に聴診器の膜面を当てる。 ・もう一方の手で患者の橈骨動脈を触れる。 ・1分間心拍数を測定する。同時に橈骨動脈の拍動が確認できない回数を測定し、心拍数と脈拍数の誤差を確認する。
5．患者に測定値を伝え、測定値が示す意味を説明し、記録する（表Ⅰ-1-6）。	●測定値だけでなく、リズム不整の有無、結滞の数、脈の大きさ、緊張度も記録する。 ●貧血・脱水がある場合には、全身の酸素供給量を満たすため、心拍出量を保つために脈拍数は増加する。

表Ⅰ-1-6　安静時の年齢別脈拍数

年　齢	脈拍数（毎分）
15〜20歳	70〜75
20〜60歳	70
80歳	60

図Ⅰ-1-10　聴診器

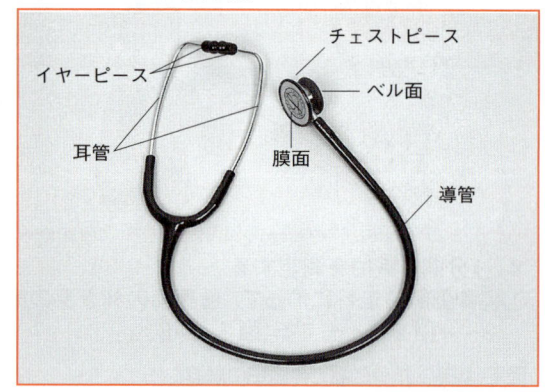

3　心　音

- 心音とは、房室弁（三尖弁・僧帽弁）が閉鎖する時の第1音と、動脈弁（肺動脈弁・大動脈弁）が閉鎖する時の第2音から構成される。
- 1音と2音の間が心収縮期、2音と1音の間が心拡張期に当たる。
- 1音、2音以外の心音は、異常心音・過剰心音・心雑音に分類される（表Ⅰ-1-7）。
- 心音の聴取は、高度な技術を要するため、エキスパートナースや医師に指導を受けながら、経験を積み、耳を鍛えることが重要である。

①目　的

- 心音と心周期の関連から心臓の血流の状態を把握する。
- 心周期：血液を全身に送り出すための心臓の収縮・拡張の一連の動きのことである。
- 異常心音・過剰心音・心雑音を聴き分け、心疾患や異常の早期発見に努める。

②必要物品

- ベル面・膜面のある聴診器（図Ⅰ-1-10）、毛布などの掛け物。

③手順とポイント

- 心音聴取の手順とポイントを表Ⅰ-1-8に示す。

（仲村直子）

表 I-1-7　異常心音・過剰心音・心雑音の分類

異常心音	2音の分裂	吸気時に大動脈弁と肺動脈弁の閉鎖の間隔が延長するために起こる（正常）。
	2音の固定性分裂	呼吸に関係なく、心房中隔欠損症、心室中隔欠損症、右心不全などで右室駆出量が左室よりも多くなる場合に起こる。
	2音の奇異性分裂	刺激伝導系の障害のため大動脈弁の閉鎖が遅れる場合、左心不全などで左室の容量負荷による駆出時間の延長のため大動脈弁の閉鎖が遅れるために起こる。
過剰心音	3音	甲状腺機能亢進・運動・妊娠・不安などによる頻脈や、心不全、弁膜症などで心房から心室へ急激に血液が流入し、心室壁が振動することによって起こる。
	4音	心筋症などで、心室拡張期末期に心房が収縮して、心房に残っている血液を心室に送り出す時に、弁やその支持組織、心室壁が振動することによって起こる。
	駆出音	大動脈弁・肺動脈弁の狭窄により、収縮初期に両動脈弁が開放する時に起こる。短く高調な、金属製のカチッとなるような音。
	開放音	僧帽弁の狭窄により心室に血液が流入する前に弁が開放するために起こる。比較的高調な短く鋭い、カチッとなるような音。
	心膜摩擦音（フィリクションラブ）	心膜炎や、心タンポナーデで心嚢液が貯留し始めたときに、胸壁側と臓器側の心膜が擦れ合うために、収縮期や拡張期に関係なく起こる。ブランコをこぐような、サウンドペーパーで擦ったようなキーキー、ザーザーといった高調音。
心雑音		弁や支持組織の障害があると血流が阻害され、乱流・過流・逆流が起こり、周囲の組織が振動して雑音が生じる。
	収縮期雑音	房室弁の閉鎖不全や動脈弁の狭窄がある場合に、1音と2音の間に起こる雑音。
	拡張期雑音	房室弁の狭窄や動脈弁の閉鎖不全がある場合に、2音と1音の間に起こる雑音。

表 I-1-8　心音聴取の手順

手　順	確認事項とポイント
1. 患者に聴診することを伝え、環境を整える。 ①露出部を覆う保温用の掛け物を準備する。 ②患者に不快感を与えないため、看護師の手や聴診器の膜面、ベル面を温める。 ③聴診を行う時の患者の体位は、聴診する音が最もよく聴こえるように仰臥位・左側臥位・少し前傾になった坐位であり、患者に説明し、協力を得る。	●胸を露出するためプライバシーの保てる、室温を調整した環境を準備する。 ●騒音があると正確な聴診ができないため、静かで、患者がリラックスできる環境を心がける。 ●体位は図 I-1-11に示す。

図 I-1-11　心音聴取時の体位

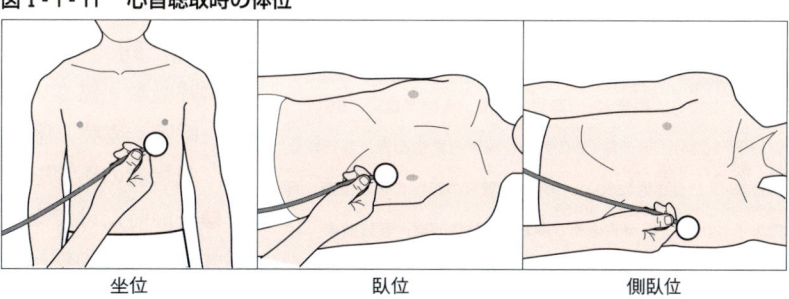

坐位　　　　臥位　　　　側臥位

| 2. 聴診器の膜面を胸壁に当て、高調な心音を聴取する。
①第2肋間胸骨右縁（大動脈弁領域）、第2肋間胸骨左縁（肺動脈弁領域）、第3肋間胸骨左縁（エルブの領域）、第4肋間胸骨左縁（三尖弁領域）、心尖部（僧帽弁領域）の順に聴取する。 | ●1音は第3肋間胸骨左縁（エルブの領域）で、2音は第2肋間胸骨左縁で、心臓に胸壁が近くなるため少し前傾になった坐位で最もよく聴こえる。
●1音は、頸動脈の拍動の直前に聴取できるため、右手で聴診しながら、左手で頸動脈を触診するとわかりやすい。
●異常心音・過剰心音・心雑音は、1音・2音を基準に心周期のどの時期に生じているのかを聴き、心臓の状態を推測する。
●弁の狭窄がある場合、各弁領域で駆出音や開放音が聴取できる。
●心膜炎・心タンポナーデの場合、心尖部や胸骨間で心膜摩擦音が聴取できる。 |

表I-1-8 つづき

手順	確認事項とポイント
3. 聴診器のベル面に換え、低調な心音を聴取する（図I-1-12）。 ①心尖部、第4肋間胸骨左縁の順に聴取する。	●心尖部では、心室拡張期早期（2音のすぐ後）に3音を、心室拡張期末期に4音を聴取することがある。 ●3音は左側臥位で、4音は仰臥位もしくは仰臥位と左側臥位の中間位で最もよく聴こえる。 ●3音と4音を両方聴取できる場合を4部調律（ギャロップ；Gallop）といい、頻脈で3音と4音が近づき心室拡張期に1つの音として聴こえる場合を重合奔馬調律という。
4. 患者の衣服を整え、記録する。	●記録は、1～4音はS_1～S_4と表現する。 ●心雑音はLevineの分類で記録する（表I-1-9）。Levineの分類は心雑音の大きさの表現を示したものである。

図I-1-12 聴診器のベル面の当て方

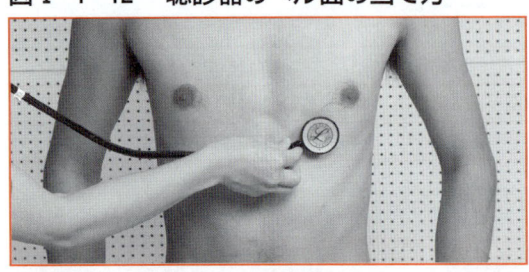

表I-1-9 Levineの分類

I度	注意深く聴くことにより初めて聴取できる
II度	弱い雑音であるが、容易に聴こえる
III度	中等度の雑音
IV度	高度の雑音*
V度	著しく大きいが、聴診器を胸壁から離すと聴こえなくなる
VI度	聴診器を胸壁から離しても聴こえる

＊高度の雑音：スリル（振戦）を触れるものをIV度という考え方がある。

〈文献〉
後藤美和・三苫里香・山内豊明(2000). 実践！フィジカルアセスメント 循環器系：①心臓. 看護技術, 46(14), 1524-1534.
小湊博美(2005). 脈拍とその測定. クリニカルスタディ, 25(5), 338-341.
黒田浩子・高木真弓(2001). 正確な数値を得るためのバイタルサインのみかた・取りかた. 臨牀看護, 27(4), 513-516.
南家貴美代・有松操(2005). 血圧とその測定. クリニカルスタディ, 25(5), 346-349.
岡田彩子(2003). 循環器(1)視診のための解剖基礎知識. 看護学雑誌, 67(12), 1234-1239.
岡田彩子(2004). 循環器(2)聴診の実際. 看護学雑誌, 68(1), 70-75.
岡田彩子(2004). 循環器(3)代表的な疾患と異常心音. 看護学雑誌, 68(2), 170-174.
高橋敦彦・久代登志男(2004). 心臓・血管系の聴診の基本技術. 月刊ナーシング, 24(3), 38-50.
高橋秀子(2003). 医療安全からみた看護技術観察. 看護技術, 49(5), 355-358.
滝島紀子(1998). バイタルサイン. 臨牀看護, 24(13), 1944-1947, 1951-1952.
横山美樹(2005). 脈拍／血圧. クリニカルスタディ, 26(8), 610-622.

B. 呼吸機能障害と呼吸

●呼吸状態の観察により、呼吸器や循環器の状態だけでなく、全身の異常な状態を推定できる。呼吸状態の観察においては、視診、聴診が特に重要であるため、ここでは視診と聴診について説明する。

1 視 診

①目 的
●呼吸数・深さ・リズム、胸郭の動き、努力性呼吸、姿勢・体位についてアセスメントし、呼吸機能の異常を早期に発見する。
●安静時だけでなく、会話、歩行、入浴などの日常生活動作における呼吸状態を観察し、患者の呼吸困難への援助につなげていく。

②必要物品
●秒針付き時計。

③手 順
●安静時の呼吸の視診の手順について表I-1-10に示す。

表Ⅰ-1-10　呼吸状態の視診の手順

手　順	確認事項とポイント
1．1分間呼吸数の測定 ①患者を5分以上安静にした状態で患者に気づかれないように1分間呼吸数を測定する。その際、呼吸の深さ・リズム、胸郭の動き、努力性呼吸の有無、姿勢・体位について観察する（表Ⅰ-1-11）。	**呼吸筋は随意筋であり、意識的に調節できるため、患者に気づかれないように測定・観察する。** ●脈拍測定につづけて看護師の指を患者の手首に当てたまま、胸腹部の動きを観察するとよい。 ●呼吸数は1分間の数が少ないため、2倍法（30秒×2）を使用しない。
2．胸郭の動き ①左右対称性、呼吸様式（腹式呼吸、胸式呼吸、胸腹式呼吸、シーソー呼吸）について見る。 ②**腹式呼吸**：横隔膜筋の収縮・弛緩によって、胸郭の上下径を拡大・縮小させる呼吸（男性に多い）。 ③**胸式呼吸**：内外肋間筋などの呼吸筋によって胸郭の前後径・左右径を拡大・縮小させる呼吸（女性に多い）。 ④**胸腹式呼吸**：胸郭と横隔膜が同時に動く呼吸（一般的）。 ⑤**シーソー呼吸**（図Ⅰ-1-13）：吸気時に胸部が陥没し、腹部が膨らむ、呼気時には逆になる（不完全気道閉塞、気道狭窄時）。	●胸郭の動きに異常があると呼吸運動に影響し、呼吸数・深さ・リズム、換気量、ガス交換に影響する。 図Ⅰ-1-13　シーソー呼吸 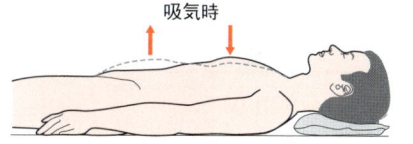
3．努力性呼吸の有無 ①呼吸補助筋（図Ⅰ-1-14）が使用されていないか、開口呼吸、口すぼめ呼吸、鼻翼呼吸、下顎呼吸、肩呼吸になっていないか見る。 図Ⅰ-1-14　呼吸補助筋 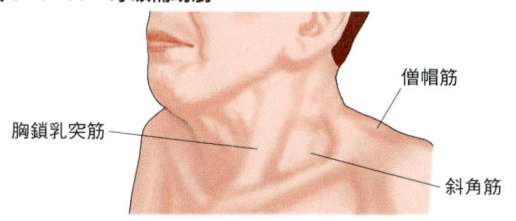	●呼吸筋だけでは換気が十分でない場合に呼吸補助筋が使用される。努力吸気時には、胸鎖乳突筋、僧帽筋など、努力呼気時には腹直筋や内外腹斜筋などの呼吸補助筋が使用される。 ●努力性呼吸が行われている時には、呼吸困難や呼吸不全の状態にあることが多いので注意深く観察する。
4．姿勢・体位 呼吸困難の時は、呼吸するのに楽な体位をとり、少しでも呼吸状態を改善しようとするため起坐位や側臥位をとる。	●仰臥位より坐位のほうが胸郭や横隔膜の運動が容易である。また、肺うっ血や肺水腫の状態の時は、静脈環流を減少させる。 ●胸水や気胸がある場合には、患側を下にした側臥位をとると、健側の胸郭運動が妨げられず楽である。
5．異常があれば、患者に呼吸困難感、咳、痰などの症状を聞いたり、喘鳴、チアノーゼなどの徴候を観察する。	
6．呼吸状態について記録する。	●異常呼吸の場合には、呼吸数だけでなく、呼吸の深さ、リズム、症状などについて記録する。

表 I-1-11 呼吸数とリズムの異常

波形	正常	—	—
呼吸の異常			
波形	頻呼吸	・呼吸の深さ：変わらない。 ・呼吸数：増加する（25回/分以上）。	発熱、恐怖や興奮時、呼吸不全、代償性呼吸性アルカローシスなど
波形	徐呼吸	・呼吸の深さ：変わらない。 ・呼吸数：減少する（12回/分以下）。	頭蓋内圧亢進、気管支閉塞、麻酔薬投与時など
波形	過呼吸	・呼吸の深さ：増大する。 ・呼吸数：変わらない。	不安や興奮時、神経症、過換気症候群など
波形	浅促呼吸	・呼吸の深さ：浅くなる。 ・呼吸数：増加する。	肺炎、肺水腫など
波形	多呼吸	・呼吸の深さ：増大する。 ・呼吸数：増加する。	過換気症候群、肺塞栓など
波形	少呼吸	・呼吸の深さ：浅くなる。 ・呼吸数：増加する。	死亡直前、麻痺など
波形	無呼吸	・呼気の状態で呼吸が一時的に停止。	睡眠時無呼吸症候群など
リズムの異常			
波形	チェーン・ストークス呼吸	・無呼吸が20〜30秒続き、30秒〜2分で周期的に変化する。	脳出血、脳圧亢進、重症心疾患、アルコール中毒、尿毒症　など
波形	ビオー呼吸	・深く早い呼吸が突然中断して無呼吸となり、10〜30秒してもとの呼吸に不規則にもどる。	脳腫瘍、脳外傷、脳膜炎など
波形	クスマウル呼吸	・深くゆっくりとした規則的な呼吸。 ・呼吸数：減少する。	糖尿病性ケトアシドーシス、尿毒症など

② 聴　診

①目　的
- 気管・気管支での空気の流れ、気道の分泌物や閉塞の状態、周囲の肺や胸膜の状態をアセスメントし、呼吸器の異常を早期に発見する。
- 気道分泌物の貯留部位を確認し、排痰の援助を効果的に実施する。

②必要物品
- 聴診器。

③手　順
- 聴診の手順を表 I-1-12 に示した。

（森菊子）

〈文献〉
阿部直（2001）．聴診方法．米丸亮・桜井利江編、ナースのためのCDによる呼吸音聴診トレーニング（pp.30-35）．南江堂．
藤崎郁（2001）．フィジカルアセスメント完全ガイド（p.60）．学習研究社．
河野文子（1998）．呼吸器機能のヘルスアセスメント．中西睦子監修、実践基礎看護学（pp.54-76）．建帛社．
大河原千鶴子・河合千恵子・金井和子他（1988）．呼吸．日野原重明編、基礎看護技術マニュアル（II）（pp.2-27）．学習研究社．
菅原美樹（2002）．呼吸の見方．エキスパートナース、18(15)、68-72．
山田幸宏（2006），呼吸器のフィジカルアセスメント．太田勝正編、基礎がわかる！実践できる！フィジカルアセスメント（pp.40-46）．照林社．

C. 意識障害と意識レベル

- 意識には、意識レベル（覚醒状態）と、意識内容（時間的・空間的・対人的認識）の2つの側面があり、このいずれかの障害が意識障害である（富塚、2005）。ここでは、意識障害のうち、意識レベルについて述べていく。
- 意識レベルは、さまざまな感覚情報が中脳、橋、延髄にある脳幹網様体賦活系で賦活され、視床・視床下部を経由して大脳皮質に広範に投射され、大脳皮質の活動レベルを高めることにより維持されている（中尾、2005）。

表I-1-12 呼吸音聴診の手順

手順	確認事項とポイント
①静かでプライバシーが保護できる環境をつくる。また、保温に配慮する。 ②患者の体位は坐位とし、上半身の着衣を開き、普段より深い呼吸をしてもらう。 ③聴診器を温めておき、膜面を胸壁に密着させる。 図I-1-15 聴診器の膜面の当て方 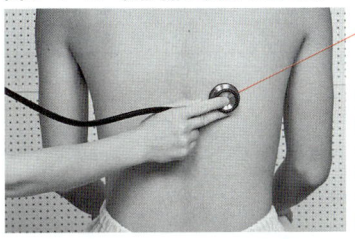 チェストピース 管の部分を親指と人差し指で軽くはさみ、人差し指と中指の指先でチェストピースの部分を軽く保持する。 ④前胸部、背部の順で、左右比較しながら聴診する。各肺野で吸気と呼気の両方の呼吸音を聴き、副雑音の有無をアセスメントする（図I-1-15～19）。 図I-1-16 坐位での聴診　図I-1-17 臥位での背部の聴診 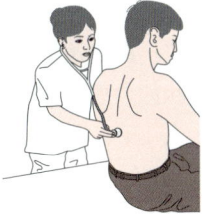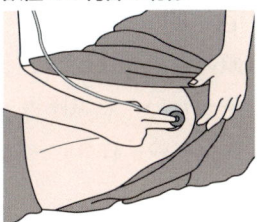 ⑤呼吸音の状態を伝え、着衣を整える。 ⑥聴診部位、呼吸音の強弱、副雑音の種類について記録する（図I-1-18）。	●周囲がうるさいと呼吸音が正確に聴取できない。 ●呼吸パターンや胸郭の動きが観察しやすいことより、坐位での聴診が好ましい。 ●呼吸音は高音であるので聴診器の膜面を使用する。 正確な聴診のためには、服の上からでなく、皮膚に直接聴診器を当てる。聴診器の一部や聴診器を持った自分の指が患者の身体や寝衣などに触れていると雑音が混じるので注意する。 ●患者が臥位の場合は、側臥位で背部の聴診を実施する。 臥床患者では左肺の下葉が無気肺や肺炎になりやすいので念入りに聴診する。 ●雑音が聞かれたら軽く咳をしてもらい、咳で消失する雑音かどうか確認する。 図I-1-18 聴診部位 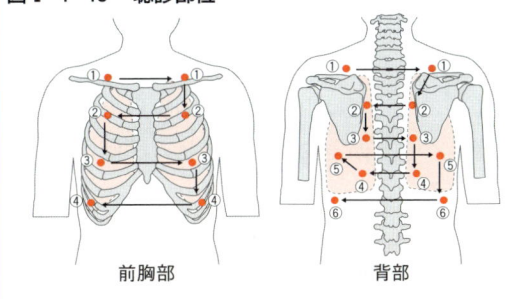 前胸部　　背部

図I-1-19 肺音の分類

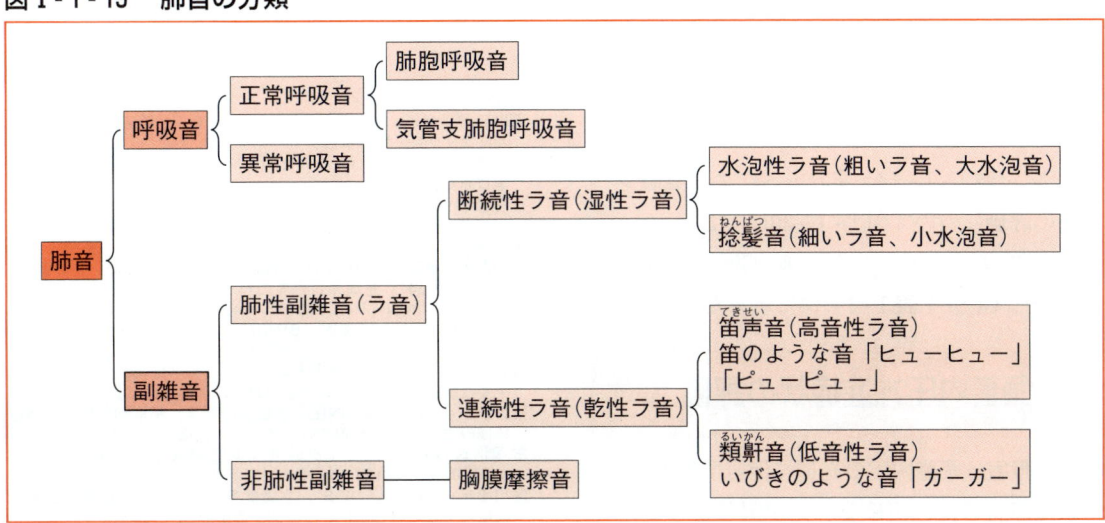

表 I-1-13　Japan Coma Scale（JCS）

I　刺激しないでも覚醒している状態	1	だいたい意識清明だが、今一つはっきりしない
	2	見当識障害がある
	3	自分の名前、生年月日がいえない
II　刺激すると覚醒する状態	10	普通の呼びかけで容易に開眼する 合目的的な運動（例えば「右手を握れ、離せ」など）をするし、言葉も出るが間違いが多い
	20	大きな声または体を揺さぶることによって開眼する
	30	簡単な命令に応じる（例えば、離・握手）。痛み刺激を加えつつ呼びかけを繰り返すと、かろうじて開眼する
III　刺激をしても覚醒しない状態	100	痛み刺激に対し、払いのけるような動作をする
	200	痛み刺激で少し手足を動かしたり、顔をしかめる
	300	痛み刺激に反応しない

※3-3-9度方式ともいう
注）R：不穏、I：失禁、A：無動無声　意識清明のときは"0"と表記する

表 I-1-14　Glasgow Coma Scale（GCS）

開眼機能（E）：eye opening	点数
自然に開眼している	4
呼びかけにより開眼する	3
疼痛刺激によって開眼する	2
まったく開眼しない	1
言語機能（V）：verbal response	**点数**
正確な応答ができる	5
混乱した会話	4
まとまりのない言葉	3
言葉にならない音のみ	2
まったく声を出さない	1
最良運動機能（M）：best motor response	**点数**
命令に応じた動き	6
払いのけ動作	5
疼痛刺激に対する逃避運動	4
異常な屈曲運動	3
疼痛刺激に対する伸展運動	2
まったく動かない	1

● 意識障害では、この網様体賦活系、視床・視床下部、大脳皮質の機能障害によって刺激に対する反応が低下ないし消失している。その原因には中枢神経系の疾患（脳血管疾患など）のほか、循環器系の障害、低血糖など、さまざまあるが、ここでは中枢神経系の疾患で重要な意識レベルと頭蓋内圧亢進症状の評価について述べる。

1　意識障害の評価

①目　的
● 意識レベルを把握し、病態の悪化を早期に発見する。

②意識レベルの評価方法
● ジャパンコーマスケール（Japan Coma Scale；GCS）を表I-1-13、またJCSによる意識レベルの評価について図I-1-20に示した。
● グラスゴーコーマスケール（Glasgow Coma Scale；GCS）を表I-1-14に示した。

2　頭蓋内圧亢進症状の評価

● 意識障害は頭蓋内圧の亢進に伴って増悪する。
● 意識障害者は、明確な訴えが困難となるため頭蓋内圧亢進症状を的確かつ早期にとらえることが、より重要となる。

①目　的
● 頭蓋内圧亢進症状をとらえて早期に適切な治療を行い、意識障害・全身状態の悪化を防止するために行う。

②必要物品
● 瞳孔計、ペンライト、体温計、血圧計、聴診器。

③手　順
● 頭蓋内圧亢進症状の評価の手順を表I-1-15に示す。

（藤田純子）

〈文献〉
馬場元毅（1991）．絵で見る脳と神経—しくみと障害のメカニズム．JJNブックス．医学書院．
藤崎郁（2001）．フィジカルアセスメント完全ガイド（pp.159-188）．学習研究社．
後藤修（1996）．意識障害．金井弘一編，臨牀看護セレクション1：病態生理I—症候編（pp.114-120）．へるす出版．
廣瀬源二郎（2002）．意識障害．日野原重明・井村裕夫監修，看護のための最新医学講座1：脳・神経系疾患（pp.20-24）．中山書店．
黒田清司（2004）．意識障害患者のバイタルサイン変化をどう見るか．BRAIN NURSING, 20(6), 615-621.
中尾哲（2005）．意識障害．BRAIN NURSING, 21（春季増刊），11-20.
齋藤清（1998）．意識障害患者の看護．高橋和郎編，脳神経領域の主要症状（pp.22-27）．メディカ出版．
齋藤洋一（1998）．頭蓋内圧亢進患者の看護．高橋和郎編，脳神経領域の主要症状（pp.59-65）．メディカ出版．
冨塚信彦（2005）．バイタルサインと神経学の見方．BRAIN NURSING, 21(12), 1218-1223.
坪井孝志・山本隆充（1998）．意識障害とは．高橋和郎編，脳神経領域の主要症状（pp.1-9）．メディカ出版．

図 I-1-20 JapanComa Scaleによる意識レベルの評価手順

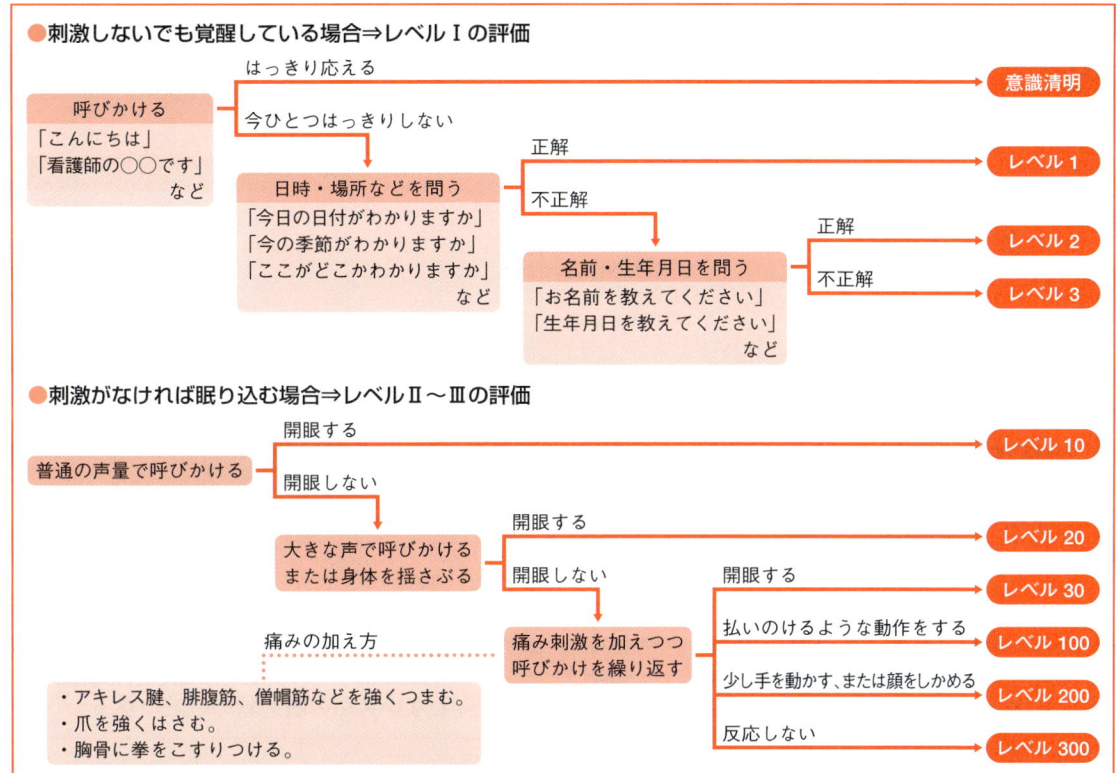

表 I-1-15 頭蓋内圧亢進症状の評価の手順

手　順	確認事項とポイント
1. 意識レベル 表 I-1-13、14ならびに図 I-1-20を参照。	●頭蓋内圧亢進の進行に伴って意識レベルが悪化するため、経時的な評価が必要である。
2. 眼症状 ①瞳孔の大きさ、瞳孔不同（アニソコリー）の有無をみる。 ②瞳孔径は光を当てて最も縮瞳した直径で評価する。片手で上眼瞼を引き上げ、逆の手にペンライトを持ち、瞳孔を観察する。 ③対光反射の有無 ・瞳孔の大きさの測定と同様の方法で、ペンライトを用いて強い光を当て、対光反射の有無と速さを左右それぞれ観察する（図 I-1-21）。	●瞳孔は正常では3～4mmの範囲、2mm以下を縮瞳、5mm以上を散瞳、1mm以上の左右差を瞳孔不同という。 **Point!** 脳ヘルニアの進行により、病巣側の瞳孔が完全に散大し、左右差が明らかになる。軽度の瞳孔不同を発見することにより、早期の処置ができる。 ●弱い光では反応の程度が弱く、異常を見逃すことがある。また、周囲をできるだけ暗くしておくと、反応が見やすい。 **Point!** 注視中枢は前頭葉にあり、ここから出る神経線維は中脳下部で交差する。前頭葉～中脳下部の障害では病巣と同側、中脳下部～橋～脳幹の障害では病側と反対側の共同偏視（左右の眼球が持続的に同側をにらむ）がみられる。

表 I-1-15 つづき

手　順	確認事項とポイント
図 I-1-21　対光反射 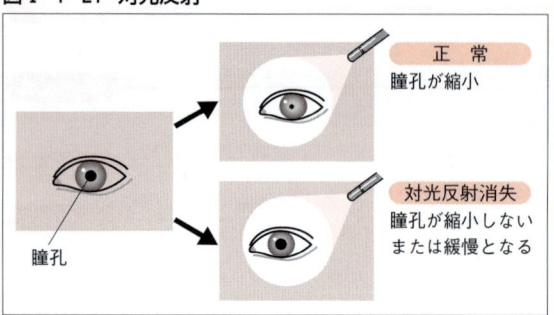 ④眼球の位置 ⑤眼球の動き ・患者の頭側に立ち、両側頭部に手を当て、母指で上眼瞼を引き上げ、頭部を左右に回転させた時の眼球の動きを観察する。	**Point!**　前頭葉内に出血が生じると、直後には麻痺側の共同偏視、その後まもなく反対側の共同偏視が生じる。 **Point!**　脳幹障害があると頭部を回転させても眼球の位置は正中に固定する。
3．頭痛・嘔吐 ①応答が可能な患者には、頭痛・嘔気の有無を問う。 ②嘔吐時にそなえて両側臥位で体位変換し、誤嚥を防止する。	●頭蓋内圧亢進時の特徴は、早朝起床時の頭痛、持続的なズキズキする頭痛、消化器症状を伴わない突然の噴射状の嘔吐である。
4．バイタルサインの変化 ①頭蓋内圧亢進時の患者のバイタルサインの変化の特徴を表 1-1-16 に示す。	●頭蓋内圧亢進時の特徴的な変化に注意し、少しでも異常がみられたら、すみやかに医師に報告する。
5．姿　勢 ①昏睡状態の患者に強い痛み刺激を加えた時に、次のような肢位がみられる。障害が進行すると、刺激がなくてもこれに近い肢位となる。 ・除皮質硬直（図 I-1-22）：大脳皮質から間脳の障害がある場合にみられる、上肢を固く屈曲内転、下肢を伸展させた肢位。 ・除脳硬直（図 I-1-23）：障害が間脳から中脳・橋へ進んだ場合にみられる、上肢の極端な回内伸展と、下肢の伸展、体幹の伸展（反り返り）。 ・障害が延髄に及ぶと身体は弛緩する。	図 I-1-22　除皮質硬直 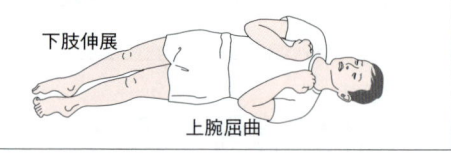 図 I-1-23　除脳硬直 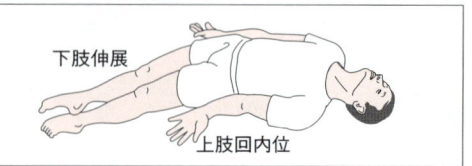
6．運動麻痺 ①上肢の麻痺の評価：患者の手を持ち上げて離す。 ②下肢の麻痺の評価：患者の膝を立て、支えていた手を離す。	●頭蓋内圧が亢進すると、麻痺の程度も増悪する。 　完全麻痺ではバタンと落ち、不完全麻痺では肘からゆっくり落ちる。 　完全麻痺では外側にバタンと倒れ、不完全麻痺ではズルズルと踵を滑らせて麻痺側は外転・外方位をとる。

表 I-1-16 バイタルサインの変化の特徴

バイタルサイン	変化	変化の呼称	変化の特徴と原因
体温	上昇	中枢性過高熱	視床下部の体温調節中枢の障害によって起こる。末梢では血管が収縮し、四肢の冷感が生じる。
血圧	上昇	クッシング現象	頭蓋内圧が亢進すると脳血流が減少する。そこで、ホメオスタシスが働き、心拍出量を増加させるなどして脳血流を一定に保とうとする。このため血圧は上昇、心拍数は減少、脈圧は拡大する。
心拍数	減少		
脈圧	拡大		
呼吸	異常呼吸（意識レベル低下）	チェーン・ストークス呼吸	過呼吸と無呼吸を周期的に繰り返す。大脳の広範囲や間脳が障害された場合などに起こる。
		中枢性過呼吸	持続性に深くて速いリズムの呼吸となる。脳ヘルニアが進行して、中脳や橋上部が障害されると起こる。
		持続性吸気呼吸	泣きじゃくるような大きな吸気が特徴で、一時的に呼吸が停止するようなパターンの呼吸。橋の中～下部の障害で起こる。
		失調性呼吸	深い呼吸と浅い呼吸が不規則に生じる。呼吸中枢である延髄の障害で起こり、予後不良である。

D. 生体防御機能障害と体温

- 人は病原微生物やがんなどの異物や異常細胞が体内にあると、「生体防御機能」が働いて、その異物を排除し、生命体の恒常性（ホメオスタシス）を維持しようとする。
- 特に免疫反応による生体防御機能は重要で、その機能に障害が起きると、感染症やがんの発症、自己免疫疾患などが生じる。

1 生体防御機能と体温

- 生体防御機能障害による感染症や悪性腫瘍、全身性自己免疫疾患などは、全身症状として発熱を伴うことが多い。
- 発熱は体温調節中枢の温度設定レベルが正常より高い状態になり、体温が通常以上に上昇する状態である。
- 発熱すると代謝活動が盛んになり、その状態が長引くと、体力の消耗や食欲の減退などの身体症状が現れるため、体温を正確に測定・記録し、状態を把握することが大切である。

2 体温測定

①体温と測定部位

- 一般的に、身体深部の温度（核心温）は、身体表面の温度よりも高く、環境の温度にかかわらず約37℃で一定の範囲内に保たれている。
- 身体深部の温度を正確に測定することは難しく、これに近い安定した温度を簡単に測定できる部位として、腋窩、口腔、直腸などがあり、日常日本で行われる臨床検温は、腋窩が広く用いられている。
- 検温値は測定部位により異なっているため、腋窩温、口腔温、直腸温など部位を附して用いる方がより正確に理解できる。

②測定値

- 日本人成人の正常体温（腋窩温）は、36～37℃前後と考えられているが、個人差が大きい。
- 腋窩温、口腔温、直腸温を比較すると、腋窩温が最も低く、直腸温が最も高い。
- 体温は、日内リズム（昼の活動期は高く、夜の睡眠期は低い）や、概月リズム（月経周期）、食事摂取、激しい運動、精神活動などの影響を受けて変動する。また高齢者の体温は成人と比べて低い傾向がある。

表Ⅰ-1-17　水銀体温計を用いた腋窩体温測定の手順

手　順	確認事項とポイント
1　測定前	
①体温計のチェックを行う。 ②患者さんに体温測定をすることを説明し、安静を保ってもらう。 ③測定する前は、あらかじめ腋窩を閉じておく。測定する部位に発汗があれば、乾いたタオルなどで拭いておく。	●プライバシーに配慮する。 ●体温計に破損がないか、消毒済みであるか、水銀柱が35℃以下に下がっているか、水銀が切れていないかなどを確認する。 ●激しい運動などにより体温が上昇するのを防ぐ。 ●腋窩が開放されていると正確な深部体温が反映されない。汗の蒸発による気化熱で、腋窩の温度が低下するのを防ぐ。
2　測定中	
①測定はなるべく同一側で行う。 ②体温計の感温部が、腋窩中央に当たるように正しく挿入する。測定中は、可能なら肘関節を軽く曲げて腋窩を密閉するように保つ。患者が密閉を保てない場合には援助する（図Ⅰ-1-25）。 図Ⅰ-1-25　腋窩を用いた体温測定 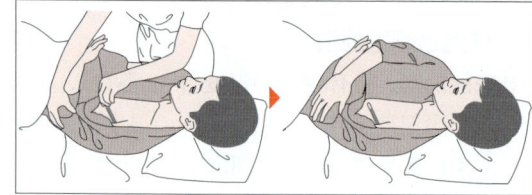 ③10分以上測定を行う。 ④測定値をすぐに読み取り、記録する。	●左右差が生じる場合もある。測定部位に炎症や疼痛、麻痺がある場合は、健側で測定する。 ●腋窩動脈の温度を感知し、測定するように挿入する。外気の流入による腋窩温の低下を防ぐ。腋窩は開放すると汗などの蒸発により温度が低下してしまい、一定の温度に達するまでに時間を要する。正確な測定を要求される場合は30分程度必要となることもある（図Ⅰ-1-26）。 図Ⅰ-1-26　腋窩の開放が検温時間に及ぼす影響 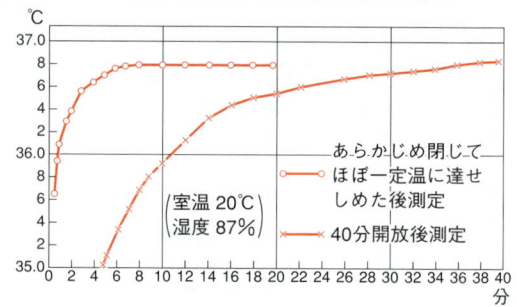 真島英信（1986）．生理学 改訂第18版（p.511）．文光堂．より引用 ●使用する体温計の測定時間を守る。 ●時間がたつと環境などに左右され、測定値が不正確になる場合があるので注意する。
3　測定後	
①測定値や状況を患者さんに説明する。 ②水銀柱が35℃以下になるよう、周囲の人や物にぶつからないように、上から下に水銀体温計を振って水銀柱を下げる。 ③感染症の有無などを考慮し、体温計を消毒する。	●前回と比較しながら評価をする。 ●水銀体温計はガラス製なので、破損には十分注意する。 ●感染予防に努める。 Point!　体温の測定は、各家庭でも風邪をひいたり倦怠感があったりする場合など、異常の程度を知るための指標として日常生活に取り入れられている。病棟でも、体温測定を患者に任せることが増えており、患者が正しく体温を測定できているか、確認することも大切である。

③測定器具の種類
- 体温を測定する体温計には、水銀計や電子体温計などさまざまな種類があり、体温計の種類や測定部位により、測定時間や測定値が異なるので注意する。
- 臨床現場でよく用いられている体温計を示す（図Ⅰ-1-24）。

④測定手順
- 水銀体温計を用いた腋窩体温測定の手順を表Ⅰ-1-17に示す。

（深野智華）

図Ⅰ-1-24　体温計の種類

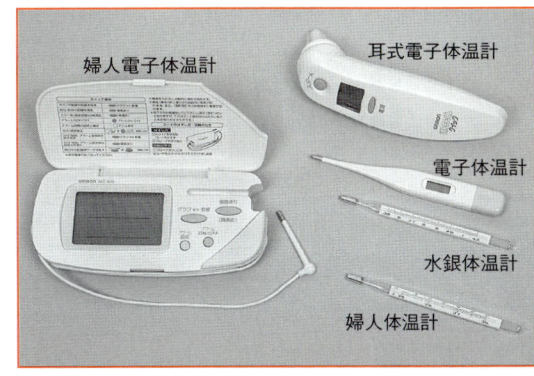

〈文献〉
藤野彰子・長谷部佳子監修（2005）．バイタルサイン測定．看護技術ベーシックス（pp.594-599）．医学芸術社．
入来正躬（2003）．体温生理学テキスト―わかりやすい体温のおはなし．文光堂．
真島英信（1986）．生理学 改訂第18版（pp.509-520）．文光堂．
中西貴美子（1997）．身体面・精神面に現れる特性．黒田裕子監修，大西和子編，生態防御機能障害をもつ人の看護（pp.58-64）．メヂカルフレンド社．
大吉三千代・東郷美香子・平松則子（1997）．身体の計測・観察Part1 胸囲・腹囲・体温．写真で見る基礎看護技術（pp.102-104）．照林社．
氏家幸子（1983）．体温測定．岩井郁子編，バイタルサインの見かた考え方（pp.192-199）．金原出版．
渡邊武（2000）．感染症と生体防御機構．竹田美文，渡邊武編，感染と生態防御．岩波書店．

I 慢性期・回復期の看護技術：身体の変化を見る技術

2. 観　察

藤原由子／小江奈美子／片岡千明／米田昭子／神戸朋子／西村康子

1 皮　膚

①目　的
- 皮膚は自己と外との境界の役割をしており、病原生物や紫外線などの異物の侵入、物理的・化学的刺激から身体を保護している。その他、知覚、発汗、皮脂分泌、免疫などの機能をもっている。毎日の定期的な観察により、皮膚がもっている機能の障害がないかを発見する。
- 皮膚の変化には、細菌・薬物・季節などの外的な因子がかかわっている場合と、内臓諸疾患の障害や遺伝的体質などの内的因子が皮膚に現れる場合がある。皮膚の変化が、どこでどのように起こっているのかを注意深く観察することにより、生体内外の異常を判断する指標とする。
- 皮膚病変は外見上の変化としてもつ意味が大きく、かゆみを伴うことが多いため、皮膚症状により日常生活が制限または障害されていないか（衣服の汚れ、不眠、外見上の困惑）を考慮していく。

②必要な準備
- 自然採光または蛍光灯下の明るい場所で観察を行う。
- 患者に不快な思いをさせないよう、プライバシーに十分配慮し、不要な部位をタオルや衣服で覆いながら行う。
- 触診は看護師自身の手を十分温めてから行う。

③手　順
- 皮膚の観察の手順と確認事項を表Ⅰ-2-1に示す。

（藤原由子）

〈文献〉
蝦名美智子(1998).　皮膚を介した看護の技術.　中央法規出版.
内布敦子(1999).　皮膚、リンパ節のヘルスアセスメント.　内布敦子，パトリシア J.ラーソン編，実践基礎看護学(pp.137-148).　建帛社.
西山茂夫(2004).　皮膚病アトラス 第5版.　文光堂.
城生弘美(2004).　皮膚・爪・髪のアセスメント.　川村佐和子，志自岐康子，城生弘美編，ナーシング・グラフィカ1　基礎看護学—ヘルスアセスメント(pp.48-49).　メディカ出版.

表Ⅰ-2-1　皮膚の観察の手順

手　順	確認事項とポイント
①視診で確認し、異常が認められる場合は、色・形・大きさ・部位・広がり方を診る。その後、触診で熱感（皮膚温）・硬度・乾燥・湿軟・弾力性をみる。	● かゆみや痛み、患者が気づいている病変などの皮膚に対してすでに症状がある場合は、まずその部位の観察から行う。症状がない場合は、更衣や清潔動作、処置時を利用し、患者に余分な羞恥心や負担をかけないよう心がける。 **Point!** 浸出液や出血がある場合、感染症が疑われる場合など、必要に応じてディスポーザブル手袋を着用する。 ● 正常な皮膚と比較する場合、その患者の日光や摩擦などの刺激を受けにくい部位（上肢の内側など）で皮膚状態の異常を判断することが有用である。

表Ⅰ-2-1　つづき

手　順	確認事項とポイント
	Point! 患者が直接見ることができない部位は、患者の希望を聞き、鏡などを使用し患者が自分で確認ができるよう、一緒に観察していくことも有用である。
②皮膚の視診、触診とあわせ、患者のかゆみや痛みの自覚症状を聞き、ベッドサイドや入院環境、患者の生活習慣の影響を考慮しながら皮膚状態を観察する。	**Point!** 耳の裏、殿部、会陰、腋窩、足の裏などにも注意を払う。
③皮疹の種類・数・分布、色、硬度、解剖的な部位、かゆみ、湿軟、乾燥を記録し、それまでの皮膚状態と比較し、栄養状態、清潔状態と合わせながら評価する。	●主要な皮膚症状は皮疹(図Ⅰ-2-1)・菲薄化・炎症・変性・デルマドローム・壊死・損傷・潰瘍がある(表Ⅰ-2-2)。 **Point!** 観察に関しては、基本的な皮膚の変化を知っておくことが必要である。

図Ⅰ-2-1　皮疹の模式図

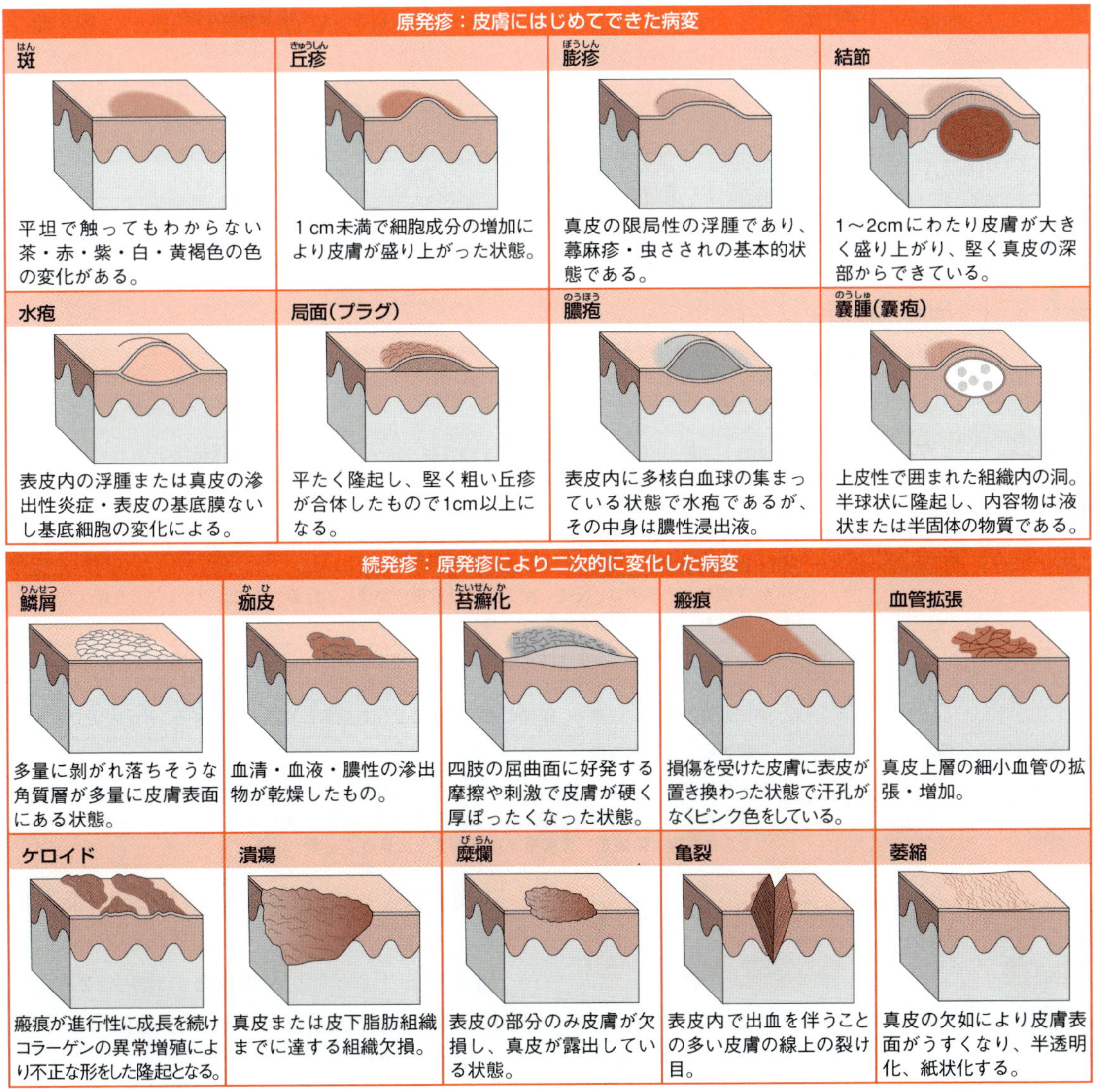

原発疹：皮膚にはじめてできた病変
斑(はん)
平坦で触ってもわからない茶・赤・紫・白・黄褐色の色の変化がある。
丘疹(きゅうしん)
1 cm未満で細胞成分の増加により皮膚が盛り上がった状態。
膨疹(ぼうしん)
真皮の限局性の浮腫であり、蕁麻疹・虫さされの基本的状態である。
結節
1～2cmにわたり皮膚が大きく盛り上がり、堅く真皮の深部からできている。
水疱
表皮内の浮腫または真皮の滲出性炎症・表皮の基底膜ないし基底細胞の変化による。
局面(プラグ)
平たく隆起し、堅く粗い丘疹が合体したもので1cm以上になる。
膿疱(のうほう)
表皮内に多核白血球の集まっている状態で水疱であるが、その中身は膿性浸出液。
嚢腫(のうしゅ)(嚢疱)
上皮性で囲まれた組織内の洞。半球状に隆起し、内容物は液状または半固体の物質である。
続発疹：原発疹により二次的に変化した病変
鱗屑(りんせつ)
多量に剝がれ落ちそうな角質層が多量に皮膚表面にある状態。
痂皮(かひ)
血清・血液・膿性の滲出物が乾燥したもの。
苔癬化(たいせんか)
四肢の屈曲面に好発する摩擦や刺激で皮膚が硬く厚ぼったくなった状態。
瘢痕
損傷を受けた皮膚に表皮が置き換わった状態で汗孔がなくピンク色をしている。
血管拡張
真皮上層の細小血管の拡張・増加。
ケロイド
瘢痕が進行性に成長を続けコラーゲンの異常増殖により不正な形をした隆起となる。
潰瘍
真皮または皮下脂肪組織までに達する組織欠損。
糜爛(びらん)
表皮の部分のみ皮膚が欠損し、真皮が露出している状態。
亀裂
表皮内で出血を伴うことの多い皮膚の線上の裂け目。
萎縮
真皮の欠如により皮膚表面がうすくなり、半透明化、紙状化する。

表Ⅰ-2-2　主要な皮膚症状

皮疹	皮膚に現れた病変を総称して皮疹(または発疹)という。
菲薄化	皮膚の伸展の持続、過剰な摩擦、基底細胞の機能低下により表皮の角質層が薄くなる。
炎症	皮膚損傷の部位を修復させる一連の反応であり、発赤・熱感・腫脹・疼痛・機能障害の5つの徴候が生じる。
変性	異常な角質化、がん細胞の増殖により表皮がもろくなり、亀裂が起こりやすくなる。
デルマドローム	内臓疾患が黄疸、壊疽、紅斑などの皮膚症状となって現れること。
壊死	熱傷・褥瘡などのように局所的に組織の細胞が死滅する。
損傷	物理的・化学的刺激により皮膚の連続性が経たれること。

図Ⅰ-2-2　浮腫の成り立ち

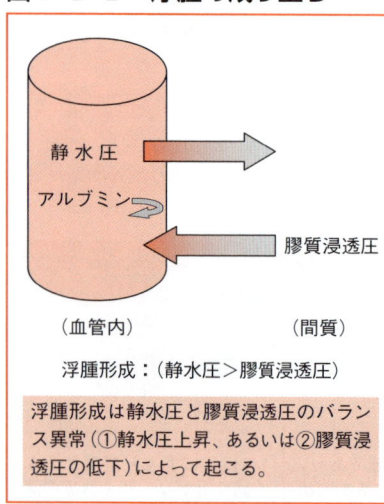

浮腫形成は静水圧と膠質浸透圧のバランス異常(①静水圧上昇、あるいは②膠質浸透圧の低下)によって起こる。

表Ⅰ-2-3　浮腫の分類

全身性浮腫	①心不全	心拍出量が低下し、それに伴う腎血流低下により、レニン・アンギオテンシン系が賦活され、Na貯留による細胞外液量増加が起こる。
	②腎疾患	腎不全：Na排泄低下に伴う循環血漿量増加による静水圧上昇。 ネフローゼ：低アルブミン血症による膠質浸透圧低下。
	③肝不全	門脈圧、肝静脈圧亢進による腹水、末梢浮腫を生じる(主に腹水で末梢浮腫は高度にならない限り見られないことが多い)。また、低アルブミン血症(合成低下による)による膠質浸透圧も浮腫の原因となる。
	④内分泌性	甲状腺機能低下症などによる。この場合は非圧痕性である。
局所性浮腫	①閉塞によるもの	静脈、リンパ管。
	②局所の毛細管損傷(血管透過性亢進)	炎症、またはアレルギー。

表Ⅰ-2-4　浮腫の観察ポイント

項目	ポイント
①浮腫が出現しやすい部位	●眼瞼、脛骨前面、足底部。患者は目を開けにくい、足がだるい、歩きにくいと訴えることが多い。 ●最も浮腫の出現しやすい部位は下腿脛骨(脚のすね)である。その部位を指のひらで押し圧痕の程度を確認する。浮腫がない場合は、圧痕は残らない。浮腫が強度の場合は1cm近く圧痕が残る場合もある。 ●臥床患者では、後頸部、背部、腰部、殿部、陰部、大腿背面に出現し、目に付きにくいので注意を要する。 ●浮腫がある皮膚は、圧迫、摩擦により容易に損傷し、感染を起こしやすいことを絶えず、念頭におくことが大切である。
②呼吸状態	●心不全、腎不全の患者は肺水腫が出現する可能性が高い。咳嗽、喘鳴(喘息様の呼気延長)、ひどい時は泡沫状の喀痰、チアノーゼが出現する。 ●肺雑音の有無に注意し、初期の呼吸状態の変化を見落とさないようにすることが大切である。
③食事摂取、腸蠕動音、排便状況	●腸管に浮腫がある場合は、食欲不振、下痢などの消化器症状を起こしやすい。
④体重	●食事摂取、排便状況に変化なければ、体重増加は細胞外液量(浮腫)の増加と考えられる。 ●体重測定は、毎日同じ時間、同じ服装で行われることが望ましい。急速な体重増加があるときは尿量、輸液量、食事量が適切かすぐに見直す必要がある。

2　浮腫

①浮腫の種類

●浮腫は一般に「むくみ」と表現され、間質液量の増加によって引き起こされた触知可能な腫脹といえる。少なくとも、間質液が2.5〜3L増加するまではっきりと現れない(図Ⅰ-2-2)。
●浮腫は全身性因子と局所性因子の両者によって生じる(表Ⅰ-2-3)。

表I-2-5 黄疸の原因と分類

原因分類	メカニズム	代表的な黄疸
①肝前性黄疸	老化赤血球からできた間接ビリルビンが、アルブミンと結合し肝臓に取り込まれる過程の障害。	溶血性黄疸：溶血による大量の間接ビリルビンが、肝臓で処理できず増加。間接ビリルビンは不溶性のため、尿中には排泄されない。
②肝細胞性黄疸	肝細胞の障害 a）ビリルビンの摂取障害（間接ビリルビンの上昇） b）肝細胞内のビリルビン輸送障害 c）直接ビリルビンへの変換障害（間接ビリルビンの上昇） d）直接ビリルビンの排泄障害（直接ビリルビンの上昇）	体質性黄疸 新生児黄疸 肝炎時の黄疸：慢性肝炎は通常黄疸は見られない。肝硬変で黄疸がある場合は、肝細胞機能の高度な低下を示す。
③肝後性黄疸	a）ウイルスや薬剤が原因で起こる肝内胆汁うっ滞症 b）結石、腫瘍などによる胆管の狭窄（胆汁排泄障害）	閉塞性黄疸

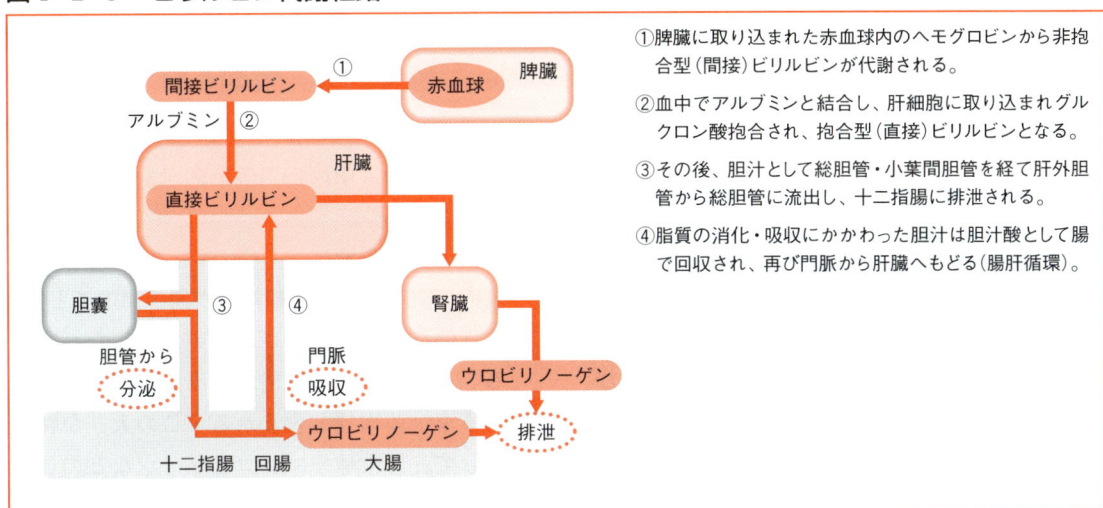

図I-2-3 ビリルビン代謝経路

①脾臓に取り込まれた赤血球内のヘモグロビンから非抱合型（間接）ビリルビンが代謝される。

②血中でアルブミンと結合し、肝細胞に取り込まれグルクロン酸抱合され、抱合型（直接）ビリルビンとなる。

③その後、胆汁として総胆管・小葉間胆管を経て肝外胆管から総胆管に流出し、十二指腸に排泄される。

④脂質の消化・吸収にかかわった胆汁は胆汁酸として腸で回収され、再び門脈から肝臓へもどる（腸肝循環）。

②浮腫の観察

● 浮腫の観察に当たっては、表I-2-4のような点に着目して行う。

（小江奈美子）

〈文献〉
中尾俊之（1999）．腎臓病の症状と出方．中尾俊之編著，腎臓病教室（pp.15-22）．医歯薬出版．

3 黄疸

①目的

● 黄疸は何らかの肝機能障害による症状である。黄疸をきたしている原因により治療法も看護も大きく異なってくるため、看護師は黄疸についてよく観察する必要がある。

● 黄疸とは、血液中のビリルビン濃度が増加し、皮膚・眼球結膜が黄染した状態である。

● 血清総ビリルビン値が2mg/dL以上になると、皮膚や眼球結膜が黄染する（顕性黄疸）。それ以下で血清ビリルビン値が基準値（0.2～1.0mg/dL）より高くても、2mg/dL以下では黄染は明瞭ではない（潜在性黄疸）。

● 過剰なビリルビンと共に胆汁酸塩が皮膚に蓄積し、ヒスタミンとエンドペプチターゼを遊離することで、かゆみと痛みを生じる。

● 黄疸の原因はさまざまであるが（表I-2-5）、ビリルビンの代謝経路（図I-2-3）のどこかの障害である。

②手順

● 黄疸の観察の流れとそのポイントを表I-2-6に示す。

表Ⅰ-2-6 黄疸の観察の流れ

観察の流れ	観察のポイント
①皮膚・眼球結膜を見る（部位・色調・程度）	●日本人は黄色人種のため、皮膚の黄染は見分けにくいので、眼球結膜*は欠かせない診察部位である。また、暗い室内や電灯の下では見逃しやすいので、必ず自然光の下で観察をする。
②随伴症状を見る ・皮膚の瘙痒感 ・褐色尿 ・灰白色便（脂肪便）	●直接ビリルビンが上昇すると、血液中へ逆流し胆汁酸の刺激により皮膚の瘙痒感を訴える。また、尿中に直接ビリルビンが排泄されると褐色尿となる。
③黄疸に伴う苦痛の有無と程度をみる	●皮膚の瘙痒感・出血傾向（便尿中・歯肉・皮下）。 ●全身倦怠感・食欲不振。
④他の症状と鑑別をする ・柑皮症 ・下垂体機能不全 ・アジソン病	●柑皮症は、カボチャやミカンなどカロチンの過剰摂取によるもので手掌や足裏が明るい黄色となるが、眼球結膜ではみられない。 ●下垂体機能不全・アジソン病は、全身が黄色となる。

＊眼球結膜：白目の部分で、まぶた（眼瞼）の裏側を覆う眼瞼結膜と連続した1枚の粘膜。

③黄疸の看護援助

●黄疸の看護援助では、かゆみへのケアが重要である。また、黄疸の原因をアセスメントしながら観察ポイントや生活指導を考える必要がある。

a）抗ヒスタミン薬（内服・軟膏）の使用
b）皮膚の清潔と保護（かゆみとともに皮膚のかさつきも出てくる）

●かゆみが強ければ、グリセリンアルコール、メントールアルコール、重曹水、よもぎ水で清拭し、冷たいタオルで清拭する。
●ひっかかないように指導する（爪は短く切っておく）。

c）排尿・排便コントロール（ビリルビンの排泄促進）

●飲水を促し、便通を整える。

d）食事指導

●十二指腸から十分な胆汁排泄がない場合、脂肪吸収障害が生じるため、低脂肪食にする。

（近藤千明）

4 口腔

●口腔内は体温で一定に保たれており、唾液で適度に湿潤されている。
●口腔には、感染防御機構がある。1つは、唾液内の酵素や、抗菌物質（表Ⅰ-2-7）により、細菌やウイルスの体内侵入を阻害する。もう1つは、歯と歯肉の間の歯肉溝から染み出す組織液がある。
●歯肉溝は、唾液にさらされにくい。そのため歯肉の組織側から、組織液が湧き出ることで、物理的に細菌が蓄積されないようになっている。この組織液を歯肉溝浸出液と呼び、さまざまな抗菌物質も含まれる。この大きな特徴として、好中球やマクロファージなどの貪食細胞も一緒に浸出され、感染防御に積極的に参加していることがある。
●歯肉溝は、唾液による感染防御機構とは異なる機構により細菌の進入を制御しているのである。
●義歯では唾液や歯肉溝浸出液の流通は少なく、自浄作用はきわめて弱い。
●口腔内は図Ⅰ-2-4に示すような構造になっている。

①必要物品

●ペンライト、舌圧子、デンタルミラー（可能ならば）、ガーゼ、ディスポーザブル手袋、マスク、手鏡（患者さん自身で観察できるよう）。

②手順

●患者の舌や歯肉、歯の色・形が観察できる明るさのあるところで実施するように配慮する。

表 I-2-7　唾液中の抗菌物質

菌に直接傷害的に作用するもの	リゾチーム、ペルオキシターゼ、$β_2$-ディフェンシン
菌の代謝を抑制するもの	ラクトフェリン
菌の付着を抑制するもの	フィブロネクチン、ムチン、ヒスタチン

竹下玲・安井利一（2004）．EBMでする口腔ケア：口腔を感染から守る生体防御機構とその意義．BRAIN NURSING，20（8），105．より引用

図 I-2-4　口腔内の構造

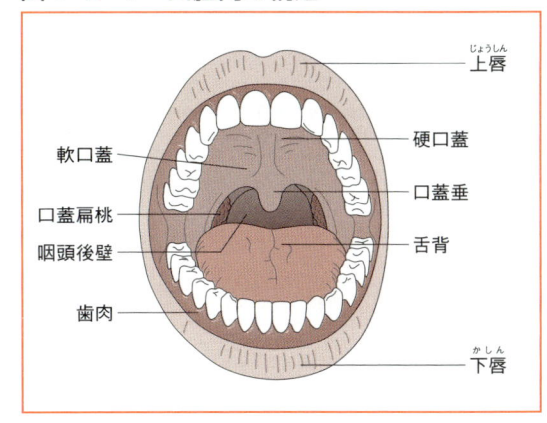

（ラベル：上唇、硬口蓋、口蓋垂、舌背、下唇、軟口蓋、口蓋扁桃、咽頭後壁、歯肉）

表 I-2-8　口腔の観察の手順

手　順	確認事項とポイント
1　準備	
①患者に口腔内観察の目的とこれから行う方法を説明し、了解を得る。 ②口腔内を観察する患者の体位は、上半身を起こした状態とし、軟らかい枕などを当て、頭部を固定する。 ③患者の口の位置がなるべく看護師の目の高さと同じになるように調整する。 ④口腔は暗いので、照明を準備する。	
2　アセスメントの実施	
①歯の状態はどうか。 ・永久歯は32本が平均。28～31本でも異状ではない。しっかり噛むためには最低20本の歯が必要といわれている。 ・エナメル質、象牙質と呼ばれる硬組織でできている。 ・中に歯髄と呼ばれる神経血管組織が入っている。 ②歯肉・歯ぐきの状態はどうか。 ・歯が植わっている歯槽骨の周囲を覆う組織のこと。 ・健康な歯肉はピンク色でスティップリングと呼ばれる凹凸が表面にある。 ・歯肉が炎症を起こしたら、凹凸の消失や発赤、出血が見られる（歯肉炎）。 ③口腔粘膜 ・頬、口蓋、咽頭の入り口、口唇の裏側などを覆う粘膜を総称して口腔粘膜と呼ぶ。 ・健康な口腔粘膜は赤色で弾力がある。 ④舌 ・内部は筋肉の塊である。 ・健康な舌は、ピンク色で表面に小さな突起が見られる。 ・突起には、味蕾という味を感じる神経終末が入っている。	●歯はあるか。 ●義歯はあるか。 ●歯と歯の間の汚れはないか。 ●歯はぐらぐらしていないか（指やピンセットなどで押してみる）。 ●歯肉の色はどうか。 ●歯肉は弾力があるか。 ●指で押したとき、血液や膿みは出てこないか。 ●口腔粘膜はどうか。 ●不規則な盛り上がりはないか。 ●周囲と色が明らかに違う部位はないか。 ●乾燥していないか。 ●乾燥していないか。 ●表面が汚れていないか。 ●舌の溝が深くなっていないか。 ●表面の突起はないか。つるつるになっていないか。 ●苔が生えたように白っぽくないか*。

*舌苔：舌表面にある小突起の上皮が剝離し、それに微生物、食物残渣、白血球などが付着して、苔が生えたように白っぽく見えるもの。食事をすることにより食物が接触することや会話時に舌を動かすことで除去されるが、食事や会話が困難な場合は、自浄作用も低下しているため堆積する。舌苔は、口臭の原因になる。

- 口腔内の観察の手順は**表Ⅰ-2-8**のように行う。

(米田昭子)

〈文献〉
坂口英夫(2005). はじめよう介護予防プラクティス, 口腔ケア, 摂食／嚥下リハ, NST. Gpnet, 8, 58-63.
竹下玲・安井利一(2004). EBMでする口腔ケア：口腔を感染から守る生体防御機構とその意義. BRAIN NURSING, 20(8), 892-897.

5 便

①目 的

- 人は生きていくために必ず物質代謝を行っている。その物質代謝を行った結果生じる不要な老廃物は、さまざまな形で体外へと排泄されていくが、「排便」はその中でも大きな役割を担っている。
- 便は、消化管による栄養素の消化吸収、消化管の炎症などの状態を表すため、便の状態を観察することにより、さまざまな消化管の状態を知ることができる。
- 便の状態を観察することは、必要な検査や処置の緊急性を検討する材料となる。

②手 順

- 便の観察の手順を**表Ⅰ-2-9**に示す。

(神戸朋子)

〈文献〉
千田敏恵・小野寺綾子編(2003). 看護観察のキーポイントシリーズ―成人内科Ⅰ. 中央法規出版.

6 尿

①目 的

- 尿は、腎臓で血液の濾過・再吸収により生成され、尿管・膀胱・尿道を経て排泄される。
- 尿は便同様、物質代謝によって生じた老廃物を体外へ排泄する役割のほか、薬物や毒素の排泄、体液量や電解質・酸塩基平衡の調節役割も担っており、生体の内部環境の恒常性の維持にかかわっている。
- 尿の観察項目には、大きく分けて＜量と性状＞がある。観察目的に応じて、1回尿あるいは24時間尿を採取・観察する。
- 尿を観察することは、このような排泄・調節機構の状態を観察することであり、疾患の発見や病態を把握する手がかりとなる。

②手 順

- 尿量・性状の観察手順を**表Ⅰ-2-10**に示す。

(西村康子)

〈文献〉
那須保友(2001). 尿の性状と尿量の異常. 日野原重明・井村裕夫監修, 看護のための最新医学講座22, 泌尿・生殖器疾患(pp.32-36). 中山書店.
野中廣志(1997). 尿検査. 野中廣志著, ポケット版 看護に役立つ検査事典(pp.19-32). 照林社.
田中越郎(2000). 排泄系. 中野昭一編, 図解生理学第2版(pp.277-299). 医学書院.
吉田久美子(2003). 尿・便の検体採取ができますか？. 臨牀看護, 29(3), 325-328.

表Ⅰ-2-9 便の観察の手順

手 順	確認事項とポイント
1 準 備	
①患者へ便の観察の必要性について説明し、承諾を得る。	**Point!** 患者にとって羞恥心の伴う行為であることを十分理解した上で説明する。
②排便環境を整える。	● 必要に応じて、室温調整を行い、カーテン、スクリーンなどを利用する。 **Point!** 便が観察しやすく、便が便器内の洗浄液に浸からないよう、折りたたんだトイレットペーパーを便器の底に敷いたり、洋式トイレを使用する場合はいつもと反対向きに座ったりすることなどを説明する。

表 I-2-9 つづき

手 順	確認事項とポイント
2 実 施	
①身体の露出を最小限にする。	**Point!** 便の状態を観察することだけに集中し、プライバシー確保を怠ることのないよう注意する。
②便の量、性状などを観察する。	●便の約70％は水分である。 ●便は、食物の不消化物、消化管の排泄物、大腸内の細菌などからなる。 ●便は、食後24時間から72時間で排泄される。 ●タール便は「のりの佃煮」に似た、黒色で光沢のある便のことである。その黒色の程度は、出血部位や出血量、腸内の通過時間によって変化する。

便の正常と異常

	正 常	異 常
量	100～250g/日	・増加：腸管上部疾患 ・減少：腸管下部疾患
色	黄褐色便（ビリルビンが腸内細菌により分解された色）	・黄色便、黄緑色便：高度の下痢 ・タール便：上部消化管出血 ・鮮血便：下部消化管出血 ・黒色便：鉄剤の服用 ・黄赤色便：センナの服用 ・脂肪便：膵臓の機能障害 ・灰白色便：閉塞性黄疸 ・白色便：バリウム便
形	固形便 有形便	・硬便：便秘 ・軟便、泥状便、水様便：下痢 ・鉛筆様便：直腸狭窄、大腸癌 ・粘液便：大腸の炎症 ・粘血便：大腸の炎症、細菌性赤痢 ・その他、不消化便、宿便など

手 順	確認事項とポイント
3 実施後	
①環境を整える。	●寝衣を整えたり、消臭剤を使用したり、室内の換気を行ったり、カーテンやスクリーンを開けるなどする。
②再度、異常便が出た場合は、すぐに連絡するよう患者に説明する。	●特に消化器疾患患者の場合は、患者の訴えだけではなく、必ず医療者の目で観察することが重要である。
③記録する。	●正しく評価するために、便の状態を詳細に記録する。

表 I-2-10 尿量・性状の観察手順

手 順	確認事項とポイント
1 準 備	
①尿を観察する必要性について、患者へ説明する。	●起立性（体位性）蛋白尿を除外するため、早朝起床時に採尿することが望ましい。 ●排尿開始直後の尿は捨て、中間尿を採取するよう説明する。ただし、尿量計測を行っている場合は全尿を採取する。 **Point!** 中間尿を採取するのは、汚染されやすい外尿道口や外陰部を尿で洗い流し、膀胱内に貯留していた尿だけを採取するためである。
②観察目的や患者の状態に応じて、必要な物品を準備する。	

表 I-2-10 つづき

手　順	確認事項とポイント
準備するもの **自己採尿できる患者の場合** ・尿コップ ・蓄尿瓶・蓄尿バッグ（24時間尿量を観察する場合） ・スピッツ（検体を提出する場合） **看護師が採尿を行う場合** ・手袋 ・コッヘル、尿コップ（尿道カテーテル留置患者の場合） ・尿器・ゴムシーツ（床上排泄患者の場合） ・蓄尿瓶・蓄尿バッグ（24時間尿量を観察する場合） ・スピッツ（検体を提出する場合）	●尿培養検査の場合には、滅菌尿コップと粘膜消毒剤を渡し、①排尿前に外尿道口を消毒する、②コップの縁や内側に手や外陰部が触れないように持つ、③中間尿を採取することを説明する。スピッツは滅菌スピッツを準備する。 **Point!** 女性の場合は中間尿を採取しても、膣や外陰部の細菌が混入しやすい。正確な中間尿を採取するためには、導尿による採尿を行う場合もある。 ●尿培養検査の場合には、滅菌尿コップ・滅菌スピッツ、滅菌注射器を準備し、無菌操作で採取する。 **Point!** 床上排泄が必要な患者の場合には、尿コップのかわりに、患者の状態にあわせて尿器（男性用・女性用）や差し込み便器を準備する。
③排尿環境を整える。	●必要に応じて、室温調整を行い、カーテン、スクリーンなどを利用する。 **Point!** 患者にとって羞恥心の伴う行為であることを十分理解する。

2　実施

手　順	確認事項とポイント
①身体の露出を最小限にする。	**Point!** 採尿手技や尿を観察することだけに集中し、プライバシー確保を怠ることのないよう注意する。
②尿量を観察する。 **尿量の正常と異常** 	正常	●1,000〜1,500mL/日	
---	---	---
尿量の異常	●多尿 ・2,000mL/日以上で、一時的な水分の多量摂取による尿量増加に起因しない場合。 ・糖尿病、尿崩症、尿濃縮力の低下などが原因。 ・ほとんど無色。	
	●乏尿 ・400mL/日以下 ●無尿 ・100mL/日以下	乏尿と無尿は、共に腎機能が急激に低下した急性腎不全に特有の症状である。		●尿量は内的条件（飲食による水分摂取、発汗、下痢、嘔吐などの水分喪失）と外的条件（気温、湿度）によって左右される。 ●尿が腎臓で生成されているのに排泄されない状態は「尿閉」であり、乏尿や無尿と区別しなければならない。 **Point!** 正常値・異常値は目安であり、観察結果だけでなく、総合的なアセスメントが必要である。 **Point!** 尿量は、生体の水分出納と密接な関係があるため、異常がみられた場合には、呼吸音、息切れ、体重、浮腫、脱水症状なども観察し、患者の身体に何が起こっているのかをアセスメントする。
③尿の性状を観察する。	●水分摂取不足や発汗による尿量減少の場合は、濃い褐色調を示す（濃縮尿）。

表 I-2-10 つづき

手順	確認事項とポイント
尿性状の正常と異常	●空気中に長く放置していた尿や細菌尿は、アンモニア臭が強い。
正常：・淡黄色もしくは黄褐色。 ・一種の芳香性の臭気を発するが、新鮮尿ではアンモニア臭は弱い。	**Point!** 放置尿や膀胱炎などの尿路感染症患者の尿は、プロテウス菌の作用で尿素が分解され、強いアンモニア臭となる。 その他の特徴的な臭いには「アセトン臭」があり、アミノ酸代謝異常（飢餓、重症糖尿病）によってアセトンが尿に含まれ、果実様の臭いとなる。
色調の異常：●血尿 ・尿中に血液（赤血球）が混在する状態。 ・肉眼的血尿は全血尿・初期血尿・終末血尿に分類される。 ●膿尿 ・尿中に白血球が多数存在し、尿が混濁する状態。 ・尿路における炎症の存在を示す重要な所見となる。	●血尿以外に排尿痛や腰背部痛などの随伴症状が出現していないか、確認する。 **Point!** 尿路感染症の場合、頻尿（10回以上/日）を伴うことが多い。尿の性状とともに、正常時の排尿パターンと比較する。 薬剤投与により尿の性状（色調）に影響を与えることがある。下剤のセンノシド（プルゼニド®）は黄赤色に、ビタミンB₁薬は黄色を示し、特有の臭いを伴う。 ●試験紙を用いた尿性状の観察については、表 I-2-11 に示す。

3 実施後

手順	確認事項とポイント
①採尿が終了したことを伝え、環境を整える。	●寝衣を整え、カーテンやスクリーンを開けるなどする。 **Point!** 尿量や性状を気にかけている患者もいるため、必要時、観察の結果を伝える。
②記録する。	●尿量や性状を詳細に記録する。

表 I-2-11 試験紙による主な尿検査

項目	基準値	説明
尿比重	1.010〜1.025	腎臓での尿の濃縮力を示す。
潜血	陰性	正常では尿に血液が混在することはない。 腎・尿路の炎症や疾患によって尿中に血液が混じる。
蛋白質	陰性	腎疾患の存在を示唆する指標。 過激な運動や発熱時、一定時間の起立後などに少量の蛋白尿を認めることもある。
尿糖	陰性	血漿グルコースの増加や糸球体濾過値の増加、尿細管の糖再吸収極量の低下により陽性となる。
ケトン体	陰性	中性脂肪の形で蓄えられた資質から肝臓で生成される物質の総称。 糖質摂取不良や組織での糖質利用障害の時、尿中で検出される。

I 慢性期・回復期の看護技術：身体の変化を見る技術

3. モニタリング

上野聡子／漆坂真弓／森　菊子／仲村直子／鈴木智津子

1 血　糖

● 血糖自己測定（self monitoring of blood glucose：SMBG）は、測定した血糖値から、食事量、運動量、インスリン投与量などを総合的に判断して療養に反映させることができる非常に有効な手段である。

①目　的
● 低血糖（高血糖）を確認する。
● 血糖値の傾向（日内変動）を把握する。
● 治療の評価を行う。

②必要物品
● 穿刺器具、穿刺針、血糖測定器、血糖測定試験紙、消毒綿、針捨て、血糖値記録ノート（自己管理ノート、図Ⅰ-3-1）。

a）主な血糖測定器
● 現在使用されている主な血糖測定器を表Ⅰ-3-1に示す。

③血糖自己測定の適応と実施条件
● 血糖自己測定の適応となる患者を表Ⅰ-3-2に、実施条件を表Ⅰ-3-3に示した。

④手　順
● 血糖自己測定の手順を表Ⅰ-3-4に示した。

表Ⅰ-3-1　主な血糖測定器

測定原理	使用酵素	測定器名（販売元）	検体量（μL）	測定時間（秒）	測定値の記憶
酵素比色法	・グルコースオキシダーゼ ・ペルオキシダーゼ	ノボアシストプラス（ノボノルディスクファーマ）	10	30	150
		メディセーフミニ（テルモ）	1.2	10	150
	・グルコースデヒドロゲナーゼ	アキュチェックコンパクト（ロシュ・ダイアグノスティックス）	1.5	8	100
酵素電極法	・グルコースオキシダーゼ	グルコカードダイアメーターα（アベンティスファーマ）	2	15	120
		グルテストエースR（三和化学研究所）	2	15	20
		ワンタッチウルトラ（ジョンソン・エンド・ジョンソン）	1	5	150
	・グルコースデヒドロゲナーゼ	ソフタック（アボットジャパン）	3	20	450
		ニプロフリースタイルメーター（ニプロ）	0.3	15	250
		フリースタイルキッセイメーター（キッセイ薬品工業）	0.3	15	250

表Ⅰ-3-2　血糖自己測定の適応
・インスリン治療中の患者（インスリン治療中の患者のみ、血糖自己測定が健康保険の適応になっている）
・妊娠糖尿病、糖尿病妊娠、および妊娠を希望している糖尿病の女性（厳格な血糖コントロールが必要）
・遠隔地のため受診が困難な場合

表Ⅰ-3-3　血糖自己測定の実施条件
・糖尿病について理解していること
・血糖自己測定に意欲的であること
・医療者と患者の間で信頼関係があること
・得られた血糖値に対して適正な判断と対処ができること
・神経質ではなく精神的に安定していること

表Ⅰ-3-4 血糖自己測定の手順

手　順	確認事項とポイント
1　測定の準備	
①必要物品を準備する。 ②穿刺部位をよく洗う。	●穿刺部位を洗うことができなくても、汗や汚れはよく拭き取っておく。 **Point!** 穿刺部位が汗などで湿っている場合は、血液に混じって正確な血糖値が測定できないことがある。
2　採血	
①穿刺部位をよくマッサージして、血行をよくする。 ②穿刺器具に針をセットする。 ③消毒綿で穿刺部を消毒する。 ④消毒が乾燥した後に穿刺する。 ⑤十分な血液が得られるまで、穿刺部周辺を圧迫する。	●測定に必要な血液量は、使用する血糖測定器によって異なる。 ●必ず消毒が乾燥してから穿刺を行う。 ●血液を無理にしぼり出すと、リンパ液が混入してしまう。 **Point!** 血液量が少なくても測定してしまう機器があり、血糖値が低く出てしまうことがある。
3　測定	
①試験紙を血糖測定器にセットする。 ②皮膚に半球状に血液を出した状態で、試験紙部分に血液をつける。 ③測定が開始されたら、穿刺部を消毒綿で圧迫し止血する。 ④測定結果が表示されるまで待つ。 ⑤測定結果を血糖値記録ノート（自己管理ノート、図Ⅰ-3-1）に記録する。 図Ⅰ-3-1　自己管理ノート 表紙　　経過表 社団法人日本糖尿病協会	●血液を試験紙に当てる前に、血糖測定器の表示が測定画面になっていることを確認する。 ●測定時間は、血糖測定器の種類によって異なる。 **Point!** 血糖測定器によって、マルトースを含む輸液やイコデキストリンを含む透析液により影響を受けるものがある。そのため、点滴加療中の患者や腹膜透析患者に、血糖測定器を用いる時には注意する。
4　片づけ	
①穿刺器具から針をはずして、針捨て（所定の場所）に捨てる。 ②血糖測定器から試験紙をはずし、所定の場所に捨てる。 ③用いた物品をケースに収納する。	●測定後の針で指を刺さないように注意する。

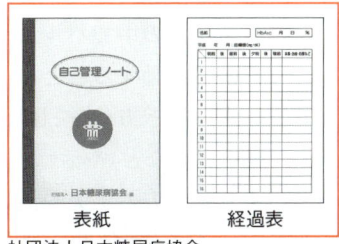

a）血糖自己測定の測定ポイント
- 血糖自己測定は、医師が指示した時間帯において行う。
- 低血糖（高血糖）時など体調の変化があった場合には、既定の測定時間に関係なく血糖測定を行い血糖値にそった対処を行う。測定時間が決まっていない場合の参考として、**表Ⅰ-3-5**にポイントとなる時間帯について記載する。
- 血糖コントロールの指標と評価を**表Ⅰ-3-6**に示す。

（上野聡子）

表Ⅰ-3-5 血糖自己測定（SMBG）の実施ポイント

		朝食前	昼食前	夕食前	夕食後	眠前
インスリン治療患者	1型糖尿病	◎	○	○		◎
	2型糖尿病	◎		○		
非インスリン治療患者		○			○	

注）◎は必須ポイント、○はできれば実施してほしいポイント
難波光義・松澤佑次（1999）．血糖自己測定（SMBG）を活かした糖尿病管理．内分泌・糖尿病科．9(4), 402．より引用

表Ⅰ-3-6 血糖コントロール指標と評価

指　標	優	良	可	不可
空腹時血糖値（mg/dL）	80～110未満	110～130未満	130～160未満	160以上
食後2時間血糖値（mg/dL）	80～140未満	140～180未満	140～180未満	220以上

日本糖尿病学会（2006）．糖尿病治療ガイド2006-2007(p.22)．文光堂．より一部改変して引用

〈文献〉
河盛隆造・春日雅人・田嶼尚子編（2004）．KEY WORD糖尿病．先端医学社．
難波光義・松澤佑次（1999）．血糖自己測定（SMBG）を活かした糖尿病管理．内分泌・糖尿病科, 9(4), 401-407．
日本糖尿病学会（2006）．糖尿病治療ガイド2006-2007．文光堂．
日本糖尿病療養指導士認定機構（2004）．日本糖尿病療養指導士受験ガイドブック2004—糖尿病療養指導士の学習目標と課題．メディカルレビュー社．
西崎統・石澤晋編（2000）．新・糖尿病ナーシング．JJNスペシャル．医学書院．

2　サチュレーション

- サチュレーション（動脈血酸素飽和度、SaO_2）はヘモグロビン（Hb）と酸素の結合の割合を％で示したものである。
- パルスオキシメータは、動脈血酸素飽和度を非侵襲的、連続的に測定でき、低酸素血症を早期発見対処するため、さらに組織での酸素不足を予防するために用いられる。
- パルスオキシメータで得られた動脈血酸素飽和度SpO_2は、動脈血採血によるガス検査で得られた動脈血酸素飽和度SaO_2と比べ、測定値の精度は約2％以内といわれるが、より正確な動脈血酸素飽和度や他の値（動脈血酸素分圧や動脈血炭酸ガス分圧、pHなど）を把握するためには、動脈血採血による血液ガス検査を行う。

1. パルスオキシメータ

- パルスオキシメータで測定される動脈血酸素飽和度は、動脈血で測定された酸素飽和度SaO_2と区別するためにSpO_2と表記される。
- パルスオキシメータは、血液中のヘモグロビンに酸素がどれだけ結合しているかを、酸化ヘモグロビンと還元ヘモグロビンのもつ吸光度の違いを利用して測定する（表Ⅰ-3-7）。

①目　的
- 呼吸機能検査などの検査中の呼吸状態を観察することにより、異常を早期発見し対処する。
- 酸素療法や人工呼吸器による治療中の呼吸の管理を行い、その効果を把握する。
- 日常生活の中でパルスオキシメータを使用しながら活動することで、低酸素血症を起こしやすい動き方（連続した動き、反復した動き、速い動きなど）や活動内容を把握する。それにより動き方の工夫や活動内容の調整を図るなどして、看護援助に役立てる。
- 息切れや呼吸困難などの自覚症状とあわせて、体調の把握と管理に役立てる。

②必要物品
- パルスオキシメータ本体とプローブ（同一製品のもの）。
- プローブ（図Ⅰ-3-2、表Ⅰ-3-8）には、赤色光、赤外光の2つの光を発射する2個の発光ダイオードと、透過した光の減衰を感知する受光素子が装備されている。
- 長時間にわたり連続して装着する場合は、低温やけどや発赤、かぶれなどに注意し、測定

表Ⅰ-3-7　パルスオキシメータによる測定のしくみ

① パルスオキシメータのセンサー部の発光ダイオードから、2種類の波長の異なる光、赤色光（波長660nm）と赤外光（波長940nm）が1秒間に数百回交互に発射される。

② 2種類の光が血液中のヘモグロビンを通過して受光部に到達する。2種類の光には次のような性質がある。この性質を利用して、2種類の光がどのような割合でヘモグロビンに吸収されたかを検出し、酸素飽和度を測定する。
  ・酸素を有する酸化ヘモグロビンは赤外光を多く吸収する。
  ・酸素を手放している還元ヘモグロビンは赤色光を多く吸収する。

③ 光は動脈血だけではなく静脈血や皮膚、皮下組織など、すべての組織で吸収されるが、パルスオキシメータは動脈血の脈波を利用し、選択的に動脈血の酸素飽和度をモニターする。

図Ⅰ-3-2　パルスオキシメータ本体とプローブ

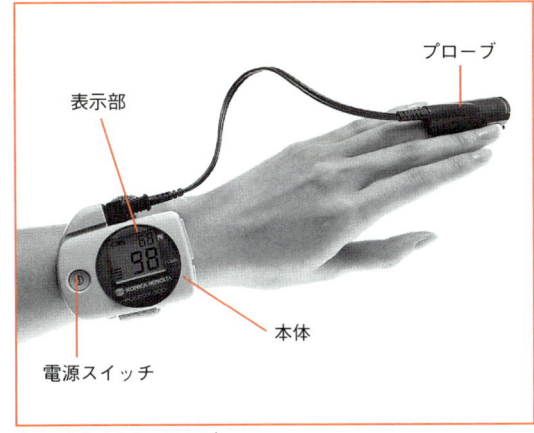

（コニカミノルタ、アムコ）

表Ⅰ-3-8　プローブの種類

プローブの種類	特　徴
フィンガークリッププローブ 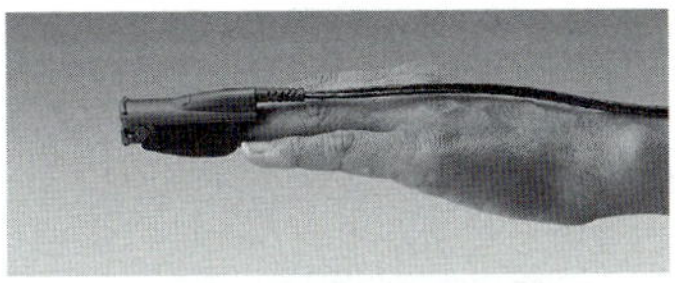	遮光ゴムがプローブを覆い、発光部が爪の根元に当たるように装着する。 発光部が爪の根元に当たるように装着する。 注意！ プローブをはずす時に、コードを引っぱらない。
スポットチェックプローブ 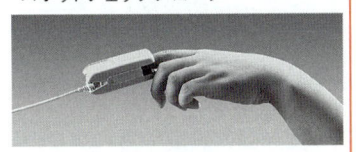	短時間測定用（成人の指用）。 発光部が爪の根元に当たるように装着する。 注意！ プローブをはずす時に、コードを引っぱらない。
ユニバーサルプローブ 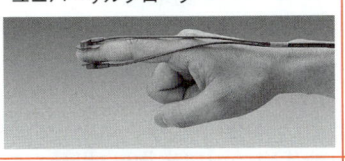	長時間測定用。 測定部にプローブを当てプローブアタッチメントで固定。 注意！ ・プローブパットと測定部の間に隙間が生じないように固定する。 ・発光部と受光部が正しく装着されているか確認する。 ・医療用テープを締めすぎないようにする。 ・新生児の皮膚は敏感なため、医療用テープをはがす際には注意する。
パーソナルプローブ 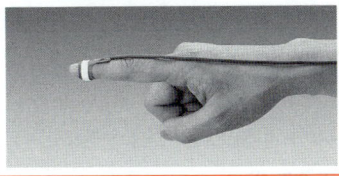	感染防止をはかるためのプローブ。1人の人に使用し、使いまわしをしない。 装着日数は1週間程度を目安に交換する。 装着部位は成人の場合は指、新生児は足の甲か手のひら。 注意！ ・プローブパットと測定部の間に隙間が生じないように固定する。 ・発光部と受光部が正しく装着されているか確認する。 ・医療用テープを締めすぎないようにする。 ・新生児の皮膚は敏感なため、医療用テープをはがす際には注意する。

（コニカミノルタ、アムコ）

部位を1日に数回変更すると共に、装着部の皮膚の観察を行う。

③手　順

● パルスオキシメータの測定手順を表Ⅰ-3-9に示す。

a）測定値の解釈

● 酸素解離曲線（図Ⅰ-3-3）を示す。縦軸に酸素飽和度、横軸に酸素分圧をとり、酸素分圧に対してどれくらいのヘモグロビンが酸素と結合しているかを表している。

● 動脈血酸素飽和度SpO_2 90％は、酸素分圧では

Ⅰ　慢性期・回復期の看護技術：身体の変化を見る技術

3．モニタリング

表 I-3-9 パルスオキシメータの測定方法

手　順	確認事項とポイント
1　測定前 ①プローブの発光ダイオード、受光部が絆創膏やゴミ、血液などによって汚れていないことを確認する。 ②プローブを装着する前に、消毒用アルコール綿で消毒する。 ③プローブを機器本体に接続する。 ④電源を入れる。 ⑤健常者にプローブを装着しSpO_2が98〜100%を表示することを確認する。 ⑥アラームの設定をする。	●強い光(無影灯や日差し)が当たるところで使用するときには、プローブを遮光する。 ●必要時、電池を入れ替える。長時間連続して使用する場合、事前に電池を入れ替えて使用するとよい。 **Point!** プローブの装着部位の皮膚温を確認する。血行が悪いと測定できない場合があるため、その場合、装着部位をマッサージしたり、温めて血行をよくしたあと装着する。
2　測定中 ①発光ダイオードと受光部が向き合うように皮膚に装着する。 ②パルスオキシメータに表示される脈拍レベルメーターと脈拍とが同時に振れていることを確認する。 ③発光ダイオードが発光しているか確認する。	●患者が動いたりするため、プローブのケーブルの長さに注意する。 ●巻き付けるタイプのセンサーは強く締め付けないように注意する。 ●定期的にセンサー装着部位を変更する。 **Point!** プローブを固定することでの圧迫に伴う皮膚異常の有無、プローブの発熱による装着部位の局部的な温度上昇による皮膚損傷の有無など、センサー装着部位の観察をする。
3　測定後 ①電源を切る。	●プローブの装着部位に低温やけどや発赤、かぶれなどがないか皮膚の観察を行う。 ●センサーの発光部や受光部に破損や汚れがない確認し、消毒用アルコール綿で拭く。

図 I-3-3　酸素解離曲線

●酸素解離曲線は血液のpHや体温、二酸化炭素分圧、2,3-DPG(糖代謝の中間産物)に影響を受け、左右にシフトする。アシドーシス、高体温、高炭酸ガス血症は右方にシフトしSpO_2が低下、アルカローシス、低体温、低炭酸ガス血症は左方にシフトしSpO_2が上昇する。

b)測定値に影響するもの

●次のような場合、正しく測定されないことがあるため注意する。
●**末梢循環不全がある場合**：脈拍の減弱、不整脈、低灌流、ショック、低体温など。
●**装着の仕方に問題がある場合**：発光部と受光部のずれ、プローブが装着部位に密着してないなど。

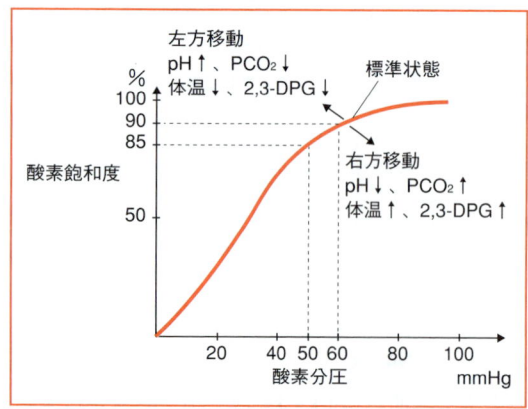

60mmHgを示す。酸素分圧60mmHgは酸素療法などの治療が必要となるため、動脈血酸素飽和度SpO_2を90%以上保っているか観察する。

- 装着部位に問題がある場合：マニキュア、つけ爪、つめの汚れがある、装着部位の色素沈着など。
- 測定部位に動きがある場合。
- 異常ヘモグロビンがある場合：メトヘモグロビン血症、一酸化炭素中毒など。
- 酸素飽和度の著しい低下：SpO_2 60％以下の場合。
- ノイズがある場合：電磁波（MRI、携帯電話、電気メスなど）による影響。
- 血管内色素使用時：メチレンブルー、インジゴカルミン、インドサイアニングリーン、フルオロセインなど。
- 強い外光光線がある場合。

④モニタリング中の看護のポイント

- 動脈血酸素飽和度SpO_2の低下（90％以下、または医師の指示の値）が認められた場合、ただちに患者の呼吸状態やバイタルサイン、行動を観察する。また、プローブが正しく装着されているか、指先が冷たく血流が悪くなっていないか確認する。
- 人工呼吸器装着や酸素療法などの治療中に動脈血酸素飽和度SpO_2の低下が見られた場合、患者の呼吸と全身状態、バイタルサインの観察、酸素量の調整や痰の吸引などの処置、酸素機器や人工呼吸器の作動状況の確認を行う。異常が認められた場合、医師に報告をする。
- ベッド上安静の状態から坐位、立位、歩行と活動レベルを上げていく時、動脈血酸素飽和度SpO_2の変化や呼吸状態、全身状態、呼吸困難などの自覚症状を観察する。
- 日常生活動作（歩行、食事、排泄、入浴、洗面、睡眠など）の動作前後を通し、動脈血酸素飽和度SpO_2の変化と呼吸状態、息苦しさなどの自覚症状を観察する。動脈血酸素飽和度SpO_2の低下が認められた場合、患者がどのような活動を行っていたか、どのような動き方をしていたのかを把握する。さらに、動作をした後、どのくらい安静にすると、動作を行う前の安静時の値にもどるかも把握する。

- プローブ装着を長時間同じ部位で行っていると発赤や痛みが生じやすいため、随時部位を変更し、装着部位の皮膚の観察と痛みの有無などを観察する。
- 使用するプローブ種類によっては、コードが患者の身体にまきついたりすることがあるため、コードの整理を行う。

(漆坂真弓)

〈文献〉
古垣達也（2003）．パルスオキシメータ カプチノメータ．ME専門家に教わるICU・CCUのME機器．ハートナーシング，15(2)，9-17．
桑平一郎（2005）．パルスオキシメトリーの理論と実際．呼吸と循環，53(1)，73-78．
佐藤栄治（2004）．知らなきゃできない！ ME機器Q&A パルスオキシメータQ&A．月刊ナーシング，24(7)，34-43．
米倉修司（2003）．パルスオキシメータはなぜ必要？どう行う？．エキスパートナース，19(14)，66-70．

3 ピークフロー

- ピークフローとは、最大吸気位から最大努力呼出を行う時に得られる最大気流速度で、中枢気道閉塞の指標となる。
- ピークフローは患者が無症状と感じていても気道狭窄の出現を早期にとらえることが可能であり、モニタリングすることによる喘息自己管理の有効性が示されている。

①目 的

- ピークフロー値をモニタリングし、生活との関連の中で、喘息を悪化させている要因を知る。
- 喘息の治療が有効であるかを判断する。
- 気道狭窄の程度を数字で客観的に評価し、ゾーンシステム（表Ⅰ-3-10）に基づいて気管支拡張剤、抗炎症薬の調節、あるいは救急受診を判断する。

②必要物品

- ピークフローメーター。
- ピークフローメーターには数種類が発売されているが、機種間で予測回帰式が異なるため、同一患者は同一機種を用いる（図Ⅰ-3-4）。
- 機種別のピークフロー標準予測値を用いる。

表I-3-10　ゾーンシステム

ゾーン	内　容
グリーンゾーン	自己ベスト値の80％以上で、コントロールがよいことを示す。通常通り、薬剤を使用する。
イエローゾーン	自己ベスト値の50％以上80％未満で、短時間作用型吸入β_2刺激薬をただちに使用し、薬剤の変更や増量が必要かどうか主治医に尋ねる。
レッドゾーン	自己ベスト値の50％以下で、短時間作用型吸入β_2刺激薬をただちに使用し、迅速に医療機関を受診する必要がある。

表I-3-11　ピークフローメーターの使用方法

手　順	確認事項とポイント
1　測定前 ①白いマウスピースをピークフローメーターに取り付ける（マウスピースを取り付けなくてもよいものもある）。 ②ピークフローメーターの指示針を一番下までもどす（図I-3-5）。 図I-3-5　指示針の位置	●患者にピークフロー値の意味、モニタリングの必要性について説明する。 ●義歯がある場合ははずす。
2　測定中 ①立位になり背筋を伸ばす。立位が難しい場合には坐位にて実施する。 ②ピークフローメーターを垂直に持ち、深吸気をして肺を膨らます。	●いつも同じ姿勢で行うことが大切である。 ●目盛りに指が触れると、指示針が動かないので注意する。 **Point!** マウスピースの周りから空気が漏れないように注意する。また、舌でマウスピースを塞がないように注意する。
③マウスピースを唇でしっかりくわえ、できるだけ強く速く、一気に吐き出す。 ④指示針が止まった位置の目盛りを読み取る（図I-3-6）。 ⑤毎回3回ずつ測定し、最高値を喘息日誌に記録する。 ⑥ゾーンシステムに基づいて、使用薬剤の調節などを行う（表I-3-10）。 図I-3-6　目盛りを読む 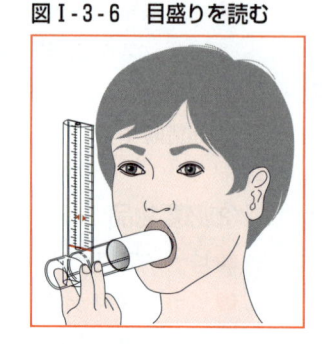	●呼気は1〜2秒間でよい。 ●咳が出たり、うまくできなかった時は、もう一度やりなおす。 ●測定は起床時と夕方ないしは就寝前の1日2回実施する。ピークフローは起床時に最低値を示し、夕方にかけて最高値となる日内リズムがある。ピークフローの変動率が20％以内になるようにコントロールする。 変動率（％）＝｛（ピークフロー1日の最高値−ピークフロー1日の最低値）／ピークフロー1日の最高値｝×100 **Point!** 気管支拡張薬を使用している際には、使用前に測定する。

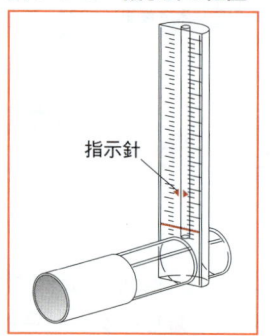

図Ⅰ-3-4 ピークフローメーターの種類

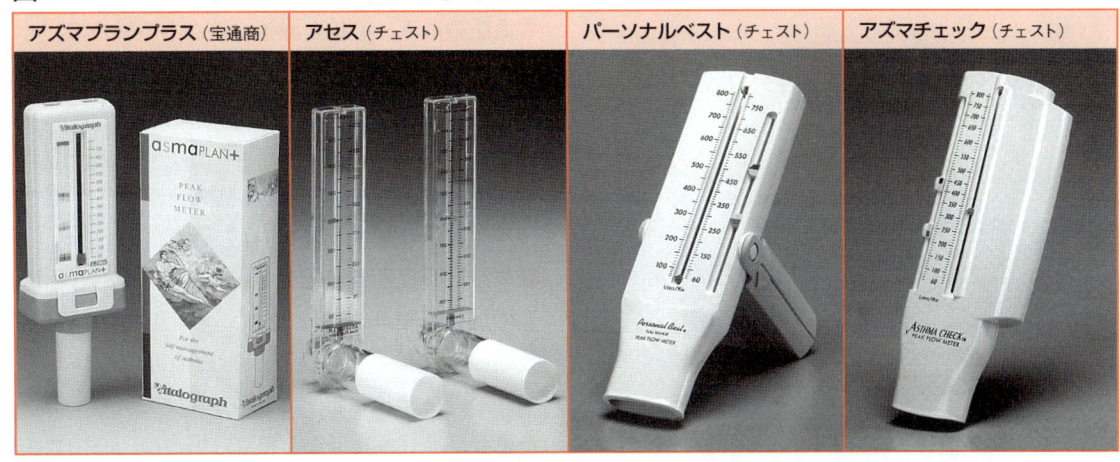

| アズマプランプラス（宝通商） | アセス（チェスト） | パーソナルベスト（チェスト） | アズマチェック（チェスト） |

- どの機種においても小型軽量で携帯が可能である。
- 1年に1回、あるいはピークフローメーターの測定値の妥当性に疑問がある時は、検査室でのスパイロメトリーでのピークフロー値と比較する。

③手順

- ピークフローによるモニタリングを開始する際には、まずピークフローの自己ベスト値を決めることが必要となる。
- 自己ベスト値とは、喘息のコントロールが良好な時の2〜3週間に得られた最も高いピークフロー値である。
- ピークフローメーターの使用方法を表Ⅰ-3-11に示す。

（森　菊子）

〈文献〉
National Asthma Education and Prevention program(1991)／泉孝英・大久保隆男監訳(1999)．喘息の診断・管理—NIHガイドライン．評価とモニタリング(pp.15-40)．医学書院．
党雅子・佐野靖之(2002)．ピークフローメーター．日本医師会雑誌，127(5)，709-713．
月岡一治・牧野荘平・宮本昭正他(1996)．日本人健常者のピークフロー標準値．アレルギー，45(5)，442-449．

4 心電図

- 心電図とは、心臓の電気的興奮を図形として表したものである。標準12誘導は、12方向から心臓を眺めたものである。
- 心電図モニタリングは、持続的に、リアルタイムで観察するものであり、患者の状態を即座に把握することができる。

①目的

- 心電図の変化を持続的に監視することにより、不整脈・心拍数・心筋の虚血性変化・ペースメーカーの作動状況・電解質異常の影響などを把握する。
- 不整脈の種類・出現頻度などから、次に起こりうることを予測し、異常を早期発見し、対処する。
- 抗不整脈の投与・経皮的冠動脈血管形成術・ペースメーカーの植え込みなどの治療の効果を判定する。
- 患者の心臓の状態が、改善または悪化どちらに向いているのかを判断し、看護援助に役立てる。
- 慢性期・回復期においては、モニターの変化がどのような時間帯、どのような活動をしたときに起こったのかを把握し、生活に支障がないように調整することが重要である。

②必要物品

- 心電図モニター、テレメーター（送信機）、誘導コード、電極、アルコール綿、テレメーターを入れる袋（図Ⅰ-3-7）。

図 I-3-7 必要物品

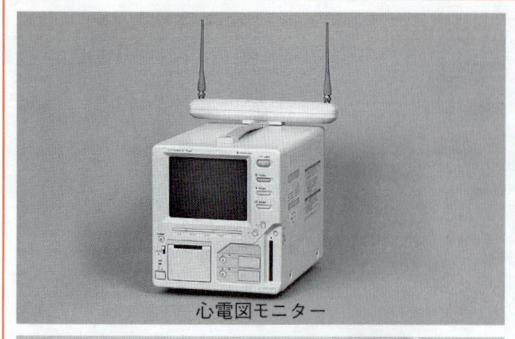

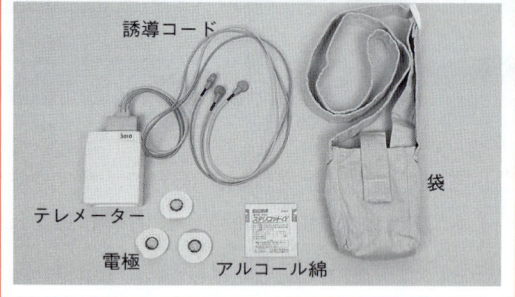

心電図モニター

誘導コード
テレメーター
電極
アルコール綿
袋

③手順とポイント
- 心電図モニターの手順は**表 I-3-12**に示した。

④モニター監視中の看護のポイント
- モニターは、勤務開始時にテレメーターの接続や波形を確認し、患者の基本波形を把握する。
- 心拍数の変動や不整脈の出現などを認めた場合は、すぐに患者のところへ行き、そのときの行動や状態を観察する。
- モニター上、波形の変化や、心拍数の20回以上の増加、心拍数50回／分以下、STの変化などを認めた場合は、血圧や脈拍に変動がないか、バイタルサインを測定する。
- 血圧の低下、心拍と脈拍の差がある場合は、心拍出量が保たれていない可能性があるため、患者に安静を促し、医師へ報告する。
- 患者が胸部症状を訴えた場合、モニター心電図で不整脈の診断が困難な場合は、必ず標準12誘導心電図をとる(p.44を参照)。
- 多源性心室期外収縮やRonT、心室期外収縮の増加は心室頻拍の予兆であり、上室性期外収縮の増加は心房細動への移行の可能性があるため、医師に報告する。
- 患者が歩行・食事などをした場合に、心拍数・不整脈の出現回数・STの変化の有無を観察する。
- 患者のADLの拡大や、内服(抗不整脈薬・強心剤・β遮断薬など)の変更・増量があった場合は、モニターの変化に特に注意する。
- モニターから離れる場合には、こまめにリコールで不整脈の出現がなかったか確認し、モニター観察やリコールを確認することを習慣づける。
- 電極をつけている部位は、発赤・瘙痒感・かぶれなどの皮膚障害が起こりやすいので、1日1回は電極の位置を少しずらして貼り替え、皮膚の状態を観察する。
- 電極には、さまざまな種類があり、皮膚障害の少ないものと取り替えたり、テープ部分(大きいものだと直径8 cm程度あるため)を切り取り、皮膚に接着する面積を剝がれない最小限にとどめるとよい。

(仲村直子)

表 I-3-12 心電図モニターの手順

手順	確認事項とポイント
1 準備	
①必要物品を準備・点検する。	● テレメーターの電池が入っているか、誘導コードに断線はないか、接続は緩んでいないか確認する。 ● 心電図モニターの電源を入れる。 **Point!** テレメーターの電池は、途中で電池が切れないように新しいものを準備するのが望ましい。

表Ⅰ-3-12 つづき

手　順	確認事項とポイント
2　測定前	
①患者に心電図モニターをつけることを説明し、承諾を得る。	●装着する期間がわかっている場合は、患者に説明する。 ●電気かみそりや電動歯ブラシを使用すると波形に乱れが生じるため、患者に使用を控えるように伝える。 ●体毛が多く、電極の装着の妨げになる場合は、剃毛する。 **Point!** 心電図モニターの装着は、モニターで監視されること、コードなどのラインが常についている状態になるなどの束縛感からストレスが増大しやすいため、患者に理解・協力を求めることが必要である。
②電極を貼り、モニターを装着する。 ・各誘導の電極の位置は図Ⅰ-3-8と表Ⅰ-3-13に示す。	●前胸部を露出し、装着部位の汚れ・皮脂をアルコール綿で拭き取る。 ●乾いてから電極を貼り、モニターを装着する。 ●電極の貼り方は、目的に合わせて最も波形が鮮明に読み取れる誘導を選択する。 ●テレメーターの電源を入れる。 **Point!** ST変化がとらえやすいCC$_5$誘導、心電図の基本波形（Ⅱ誘導）に近いCM$_5$誘導、P波の確認がしやすいNASA誘導がよく選択される。 ・電極は、胸筋の上は避け、筋肉の薄い骨（胸骨・肋骨・鎖骨など）の上に貼る。
③モニター波形を確認し、記録をとる。	●心電図の基本を図Ⅰ-3-9に示した。 ●波形が出ているか、P波・QRS波・T波は見やすいか、アーチファクト（基線の揺れ）がないか確認する。 ●アーチファクトを認めた場合、他の電気器具（電動ベッドなど）のアースを取ったり、電源のコードを患者から離したり、皮膚の汚れ・皮脂をとったり、電極の貼り替えなどをする。 ●安静時の基本波形を記録に残す。 **Point!** アーチファクトとは、交流障害（ハム）や体動・呼吸による筋電図などの基線の揺れのことである。 ・心電図モニターの波形は、患者・電極の位置・患者の体位によって異なるため、電極を貼り替えた場合には、その波形を記録に残す。
④患者の衣服を整え、テレメーターを袋やポケットに入れ、患者が活動できるようにする。 ⑤心電図モニターのアラームなどを設定する。	●患者には、テレメーターの電波が届く範囲（機器によって異なる）を伝え、それ以外のところにいく場合には看護師に声をかけるように伝える。 ●アラームは、患者の心拍数に合わせて下限値・上限値を設定する。 ●不整脈の感知・記録を設定する。 ●患者の波形に合わせて、感度を設定する。 **Point!** アラームの鳴り過ぎは、慣れてしまい、緊急時の対処に影響を与えることから、患者の状態に合わせた設定が必要である。

Ⅰ　慢性期・回復期の看護技術：身体の変化を見る技術

3．モニタリング

図Ⅰ-3-8 各誘導の電極の位置

CC₅誘導	CM₅誘導	NASA誘導

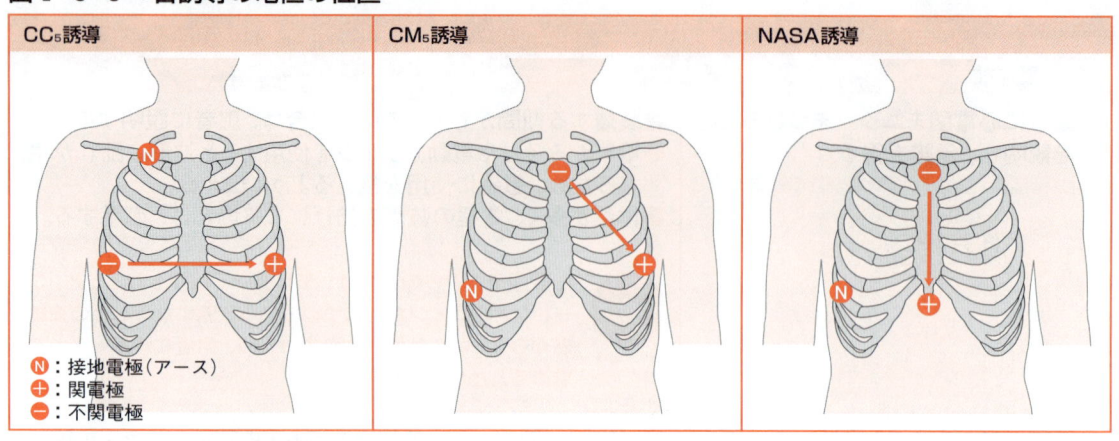

Ⓝ：接地電極（アース）
⊕：関電極
⊖：不関電極

表Ⅰ-3-13 モニター用双極誘導法

誘導法	陽電極（＋）	陰電極（－）
CCr誘導	左側胸部（V₄～V₆、特にV₅の位置）	V₄～V₆、特にV₅の位置
CM誘導	左側胸部（V₄～V₆、特にV₅の位置）	胸骨柄
CB誘導	左側胸部（V₄～V₆、特にV₅の位置）	右肩甲骨下角
CA誘導	左側胸部（V₄～V₆、特にV₅の位置）	右肩甲骨上内縁
CSr誘導	左側胸部（V₄～V₆、特にV₅の位置）	右鎖骨遠位端
CR誘導	左側胸部（V₄～V₆、特にV₅の位置）	右上肢の付け根
CH誘導	左側胸部（V₄～V₆、特にV₅の位置）	前額部
CD誘導	左側胸部（V₄～V₆、特にV₅の位置）	第2肋骨間胸骨右縁
LR誘導	左上肢の付け根	右上肢の付け根
SlSr誘導	左鎖骨遠位端	右鎖骨遠位端
ESr誘導	左肋骨弓の左下端部	右鎖骨遠位端
Marriot誘導	V₁の位置	左肩
NASA誘導	胸骨下端	胸骨柄

図Ⅰ-3-9 心電図波形の基本

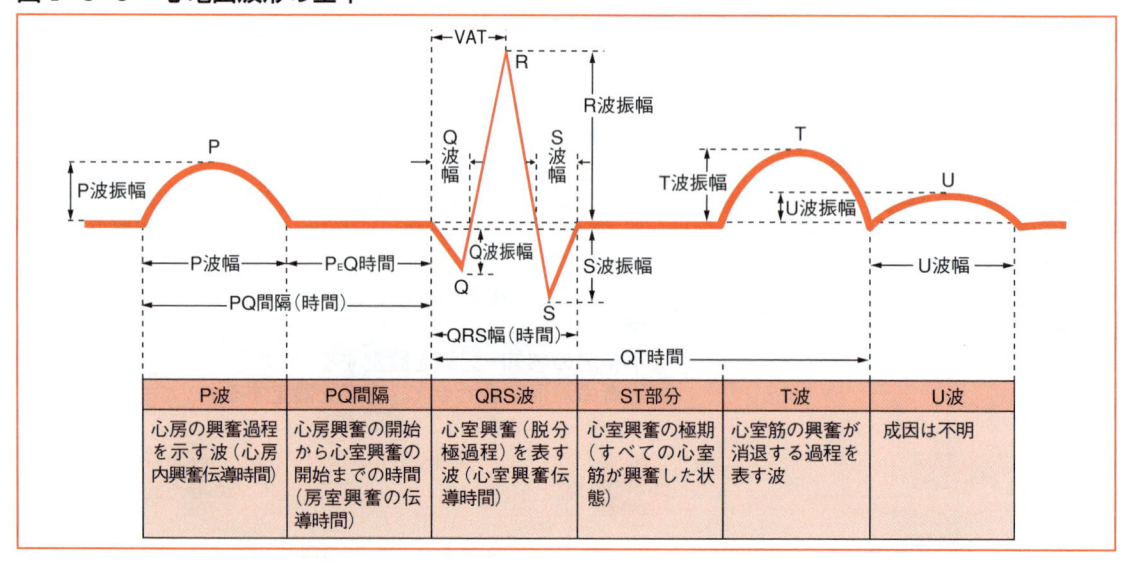

P波	PQ間隔	QRS波	ST部分	T波	U波
心房の興奮過程を示す波（心房内興奮伝導時間）	心房興奮の開始から心室興奮の開始までの時間（房室興奮の伝導時間）	心室興奮（脱分極過程）を表す波（心室興奮伝導時間）	心室興奮の極期（すべての心室筋が興奮した状態）	心室筋の興奮が消退する過程を表す波	成因は不明

〈文献〉
池松裕子(2000). 心電図モニタリングと看護. 臨牀看護, 26(13), 1888-1893.
松村準(1995). ナースのための心電図トレーニング(p.15). 照林社.
坂元弓子・村松準(1999). 心電図の誘導法―モニター心電図の誘導法とその記録. 看護技術, 145(2), 123-126.
栞子嘉美(1997). 看護技術「心電図モニター誘導法:標準12誘導法の看護の実際」. ナーシングカレッジ. 1(2), 91-94.

5 肥満と体重

- 肥満とは、身体に占める脂肪組織が過剰に蓄積した状態をいう。
- 肥満者では、健康障害の合併頻度が正常体重者と比較して高率であることが知られている(表Ⅰ-3-14)。
- 栄養、休養、飲酒、禁煙などの生活習慣は、肥満の誘因となる。
- 生活習慣病を改善あるいは予防するためには、体重をコントロールすることが重要である。肥満の判定基準(BMI)を表Ⅰ-3-15に示す。
- 肥満の中で肥満に伴う健康障害を有する場合、肥満症と診断する。
- 体重は栄養状態や体格を表すだけでなく、その変化は浮腫や胸水、腹水などの病態も反映する。

表Ⅰ-3-14 肥満に起因ないしは関連する健康障害

- 2型糖尿病、耐糖能障害
- 脂質代謝異常
- 高血圧
- 高尿酸血症、痛風
- 冠動脈疾患:心筋梗塞、狭心症
- 脳血管障害:脳梗塞、脳血栓、一過性脳虚血発作
- 脂肪肝
- 睡眠時無呼吸症候群、Pickwick症候群
- 整形外科的疾患:変形性関節症、腰痛症
- 月経異常

①目 的
- 健康状態や栄養状態を把握する。
- 病状の経過や治療効果を判断したり、治療を決定するための資料とする。

②必要物品
- 体重計、身長計、メモ用紙、筆記用具、計算器。
- 体重計の種類を図Ⅰ-3-10に示す。

③手 順
- 身体測定の手順を表Ⅰ-3-16に示す。

(鈴木智津子)

〈文献〉
川島みどり編著(2002). 改訂版実践的看護マニュアル―共通技術編. 看護の科学社.
松澤佑次・井上修二・池田義雄他(2000). 新しい肥満の判定と肥満症の診断基準. 肥満研究, 6(1), 18-28.

表Ⅰ-3-15 日本肥満学会による肥満の判定基準

判定	低体重	普通体重	肥満(1度)	肥満(2度)	肥満(3度)	肥満(4度)
BMI	<18.5	18.5≦~<25	25≦~<30	30≦~<35	35≦~<40	40≦

・BMI(body mass index):体格指数、BMI=体重(kg)÷身長(m)^2
・標準体重はBMI22の体重としている。標準体重(kg)=身長(m)^2×22

図Ⅰ-3-10 体重計の種類

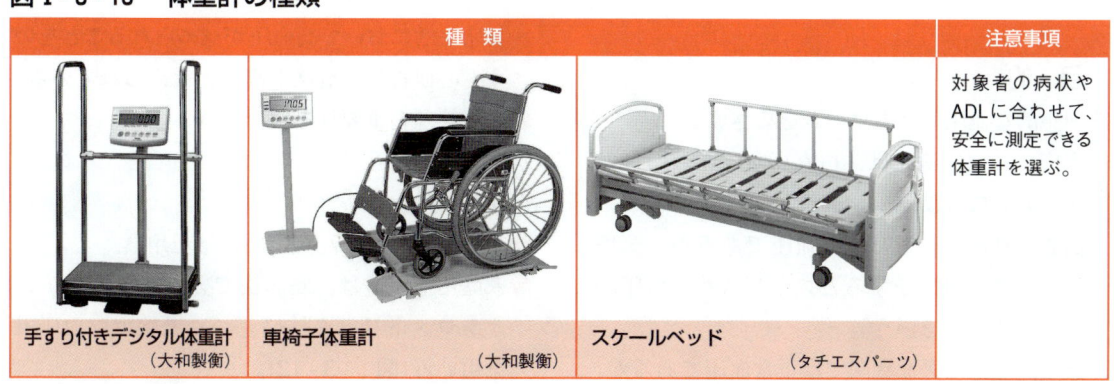

種類			注意事項
手すり付きデジタル体重計 (大和製衡)	車椅子体重計 (大和製衡)	スケールベッド (タチエスパーツ)	対象者の病状やADLに合わせて、安全に測定できる体重計を選ぶ。

表Ⅰ-3-16　身体計測の手順

手　順	注意事項
体重測定：デジタル式体重計の場合	
①測定条件を一定にする。 　・寝衣で測定する。 　・排尿を済ませ、朝食前に測定する。 ②履物を脱いで、秤台に静かに立ってもらう。 ③測定値を記録する。	●体重計は水平な位置に置く。 ●kg単位で、小数点以下2位まで記録する（肥満者には小さな変化をとらえることが重要である）。
身長測定	
①裸足で踏み台にのり、尺柱に背中をつけて直立させる（図Ⅰ-3-11）。 　・足は30〜40°開いてもらう。 　・上肢は自然に垂らし、大腿側面につくようにする。 　・肩の力を抜いてもらう。 図Ⅰ-3-11　身長の測り方 ②横規を調節して頭頂部に軽くつくところで止め、目盛を読む。 ③測定値を記録する。	●身長計をチェックする。 　・尺柱が垂直に固定しているか。 　・目盛がはっきりしているか。 　・横規が尺柱に垂直になっているか。 　・横規がなめらかに動くか。 ●髪を結んでいる場合は、ほどいた状態で測定する。 ●姿勢をチェックする。 　・尺柱に両踵、背中、殿部がついているか。 　・後頭部が尺柱につき、耳と眼が水平になっているか。 ●読む目の高さは目盛に水平にする。 ●cm単位で小数点以下1位まで記録する。

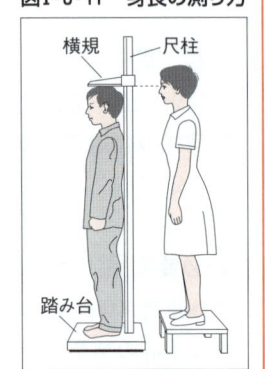

6　家庭血圧

- 血圧の状態を把握するには、家庭での血圧測定が役に立つ。
- 家庭血圧の測定条件の標準化は十分になされたとはいえない状況にある。
- 最新のエビデンスをもとに、日本高血圧学会の作業部会により2003年にガイドラインが作成された。

①目　的
- 理想的な血圧コントロールをめざす。
- 家庭での血圧測定は、白衣高血圧や仮面高血圧の発見にも役立つ。
- **白衣高血圧**：普段は正常血圧であるが、医療機関で血圧測定をするとストレスから血圧が高くなることをいう。
- **仮面高血圧**：医療機関では正常血圧であるが、日常生活において高血圧が認められることをいう。心血管病の危険が高いと考えられている。
- 血圧管理の重要性を実感できる。

図Ⅰ-3-12　家庭用デジタル自動血圧計の例

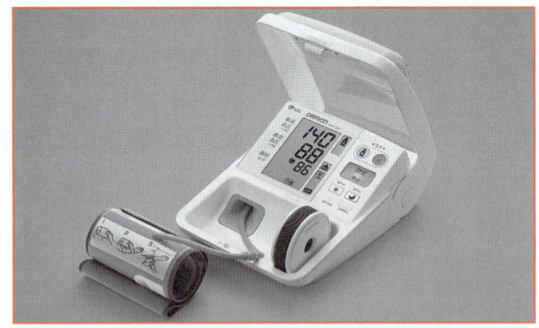

（HEM-7020、オムロン）

②必要物品
- 家庭用血圧計、記録用紙、筆記用具。
- 家庭用血圧計は、聴診法で裏づけを得たカフ-オシロメトリック法に基づく上腕カフ血圧計を用いる（図Ⅰ-3-12）。

③手 順

- 入院中より血圧の測定値を記録してもらうと自己管理への意識づけに役立つ。
- 家庭での血圧測定の方法を指導する(表Ⅰ-3-17)。

(鈴木智津子)

〈文献〉
桑島巌(2005).ご注意！仮面高血圧―これが仮面高血圧だ．きょうの健康，203，32-36．
日本高血圧学会編(2003)．家庭血圧測定条件設定の指針．日本高血圧学会．
日本高血圧学会高血圧治療ガイドライン作成委員会編(2004)．高血圧治療ガイドライン2004．日本高血圧学会．
島田和幸(2005)．高血圧自分で下げる4つのコツ―測ってさげよう．きょうの健康，211，20-23．

表Ⅰ-3-17　家庭血圧測定の指導の手順

手　順	注意事項
①測定条件や測定回数、期間について説明する。 〈測定条件〉 ・家庭血圧は、朝晩それぞれ少なくとも1回は測定する。 ・朝の血圧は、起床後1時間以内、排尿後、坐位1～2分間の安静後、服薬前、朝食前に測る。 ・夜の血圧は、就寝前、坐位1～2分間安静後に測る。 〈測定回数、期間〉 ・家庭血圧はできるだけ長期間測定する。 ・観察期(無治療)は、少なくとも1週間に5日間測定する。安定期(良好なコントロール期)は、少なくとも1週間に3日間測定する。薬剤変更期は、少なくとも1週間に5日間測定する。	●年齢を問わず、降圧目標は140／90mmHg未満である。 ●家庭血圧は、一般に医療機関での測定値より低めである。家庭血圧は135／85mmHg以上で治療対象となる。
②測定方法を指導する。 ・安定した血圧を測るために、測定の2分くらい前から座って安静にする。 ・腕を伸ばした状態で机やテーブルの上に置き、カフと心臓の位置が同じ高さになるようにする。必要時、枕やタオルなどで調整する(図Ⅰ-3-13)。 ・カフは肌にじかに巻く。ワイシャツのような薄手の服であれば上から巻いてもよい。エアホースが手のひら側にくるようにして、指1本が入る程度の強さで巻く。 ・体の力を抜き、指は軽く曲げておく。 ・2度、3度と測定する場合は、30秒～1分間程度間隔をおいて測定する。	●原則的には利き腕と反対の腕で測定するが、左右差が明らかな場合は常に高い値が出る側で測定する。 ●極端に太い腕や細い腕では、それぞれ大型カフや小型カフの使用が望ましい。 ●取扱説明書にある測定方法をよく読んで、正しく測定することが大事であることを付け加える(図Ⅰ-3-13)。 図Ⅰ-3-13　血圧の測定法 カフと心臓の高さが同じ高さになるようにする。
③記録の仕方を説明する。 ・家庭血圧は2度測定し、2度目の値を記録するというものや、3度測定し、その平均値または一番低い値を記録するというものもある。いずれにせよ記録値の条件を統一する。 ・体調の変化があった場合は、その症状なども記載しておくように説明する。 ④1日に測る回数を決めて、測定値に一喜一憂せずに続けて血圧を測ることが大事であることを説明する。 ⑤正確に測定するために、家庭用血圧計の精度を1年に1回はチェックすることが望ましいことを説明する。	●医療機関によっては、血圧を記録するノートを配布しているところもある。 ●高血圧症の特徴的な症状は少ない。その中で、脳障害からくる症状には頭痛、めまい、耳鳴り、嘔吐などがある。心臓障害からくる症状には、動悸、息切れ、脈の乱れなどがある。 ●高血圧症が高度になると腎障害を起こしてくるが、その時の症状として手足のむくみ、視力低下などがある。 ●血圧は常に変動している。入浴、排泄、飲酒、食事、運動、ストレス、性生活、季節などの要因で変動する。

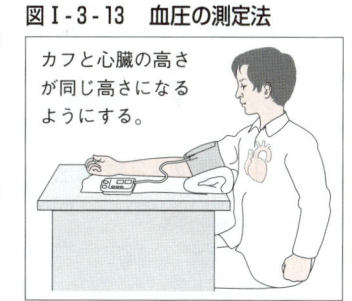

I 慢性期・回復期の看護技術：身体の変化を見る技術

4. 検 査

仲村直子／漆坂真弓／小江奈美子／片岡千明／馬場敦子／藤田純子／元木絵美／神戸朋子

A. 心機能

1 心電図

1. 標準12誘導法

- 心電図とは、心臓の収縮・拡張の心周期（p.8を参照）に生じる心筋の電気的変化を、胸壁や四肢につけた電極によって感知し、記録したものである。
- 標準12誘導心電図は、標準肢誘導（3）・単極肢誘導（3）・単極胸部誘導（6）によって12方向から心臓の電気的興奮をとらえたものである（図Ⅰ-4-1）。
- 標準12誘導心電図は侵襲が少なく、簡便で、繰り返し行える検査であり、病歴・身体所見・心エコーや心臓カテーテル検査などの検査結果と合わせて、心疾患の診断に有効である。
- 心臓の電気的刺激は、洞結節→房室結節→ヒス束→右脚（1本）・左脚（2本）→プルキンエ線維という刺激伝導系を通じて伝達される（図Ⅰ-4-2）。

①目　的

- 心臓の収縮・拡張の心周期を把握する。
- ST変化や異常Q波がみられる誘導から虚血・梗塞が冠動脈のどの領域にあるか予測し、虚血性心疾患の診断に役立てる。
- 不整脈の診断を行う。

②必要物品

- 12誘導心電計、電極の通電をよくするもの（ゼリーもしくは生食ガーゼ）、タオル、アルコール綿。

図Ⅰ-4-1　標準12誘導法

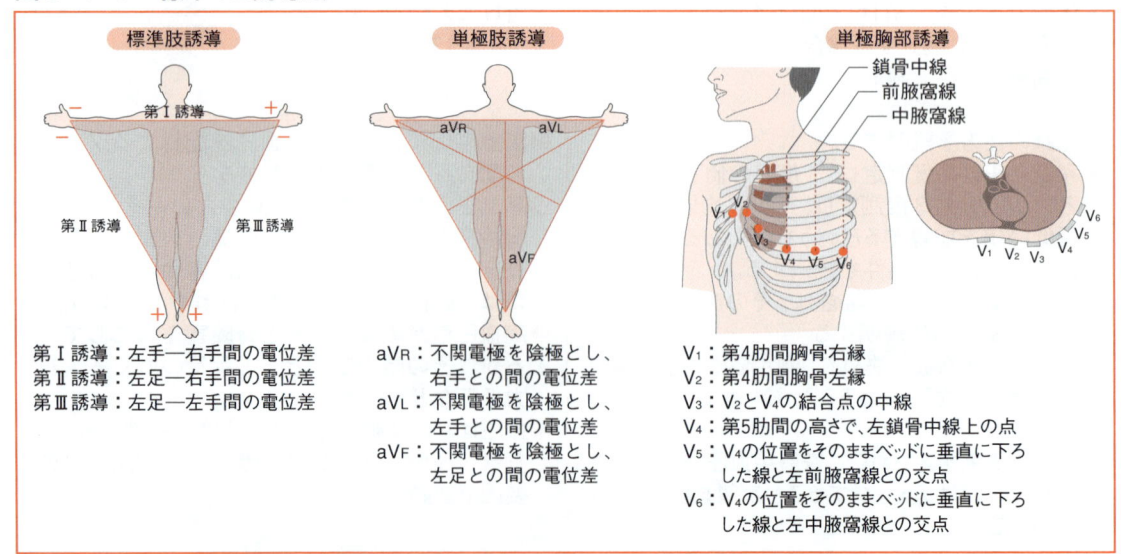

標準肢誘導
- 第Ⅰ誘導：左手―右手間の電位差
- 第Ⅱ誘導：左足―右手間の電位差
- 第Ⅲ誘導：左足―左手間の電位差

単極肢誘導
- aVR：不関電極を陰極とし、右手との間の電位差
- aVL：不関電極を陰極とし、左手との間の電位差
- aVF：不関電極を陰極とし、左足との間の電位差

単極胸部誘導
- V1：第4肋間胸骨右縁
- V2：第4肋間胸骨左縁
- V3：V2とV4の結合点の中線
- V4：第5肋間の高さで、左鎖骨中線上の点
- V5：V4の位置をそのままベッドに垂直に下ろした線と左前腋窩線との交点
- V6：V4の位置をそのままベッドに垂直に下ろした線と左中腋窩線との交点

早川弘一（2004）．心電図と不整脈の基礎知識．早川弘一編，心電図マニュアル（p.iii）．照林社．より引用

図Ⅰ-4-2 心臓の電気刺激

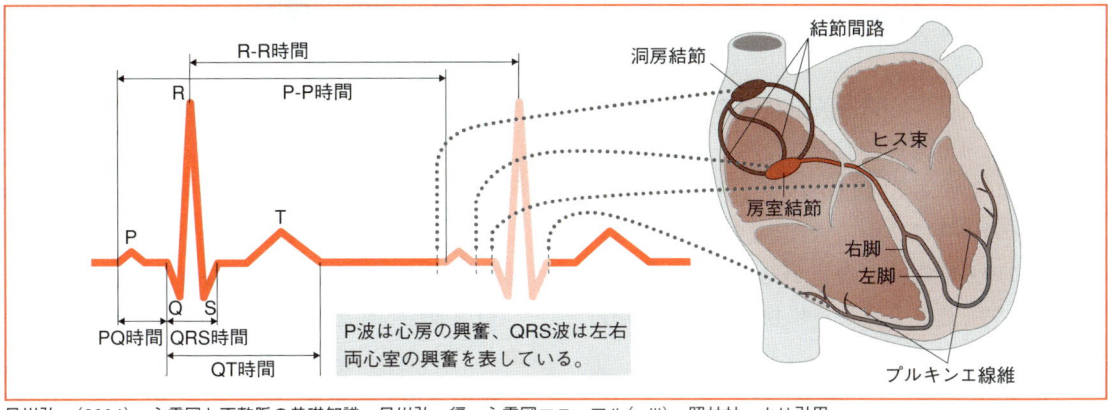

P波は心房の興奮、QRS波は左右両心室の興奮を表している。

早川弘一（2004）．心電図と不整脈の基礎知識．早川弘一編，心電図マニュアル（p.iii）．照林社．より引用

表Ⅰ-4-1 標準12誘導法の手順

手　順	確認事項とポイント
1．必要物品を準備・点検する。 ①心電図の記録用紙がセットされているか、電極のコードは絡まっていないかを確認する。	●患者が胸痛を訴えた時は、即座に心電図をとり、胸痛時の波形を確認する必要があるため、日ごろから点検しておく。
2．患者に心電図検査をすることを説明し、協力を得る。 ①咳や会話、体動は筋電図の原因となるため、患者に説明する。 ②腕時計・ブレスレットなどの貴金属はハムの原因となるため、はずしてもらう。	●胸痛時は、特に患者の緊張・恐怖心が増大しているため、患者の不安を和らげるようにきちんと説明することが重要である。
3．電極を装着し、記録する。 ①四肢の誘導から装着する。電気の流れをよくするため電極板には生食ガーゼを当てる。四肢誘導は、赤（右手）、黄（左手）、黒（右足）、緑（左足）で付ける。 ②患者の前胸部を露出し、電極をつける部位の皮脂や汚れをアルコール綿で拭く。 ③胸部誘導を装着する。 ④きれいな波形が取れているのを確認できたら、波形を記録する。	**Point!** 胸痛時は一刻を争うので、この手順を省いてもよい。 ●胸部誘導は、黄V_2→赤V_1→茶V_4→緑V_3→黒V_5→紫V_6の順でつける。電極の色とつける部位を覚えておく（図Ⅰ-4-1）。 ●波形の記録は、自動でよいが、心房細動や房室ブロックなどの不整脈がある場合、徐脈の場合には、R-R間隔が3つ入るように手動で記録するのが望ましい。
4．電極をはずし、患者の衣服を整える。 ①胸痛を訴える患者の場合、電極をはずす時に、同じ条件で検査できるように電極の部位にマジックで印をつける。 ②患者の衣服を整える。ゼリーを使用した場合には、きれいに拭き取る。	●胸痛時は、波形が記録できたら、電極をつけたままニトログリセリンを使用し、3〜5分後胸痛の消失を待って、もう一度心電図を記録する（同じ条件で記録する必要があるため電極ははずさない。そのため患者に掛け物をして羞恥心の軽減に努める）。

③手順とポイント

- 標準12誘導法の手順とポイントを表Ⅰ-4-1に示す。
- 心筋梗塞では、心電図波形は発症から時間的経過によって波形が異なるため、継続して観察する必要がある（図Ⅰ-4-3）。
- 狭心症の場合は、胸痛発作（虚血）が起こった場合にのみ心電図に変化が見られるため、タイミングを逃さないように検査することが重要である（図Ⅰ-4-4）。

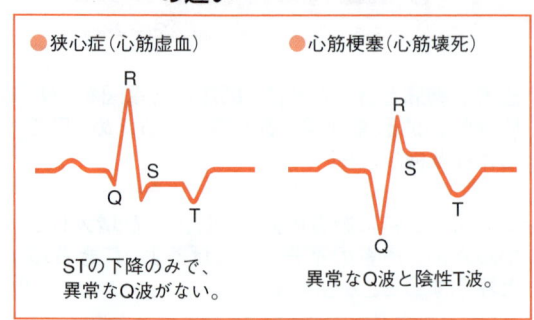

2. 運動負荷心電図

①目 的

- トレッドミル、エルゴメーター、マスター2段階試験などで、心臓に負荷がかかる運動を行い、心電図、心拍数、血圧をチェックし、診断や治療方針の決定、予後の評価をする。
- 狭心症のような安静時に心電図変化を認めない虚血性心疾患の診断をする。
- どのくらいの運動負荷に心臓が耐えうるか心臓の予備能力を評価し、日常生活活動のアセスメントをする。
- 不整脈の診断・評価をする。

②運動の負荷の種類

- トレッドミルは、ウォーキングマシーンで、傾斜と速度を変えて負荷をかける（図Ⅰ-4-5）。
- エルゴメーターは、自転車のペダルに抵抗を加え、負荷をかける。血圧測定や心電図記録が簡便に行える（図Ⅰ-4-6）。

図Ⅰ-4-3 狭心症と心筋梗塞の心電図波形の違い

- 狭心症（心筋虚血）：STの下降のみで、異常なQ波がない。
- 心筋梗塞（心筋壊死）：異常なQ波と陰性T波。

図Ⅰ-4-4 心筋梗塞の心電図波形の経時的変化

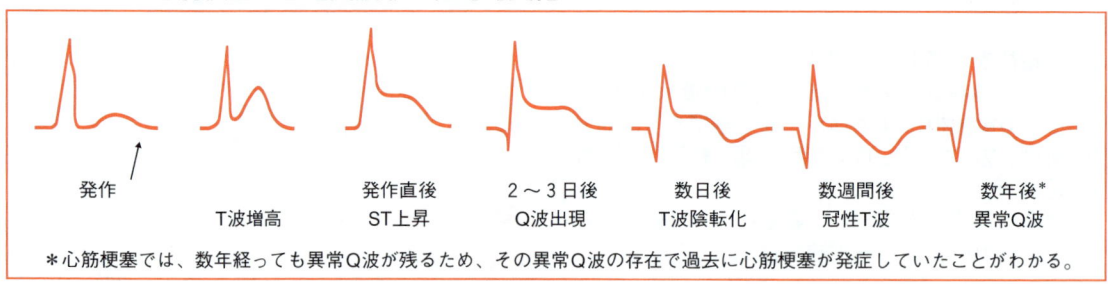

発作 → T波増高 → 発作直後 ST上昇 → 2〜3日後 Q波出現 → 数日後 T波陰転化 → 数週間後 冠性T波 → 数年後* 異常Q波

＊心筋梗塞では、数年経っても異常Q波が残るため、その異常Q波の存在で過去に心筋梗塞が発症していたことがわかる。

図Ⅰ-4-5 トレッドミル 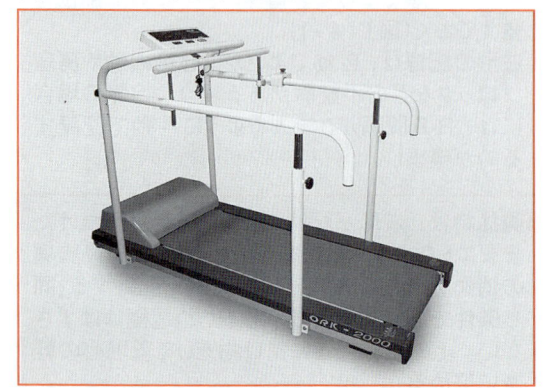
（大武・ルート工業）

図Ⅰ-4-6 エルゴメーター 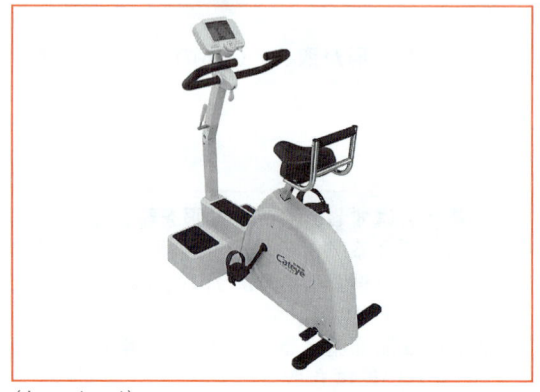
（キャットアイ）

- マスター2段階試験とは、2段階の階段を年齢・体重・性別により決められた回数を時間内に昇降することで負荷をかける。

③検査前後の観察ポイント
- 検査は、医師の監視下で行われるが、不整脈の出現、STの変化、血圧の変動、胸痛や呼吸苦などの自覚症状の出現に注意する。
- 運動負荷は、不安定狭心症・急性心筋梗塞・重症心不全・コントロールできていない高血圧症・心室頻拍や高度房室ブロックなどの不整脈患者には禁忌である。
- 高齢で関節痛や骨・筋肉に異常のある患者は、不適応である。
- 正確な検査結果を得るためには、検査前は入浴や運動を控え、安静にしておく。

3. ホルター心電図(図Ⅰ-4-7)

①目 的
- 24時間心電図モニターを装着し、その波形を磁気テープレコーダーに記録し、日常生活でのST変化や不整脈の出現の有無や種類・頻度などを解析する。
- 時間・食事・排泄・服薬などの生活行動をチェックし、ST変化や不整脈の起こりやすい時間帯、誘発原因となりうる行動を把握する。
- 夜間就寝中、昼の仕事中にも心電図波形を記録することが可能であるため、無痛性の狭心発作や洞機能不全症候群における洞停止の時間、無症候性の不整脈(心室頻拍や心室性期外収縮など)を把握するのに有効である。

②検査前後の観察ポイント
- ホルター心電図装着後、入浴することができないため、検査前に入浴をすませるように患者に説明する。
- 患者の行動記録表を渡し、食事や排泄、内服などの行動や自覚症状などをチェックするように説明する。患者が記録できないときは、家族に代わりにチェックしてもらうように依頼する。
- 電極がはずれないように、しっかりと固定する。患者の行動の邪魔にならないように配慮する。
- 電極がはずれてしまった場合、その時間を記録してもらう。可能であれば、すぐに正しい位置に電極を貼りなおす。

図Ⅰ-4-7 ホルター心電図

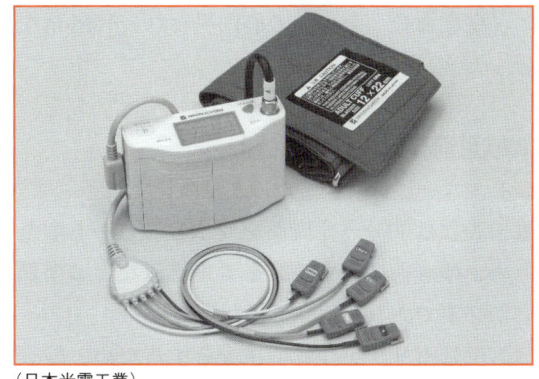

(日本光電工業)

2 心エコー

- 心エコーとは、胸壁上の第3、4肋間胸骨左縁および心尖部に探触子をおいて、超音波を当て、心臓の構造、機能を非観血的に調べる方法である。
- 心エコー図は2次元の映像である。
- 心エコーは侵襲が少なく、急性期にもベッドサイドで行える検査である。

①目 的
- 心エコーでは、以下の内容を把握し、心疾患の診断・治療・予後の評価をする。
  ・心臓の壁運動、心室壁運動異常(asynergy)、運動減弱・低収縮(hypokinesis)、運動消失・無収縮(akinesis)、奇異性運動(dyskinesis)。
  ・左室駆出率(ejection fraction：EF)。
  ・心室壁の肥厚度。
  ・心内腔の大きさ・仮性心室瘤の有無。
  ・弁疾患の有無(弁尖の数、腱索の状態、弁口面積、逆流率、圧較差など)。
  ・先天性奇形の有無(心室・心房中隔欠損の大きさ、シャントの向き・量など)。

- 心嚢液貯留の有無。
- 壁在血栓・その他の心内異物（vegitationなど）の検出。

②検査前後の観察ポイント
- 心エコーは仰臥位または左側臥位で行う。
- 検査には30分〜1時間を要することがあるため、検査前にはトイレをすませるなどの準備が必要である。
- 胸壁にゼリーをつけて検査をするため、検査後はゼリーをしっかり拭き取る。
- 開心術後の患者では、検査前に正中創の抜糸・抜鉤やペースメーカーのワイヤー抜去がすんでいることを確認する（ワイヤーなどが残っていると感染のリスクがあり、正しい検査が行えないため）。
- 心エコーが胸壁に探触子を当てて心臓の前から側面をみるのに対し、経食道エコーは、食道にエコー端子を通し、食道から心臓に超音波を当てて、心臓の裏側の情報を得る検査方法である。
- 壁在血栓やvegitation（疣贅）の有無を把握するためには必要不可欠な検査である。
- 胃カメラと同様に咽頭に局所麻酔をかけて行うが、検査に時間を要すため患者の侵襲が大きく、検査前には安定剤などの内服や筋肉注射などを行い、患者の負担の軽減に努める。
- 検査後は、咽頭反射の回復を確認してから水分をとってもらう。

③ 心筋シンチグラム（心臓核医学検査：RI）

- 心筋シンチグラムは、放射性同位元素を体内に投与し、臓器から発生するγ（ガンマ）線をガンマカメラにより検出し、画像化する検査である（図Ⅰ-4-8）。

①目 的
- 心筋虚血や罹患冠動脈を推定する。
- 運動負荷や薬物負荷を行うことにより、心筋

図Ⅰ-4-8 心筋シンチグラム（SPECT像）の模式図

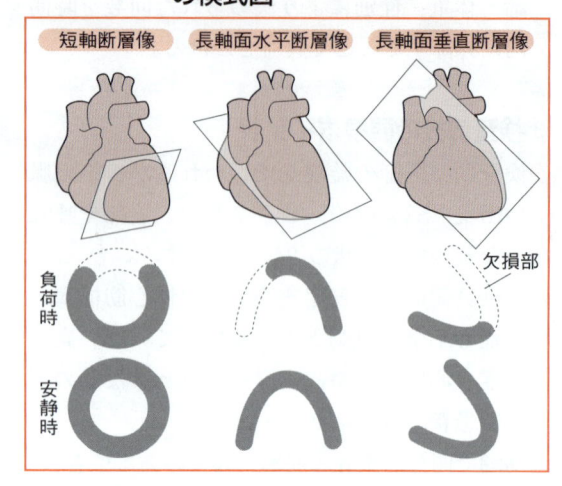

のviability（残存心筋）を診断する。
- 左心機能（左室駆出率）の算出、壁運動の評価をする。
- よく使用される放射性同位元素タリウム（Tl）などの製剤は、血流により心筋細胞に取り込まれる。運動負荷や薬物負荷（ATP：アデノシン3リン酸）により生じた虚血部位は、血流が一時的に減少するため一過性の欠損がみられ、心筋障害（壊死）部は安静時にも欠損像として抽出される。

②検査前後の観察ポイント
- 運動負荷は、不安定狭心症・急性心筋梗塞・重症心不全・コントロールできていない高血圧症・心室頻拍や高度房室ブロックなどの不整脈患者には禁忌であり、高齢で関節痛や骨・筋肉に異常のある患者にも、不適応である。
- 薬物負荷は、ATP（アデノシン3リン酸）を投与し、運動した時の状態に心臓を近づける。検査前に治療薬を内服するとATPの負荷に反応しにくくなるために検査前の内服を中止し、検査後に服用しなければならない。そのため、胸痛発作などが出現しやすくなる。検査前から十分に患者の状態を観察する必要がある。
- 検査終了後すみやかに治療薬の内服を行い、1日分が確実に内服できるように、時間をずらして内服することを患者に説明する。

4 心臓カテーテル検査

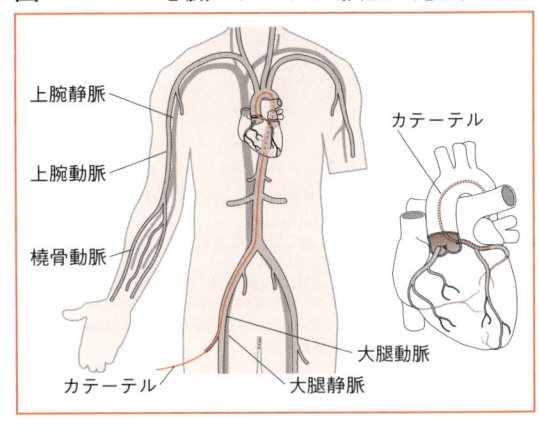

- 心臓カテーテル検査とは、上腕・橈骨・大腿動脈・静脈からカテーテルを心臓まで挿入し、心室や冠動脈の造影により形態情報を得たり、各種の測定を行い、心臓の機能を調べる検査である（図Ⅰ-4-9）。
- 心臓カテーテル検査では、右室、左室、肺動脈、大動脈、冠動脈などの造影や、心腔や大血管の内圧や容積、心拍出量の測定、血液の酸素飽和度の測定（シャント率の算出）を行う。他にも心筋生検や電気生理学的検査（EPS）、冠動脈血管内エコー、スパズム誘発試験なども行うことができる。

①目　的

- 冠動脈の狭窄の有無・血管内エコーによる血管内壁の評価を行う。必要な場合、同時にインターベンション（PCI：経皮的血行再建術）を行うことができる。
- 冠動脈に有意狭窄がなく、スパズムが疑われる場合、冠動脈スパズム誘発試験を行い、冠攣縮性狭心症の診断をする。
- 心腔や大血管の内圧や容積の測定、心拍出量の測定、血液の酸素飽和度の測定（シャント率の算出）、左右心室造影により、心機能の評価と治療方針の決定を行う。
- 心筋生検を行い、心筋細胞診をする。
- 電気生理学検査（EPS）により刺激伝導系の伝導障害の有無・程度を把握し、ペースメーカー挿入の適応を診断する。

②検査前後の観察ポイント

- 心臓カテーテル検査では、出血と血栓・塞栓症の合併症に注意をしなければならない。そのため、検査前に穿刺している動脈の末梢動脈の触知を行い、印をつけ、検査後も血流に変化がないか観察する必要がある。また末梢冷感や痺れなどの自覚症状の有無も確認する。例えば、大動脈の穿刺時は足背動脈と後脛骨

図Ⅰ-4-9　心臓カテーテル検査の方法

動脈を確認する。
- 検査前には、抗凝固剤（ワーファリン®）、抗血小板凝集抑制剤（バイアスピリン®など）を患者が内服していないかを確認し、検査室へ申し送る。ワーファリン服用患者は、トロンボテスト（TT）またはPT-INRの検査値を調べておく。
- 検査後は、穿刺部からの再出血を予防するために安静が必要となる。大腿動脈穿刺の場合、カテーテルの太さにもよるが、平均3〜6時間の臥床安静が必要であり、患者の安楽に努める。
- 造影剤を使用しているため、検査後は水分摂取を促す。安静時間中は排泄の介助が必要であり、患者が我慢しないように説明し協力を得る。
- 冠動脈スパズム誘発試験を行う場合、検査実施の2〜3日前から抗狭心症薬を中止する。狭心症発作の出現に注意する。

5 血液検査

- 血中のhANP（ナトリウム利尿ペプチド）、BNP（脳性ナトリウム利尿ペプチド）は、心臓への負担の程度を表し、高血圧や心不全の重症度と相関する。
- hANPは心房への負荷、BNPは心室への負荷を反映する。
- 心臓に負担がかかると、hANP・BNPが分泌され、血管拡張やナトリウム利尿をもたらし、心臓の前負荷・後負荷を軽減させる。

- 他に、CPKアイソザイム（CPK-MB）、トロポニンTなどは心筋に特有の物質であり、虚血性心疾患の診断に役立つ。

（仲村直子）

〈文献〉
早川弘一（1996）．心電図と不整脈の基礎知識．早川弘一編，心電図マニュアル（pp.iii-vi），照林社．
日野原重明・井村裕夫監修（2000）．看護のための最新医学講座3 循環器疾患（pp.70-126）．中山書店．
坂口佳子・村松準（1999）．心電図の誘導法：12誘導心電図の誘導法とその記録．看護技術，45(2)，119-122．
友池仁暢（2003）．Nursing Selection③ 循環器疾患（pp.242-244，248-250，262-264）．学習研究社．

B. 呼吸機能

- 呼吸機能の検査をすることにより、呼吸機能の判定、呼吸器疾患の診断、治療する上で必要な生体の情報を得ることができる。

1 スパイロメトリー

- スパイロメーター（図Ⅰ-4-10）という肺活量計を用いて、口から出入りする空気量を測定し、肺活量、1秒量、1秒率などの肺機能を測定し評価する方法をスパイロメトリーという。
- スパイロメトリーでは測定方法により、肺気量分画（ゆっくりと吸気呼出して測定）と、努力呼出曲線もしくはフローボリューム曲線（できるだけ速く最大努力呼出を行わせる）を測定することができる（一之瀬・植木・大久保，2003）。

①目　的
- 呼吸機能に異常があるかどうかのスクリーニングを行う。
- 呼吸機能障害のパターンやその程度を把握する。
- 治療する上で役立つ病態の把握をする。

②必要物品
- スパイロメーター、フィルター、ディスポーザブル・マウスピース、ノーズクリップ。
- 必要時、パルスオキシメーター、ティッシュペーパー。

③手　順
- スパイロメーターによる検査の手順とポイントを表Ⅰ-4-2に示す。

図Ⅰ-4-10　スパイロメーター

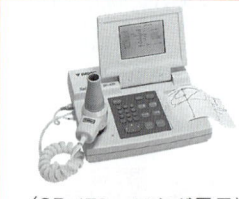

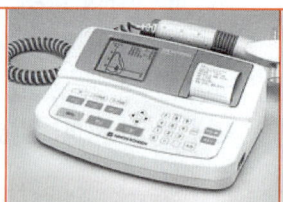

| （SP-470、フクダ電子） | （HI-101、チェスト） | （2120、宝通商） | （AS-307、ミナト医科学） |

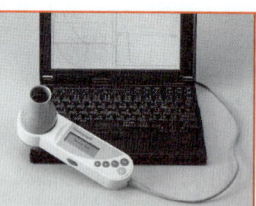

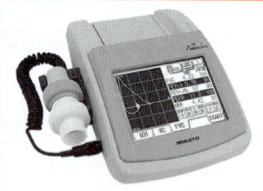

表Ⅰ-4-2　肺気量分画測定の手順

手　順	確認事項とポイント
1　測定前 ①器械の動作点検を行う。 ②測定する患者の性別、年齢、身長をスパイロメーターに入力する。 ③フィルターと清潔なディスポーザブル・マウスピースを機器に取り付ける。 ④身体を締め付ける着衣（ネクタイやコルセットなど）をゆるめる。	●性別、年齢、身長は、測定で得られた1秒量、努力肺活量を予測値と比較するために必要。 ●フィルターは感染防止目的で取り付ける。

表 I-4-2　つづき

手　順	確認事項とポイント
⑤両足のかかとが床につくように高さを調整した椅子に腰かけ、背筋を伸ばした姿勢で行う。 ⑥どのように測定を行うのか説明する。	● 検査について説明する。「鼻をクリップで閉じ、マウスピースをくわえて、口で呼吸してもらいます。検査ではどれだけ空気を吸うことができるかをみます」 ● 検査の進め方と呼吸のし方について説明する。「検査中に声をかけますので、指示にしたがって深呼吸をしてもらいます。マウスピースをくわえたら、5〜6回楽な呼吸をしてもらいます。その後『ゆっくりはいて』と言いますので、その声かけでゆっくりはけなくなるまで、全部息をはききります。次に『大きく吸って』と言いますので胸いっぱい大きく息を吸い込んでください。最後にもう一度『ゆっくりはいて』と言いますので、はけなくなるまで息をはいてください。後は楽な呼吸にもどります」 **Point!** 検査結果の妥当性を得るためには患者の協力が必要。測定者は、測定中に患者の呼吸のタイミングに合わせ、患者に呼吸のし方について大きな声で指示を出し、検査測定を助ける。 正しい呼吸のし方を実演してみせた後、測定前に練習してもらう。 最大吸気後、ゆっくりと最後まで息をはききることを説明する。
2　測定中	
①マウスピースを口にくわえ、鼻から息が漏れないようにノーズクリップをつける。 ②普通に5〜6回ほど呼吸をしてもらう。 ③できるだけ大きく息を吸ってもらう（最大吸気）。 ④最大吸気レベルに達したら、すぐに一定のスピードでゆっくりと息をはき出させる（最大呼出）。 ⑥これを繰り返し、3回の記録のうち最大値を採用する。	● マウスピースをくわえる際、隙間ができて息が漏れないよう注意する。義歯をはずしている場合、装着してもらう。 ● 安静換気は3回以上とり、安静呼気位が安定（漏れがないこと）を確認する。 ● 患者のタイミングではいてもらうため、早めに声をかける。「次に吸ったところから、息をはけなくなるまでゆっくりとはいてください」 ● 息がはけなくなるまで、はいてもらったら、患者の吸気に合わせて声をかける。「はい、がんばって胸いっぱい吸って、吸って……胸いっぱい吸ったらはけなくなるまではいてもらいます」 ●「ゆっくりはいて、はいて……はけなくなるまではいてもらったら、後は楽な呼吸にもどってもらいます」と、全部はききるまで呼出させる。 **Point!** 声をかける際には大きくはっきり。声かけは早めに行い、患者のタイミングではいてもらうようにする。 ● 最大吸気後すぐにゆっくりと最後まで呼出させるのがポイント。 ● 判定に耐えうる記録が最低3回得られるまで行う。 **Point!** 呼吸困難感の強い患者の場合、休憩をとりながら行う。低酸素血症がある場合、パルスオキシメータによるモニタリングを行う。

表 I-4-3　肺気量分画における用語と意味

用語	意味
肺活量（VC：vital capacity）	最大吸気位から最大呼気位までの気量で、1回の呼吸で呼出しうる最大の気量（最大吸気量＋予備呼気量）
最大吸気量（IC：inspiratory capacity）	安静呼気位から吸気しうる最大の気量（1回換気量＋予備吸気量）
予備吸気量（IRV：inspiratory reserve volume）	安静吸気位からさらに吸気しうる最大気量
予備呼気量（ERV：expiratory reserve volume）	安静呼気位からさらに呼出できる最大気量
1回換気量（TV：tidal volume）	安静呼吸時の1回の呼吸の大きさ
残気量（RV：residual volume）	最大呼出の後で肺内に残存する気量
機能的残気量（FRC：functional residual capacity）	安静呼気位で肺内に残存する気量（予備呼気量＋残気量）
全肺気量（TLC：total lung capacity）	最大限に吸気した場合の肺内の最大気量（肺活量＋残気量）

図 I-4-11　肺気量分画

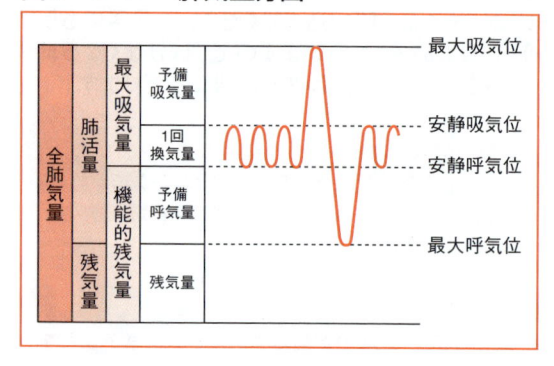

図 I-4-12　努力呼気曲線

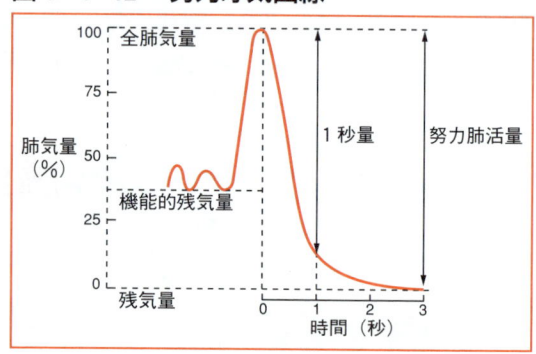

図 I-4-13　フローボリューム曲線

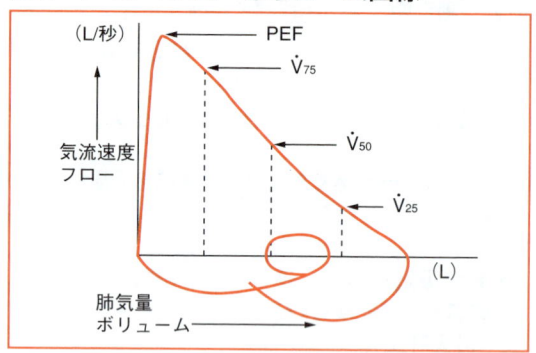

● 努力肺活量の測定の手順とポイントを表 I-4-4 に示す。

a）肺気量分画（図 I-4-11）

● 肺気量分画では、肺活量、1回換気量、最大吸気量、予備吸気量、予備呼気量が測定できるが、残気量は測定できない（用語は表 I-4-3 を参照）。

b）努力呼気曲線とフローボリューム曲線（図 I-4-12、13）

● 思いっきり強く一気に息をはき出した時の呼気の量を努力肺活量という。この努力肺活量を測定し、縦軸に容積、横軸に時間をとり呼気量を時間との関係でみたものを努力呼気曲線という（図 I-4-12、用語は表 I-4-5 を参照）。

● 努力肺活量は、肺、胸腔内、胸郭、呼吸筋などの障害により減少する。

● 最大吸気位から1秒間に最大努力で呼出させた時の呼気量を1秒量という。気道狭窄、気道虚脱による気流制限などによって減少する。

● 努力性呼出曲線と同じ方法で最大吸気位から最大努力呼出を行わせ努力肺活量を測定し、縦軸に気流速度、横軸に容積をとり、呼気量を気流速度との関係でみたものをフローボリューム曲線という（図 I-4-13）。

● 曲線の頂点をピークフローといい、努力呼気中の気流速度の最大値を表す。

● フローボリューム曲線のパターンをみることで換気機能障害の程度を大まかに知ることができる。

表 I-4-4 努力肺活量測定の手順

手　順	確認事項とポイント
1　測定前	
①器械の動作点検を行う。 ②フィルターと清潔なディスポーザブル・マウスピースを機器に取り付ける。 ③身体を締め付ける着衣（ネクタイやコルセットなど）をゆるめる。 ④どのように測定を行うのか説明する。 ⑤椅子に腰かけ背筋を伸ばした姿勢で行う。	●フィルターは感染防止目的で取り付ける。 ●検査について説明する。「鼻をクリップで閉じ、マウスピースをくわえて、口で呼吸してもらいます。検査では思いきり息をはいてもらう検査をします。短い時間にどれだけはけるかをみます」 ●検査の進め方と呼吸のし方について説明する。「検査中に声をかけますので、指示にしたがって深呼吸をしてもらいます。マウスピースをくわえたら5〜6回楽な呼吸をしてもらいます。その後『次にはいたところから思いっきり吸ってください』と言いますので、思いきり胸いっぱい息を吸ってください。胸いっぱい吸ったら『思い切りはいて』と言いますので、できるだけ速くはいてください。思いきりはき、はけなくなるまで、はききったら終了になります」 **Point!** 検査結果の妥当性を得るためには患者に最大努力させることが必要。測定者は大きな声で、患者の呼吸のタイミングに合わせて、思いきり息を吸い、完全に息をはききれるよう指示を出すことで、検査測定を助ける。正しい呼吸のし方を実演して見せた後、測定前に練習してもらう。 最大吸気位より、一気に最後まで息をはききるよう説明する。
2　測定中	
①フィルターと清潔なディスポーザブル・マウスピースを機器に取り付ける。 ②マウスピースを口にくわえ、鼻から息が漏れないようにノーズクリップをつける。 ③普通に何回か呼吸をしてもらう。 ④できるだけ大きく息を吸ってもらう（最大吸気）。 ⑤できるだけ早く、最大努力で一気に肺内部の空気全部を呼出させる（最大呼出）少なくとも6秒以上の呼出を行い、長くても15秒で終える。 ⑥努力肺活量を記録する。 ⑦これを3回繰り返す。	●マウスピースをくわえる際、隙間ができて息が漏れないよう注意する。義歯をはずしている場合、装着してもらう。 ●安静呼気位が安定するまで待つ。 ●患者の吸気に合わせて声をかける「はい、胸いっぱい吸って、吸って。胸いっぱい吸ったらはいてと声をかけますので、できるだけ早くはいてください」。はく時は「一気にはいて、はいて…」と、全部はき切るまで呼出させる。 **Point!** 声かけは大きくはっきりと行う。 声かけは検査中継続して行う。 最大吸気位の見極めとかけ声のタイミングが重要。 ●少なくとも2つの測定の努力肺活量が100mLまたは5％以内の差におさまっている必要がある。 ●データの採用に当たっては、努力性肺活量と1秒量、ピークフローの値が最も大きいものを選択する。

表Ⅰ-4-4 つづき

手　順	確認事項とポイント
	Point! 呼吸困難感の強い患者の場合、休憩をとりながら行う。咳が出た場合、咳が出ても仕方がないことを説明し、マウスピースから口をはずさないように指導し、次の検査まで時間を十分にとる。 低酸素血症がある場合、パルスオキシメータによるモニタリングを行う。

表Ⅰ-4-5　フローボリューム曲線における用語と意味

用　語	意　味
努力肺活量（FVC：forced vital capacity）	最大努力呼出によって得られる肺活量
1秒量（FEV$_1$：forced expiratory volume in 1 second）	呼出はじめから1秒間にはき出した呼出量。中枢気道の閉塞状況を反映
1秒率（FEV$_1$%：percentage FEV$_1$ of FVC（%））	1秒量の努力肺活量に対する比率。正常値は70%以上
%1秒量（%FEV$_1$）	1秒量の正常値に対する比率
最大呼気流量（PEF：peak expiratory flow）	呼出できる最大の呼気速度。中枢気道の閉塞状況を反映
ブイドット50（$\dot{V}_{50}$）	50%FVC点での流速。末梢気道の閉塞状況を反映
ブイドット25（$\dot{V}_{25}$）	25%FVC点での流速。末梢気道の閉塞状況を反映

図Ⅰ-4-14　換気障害の分類

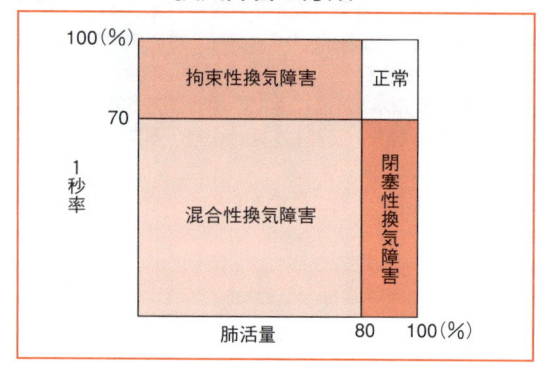

図Ⅰ-4-15　フローボリューム曲線のパターン

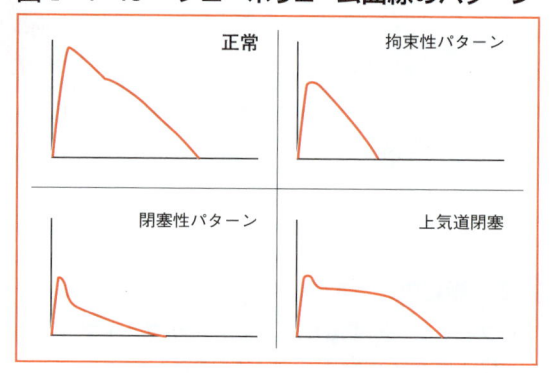

c）スパイロメトリーの評価

● 肺活量と努力肺活量をみる。努力肺活量＞肺活量である場合、正しく測定されていない。

● 肺活量と1秒率から換気障害の分類を行う（図Ⅰ-4-14）。ここでの%肺活量とは、実際に測定した肺活量の正常予測肺活量に対する比率のこと。%肺活量が80%以下を拘束性障害、1秒率が70%以下を閉塞性障害という。

● フローボリューム曲線で閉塞性パターンと拘束性パターンを判定する（図Ⅰ-4-15）。閉塞性パターンでは、ピークフローが落ち込み下降脚が下方向にくぼむ。拘束性パターンでは、ピークフローが落ち込みピークから直線的に下降しボリュームが減少する。

（漆坂真弓）

〈文献〉
一之瀬正和・植木純・大久保修一（2003）．スパイロメトリーの実際―COPD早期診断のために．アストラゼネカ，宝通商．
勝木桂子・久保田義則（1999）．呼吸機能検査．宮武邦夫監修，わかりやすい生理機能検査マニュアル，国循マニュアルシリーズ．メディカ出版．
小川浩正（2006）．スパイログラムの取り方．日本呼吸管理学会誌，15（4），573-580．
小野清子（2005）．一般呼吸機能検査のチェックポイント．呼吸器ケア，3（5），542-547．
滝澤始（2000）．呼吸機能検査の基礎―呼吸機能検査の種類と進め方．谷合哲・滝澤始編，症状・疾患からみた呼吸機能検査の利用法（pp.2-4）．克誠堂出版．

C. 腎機能

- 腎臓は、脊椎の第2胸椎から第1腰椎の高さで、脊椎を挟んで2個、後腹膜腔内に存在する。その大きさは5cm×7cmほどでそら豆の形をし、大人の握りこぶし大の大きさである。
- 腎臓の機能としては、表Ⅰ-4-6のようなものが挙げられる。
- 腎臓の機能を知るための検査としては、主に尿検査、血液検査、画像検査、組織検査がある。

表Ⅰ-4-6 腎臓の機能

機能	腎不全になると
排泄機能	BUN上昇、Cr上昇、体液貯留
電解質・酸塩基平衡の調節	K上昇、P上昇、アシドーシスになる
内分泌機能（エリスロポエチン、ビタミンDなど）	腎性貧血、低Ca血症
血圧の調節（レニン・アンギオテンシン系）	

1 尿検査

- 尿検査は最も簡単な検査であり、24時間尿検査、早朝尿検査、随時尿検査がある。いずれも尿中の蛋白質量、クレアチニン値、血液の有無などを測定する（表Ⅰ-4-7）。

2 血液検査

- 血液検査には表Ⅰ-4-8のようなものがある。
- 腎臓の機能が低下してくると、血清クレアチニン、尿素窒素の上昇を認める。また、尿素窒素、リン、カリウムを知ることによって食事のコントロール状況がわかる。

3 画像検査

①超音波検査

- 検査は暗室で、腹臥位にして行われる。
- 側腹部や背部にゼリーを塗り、その上にプローブを当て、腎臓の形、大きさ、嚢胞、水腎症の有無などを描出する。
- 慢性腎不全になると腎臓は基本的に萎縮する。

表Ⅰ-4-7 尿検査の種類

種類	内容
24時間尿	●24時間の尿をすべて溜め、その一部を採取して検査を行う。24時間の尿を検査することによって、腎臓の診断に必要な糸球体の濾過量や腎機能の評価に用いられるクレアチニンクリアランス、食事療法の評価などを行うことができる。 ●患者が理解しやすいように蓄尿の方法を十分に説明することが必要である。また、正確な尿量が必要であるため、患者が尿を取り忘れた場合は知らせてもらうように、あらかじめ伝えておく必要がある。
早朝尿	●朝、起床後、最初の中間尿を採取する。この場合、就寝時に必ず排尿をすませておく。中間尿とは、排泄された始めの尿や、最後の尿を用いず、排泄途中の尿を用いることである。外尿道や膣由来の成分の混入を防ぐために一般的に用いられる方法である。 ●生理的な起立性蛋白尿の識別に必要である。
随時尿	●時間の指定はなく排尿時に採尿する。
クレアチニン・クレアランス（Ccr）	●24時間の蓄尿を行い、その一部を提出する。糸球体の働きを調べる尿検査である。 ●検査日の血清Cr値、尿Cr値、24時間の尿量、体表面積（身長・体重）が必要である。
フェノールスルフォンフタレイン（PSP）排泄検査	●PSPの尿中への排泄から腎臓の機能を調べる検査である。赤色したPSPを静注し、その尿中への排泄される速度を測定する。
フィッシュバーグ濃縮試験	●腎髄質の機能の検査である。検査前日より水分の摂取を制限し翌日起床時、1時間後、2時間後に排尿してもらい、尿比重あるいは浸透圧を測定する。飲水制限が必要とされるため、腎不全が進行している場合は禁忌である。

表 I-4-8 血液検査項目

項目	正常値	内容
1．赤血球 （RBC）	380万〜500万/mm³	●ヘモグロビン（Hb）（正常値：12〜15g/dL） ●ヘマトクリット（Ht）（正常値：男性35〜50％、女性34〜44％） ●貧血の程度を知ることができる。 ●腎臓の働きである造血ホルモン（エリスロポエチン）の産生が低下し、腎性貧血をきたす。
2．血清クレアチニン （Cr）	0.5〜0.8mg/dL	●腎臓の残存機能を知る最も重要な指標である。 ●腎機能の濾過能力がおよそ半分以下になると血清クレアチニン値の上昇を認める。
3．尿素窒素 （BUN）	5〜20mg/dL	●クレアチニンと同じように体内の老廃物の貯まり具合を知ることができる。 ●腎機能が低下してくると上昇する。 ●その他、脱水、消化管出血、異化亢進（ステロイド使用時など）でも上昇する。
4．カリウム （K）	3.2〜4.5mEq/L	●カリウムは身体の平滑筋、心筋、骨格筋などの収縮や弛緩を調節している。そのため、高カリウム血症（6.5mEq/L以上）になると、心筋の興奮異常により不整脈や心停止を招きやすく危険である。 ●心電図の変化（T波増高、P波の消失、広いQRS幅、VT、vf）に注意が必要である。 ●カリウムは生野菜や果物に多く含まれている。
5．カルシウム （Ca）	8〜9mg/dL	●腎臓の機能が低下してくるとビタミンDが低下することにより、血清Ca値は低下する。 ●低Ca血症になると血清Ca濃度を上げるため、カルシウム調節ホルモンである副甲状腺ホルモン（PTH）の分泌が増え、二次性副甲状腺機能亢進症をきたす。
6．リン （P）	2.5〜4.3mg/dL	●腎不全の場合、血液中のリンの上昇を認める。カルシウム（Ca）とリン（P）は、血液中では積（Ca×P）が一定になるように調整されるため、リンの上昇によっても低カルシウム血症となる。それによって、骨からカルシウムが血中に流れ、骨以外の所にカルシウムが蓄積する（異所性石灰化）。

図 I-4-16 腎生検

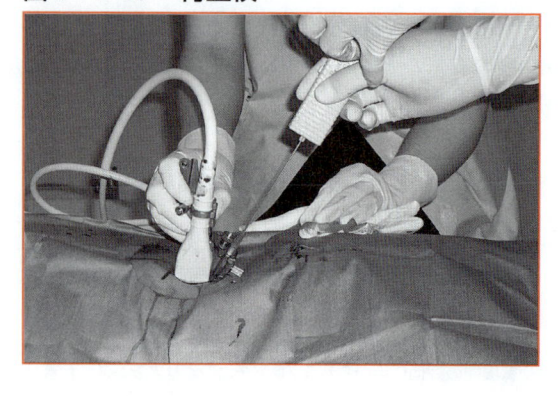

表 I-4-9 腎障害の代表的な指標

血液検査	血清尿素窒素（BUN）濃度
	血清クレアチニン（Cr）濃度
蓄尿検査	尿蛋白量
	クレアチニンクレアランス（Ccr）
検　尿	尿蛋白の程度
	血尿の程度

松本博（1999）．腎臓病の診断と治療の実際．中尾俊之編著，腎臓病教室（p.60）．医歯薬出版．より引用

4 組織検査

①腎生検（図 I-4-16）
- 腎臓の組織の一部をとり腎臓病の診断と治療法の決定、治療効果の判定、予後の推測をするための検査である。検査の中では最も患者に負担のかかる検査であり、入院が必要である。
- 検査は腹臥位で行われ、検査後は安静が必要になるため、5〜7日間の入院が必要である。
- 検査後の出血が最も重篤な合併症である。肉眼的血尿の出現の有無、出血に伴う血圧低下、心拍数上昇に注意する。

5 腎障害の指標

- 代表的な指標を表 I-4-9 に示す。

（小江奈美子）

〈文献〉
松本博（1999）．腎臓病の診断と治療の実際．中尾俊之編著，腎臓病教室（pp.47-75）．医歯薬出版．
佐中孜（1992）．慢性腎不全保存期のケア．医学書院．

D. 肝機能

①目　的
- 肝臓機能の障害の程度を知る。
- 肝臓の主要な機能を以下に示す。
  - **排泄・解毒機能**：さまざまな有害な物質を無害に変え、胆汁と共に排泄する。
  - **胆汁生成機能**：胆汁（消化酵素）を十二指腸に分泌し、脂質の消化吸収を助ける。
  - **合成能力**：身体が必要とする蛋白質や脂質・糖質を作り出す。
  - その他に、「生体防御」「凝固」などの機能ももつ。

②必要物品
- 採血用物品。

③手　順
- 肝臓は、著しい再生能力と予備力をもっており、軽度の変化では症状を示さないため、血液検査が重要である。しかし、初期の慢性肝炎、肝癌では、血液検査でも異常値を示さない項目も多いため、多方面の血液検査や超音波検査を行う。主な血液検査を表Ⅰ-4-10に示す。
- 血液検査は活動や食事に影響を受けやすいため、原則として安静時、早朝空腹時に行う。ウイルス感染する可能もあるため、血液の取り扱い、針刺しに十分注意をする。

1 血液検査
- 主な肝機能血液検査とそのポイントを表Ⅰ-4-11に示す。

2 肝臓の触診・打診方法
- 患者には、腹部を圧迫するため排尿を済ませてもらい、腹壁の緊張をとるために仰臥位で

表Ⅰ-4-10　主な肝機能血液検査

検査に反映する病態	検査項目
①肝細胞障害（壊死）	血清トランスアミナーゼ（AST・ALT）↑、LDH↑、血清ビリルビン↑、ICGR15↑
②代謝・合成能	血漿アルブミン↓、コリンエステラーゼ（chE）↓、血清コレステロール↓、凝固因子活性（プロトロンビン、ヘパプラスチン）↓
③胆汁排泄（胆汁うっ滞・黄疸）	血清ビリルビン↑、ALP↑、γ-GTP↑、LAP↑、色素排泄試験（ICG）↑
④肝炎ウイルスマーカー	HA抗体、HBs／HBe抗原抗体、HBC／HCV抗体
⑤腫瘍マーカー	α-フェトプロテイン（AFP）、PIVKA-Ⅱ

軽く膝を曲げてもらう。
- 検査者は手を温め、患者の右側に立つ。
- 肝臓の触診・打診方法を表Ⅰ-4-12に示す。

3 腹水の観察方法

- 肝炎や肝硬変の進行（低アルブミン血症）による腹水の有無を検査する。腹水が500mL以下の場合、超音波検査が必要であるが、1000mL近い腹水になると看護師でも、以下の方法を用いて観察できる。

a）打診による濁音域の移動（図Ⅰ-4-17）
- 腹水は重力で低いほうへ移動するため臥位では臍周囲は鼓音で、側腹部が濁音となり、側臥位では下側のみ濁音となる。

b）体液波動（図Ⅰ-4-18）
- 一方の側腹部に手掌を当て、反対側を手で軽く叩くと腹水がある場合、側腹部に当てた手に波動を感じる。
- 補助者の手を図Ⅰ-4-18のように患者の腹部中央に置くと、腹壁下の脂肪の波動を阻止でき、より的確に調べられる。

（近藤千明）

〈文献〉
習田明裕（2005）．腹部（消化器）のアセスメント．川村佐和子編．ナーシンググラフィカ⑰基礎看護学―ヘルスアセスメント（pp.103-105）．メディカ出版．

表 I-4-11　主な肝機能血液検査とその判断のポイント

目的	項目	基準値	検査結果のもつ意味
肝細胞の障害程度を見る	血清トランスアミナーゼ AST（GOT） ALT（GPT）	AST＞ALT AST：10〜40 IU/L ALT：5〜35 IU/L	細胞の障害により、細胞内に溶存していた酵素が細胞膜から漏出しているかを把握する。
		判断のポイント	＊ASTは肝臓全体にあり、骨格筋・心筋にも存在、ALTは門脈域に存在。 ●急性肝炎極期：AST＞ALT、ともに上昇 ●慢性肝炎（門脈域の炎症）、脂肪肝：AST＜ALT ●肝硬変（門脈域の炎症が鎮静化、肝小葉内の炎症悪化）：AST＞ALT ●ASTは骨格筋や心筋にも存在するため心筋梗塞等でも上昇する。
		注意点	AST／ALTは、溶血により高値を示し、室温放置により活性低下を起こす。採取した血液は冷中保存し、3日以内に測定する。
	ICG（インドシアニングリーン）排泄試験	基準値	検査結果のもつ意味
		ICGR15：0〜10％ （15分間血中停滞率）	ICGは静注（0.5mg／体重1Kg）後、リポ蛋白と結合し肝臓に取り込まれ、胆汁中に排泄されるため、肝血流量・胆汁排泄能を把握できる。
		判断のポイント	ICGR15：15〜20％…慢性肝炎・肝硬変・アルコール性肝障害 ICGR15：30％以上…肝硬変・肝がん・急性肝炎の極期 ICGR15：50％以上…体質性ICG排泄異常症、予後不良な肝硬変
		注意点	●食事摂取により肝血流量が変化するため、絶食で検査する。 ●肥満ではICG投与量が過剰になり、測定値が実際の病態より高い場合がある。 ●ICGを肘静脈に注入し、15分後に反対側の静脈より採血する。その際、誤差は、±15秒以内が望ましい。
代謝・合成能力を見る	総蛋白（TP） アルブミン（ALB） γグロブリン（γ-G）	基準値	検査結果のもつ意味
		TP：6.5〜8.0g/dL ALB：4.0〜5.0g/dL	一部のグロブリンを除き、蛋白質の大部分は肝臓で合成されるため、総蛋白（アルブミンおよびグロブリンの総和）の低下により肝臓の合成能力の低下を把握できる。
		判断のポイント	●低蛋白血症は、アルブミンの減少に起因する、一方、γグロブリンの増加により総蛋白の高値をもたらす。 ●ALBは、肝蛋白合成能の指標で、肝硬変の重症度や予後判定に用いる。 ●γ-Gは免疫に関連した蛋白質で、IgG、IgA、IgM、IgD、IgEなどがあり、慢性炎症時に上昇する。
		注意点	●アルブミンは、水分を血管内にとどめておく（血漿浸透圧を高める）役割を果たしているため、アルブミン値が低下している時は浮腫・腹水の観察を行う。
胆汁の生成・排泄能力を見る	血清ビリルビン検査 T-Bil（総ビリルビン） D-Bil（直接ビリルビン）	基準値	検査結果のもつ意味
		T-Bil：0.2〜1.0mg/dl D-Bil：0〜0.4mg/dl	間接型、直接型ビリルビンの値から、黄疸の原因を予測する（p.23の黄疸を参照）。
		判断のポイント	●D-Bil増加：肝細胞障害性肝炎・胆汁うっ滞（閉塞性黄疸）。 ●T-Bil増加：ビリルビンの過剰生成（溶血）など。 ●Bil値は、血清トランスアミナーゼ（AST、ALT）の上昇後1〜2週間遅れて上昇。
		注意点	●早朝空腹時が最高値となる、運動の影響を受け上昇。 ●直接ビリルビンは、室温放置や光に当てると間接型ビリルビンに変化、採血後は遮光、冷中保存し、早急に測定する。

表Ⅰ-4-12 肝臓の触診・打診方法

	方　法	判断のポイント
打診	●腹壁に第3指の第2関節を密着させ、利き手の第2・3指で軽く叩く。 ●右鎖骨中線上・胸骨中線上を上下に打診する。	●肝臓部で濁音聴取。便貯留の腸管や腹水でも濁音となる。 ●右鎖骨中線上濁音域：6〜12cm。 ●胸骨中線上濁音域：4〜8cm。
触診	●腹式呼吸の吸気に合わせ、右肋骨弓下縁から上方向に押す。	●正常では触れない。深呼吸時横隔膜の下降でわずかに触れることもある。触れる場合は肝腫大が疑われる。

図Ⅰ-4-17　濁音域の移動

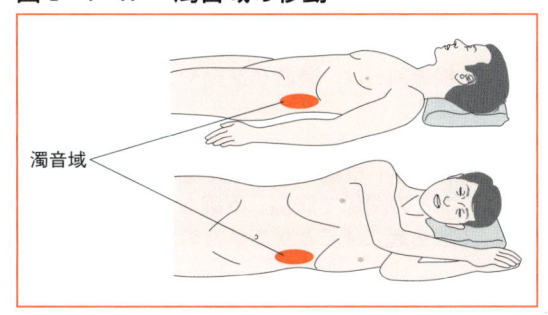

図Ⅰ-4-18　体液波動

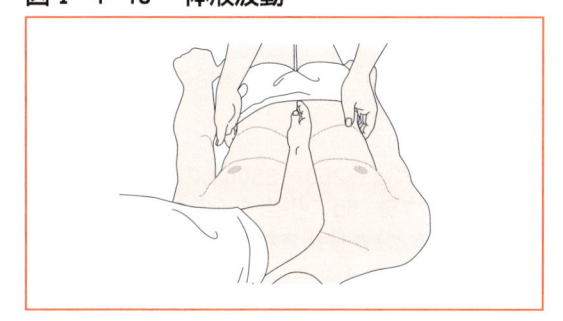

E. 血糖・脂質・尿酸

1 血糖値

①定　義
●血液中のブドウ糖（グルコース）の濃度。静脈血漿、静脈全血、毛細血管全血などの検体によって血糖値に若干の差がある。日本糖尿病学会の指標は静脈血漿値である（表Ⅰ-4-13）。血糖値はさまざまな要因で変動し、特に食事の影響を強く受ける。
●血糖値の評価には、空腹時血糖値、食後2時間値、随時血糖値が主に用いられる。

②基準値
●基準値は表Ⅰ-4-13に示した。

③注意点
●採血管に解糖阻止剤が入っていない場合、採血後検体を放置していると赤血球がブドウ糖を消費し血糖値が低下してしまう。解糖阻止剤が入っている場合も、できるだけ早く検査室へ提出し、すぐに提出できない場合はよく振って混和し冷所で保存する。

2 75gOGTT（75g経口ブドウ糖負荷試験）

①定　義
●糖尿病の診断、程度判定、病型分類のために行う。

表 I-4-13　血糖コントロール指標

指　標	優	良	可		不可
			不十分	不良	
HbA₁c値（％）	5.8未満	5.8～6.5未満	6.5～7.0未満	7.0～8.0未満	8.0以上
空腹時血糖値(mg/dL)	80～110未満	110～130未満	130～160未満		160以上
食後2時間血糖値(mg/dL)	80～140未満	140～180未満	180～220未満		220以上

表 I-4-14　75gOGTTによる判定区分と判定基準

血糖測定時間および判定基準値	判定区分
空腹時（糖負荷前）126mg/dL以上　または　糖負荷後2時間200mg/dL以上	糖尿病型
糖尿病型にも正常型にも属さないもの	境界型
空腹時（糖負荷前）110mg/dL未満　および　糖負荷後2時間140mg/dL未満	正常型

＊糖負荷後1時間値が180mg/dL以上の場合は、正常型であっても180mg/dL未満のものに比べ糖尿病に進展する可能性が高いため、境界型に準じた扱いをする。

日本糖尿病学会

表 I-4-15　75gOGTTの手順

手　順	確認事項とポイント
①検査前3日間は、1日あたり150g以上の糖質を摂取（現代では通常の食事でよい）。 ②前日夜より10～14時間絶食後の早朝空腹時に実施（飲水は可）。 ③ブドウ糖75gを250～350mLの水に溶解して投与するが、ブドウ糖75gに相当するでんぷん分解産物（トレーラン®Gなど）が使用されることが多い。いずれも5分以内に経口投与する。 ④糖負荷前、負荷開始後30、60、120分に採血を行う（90、180分後も行うことがある。採尿も同時に行うことがある）。	●胃バリウム検査や内視鏡検査後には行わない。 ●検査前日は、過激な運動や大量の飲酒を禁止。 ●特にブドウ糖を使用した場合は、浸透圧などの関係で腹痛、下痢などの消化器症状を起こすことがあるため注意する。 ●検査終了まで運動（なるべく坐位で安静にする）、喫煙は禁止する。 ●検査室へすぐに提出できない場合は冷所へ保存。

②基準値
●基準値を表 I-4-14に示した。

③手　順
●75gOGTTの手順を表 I-4-15に示す。

3 グリコヘモグロビン(HbA₁c)

①定　義
●診断、コントロール状態の把握のために行う。
●赤血球のヘモグロビンにブドウ糖が結合している割合。赤血球の寿命が約120日であるため、採血時より過去1～2か月の平均血糖値を反映する。

②基準値
●基準値は、4.3～5.8％である（表 I-4-13参照）。

4 尿糖検査

①定　義
●主に糖尿病のスクリーニングとして実施する。血糖コントロール状態の簡易評価として用いられることもある。

②基準値
●血糖値160～180mg/dLで尿糖が出現するとされているが、糖排泄閾値は個人差が大きい。

表Ⅰ-4-16　尿糖検査の手順

手　順	確認事項とポイント
定性法	
①採取した尿に試験紙を浸し、すぐに取り出す。 ②試験紙についた余分な尿を取り除き、規定の時間を待って色調表と比較して判定する。	●試験紙は直射日光のあたらない室温で保存し、開封後は、すみやかに使用する。 ●健常者は陰性であるが、尿糖陰性でも血糖値が高い場合があるので注意する。
定量法（24時間蓄尿）	
①少量の防腐剤を添加した容器に24時間蓄尿し、一部を検査室へ提出する。	●健常者では40～85mg/dLであるが、個人差が大きい。

表Ⅰ-4-17　高脂血症の診断基準

高コレステロール血症	総コレステロール	220mg/dL以上
高LDLコレステロール血症	LDLコレステロール	140mg/dL以上
高トリグリセリド血症	トリグリセリド	150mg/dL以上
低HDLコレステロール血症*	HDLコレステロール	40mg/dL以下

＊低HDLコレステロール血症は高脂血症の診断基準には含まれないが、動脈硬化の危険因子として重要である。

日本動脈硬化学会

③手　順
● 尿糖検査の手順を表Ⅰ-4-16に示す。

5 血清脂質

① 定　義
● 総コレステロール値は、VLDL、LDL、HDLなどすべてのリポ蛋白に含まれるコレステロールを一括して表したものである。
● HDLコレステロールは、動脈硬化の進展を抑制するリポ蛋白であり、善玉コレステロールと呼ばれる。
● LDLコレステロールは、動脈硬化を進展させるリポ蛋白であり、悪玉コレステロールと呼ばれる。LDLコレステロールは、計算式で求められることが多い。しかしTG＞400mg/dLの場合はLDLコレステロールを直接測定する。
　Friedewaldの式：LDLコレステロール＝総コレステロール－HDLコレステロール－（TG／5）

② 注意点
● 検査前夜の夕食を7～8時までにすませ、9～10時以降の摂食を避けた早朝空腹時の静脈血で測定する。朝9～10時までには採血を終了する。
● 水分の摂取は許可する。採血の前日の飲酒は禁止する。

③ 基準値
● 高脂血症の基準値を表Ⅰ-4-17に示す。

6 血清尿酸値

① 定　義
● 血液中の尿酸の濃度。正常上限値は7.0mg/dLであり、これを超えた場合に高尿酸血症と診断する。6.0mg/dL以下を目標にコントロールする。

② 注意点
● 食事を考慮せずに随時の採血でよい。

（馬場敦子）

〈文献〉
高尿酸血症・痛風の治療ガイドライン作成委員会編（2002）．高尿酸血症・痛風の治療ガイドライン：ダイジェスト版．日本痛風・核酸代謝学会．
日本動脈硬化学会編（2002）．動脈硬化性疾患診療ガイドライン2002年版．日本動脈硬化学会．
日本動脈硬化学会編（2004）．高脂血症治療ガイド．日本動脈硬化学会．

日本糖尿病学会編(2003). 糖尿病専門医研修ガイドブック:日本糖尿病学会専門医取得のための研修必携ガイド. 診断と治療社.
日本糖尿病学会編(2006). 糖尿病治療ガイド2006-2007. 文光堂.
繁田幸男, 景山茂, 石井均編(2004). 糖尿病診療事典. 医学書院.

F. 運動機能

- 運動機能を調べる検査には、X線(レントゲン)、CT(computed tomography)、MRI(magnetic resonance imaging)、脊髄造影検査、骨シンチグラフィーなどの画像検査のほか、髄液検査や関節液検査などさまざまなものがある。
- 看護師は、医師の治療方針を理解し、これらの検査が行われる意図を把握した上で、検査が円滑に行えるよう患者に説明を行い、検査によって起こりうる症状の観察や制限によって必要な援助を実施する必要がある。

1 X線(レントゲン)

①目 的
- 骨の外形や輪郭の連続性、骨陰影のムラ(濃淡)を観察し骨病変を確認する。
- 運動機能を検査するために、まず行われる基本的な画像検査である。

②準 備
- 撮影部位に応じて、ネックレスやボタンなどの装身具や湿布薬などを除去する。副子や装具などは医師の指示に従って撮影直前に除去する。
- 撮影時には静止する必要があるので、撮影部位に応じてクッションなどを用い、体位保持を行う。

2 CT

①目 的
- X線とコンピュータを組み合わせた装置で、X線撮影では十分捉えきれない骨折線や、脊柱管の形・広さなどを確認することができる。造影検査と組み合わせて撮影することもある(関節造影、脊髄造影、椎間板造影)。
- 連続的にCTを撮影して、三次元画像を得る方法(ヘリカルCT、スパイラルCT)もある。

②準 備
- 患者に検査の目的と説明を行い、検査への協力を得る(表Ⅰ-4-18)。

表Ⅰ-4-18 検査時の説明のポイント

検査	説明のポイント
CT	・装置に入り撮影するが、痛みはない。 ・撮影時間は、約15分程度であるが、検査中は体を動かすことができない。 ・撮影部位に金属を身につけない。 ・検査前に排尿をすませておく。 ・造影CTの場合は、医師の指示に従い絶食を実施する。撮影は、医師の処置(造影剤を関節内や脊髄に注入する)後に行われる。
MRI	・装置に入り身体をベルトで固定するので、検査中は体を動かすことができない。 ・検査前に排尿をすませておく。 ・撮影時間は、約30分である。 ・撮影中はカチカチと大きな音がするが、痛みはない。 ・磁気を利用した検査のため、腕時計や義歯、補聴器などの磁性をもつ物は検査室に持ち込むことができない。 ・頭蓋内クリップや心臓ペースメーカーを使用している患者は撮影禁忌である。 ・人工関節や骨固定具など金属製の体内異物がある場合は、撮影の可否について医師に確認を行う。 ・造影剤を使用する場合は、CT検査の造影剤使用時に準じる。
骨シンチグラフィ	・撮影前に放射性物質の注射を行い、一定時間後に撮影を行う。 ・撮影中は身体を動かすことができない。 ・検査前に排尿をすませておく。

③検査中・検査後
- 検査中も操作室から造影剤による副作用の確認や全身状態を観察する。
- 造影CTの場合、検査後に造影剤の排泄のため水分摂取を促す。食事は、嘔吐や悪心などの造影剤副作用症状がなければ、検査終了1時間後から開始する。

3 MRI

①目 的
- 縦・横・斜めの断面像を得ることができ、靱帯や半月板などの軟部組織の解像度に優れている。
- CTでは撮影できない脊髄や骨盤内部の撮影も可能である。
- 放射線を使用しないため、被爆がない検査である。

②準 備
- 患者に検査の目的と説明を行い、検査への協力を得る(表Ⅰ-4-18)。

③検査中・検査後
- 撮影中も患者に声をかけ、操作室から患者の様子を観察する。
- 検査後も時間や検査中の音により患者に負担がないかを確認する。

4 骨シンチグラフィ

①目 的
- 骨に集積しやすい放射性同位元素(テクネシウム)を静脈内に投与した後、体表から集積度を調べる。
- 骨に腫瘍や炎症、骨折などの病変があると、その部分の骨代謝が亢進するため集積が起こる。X線では病変がはっきりしない早期でも所見を得ることができ、悪性腫瘍の骨転移や、骨髄炎などを診断するために行われる。
- 運動機能を調べるための核医学検査(RI検査)の1つである。

②準 備
- 患者に検査の目的と説明を行い、検査への協力を得る(表Ⅰ-4-18)。

③検査後
- 放射性物質は尿や便として体外へ排出されるので、尿道留置カテーテルやおむつを使用している場合は、放射性破棄物としてドラム缶につめて廃棄する必要がある。

5 脊髄造影検査(ミエログラフィ)

①目 的
- 腰椎穿刺により造影剤を脊髄クモ膜下腔に注入し、造影剤の流れや脊髄・神経根の状態を観察する。
- ヘルニアや靱帯硬化、腫瘍などの脊椎・脊髄疾患では、圧迫の部位や程度を確認するために行う。

②必要物品
- 腰椎穿刺(p.66、表Ⅰ-4-21)に準じる。

③手 順
- 脊髄造影検査の手順を表Ⅰ-4-19に示す。

6 髄液検査

①目 的
- 脊髄造影検査時に腰椎穿刺(表Ⅰ-4-21)、または後頭窩や第1-2頸椎(C_{1-2})側方穿刺により採取される場合が多く、髄液の性状や成分(蛋白量、細胞数、糖、Cl)を分析し診断を得る。
- 炎症性の病変では髄液の蛋白量と細胞数が共に増加する。
- 脊髄腔に慢性閉塞がある場合、髄液は黄褐色調(キサントクロミー)を呈し、蛋白量は増加するが、細胞数はあまり増加しないのが特徴である。

表 I-4-19　脊髄造影検査の手順

手　順	確認事項とポイント
1　検査前 ①医師の指示にしたがい絶食を実施する。 ②義歯、めがね、時計、ネックレスなどははずし、検査前に排泄をすませるよう説明する。 ③検査着へ更衣後、静脈ラインの確保、バイタルサインの確認を行う。 ④患者の状態にあわせて、車椅子、またはベッドで検査室へ搬送する。	●検査前日までに検査の目的や流れを説明し、患者の協力を得る。また、患者が医師の説明を十分に理解し、検査について納得しているか、過度な不安がないか確認しておく。 ●前日は入浴、または入浴が不可能な患者には清拭を行なう。
2　検査中 ＊手順は腰椎穿刺（表 I-4-21）に準じる。	●造影剤は腰椎穿刺（頸椎に疾患がある場合は、後頭窩や第1-2頸椎（C_{1-2}）側方穿刺）で髄液を採取した後に注入する。 ●造影剤注入後、X線透視と撮影を行ない、脊髄液の通過障害と、神経根の圧迫部位・程度を確認する。
3　検査後 ①車椅子、またはベッド（頭部を30°挙上する）で病室へ搬送する。 ②検査後、髄液よりも比重が重い造影剤が頭蓋内へ入らないよう、頭部を約30°挙上し、翌朝までは排泄時以外はベッド上安静とする（ミエログラフィ後にCTを撮影する場合は60°挙上し、CT撮影後30°挙上とする）。 ③検査後はバイタルサインと穿刺レベルを中心に神経根症状（上肢や下肢のしびれ・痛み）の確認を行う。また、髄膜刺激症状（頭痛、悪心、嘔吐、けいれん発作など）、造影剤の副作用の出現に注意する。 ④検査終了後医師の指示にしたがい水分摂取を開始し、約1時間後から食事摂取を許可する。 ⑤造影剤の排泄を促すため、水分摂取を促すと共に排泄の有無を確認する。 ⑥低脳圧症状（起き上がると頭痛や悪心が増強する）が出ている場合は、髄液の生成を助けるために水分摂取を促す。 ⑦穿刺部のガーゼに髄液や血液の汚染がないか確認する。	**Point!**　頸部ミエログラフィの場合は、造影剤が移動しないように頭部挙上は行わない。

②**必要物品・手順**
- 腰椎穿刺（表 I-4-21）や脊髄造影検査の手順（表 I-4-19）に準じる。

7　関節穿刺

①**目　的**
- 関節液は淡黄色透明で粘稠性のある液体で、少量が関節腔内に存在している。関節液が貯留している場合は採取し、その性状や成分から関節内の病変を確認する。
- 治療として関節を穿刺し薬剤を注入する場合もある。
- 炎症性疾患では、混濁し粘稠性の低下した関節液が貯留する。関節内に損傷がある場合は血性を呈する。痛風・偽痛風の診断にも関節液の結晶成分の分析が行われる。

表 I-4-20 関節穿刺の手順

手　順	確認事項とポイント
1　検査前	
①患者に検査の目的や流れを説明し、協力を得る。 ②前日に入浴してもらうか、穿刺前に局所を清拭する。その際、膝関節などに長い体毛がある場合はカットしておく。	●医師からの説明を理解し、検査について納得しているか確認する。
2　検査中	
①穿刺する関節を露出し、体位を整える。タオルなどを利用して無駄な露出は控える。 ②医師が油性マジックで穿刺部位のマーキングを行う。 ③関節の下に防水シーツを敷き、穿刺部位をポビドンヨードで消毒する。穿刺部周囲10cmを中央から外側に向かって2回消毒する。 ④医師は滅菌手袋を着用する。 ⑤穿刺することを患者に伝えて穿刺する。 ⑥穿刺後関節液を医師が吸引している間、患肢のしびれや疼痛の有無を観察する。 ⑦抜針後、ポビドンヨードで穿刺部位を消毒し、ガーゼを当てて絆創膏で固定する。	●各穿刺部位にあわせた体位 ・肩関節：腹臥位または仰臥位で上肢は軽度外転・外旋位。 ・股関節：下着をとって仰臥位。 ・膝関節：仰臥位で膝関節は伸展位。 ●無菌操作下で処置台に穿刺針・シリンジを置く（または無菌操作で術者へ渡す）。 ●シリンジが排液でいっぱいになったら、新しいシリンジを無菌的に医師へ渡す。
3　検査後	
①関節液の色や性状、量を確認する。関節液を培養検査に出す場合は、採取した関節液の一部を滅菌スピッツに入れる。スピッツの口にシリンジの先端が触れないように注意する。 ②穿刺部からの出血や関節液の浸出がないかを確認するために、ガーゼ上層の汚染の有無を観察する。	●検査当日は、感染予防のために入浴は禁止する。 ●患者に患肢の激しい運動は避けるように説明する。 ●穿刺部位に痛みや発赤、腫脹、熱感など感染の徴候がないか注意する。

②必要物品

●はさみ、または電動除毛器。油性マジック、防水シーツ、ポビドンヨード綿球、摂子、膿盆、滅菌手袋、穿刺針（肩関節：18～22Gカテラン針、股関節：22Gカテラン針、膝関節：18G注射針、肘関節：22～23G注射針）、シリンジ、滅菌ガーゼ、絆創膏、滅菌スピッツ。

③手　順

●関節穿刺の手順を表 I-4-20 に示す。

（元木絵美）

〈文献〉
小玉香津子・坪井良子・中村ヒサ編（1997）．看護の基礎技術 II．学習研究社．
寺山和雄・辻陽雄監修（1993）．標準整形外科学 第5版．医学書院．

G. 神経機能

●いずれの検査も患者にとっては未知のことが多く、検査室では技師に任せ、看護師が付き添わないこともあるので、検査中に起こることを患者が予測できるように説明、準備することが重要である。

1　脊髄液検査

①目　的

●中枢神経系の異常が反映される髄液を腰椎穿刺により採取し、神経疾患の診断および鑑別

に用いる。髄液所見の正常・異常については、本稿の〈文献〉(p.68)などを参照されたい。

②必要物品、手順

- 腰椎穿刺の流れ・必要物品・看護援助について表Ⅰ-4-21に示す。

2 脳 波

①目 的

- 大脳皮質にある神経細胞の電位変化をとらえ、中枢神経の活動状態から脳の機能的変化を知る。

表Ⅰ-4-21　腰椎穿刺

検査の流れ	必要物品	看護援助
検査説明		医師からの説明でわからなかったことや不安がないか問う。
準備		体位の練習：側臥位で頭と膝をつけるように膝を抱え、腰を突き出す体位。
		検査後1～2時間は低髄圧予防のため臥床安静となるため、排泄をすませてもらう。
	防水シーツ・バスタオル	患者の腰の位置辺りに防水シーツを敷き、消毒液によるシーツの汚染を防止する。防水シーツにはバスタオルなどを敷き、冷たさを和らげる。
穿刺部位の露出		上着を腰椎以上の位置まで捲り上げ、ズボン・下着を殿部の辺りまで下げるよう介助する。
体位の調整		事前に練習した適切な体位になるよう、声をかけながら体位を調整する。
消毒	滅菌手袋	物品を清潔操作で渡す。消毒後の綿球を膿盆に受ける。
	摂子・イソジン綿球・膿盆	
	穴あきシーツ	
局所麻酔	注射器	
	注射針（局麻剤充填用・注射用）	
	局所麻酔剤	アンプルのゴムをイソジン消毒し、ゴムを医師のほうに向けてアンプルを傾け、薬剤を注射器で吸入するのを介助する。
物品準備		このあと必要な清潔物品を清潔操作で清潔区域内に入れ、患者の前にまわる。
穿刺	スパイナル針	穿刺後、神経根刺激症状（下肢の疼痛・しびれ）がないか患者に確認する。
初圧測定	三方活栓・圧棒	患者が力むと髄圧が上昇することがあるので、患者に声をかけ、清潔区域に触れないように患者の体に手を添えるなどしてリラックスしてもらう。
		初圧を記録する。
髄液採取	滅菌試験管	患者の体位を支えながら、ゆっくりと少量ずつ髄液採取していることを伝え、頭痛の有無などを問う。
終圧測定	圧棒	終圧・髄液採取量・髄液の色・性状を観察し記録する。
消毒	イソジン綿球・膿盆	穿刺前の消毒時と同様に介助する。
圧迫固定	ガーゼ・圧迫用テープ	テープを適当な長さに切り、渡す。
検査終了後	温タオル	ガーゼ周囲の皮膚の消毒液を拭き取り、衣類を整える。
		・防水シーツをはずし、仰臥位をとってもらう。 ・安静時間について再度説明し、患者が必要とする物品を手の届くところに置く。 ・排泄介助が必要な場合はナースコールしてもらうよう説明する。 ・髄液採取量、髄液の色・性状を観察・記録し検査室へ提出する。
検査後の観察		・バイタルサイン。 ・低髄圧をきたしていないか⇒頭痛、ガーゼへの髄液の滲出・出血の有無など。 ・髄膜炎の可能性がないか⇒髄膜刺激症状（頭痛・嘔気・嘔吐、項部硬直）、発熱。

※色文字になっている物品は清潔操作で扱う物品。
※清潔操作で扱う物品の多くは腰椎穿刺セットとして一式になっていることが多い。

表 I-4-22　筋電図・末梢神経伝導検査

	検査方法	検査の目的
針筋電図	被検筋を安静保つことのできる姿勢で筋に電極を刺入し、安静時の活動電位を測定する。その後、針を皮下まで抜き、随意収縮時の活動電位を観察する。	筋委縮や筋力低下の診断
表面筋電図	目的とする筋の中央の皮膚に円板電極を3～5cm間隔で装着し、ある特定の筋全体の活動を観察する。	不随意運動などの診断
誘発筋電図	運動神経と感覚神経の両者を含む混合神経を電気刺激し、誘発される筋活動を観察する。	脱髄性変化の検討
運動神経伝導速度	同一神経を遠位と近位で電気刺激し、その神経支配下の筋の活動電位の立ち上がり時間の差から、2点間の伝導速度を算出する。	末梢神経障害の診断
感覚神経伝導速度	電気刺激した神経線維から活動電位を直接記録する。同一神経を遠位部で刺激し、近位部で記録する方法と、その逆があり、刺激点と記録点間の活動電位の立ち上がり時間の差がすなわち伝導時間と捉えられる。	末梢神経障害の診断

②準　備
- 患者が緊張すると脳波の乱れが生じるため、ペーストを用いて電極を貼付すること、開眼・閉眼の指示や光や音の刺激があることなどを説明し、痛みなどはなく、ほとんど侵襲がないことを伝えておく。

③検査後
- 頭皮のペーストを拭き取るか、または洗髪する。

3 誘発電位

①目　的
- 感覚受容器や末梢神経の刺激に対応して中枢神経系に出現する電位変化をみて、障害の部位や程度を評価する。

②準　備
- 行われる検査の種類と加えられる刺激に関して説明する。
  - 体性感覚誘発電位（somatosensory evoked potential：SEP）：上肢・下肢への電気刺激。
  - 視覚誘発電位（visual evoked potential：VEP）：閃光、パターン（白黒チェック模様の反転）などの視覚刺激。
  - 聴性脳幹反応（auditory brainstem response：ABR）：ヘッドホンを用いた片耳への音刺激。

4 筋電図・末梢神経伝導検査

①目的・方法
- 検査の方法と目的を表 I-4-22 に示す。

②準　備
- 針筋電図では、筋肉に細い針（27G程度）を刺入すること、および刺入時や電気刺激時に多少の痛みを伴うことなどを説明する。
- 検査中、検査する部位の筋肉に力を入れたり、リラックスしたりするよう指示があることを説明しておく。
- 刺入部の皮膚を清潔にしておく。

③検査後
- 穿刺部位の発赤・かゆみなどに注意する。

5 CT

①目　的
- 脳・脊髄の実質を描出し、異常なX線吸収・造影剤による増強効果・正常構造の変形や拡大の有無から病変を発見する。
- 造影剤による増強効果は、急性期の脱髄・炎症性疾患や脳血管障害、脳動静脈奇形、脳動脈瘤、脳腫瘍などで認められる。

表Ⅰ-4-23 核医学検査(SPECT)

検査の種類	放射性同位元素の投与方法	観察項目	検査の目的
脳血流シンチグラフィ	静脈注射	脳血流分布	特に脳梗塞における梗塞部位の詳細な把握
脳槽シンチグラフィ	腰椎穿刺	脳脊髄液の循環動態	水頭症や髄液漏の診断
腫瘍シンチグラフィ	静脈注射	脳腫瘍	腫瘍の悪性度の評価

②準 備
- 造影剤を用いる場合は、嘔吐を起こすことがあるので絶飲食とする。
- 症状によって体の静止が困難な場合、薬物による鎮静が必要になる。

6 MRI・MRA

①目 的
- MRIでは横断・矢状断・冠状断像が得られるため、小病変や早期の病変、脱髄・変性疾患、脊髄病変が発見しやすい。MRAはMRIから血流を選択的に画像化したもので、動脈瘤の発見等に用いられる。

②準 備
- 造影剤を用いる場合は、嘔吐を起こすことがあるので絶飲食とする。

7 核医学

①目 的
- SPECT：体内に投与したラジオアイソトープ(RI)から発する放射線を体外から計測し、コンピュータによって画像再構成する(表Ⅰ-4-23)。
- PET：生体内に投与されたポジトロントレーサーから放出された陽電子が人体内にある電子と結合して消滅する時に生じる消滅放射線を体外から測定する(安藤・杉村，2003)。脳虚血、脳血流低下、脳の代謝低下などの検討に用いる。

②準 備
- 検査によって放射性検査薬の投与方法、検査薬投与後撮影までの時間や撮影の回数が異なることに注意し、検査の流れを説明する。

③検査中
- 脳槽シンチグラフィでは通常、検査薬注入後2・6・24・48時間後に撮影があるが、指示があるまで(通常2時間後の撮影まで)仰臥位を保持し、移送はストレッチャーで行う。

8 脳血管造影

①目 的
- 頸動脈または椎骨動脈に造影剤を注入し、撮影することによって、脳血管性病変の確定診断や安全な手術法の検討に用いる。

②準 備
- 造影剤の注入方法によって、直接穿刺法、逆行性造影法などがあるが、ここでは現在主流のセルジンガー法について述べる(表Ⅰ-4-24)。

③検査後
- 検査後に関しては(表Ⅰ-4-24)に示す。

(藤田純子)

〈文献〉
安藤一也・杉村公也(2003)．リハビリテーションのための神経内科学 第2版(pp.119-125)．医歯薬出版．
垣田清人(2005)．ナースのための検査マニュアルpart1：神経系の検査，エキスパートナース，21(5)，82-98．
栗田正・小澤幸彦(2003)．神経・筋疾患の診断検査による診断の進め方．黒岩義之・紫芝良昌編，疾病の成り立ちと回復の促進⑥神経・筋疾患/内分泌疾患，新体系看護学第8巻(pp.74-87)．メヂカルフレンド杜．
大島みつこ・阿部ミヨ子・宇城典子・久代浩子(2000)．侵襲の大きい検査と看護：脳血管造影．月刊ナーシング，20(10)，20-24．
庄司紘史・小島重幸・梶龍見(2000)．検査法．水野美邦・栗原照幸編，標準神経病学(pp.425-452)．医学書院．
米戸浩子・赤壁千里(2005)．神経系の検査看護のポイント．エキスパートナース，21(5)，99-101．

表 I-4-24　脳血管造影（セルジンガー法）時の看護援助

検査前日	●入浴（または清拭）して穿刺予定部位を清潔にしてもらい、指示があれば穿刺部位の除毛を行う。 ●術後の安静時間が長いので、床上での排泄の練習をする。 ●大腿動脈を穿刺するセルジンガー法では足背動脈、肘動脈なら橈骨動脈をマーキングする。
検査前	●医師の指示によるが、一般的に検査3〜4時間前から食事はとらず、飲水は2時間前までとする。 ●前投薬までに排尿をすませ、術衣に着替える。 ●前投薬は鎮静・催眠・筋弛緩効果を目的に抗不安薬が投与されることが多い。投薬の前後でバイタルサインをチェックする。 ●前投薬の影響により、眠気・ふらつきなどが出現することがあるので、ストレッチャーで検査室へ移送する。 【ベッドサイドの準備物品】 輸液スタンド、血圧計、聴診器、体温計、ペンライト、ティッシュペーパー、吸引器、尿器・便器、ゴムシーツ、横シーツ、バスタオル、安楽枕、吸い飲みまたはストロー、スライディングマット。造影剤のアレルギーによるショック症状や嘔吐に備え、酸素吸入器、救急カート、口腔膿盆、吸引器。
検査	大腿動脈を穿刺し、カテーテルを挿入。大動脈を上行させ、選択的に頸動脈や椎骨動脈を造影する。
検査後	穿刺部に厚くガーゼを当て、穿刺側の腸骨〜穿刺部〜大腿内側にかけて伸縮性の絆創膏で固定（止血）し、それにほぼ直角になるように絆創膏を重ねて、さらに圧迫する。この状態で検査が終了する。
移動・移送	穿刺部に1kgの砂嚢を貼用し、止血ベルトで圧迫固定のうえ穿刺側下肢の伸展位を保持し、帰室時はスライディングマットなどを用いてストレッチャー・ベッドへの移動を行う。
床上安静における注意と安静時間*	●仰臥位で両下肢を曲げないようにし、圧迫止血が十分に行えるようにする。 ●帰室後4時間は上記の姿勢で安静とし、4時間後より穿刺部を圧迫したまま、穿刺側の下肢も伸展したまま、介助で体位変換可となる。6時間後に圧迫解除・ベッド上坐位可となり、翌日主治医が創部を診察後、歩行許可が出る。
看護援助	●長時間の安静となるため、穿刺部位の固定、安静の指示を守った範囲で、介助のうえ安楽な体位を調整する。 ●造影剤の排出を促すため、嘔気がなければ帰室後より水分摂取をすすめる。 ●安静臥床時間の間は経口摂取（おにぎり食を準備しておくとよい）や排泄を介助し、患者が必要とする物品を患者の手元に整える。 ●バイタルサインおよび次の項目のチェックを経時的に行う。 ・検査時の操作によって心筋梗塞や脳塞栓をきたしていないか：バイタルサイン・意識レベル・対光反射・瞳孔不同・麻痺の有無など ・造影剤の影響がないか：嘔気・嘔吐・瘙痒感・発疹・ショック症状の有無（血圧低下、呼吸困難）・急性腎不全の徴候（尿量、尿比重） ・穿刺部の出血・血腫形成がないか：穿刺部痛、ガーゼ汚染の有無、圧迫固定・安静の確認 ・穿刺部以下の動脈の閉塞がないか：マーキングした動脈の拍動状態、しびれ・冷感・知覚障害の有無、皮膚の色

＊ここに示す安静時間は一般的なもので、実際は医師の指示による。

H．その他の検査

1　便潜血反応検査

①目　的
●消化管出血、大腸癌のスクリーニングを評価する。

②必要物品
●便潜血反応検査（表 I-4-25）の検体提出用容器、ディスポーザブル手袋、トイレットペーパー。

表 I-4-25　便潜血反応検査法

	化学法	免疫法
上部消化管出血の検出	○	×
下部消化管出血の検出	○	○
食事制限	動物の肉や内臓、野菜（加熱処理すれば影響しない、生野菜も少量であれば影響しない）	不要
鉄剤制限	必要	不要

＊わが国では免疫法が採用されている。
進士明宏・清澤研道（2005）．消化器系の検査，糞便検査．エキスパートナース，21(7)，49．より一部改変して引用

③手　順
●便潜血反応検査の手順を表 I-4-26 に示す。

（神戸朋子）

〈文献〉
進士明宏・清澤研道（2005）．消化器系の検査，糞便検査．エキスパートナース，21(7)，49．

表 I-4-26 便潜血反応検査の手順

手　順	確認事項とポイント
1　検査前	
①患者へ検便の必要性・検体の採取方法について説明し、承諾を得る。	**Point!** 患者にとって羞恥心の伴う検査であることを十分理解したうえで説明する。 ●痔出血の有無を確認する。 ●女性の場合、月経中の排便は避ける。 ●外来患者へ説明する際は、次回診察日の前日夜から当日にかけて採取するよう説明する。 ●偽陰性を予防するため、2日間連続して採取することが望ましい。
2　検査中	
①患者の状況に合わせ、正しい排便方法を指導する。 （1）洋式便器の場合 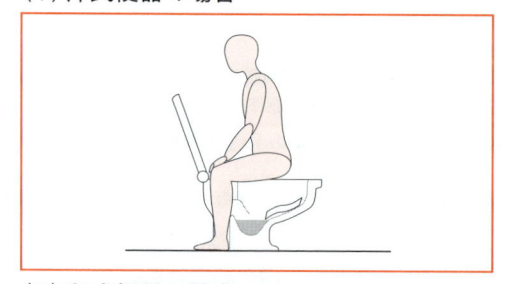	●便が便器内の洗浄液に浸からないようにトイレットペーパーを敷き、いつもと反対向きに座る。
（2）和式便器の場合 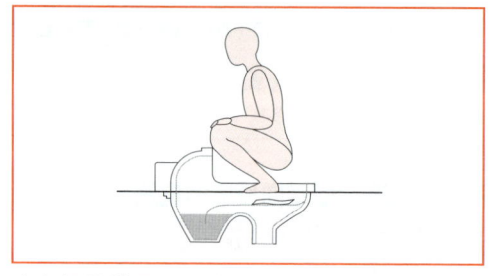	●トイレットペーパーを敷き、いつもと同じ向きに座る。
（3）便器使用の場合 ・排尿の準備をする。 ・女性の場合、便器内にトイレットペーパーを敷く。 （4）ポータブルトイレ使用の場合 ・トイレットペーパーを底に敷く。 ②ディスポーザブル手袋をはめ、洗浄液に浸っていない部位から便を採取する。 ③便の色（表 I-4-27）、便の量、便の太さ、腹部症状（腹痛、腹部膨満感など）の有無、貧血症状（易疲労感、めまい、息切れ、粘膜の蒼白など）の有無を確認する。	●排便時は副交感神経が優位となり、便意とともに尿意を感じることも多いため、排尿の準備も行う。 ●浣腸・坐薬により排泄された便の場合、薬剤部分は避けて採取する。 **Point!** 少量の下血では患者も気がつかない場合も多いため、出血による貧血症状の有無も確認する。

表 I-4-27 便の色

正　常	淡褐色〜黄褐色
上部消化管（食道〜十二指腸）出血の場合	タール便（漆黒、光沢）
下部消化管（空腸以下）出血の場合	鮮紅色〜暗赤色
鉄剤使用中の場合	黒色、黒緑色

表I-4-26　つづき

手　順	確認事項とポイント
3　検査後	
①患者名、検体採取日を記入する。 ②検体を提出するまでは冷蔵庫で保管する。 　（保管する期間は1週間まで）	●便中ヘモグロビンは高温で破壊するため、4℃以下で保管する。

I 慢性期・回復期の看護技術：ケアの技術

5. 呼吸ケア

河田照絵／漆坂真弓／森　菊子

A. 吸 引

- 吸引には、口腔・鼻腔吸引と気管吸引がある。
- 吸引は、疾患や病状によって自力での咳嗽反射や嚥下機能が障害され、自力で気道の浄化ができない場合に行う。
- 吸引は患者の苦痛を伴うため、必要性の判断を的確に行い効果的な吸引を行う。

1 気管吸引

①目　的
- 気管支や気管に挿入されたチューブ内に貯留した分泌物や異物を除去し、気道を確保する。
- 主な目的は、呼吸音の改善、気道内圧の減少、動脈血ガスや酸素飽和度の改善、分泌物の除去である。

②気管吸引の適応
- 聴診によるラ音の出現、咳嗽、酸素飽和度の低下時。
- 人工呼吸器が装着されている場合は、気道内圧の上昇、1回換気量の低下などがみられる時。
- 胸郭に手を置き振動が触れた時、など。

③気管吸引の禁忌
- 絶対的な禁忌はないが、吸引に伴う合併症を回避する。患者への侵襲をできる限り避けるよう配慮する。

④気管吸引による合併症
- 呼吸停止、不整脈や心停止、血圧の変動。
- 低酸素状態、低酸素血症、無気肺。
- 吸引カテーテルによる気管・肺の損傷。
- 気管支攣縮、気管支の収縮。
- 感染（患者への感染、施行者への感染）。
- 咳嗽反射に伴う頭蓋内圧の亢進。
- 人工換気の中断に伴う合併症。

⑤必要物品
- 吸引器、吸引用カテーテル、滅菌水、アルコール綿、モニター（心拍数、酸素飽和度など）、聴診器、酸素投与の準備、ジャクソンリース、手袋、マスク。
- 必要時：ゴーグル、ガウンなど感染予防のための物品、カフ圧計、シリンジ。
- 吸引カテーテルについて
  - 開放式の場合：カテーテルは1回使用で滅菌されたものを用いる。滅菌水も1回使用のものを用いる。
  - 閉鎖式の場合：24時間ごとに交換。カテーテルの太さは、挿入されているチューブの口径の1／2を超えないもので、チューブの口径（mm）の2倍のFrサイズカテーテル（7.0mmのチューブであれば14Frのカテーテル。1Fr＝0.33mm）か、その1つ下のサイズを用いる。

⑥手　順
- ここでは、開放式のカテーテル、滅菌手袋を用いた気管吸引の方法について表I-5-1に示した。鑷子を用いた場合でも同様の手順で行う。

表 I-5-1　気管吸引の手順

手　順	確認事項とポイント
1　実施前 ①吸引の必要性を判断する。 ②吸引によって効果的に分泌物を除去できる状態か評価する。 ③患者の状態を視診、聴診、触診、モニターの値、患者の訴えなどを通して観察。 ＊吸引実施前に手洗い・手指消毒を行う。	●観察事項 ・患者の訴え ・呼吸音（聴診時に深呼吸をすると副雑音が聞こえやすい） ・胸郭の動き、胸部X線写真 ・酸素飽和度、呼吸回数、呼吸パターン、呼吸運動、気道内圧、1回換気量 ・脈拍数、血圧 ●気管分岐部よりも奥にカテーテルを挿入すると、末梢気管支の閉塞に伴う無気肺や損傷の危険があり、気管分岐部付近に分泌物がない場合、体位ドレナージや十分な加温・加湿、肺理学療法を行い、分泌物を気管分岐部付近に移動させる。
2　実　施 ①患者に吸引を行うことを説明し、協力を得る。 ・気管吸引は吸引の施術者と吸引中の患者の状態を観察、ジャクソンリースでの補助呼吸、呼吸器の取りはずしなどの役割を担う者の2人で行うことが望ましい。 ②両手に手袋を装着する。吸引器とカテーテル接続し、吸引圧を合わせ、滅菌水を吸引し吸引できていることを確認する。 ③患者に声をかけながら、患者の呼吸に合わせ、吸引圧をかけずに手早くカテーテルを挿入し、先端が気管分岐部に当たったら、1～2cm引き抜いてから吸引を行う。片肺に挿入されることもあるため、挿入の長さを考慮する。 ④吸引圧をかけながらカテーテルをゆっくりと引き抜く。吸引時間はカテーテルの挿入から吸引終了まで10～15秒以内に行う。	●深呼吸を促したり、ジャクソンリースなどで補助呼吸を行い、吸引操作に伴う肺の虚脱を避ける。 ●患者の体位は不安定な側臥位、坐位は避け、首の位置が固定でき、身体が安定した状態で行う。 ●感染予防のため術者はマスクを装着したほうがよい。 ●カテーテルを操作する利き手（清潔操作）にはディスポーザブルの滅菌手袋、もう片方には未滅菌の手袋を装着する。 ●吸引圧について ・乳児：80～100 mmHg（10～13kPa） ・小児：100～120mmHg（13～15kPa） ・成人：100～150mmHg（13～20kPa） ●気管分岐部までは成人で気管内に挿入されたチューブの長さ＋2～3cm。それ以上挿入すると無気肺や粘膜を損傷する危険性がある。挿入に抵抗がある時は無理に押し込まず、一度引き抜き原因を考え、対処する。 **Point!**　患者の顔色、表情、呼吸状態、酸素飽和度、心拍数や各種モニター、分泌物の性状、量、色などを観察する。 ●カテーテルの挿入は、気管支の位置を解剖学的に把握し、挿入の目安にする（図I-5-1）。

図 I-5-1　気道の構造

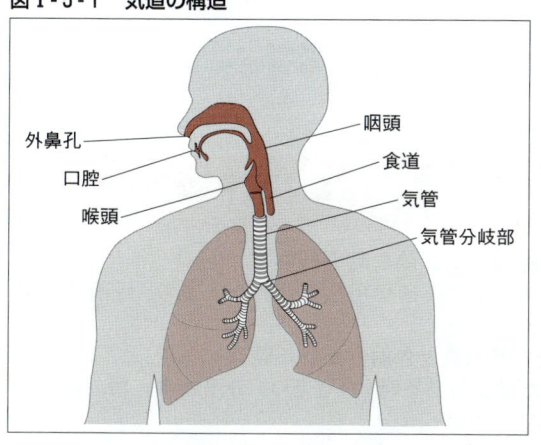

（外鼻孔、口腔、喉頭、咽頭、食道、気管、気管分岐部）

表 I-5-1 つづき

手　順	確認事項とポイント
3　実施後	
①カテーテルの外側に付着した分泌物をアルコール綿で取り除き、カテーテル内に滅菌水を通し、カテーテル、滅菌水を破棄する。 ②吸引前に行った観察を行い、吸引による効果をアセスメントする。 ③患者に吸引が終了したことを伝え、苦痛を和らげたり、安心感を得られるように働きかける。	●気管チューブが挿入されている場合、カフ上に口腔、鼻腔からの分泌物が貯留していることがあるため、気管吸引終了後に口腔内、鼻腔内の吸引を行う。

表 I-5-2　口腔・鼻腔吸引に伴う合併症

- 不要な咳嗽反射、不快や痛み
- 悪心・嘔吐
- 低酸素状態を引き起こす可能性
- 粘膜の損傷に伴う浮腫や出血、炎症や機械的な外傷や感染、カテーテルの誤挿入
- 呼吸停止、喉頭攣縮、気管攣縮、無気肺、気胸
- 不整脈や心停止、血圧の変動、頭蓋内圧の亢進

2　口腔・鼻腔吸引

①目　的

●口腔、鼻腔、咽頭などに貯留した分泌物や異物を自力で排出することが困難な時、それらを除去し、肺への誤嚥を予防するとともに、十分な呼吸活動ができるように援助する。

②禁忌または注意を必要とする時

- 食事の直後は嘔吐反射が生じやすい。
- 鼻腔が閉塞している時や鼻出血や髄液漏がある時。
- 上気道に炎症やアレルギーなどがある時。
- 出血性疾患や血液凝固機能異常がある時。
- 冠動脈疾患がある時。

③口腔・鼻腔吸引に伴う合併症

●合併症としては表 I-5-2 のようなものがある。

④必要物品

●気管吸引に準じる。
●**カテーテル**：成人では10〜14Frを用いることが多い。細すぎるとカテーテルが閉塞しやすく、太すぎると異物感が強い。

⑤手　順

●口腔吸引の手順を表 I-5-3 に示す。

（河田照絵）

〈文献〉
AARC clinical practice guideline（1993）. Endotracheal Suctioning of Mechanically Ventilated Adults and Children With Artificial Airways. Respiratory Care, 38（5）, 500-504.
AARC clinical practice guideline（2004）. Nasotracheal Suctioning -2004 Revision & Update, Respiratory Care, 49（9）, 1080-1084.
卯野木健（2004）. 特集・見直してわかった呼吸ケアの「新しい常識」・今の吸引本当に必要ですか？ルーチン業務にしないための見直したい5つのポイント．エキスパートナース, 20（11）, 34-37.
Wilkins.R.L, Stoller.J.K, Scanlan.C.L（2003）. Egan's Fundamentals of Respiratory Care 8thEdition（pp.653-661）. Mosby.

表 I-5-3　口腔吸引の手順

手　順	確認事項とポイント
1　実施前	
①吸引が必要な状態かを判断する。 ②患者に吸引が必要であることを説明し、協力が得られるようする。手順や方法を説明し、不安を取り除く。	●口腔・鼻腔吸引が必要な時の観察ポイント。 ・嗽をするような呼吸音や粗雑音が聞かれたり、呼吸音の減弱した時。 ・胸や喉元を触れたとき振動がある時。 ・誤嚥をした徴候のある時（むせたり、分泌物中に胃の内容物が混在している時）。

表 I-5-3　つづき

手　順	確認事項とポイント
	・急に呼吸状態が変化した時。 ・胸部X線写真で無気肺や肺炎がある時。
2　実　施	
①気管吸引の場合と同様に、施術者は吸引の準備を行う。手袋は両手に未滅菌のものを装着する。 ②患者に声をかけながら、体位や顔の向きを整え、吸引圧をかけずに、カテーテルを挿入する。 ③予定された長さが挿入されるか、挿入に抵抗を感じたところで、吸引圧をかけゆっくりとカテーテルを引き上げる。1回の吸引時間は10〜15秒以内にし、なるべく短時間とする。吸引中は患者の様子を観察しながら行う。痰の喀出を目的としている場合、咳嗽とタイミングを合わせる。	●吸引圧は、気管吸引に準じる。 ●カテーテルを挿入する際には解剖学的な位置関係を考慮し挿入する。特に鼻腔からカテーテルを挿入する時には挿入方向に注意する（図 I-5-2）。 ●カテーテルの挿入は吸気時に行い、吸引圧をかけるのは呼気時または咳嗽時に行うと効果的である。 図 I-5-2　鼻腔からのカテーテルの挿入 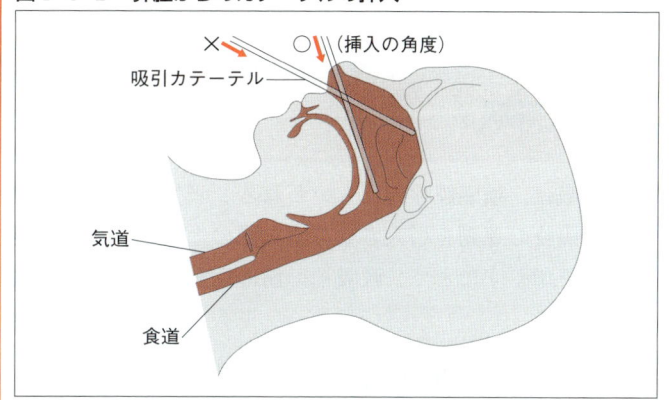 ●顔は一側を向くと行いやすく誤嚥を予防できる。 ●挿入の長さ 　・口腔内：見える範囲〜10cm程度 　・鼻腔内〜喉頭：10〜15cm ●呼吸状態、顔色、表情、酸素飽和度、心拍数など患者の状態と分泌物の性状、量、色などの観察を行う。 ●カテーテルを回転させる場合、指先で回転させる（図 I-5-3）。 図 I-5-3　カテーテルの回転 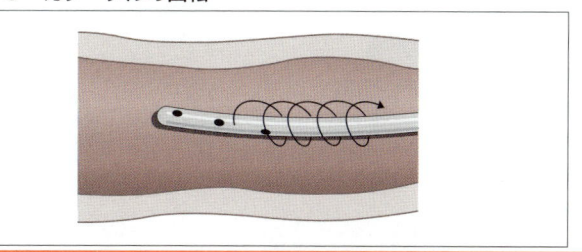
3　実施後	
①カテーテルを引き出したら、患者の呼吸を整える。 ②吸引に用いたカテーテルはアルコール綿で外側についた分泌物を除去し、カテーテル内に蒸留水を通し破棄する。 ③患者に終了を伝え、安心感を与える。	●吸引が効果的に行えたことを確認する。

B. 呼吸練習

- 呼吸練習は、1回換気量の増やし、呼吸数を減らすことで、呼吸の効率や呼吸困難感を改善することを目的に行われる。
- 呼吸練習には腹式呼吸、口すぼめ呼吸がある。これらの呼吸法は、労作時に呼吸困難を起こさないよう、また呼吸困難を生じた場合であっても、すみやかに回復できるように、日常生活動作に活用される。

1 腹式呼吸

- 腹式呼吸は、横隔膜呼吸ともいわれる。吸気時に横隔膜の運動を増大させて横隔膜の上下の可動を増やすことで、呼吸補助筋の活動を減らし、より少ないエネルギーで効率よく呼吸する方法である。ただし、横隔膜が平低下した患者が腹式呼吸を行うと、横隔膜の可動範囲が狭いため、かえって換気仕事量を増し、酸素需要を増加させ、換気効率が悪くなる場合がある。

①目 的
- 呼吸筋である横隔膜を収縮させて胸腔容積を増やすことで、呼吸運動にかかるエネルギーを抑え換気効率が改善する。

②必要物品
- パルスオキシメータ、椅子、テーブルなど。

③手 順
- 複式呼吸の手順とポイントを**表Ⅰ-5-4**に示す。

表Ⅰ-5-4 腹式呼吸の手順

手 順	確認事項とポイント
仰臥位で行う場合 ①鼻をかみ、鼻の通りをよくしておく。 ②パルスオキシメータを装着する。 ③両膝を屈曲した仰臥位となり、腹部の筋の緊張をとり、全身の力を抜く。 ④患者の利き手を上腹部に置き、もう一方の手を前胸部に置く。	● 肩が凝っていたり、身体が緊張していると深くゆっくりした呼吸がしにくい。 ● 胸部と腹部の動きを確かめる。
⑤おなかを膨らませながら、鼻から息を吸う。	● 上腹部に置いた手が持ち上がることを確認する。 ● 吸気が強すぎて必要以上に横隔膜に力が入らないように、無理に腹部を膨らませないよう注意する。

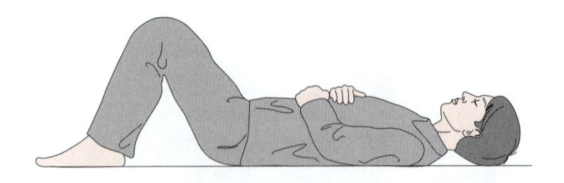

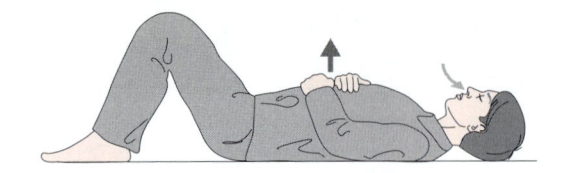

表Ⅰ-5-4 つづき

手　順	確認事項とポイント
⑥口をすぼめ、おなかをへこませながら口をすぼめてゆっくりと息をはき出す。 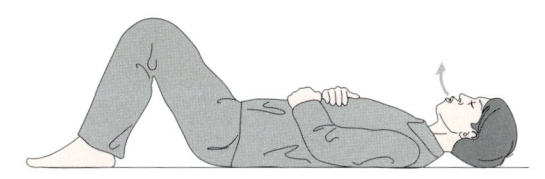 ⑦1回に10〜15分、1日2〜3回行う。 ⑧この姿勢で習得できたら坐位、立位へと進める。	●呼気が長すぎて腹筋に力が入らないよう、おなかのへこみが強くないか注意する。 ●吸気時の2倍の時間をかけて呼出する。 ●同じリズムで呼吸できているか確認する。 ●酸素飽和度の低下、脈拍の上昇、息苦しさはないか確認する。
坐位で行う場合	
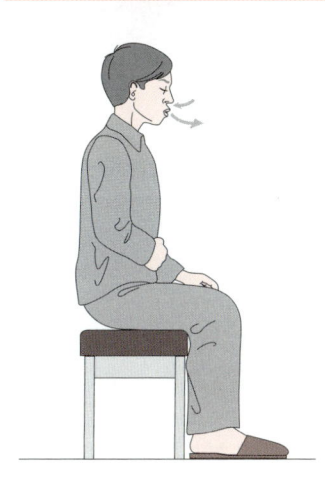 ①両足を軽く開く。 ②床に足がつく高さの椅子に腰かける。 ③利き手を上腹部にあて、もう一方の手は膝の上に置く。 ④おなかを膨らませながら鼻から息を吸う。 ⑤口をすぼめ、上腹部を沈み込ませながら、ゆっくりと息をはき出す。	●上体を支えるようにして、肘を伸ばし膝に手をおく。 ●上腹部に当てた手が持ち上がるのを確認する。 ●以下、仰臥位と同様の事項に注意する。
立位で行う場合	
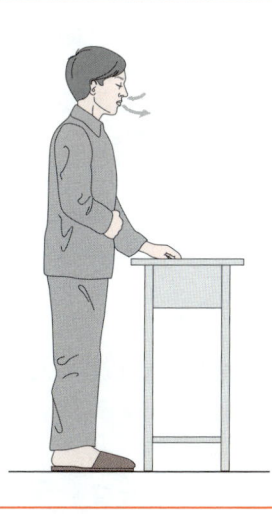 ①利き手を上腹部に当て、もう一方の手はテーブルなどについて身体を支える。 ②以下、坐位と同様に行う。	●以下、仰臥位と同様の事項に注意する。

2 口すぼめ呼吸

- 口すぼめ呼吸は、呼気時に口をすぼめて、ゆっくりと息をはき出す呼吸法である。

①目的
- 呼気時に口をすぼめて息をはき出すことで、口腔内に抵抗をつけ、急速に気道内圧が低下するのを予防し、気道の虚脱を防ぐ。それにより呼吸数が減り、1回換気量が増える。
- 労作時の呼吸困難の予防や、呼吸困難が生じた時の回復に役立つ。

②必要物品
- パルスオキシメータ、椅子。

③手順
- 口すぼめ呼吸の手順とポイントを表Ⅰ-5-5に示す。

表Ⅰ-5-5　口すぼめ呼吸の手順

手　順	確認事項とポイント
①鼻をかみ、鼻の通りをよくしておく。 ②パルスオキシメータを装着する。 ③楽な姿勢で椅子に腰かけて行う。 ④リズムを取って「1、2」で鼻から息を吸う。 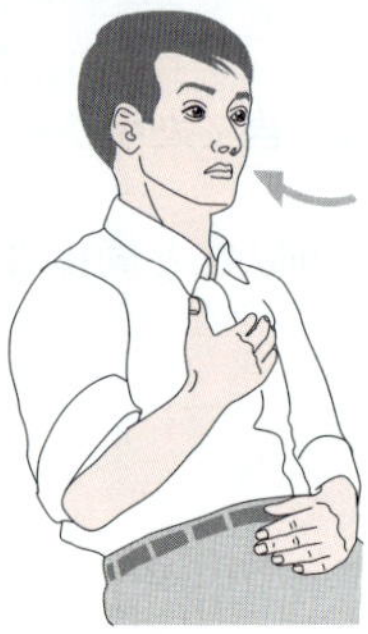	●吸気が強すぎないかを、呼吸補助筋が働きや肩が上がるなどの動きを注意する。
⑤ロウソクの火を消すように軽く口をすぼめ、「1、2、3、4」で口から息をはき出す。 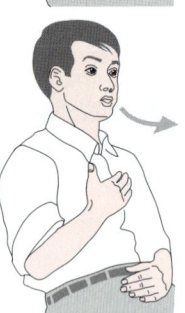	●呼気は吸気の2倍の時間をかけてゆっくりと息をはき出す。しかし、呼気が長すぎると腹筋に過度に力が入るため注意する。 ●ほおが膨らみすぎると不自然な呼吸になるため、適度な口すぼめになってくるか確認する。「口すぼめ呼吸」とはいっても口笛を吹くように唇を尖らせるわけではない（下図中央は唇を尖らせすぎ、下図右は口すぼめが不十分）。 ○　　×　　× ●同じリズムで呼吸できているか確認する ●呼吸数は1分間20回以下とする ●酸素飽和度の低下、脈拍の上昇、息苦しさはないか確認する 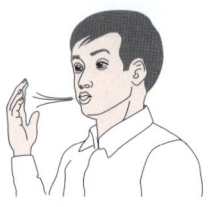

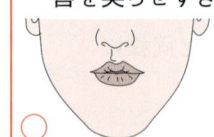

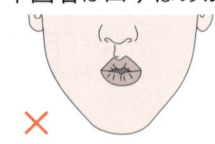

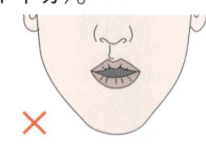

Point! 口すぼめ呼吸が適切に行えているか確認する方法：唇から30cmほど離れたところに手のひらをかざし、はき出された息を手のひらに感じることができれば適切な呼気が行えていると判断する。

表 I-5-6　息苦しさを生じさせる動作

動作	原因	例
上肢を挙げる動作	上腕を肩より上に上げることにより胸郭の動きが制限され呼吸しにくくなる。	洗髪、洗濯物干し、高いところの物を取る、セーターなどのかぶりの服の着脱。
上肢を使っての反復する動作	反復動作によってリズムがつきやすく、スピードのある動作になりやすく、呼吸に合わせにくくなる。さらに反復動作は力が入りやすいため息苦しくなる。	身体を洗う、掃除機をかける、拭き掃除、歯磨き。
腹部を圧迫する動作	横隔膜の動きを制限し呼吸しにくくなる。	靴や靴下を履く、足を洗う、下にあるものを取る、掃除機をかける、草むしり。
息を止める動作		洗顔、排便、しゃべる、重いものを持ち上げる。

3　動作に合わせた呼吸練習

- 慢性呼吸器疾患患者は、日常生活動作により低酸素血症や頻脈を起こしている場合がある。このような日常生活の中で引き起こされる血中の低酸素は予後の悪化につながるといわれている。そのため日常生活動作で低酸素血症を引き起こさないような指導が必要となる。
- 表 I-5-6 にあげた動作は、息苦しさを生じさせるため、そのような動作は避ける。そのため、日常生活の中で楽に動くための方法を身につけることが必要となる。
- 息苦しい動作を行う場合、エネルギーの消費を抑え、効率的な動作を心がけることが基本的な考えとなるが、どのように動作を行うとよいかのポイントを次に挙げた。
  - ・動きはじめる前に呼吸を整える。
  - ・呼気と動作の開始を合わせる。
  - ・口すぼめ呼吸に合わせて動作はゆっくりと行う。
  - ・動作中で息を止めない。
  - ・動作の途中で休憩を入れる。
  - ・ひとつの動作が終わったら休憩をはさみ呼吸を整える（動作を連続して行わない）。
  - ・無駄な動きを省き、動作の簡略化をはかる。
  - ・動作の方法を変える。
  - ・環境を整備する。

1．歩　行

①目　的
- 長い距離を、息切れを起こさずに歩く。

②必要物品
- パルスオキシメータ。

③手　順
- 歩行時の呼吸法を表 I-5-7、図 I-5-4 に示した。

2．階段昇降

①目　的
- 息切れを起こさずに階段昇降を行う。

②必要物品
- パルスオキシメータ。

③手　順
- 階段昇降時の呼吸法を表 I-5-8、図 I-5-5 に示した。

3．入浴動作

- 入浴は保清の目的だけではなく、気分をリフレッシュするのに効果的である。しかしながら入浴動作は、脱衣から始まり、身体を洗う、洗髪、湯船に入る、身体を拭き服を着るという、単独の動作でも低酸素血症を起こしやすい動作が複数含まれている。しかもこれらの動作は寒く湿度の高い環境である浴室で行わなければならない。患者が息苦しくならないような入浴動作の工夫と入浴環境の整備が必要である。

①目　的
- エネルギー消費を抑えた動き、効率のよい動

きを行うことで、呼吸困難を起こさずに入浴できる。

②必要物品
- 脱衣所に置く椅子、浴室に置く高めの椅子（40cmくらい）、洗面器を置く台、長めのタオル、バスローブ。

表I-5-7 歩行時の呼吸法の手順

手順	確認事項とポイント
①パルスオキシメータを装着する。 ②歩く前に呼吸を整える。 ③歩きはじめは口すぼめ呼吸を行う。 ④4歩は、歩きながら息をはき（一息ではく）、2歩は、歩きながら息を吸う（一息で吸う）のように、歩行ステップと呼吸のリズムを同調させる（図I-5-4）。	●動脈血酸素飽和度と脈拍に注意しながら行う。 ●口すぼめ呼吸を行うとリズムがつきやすい。 ●「はいて、はいて、はいて、はいて、吸って、吸って」と自分のリズムで歩く。 ●呼気と吸気の比率は患者によって異なる。 ●歩行スピードは遅いほうが、呼吸のリズムをつかみ呼吸に合わせやすい。 ●息苦しくなったり、呼吸が乱れた場合、一度立ち止まり呼吸を整えてから再度歩行する。 ●パルスオキシメータで酸素飽和度90％以上を保つように、歩行速度に気をつけ、途中休憩をはさみながら行う。

図I-5-4 歩行時の呼吸法

歩く前に息を吸う｜歩きながら息をはく（4歩）｜歩きながら息を吸う（2歩）

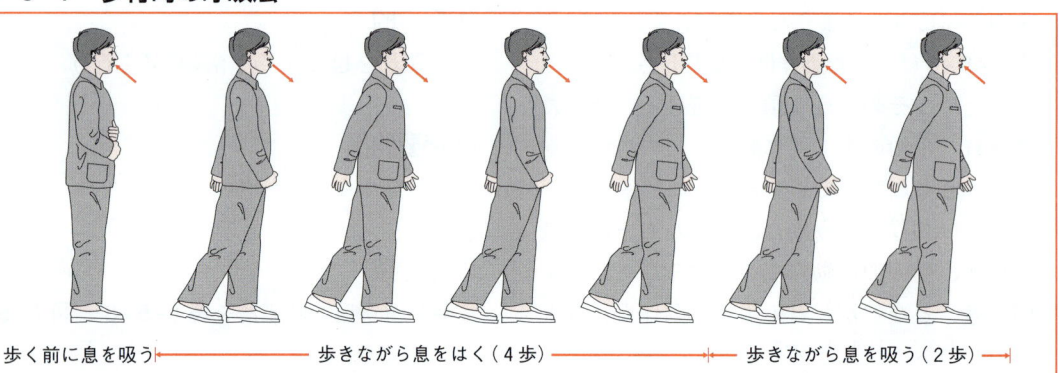

表I-5-8 階段昇降時の呼吸法の手順

手順	確認事項とポイント
①パルスオキシメータを装着する。 ②階段の手すりに手を置く。 ③階段を上る前に立ち止まって呼吸を整える。 ④階段を上がりながら、口すぼめ呼吸ではく。 ⑤自分のペースでゆっくりと息をはきながら階段を4段上がる。上がっている間は息を止めない。 ⑥次に階段を2段上がりながら息を吸う（図I-5-5）。	●動脈血酸素飽和度と脈拍に注意しながら行う。 ●口すぼめ呼吸で「はいて、はいて、はいて、はいて、吸って、吸って」と階段を上がる。 ●呼吸困難が強い場合、息をはききったら立ち止まって呼吸を整える。 ●体重を前に移動させるようにして階段を上がる。 ●手すりにつかまり、腕の力で身体を引っ張り上げようとすると息苦しくなる。 ●階段を下るときは歩行時に準じる。 ●パルスオキシメータで酸素飽和度90％以上を保つように、途中休憩をはさみ呼吸を整えながら行う。

図Ⅰ-5-5　階段昇降時の呼吸法

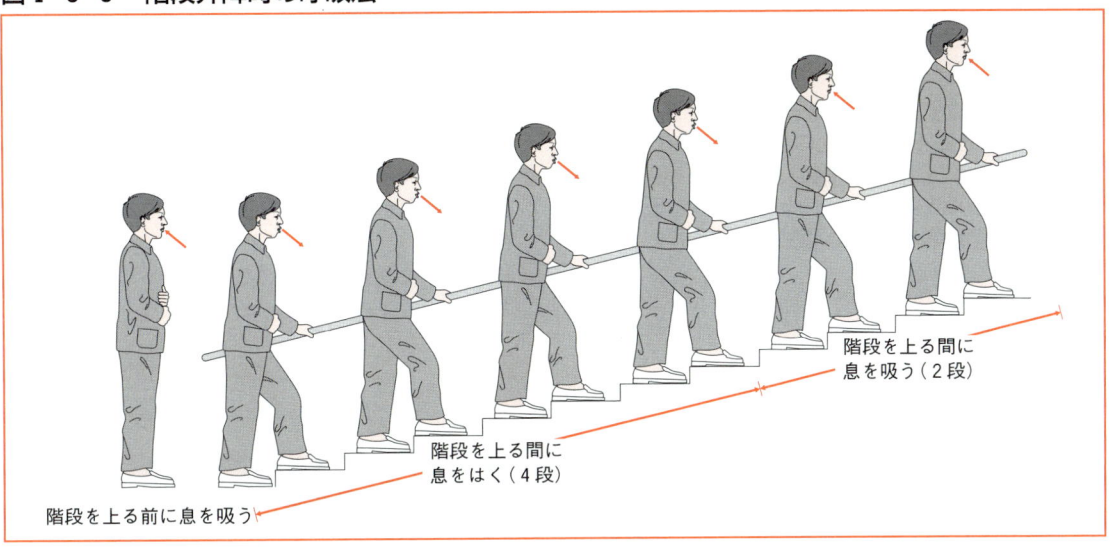

階段を上る前に息を吸う
階段を上る間に息をはく（4段）
階段を上る間に息を吸う（2段）

③手　順

●入浴時の呼吸法を表Ⅰ-5-9に示した。

（漆坂真弓）

〈文献〉
朝井政治・俵祐一・佐々木綾子・岡田芳郎（2004）．写真でみる呼吸理学療法．呼吸器ケア，2(8)，4-5．
平賀通（1998）．慢性肺疾患患者の病態整理と呼吸ケアの実際．月刊ナーシング，18(11)，54-61．
川邊利子（1998）．慢性肺疾患患者に対する作業療法．月刊ナーシング，18(11)，80-91．
川邊利子（2002）．息苦しさをやわらげる日常生活動作のコツ．平賀通監修．帝人ファーマ．
小野清子（2005）．動作に合わせた呼吸訓練．呼吸器ケア，2005冬季増刊，177-189．
田平一行（2003）．呼吸練習と呼吸筋トレーニング．呼吸器ケア，2003冬季増刊，302-312．
植田能茂・藤本康之・山本洋史（1998）．慢性肺疾患患者に対する理学療法．月刊ナーシング，18(11)，62-78．

表Ⅰ-5-9　入浴時の呼吸法の手順

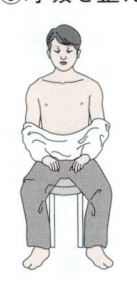

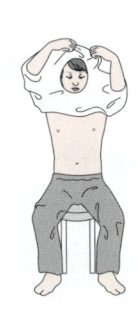

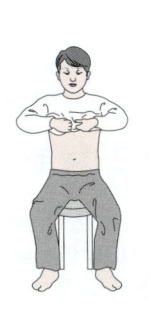

手　順	確認事項とポイント
着替え：かぶりの服を着る	
①脱衣場に椅子を置く。 ②椅子に楽な姿勢で腰かける。 ③手の届くところに着替えの服を準備する。 ④呼吸を整える。 ⑤両腕を膝の上に載せた状態で、息をはきながら片方ずつ袖を通す。 ⑥動きを止めて息を吸った後、息をはきながら服をかぶる。 ⑦服を胸元から下に下ろす。 ⑧呼吸を整える。	●椅子を使用することにより立位で行うよりエネルギー消費が減少する。 ●着替えの衣服を床に置いて屈むことがないようにする。 ●動作を行うときには、はじめに呼吸を整える。 ●両腕は肩より上にあげないようにする。 ●動作中に息を止めない。 ●できれば前開きの服が望ましい。

表Ⅰ-5-9 つづき

手　順	確認事項とポイント
着替え：ズボンをはく ①脱衣場に椅子を置き、椅子に腰かける。 ②手の届くところに着替えの服を準備する。 ③ズボンをはく前に息を吸い、ゆっくりと息をはきながら椅子に坐ったままズボンに足を通す。 ④両足を通し終わったら、椅子に腰かけたまま呼吸を整える。 ⑤太ももまでズボンを引き上げた後、息をはきながら立ちあがり、腰までズボンを引き上げる。 ⑥椅子に坐って呼吸を整える。	●脱衣場に椅子をおく。 ●パンツとズボンをはく場合、最初にパンツに足を通して太ももまで引き上げ、次にズボンに足を通す。 ●次に立ち上がってパンツとズボンを一緒に引き上げる。 **Point!** ズボンとパンツは一緒にはくことで無駄な動作を避けることができる。 ●一連の動きは、口すぼめ呼吸や大きな呼吸で行い、呼吸のペースを乱さないようにゆっくりと行う。 ●途中休憩をはさんで、呼吸を整えながら行う。 ●息をはきながら動く。
靴下をはく ①椅子に楽な姿勢で腰かける。 ②手の届くところに着替えの靴下を準備する。 ③呼吸を整え、上体を前に屈めないように足を組み、片方ずつ靴下をはく。 ④片足がはき終わったら足を下ろして呼吸整え、もう片方の靴下もはく。	●片方の靴下を履き終えたら、休憩をはさみ、呼吸を整える。 ●息をはきながら動作を行う。 ●動きの途中で息を止めない。
入浴前に ①入浴前に浴室を暖める。 ②一番風呂に入らない。 ③比較的気温が高い日中に入浴する。 ④家人のいるときに入り、適宜介助を依頼する。	●介助をする場合、介助者は動作をせかすようなことはせず、楽に呼吸できる程度の速さで介助を行う。
身体を洗う ①浴室に高めの椅子（40cmくらい）と、洗面器を置く台を準備する。 ②口すぼめ呼吸のペースにあわせ、大きくゆっくりと動かす。 ③身体の中心から外に向かって動かす時に力を入れてこすり、もどす時には軽くなでるようにする。	●椅子が高いと、タオルを洗うなどうつむくと苦しくなってしまうため、洗面器を置く台があるとよい。 ●上肢を用いた反復動作のため動きが速くなりやすい。また力を入れ続けて洗っているため息苦しくなりやすい。 ●口すぼめ呼吸で息をはきながらこする。 ●呼吸のペースに合わせて、大きくゆっくり動かす。

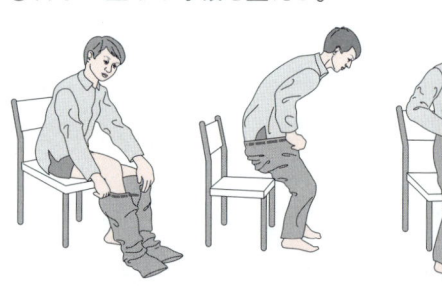

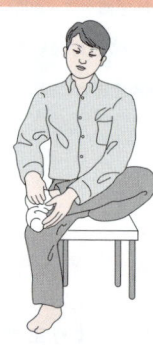

表 I-5-9 つづき

手　順	確認事項とポイント
軽くなでる　　力を入れてこする ④長めのタオルを使用して背中を洗う。 ⑤足を洗う場合、足を組むと腹部の圧迫することなく洗うことができる。	短いと上肢が高く上がる胸が張る　　長いタオルを使用する ● タオルが短いと、背中を洗う際、上肢が肩より高く上がる、胸が張りすぎるなど、呼吸しにくい姿勢をとらねばならない。タオルを2枚つなげて長めのタオルを使用すると、上肢が身体の前にくる位置で背中をこすることができる。 ● 椅子が高いと楽に足を組むことができる。 ● 洗面器は台の上に置くと、タオルを洗うときにうつむかずにすむ。

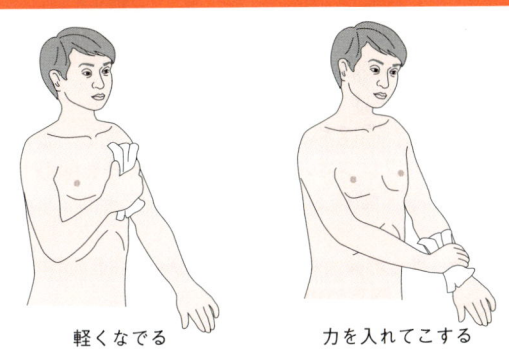

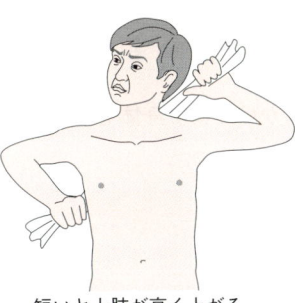

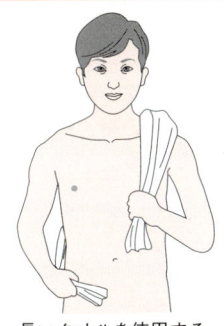

洗髪

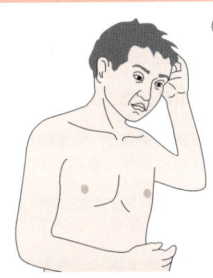 ①少し首を傾け、片方の上肢だけで洗髪を行う。	● 洗髪は両上肢を肩より高く上げるため、酸素飽和度が低下しやすい。

洗顔

①洗顔は息をはきながら行う。 ②繰り返し顔を洗う場合、呼吸を整え呼気に合わせて動作を行う。	● 洗顔の時に呼吸を止めているため酸素飽和度が低下しやすい。 ● 呼吸のペースを乱さないようにしながら、口すぼめ呼吸を行う。

湯船に入る

①休憩してから湯船に入る。 ②湯船の出入りは息をはきながらゆっくり行う。 ③安静時から脈拍が速い場合、心窩部くらいのまでの高さの湯に入るか、シャワー浴にする。 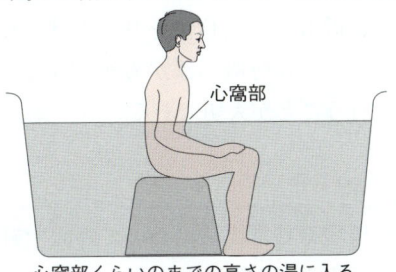 心窩部 心窩部くらいのまでの高さの湯に入る	● 身体を洗った後は酸素飽和度が低下しやすいので注意する。 ● 浴槽につかるために、立ち上がったり浴槽をまたいだりするため、酸素飽和度が低下しやすい。 ● 湯はぬる目にする。

表Ⅰ-5-9 つづき

手　順	確認事項とポイント
身体を拭く	
①浴室から出たら、脱衣場の椅子に座り休憩をとり呼吸を整える。 ②休憩の後、椅子に腰かけたまま身体を拭き、服を着る。	●冬場は暖房器具で脱衣場を暖めておく。 ●椅子に腰かけて休憩をとる際、バスローブを着用すると、湯冷めを避けることができる。また、バスローブはタオル地であるため水分を吸収し、身体を拭く動作を省略することができる。 **Point!** 早く着替えないと風邪をひくからと動作を急ぐと酸素飽和度が低下する。
入浴中	
①湯気で息苦しさを感じる場合、換気を行う。またシャワーをまめに止める。 ②湯船からお湯をくみ出す動作は息苦しさを増すため、シャワーを利用する。	**Point!** どうしても湯船のお湯をくむ場合、浴室に置く椅子を高めにすることで、楽に洗面器を持ち上げることができる。また湯船に蓋を置き、持ち上げた洗面器を一度おくことで休憩できる。

C. 痰喀出法（体位ドレナージ、スクイージング）

●痰の源である気道粘液は、防御機能、バリア機能、輸送機能をもち、生体にとって有益な機能を果たしているが、病的状態下で量的、質的に異常となると生体にとって不都合な影響が前面に出てくる。
●このような状態において、適切に痰が喀出されないことは苦痛を伴うとともに、呼吸器合併症につながる。

①目　的
●痰喀出困難による苦痛を緩和する。
●呼吸器合併症を予防し、呼吸機能の正常化を図る。

②必要物品
●聴診器、ティッシュペーパー、吸入器、指示された吸入薬。

③手　順
●痰を喀出するためには、末梢気道から中枢気道まで痰を移動させ、咳嗽により喀出すること

とが必要となる。
●痰喀出の方法を表Ⅰ-5-10に示す。　　（森菊子）

〈文献〉
神津玲（2002）．排痰法．磨田祐監修，基礎から学ぶ呼吸療法（pp.170-183）．メヂカルフレンド社．
三上正志（2005）．喀痰・咳嗽の病態生理．看護技術，51(9), 757-762.
菅原慶勇，高橋仁美，塩谷隆信（2003）．肺気量減少：拘束性換気障害．本間生夫監修，呼吸運動療法の理論と技術（pp.209-224）．メディカルビュー．
高尾ゆきえ（2002）．喀痰排出法．看護技術，48(5), 592-595.
寺師榮（2004）．呼吸理学療法　体位排痰法とスクイージング，エキスパートナース，20(5), 74-79.
植田能茂他（1998）．慢性肺疾患患者に対する理学療法．月刊ナーシング，18(10), 62-78.
鵜澤吉宏（2003）．排痰法．本間生夫監修，呼吸運動療法の理論と技術（pp.152-167）．メディカルビュー．

D. 呼吸困難の緩和

●呼吸は、運動、情動、気温、喫煙、薬物、腹部膨満などにより影響を受ける。
●患者の呼吸困難に影響している要因を軽減したり、呼吸の楽な体位を身につけるなど、少しでも患者の呼吸困難が緩和されるように援助を行うことが大切である。

①目　的
●生活環境や日常生活において呼吸困難に影響している要因を軽減する。

●呼吸困難の予防、呼吸困難が生じた時の対処方法を身につける。

②**手　順**
●環境の調整の仕方、呼吸運動を妨げない生活の仕方、呼吸の楽な体位について説明する(**表Ⅰ-5-11**)。

（森菊子）

〈文献〉
川邊利子(1998)．慢性肺疾患患者に対する作業療法．月刊ナーシング，18(10)，80-91．
日本呼吸管理学会呼吸リハビリテーションガイドライン作成委員会，日本呼吸器学会ガイドライン施行管理委員会，日本理学療法士協会呼吸リハビリテーションガイドライン作成委員会編(2003)．呼吸リハビリテーションマニュアル―運動療法．照林社．
日野原重明監修(1988)．基礎看護技術マニュアル(Ⅱ)．学習研究社．

表Ⅰ-5-10　体位ドレナージ、スクイージングによる痰喀出方法

手　順	確認事項とポイント
①呼吸音の聴診や胸部X線写真により痰の貯留している部位を確認する。 ②指示された吸入を実施する。 ③体位ドレナージ(図Ⅰ-5-6)：重力によって末梢気道から中枢気道に痰を移動させるため、痰の貯留している部位を上にした体位を10～15分維持する。	●痰の粘性が高い場合には、物理的手段のみでは効果的に痰を移動できないため吸入を行い、軟らかくする。

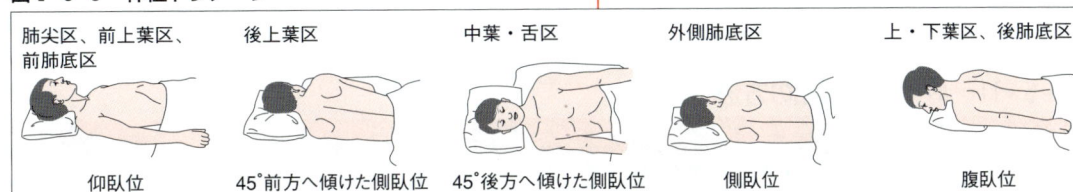

図Ⅰ-5-6　体位ドレナージ

肺尖区、前上葉区、前肺底区	後上葉区	中葉・舌区	外側肺底区	上・下葉区、後肺底区
仰臥位	45°前方へ傾けた側臥位	45°後方へ傾けた側臥位	側臥位	腹臥位

| ④**スクイージング**(図Ⅰ-5-7)：痰のある胸郭を呼気時に圧迫し、呼気流速を早めて痰の移動を促すとともに、次の吸気で大きな吸気量を得て、強い胸腔内陰圧を発生させ、閉塞気道を開通させる。
・痰の貯留している肺葉や肺区域に相当する胸郭に手を置く。
・手を置いた胸郭全体を、呼気時に、肋骨の動きの方向に圧迫する。吸気に移行したら圧迫を解除する。
・患者の呼吸状態や疲労の状態を確認しながら、3～5分実施する。 | ●肋骨骨折・胸骨骨折、未治療の気胸・血胸がある患者は禁忌である。
Point! 指を軽く広げ、手に重みをかけないよう、患者の胸郭に置く。
Point! 患者の呼吸を妨げないように、目と手で患者の呼吸を感じることが大切である。
●呼吸が速い時は、数呼吸に1回の割合で行う。
●肋骨の動きの方向に合わせて圧迫しないと、圧迫感を感じる。
●圧迫力は500ｇ以下で、痛みを感じないような圧で行う。
●声門を閉じ、腹筋を使用し胸腔内圧を高めることで、爆発的な呼気流速を生じる。
●胸部や腹部に手術創がある場合には、創部を保護して行う。 |

図Ⅰ-5-7　スクイージング

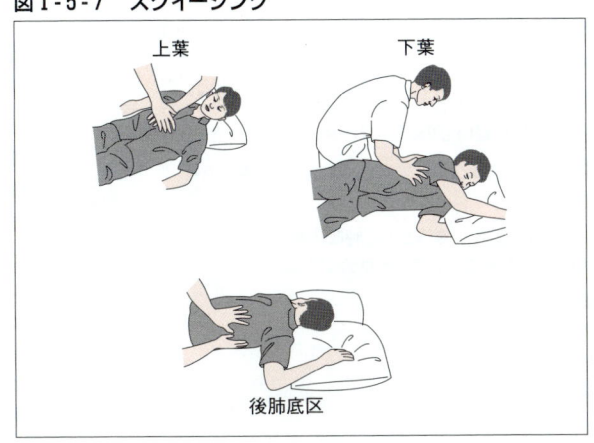

上葉　　　下葉

後肺底区

表Ⅰ-5-10 つづき

手　順	確認事項とポイント
⑤咳・ハッフィング：痰を喀出するためには、25m/秒の気流と1Lの肺活量が必要となる。 ・痰が絡んできたら、前傾坐位をとる。 〈咳〉 ・2〜3回深呼吸をした後に、ゆっくりと吸気を行い、1〜2秒息を止め、声門を閉じる。 ・息を止めた後に腹筋を使用して、一気に息を吐き出す。 〈ハッフィング〉 ・2〜3回深呼吸をした後に、ゆっくりと吸気を行い、声帯を開いたまま"ハッ、ハッ"と1、2回呼気を行う。 ⑥深呼吸をして呼吸を整える。 ⑦痰が出た場合には、痰の性状の確認と、呼吸音を聴診し、評価を行う。 ⑧終了後は患者の状態に合わせて休息を促す。 ⑨痰の量と性状を記録する。	●咳1回で約2kcal消費し、体力を消耗するため、連続的に行わず、呼吸を整えてから再度行う。

表Ⅰ-5-11　呼吸困難緩和の方法

方　法		内　容
環境の整え方	生活環境の呼吸への影響	・外気温が高くなると末梢血管が拡張して代謝が亢進し、換気量は増え呼吸数が増加する。 ・閉めきった室内に長時間いると空気中の酸素が少なくなり、二酸化炭素の割合が多くなり呼吸数が増加する。 ・乾燥した空気は気道を乾燥させ咳を誘発したり、痰が粘稠度を増して痰の喀出を困難にする。
	生活環境の整え方	・窓やドアを急に開けたりせず、細めにあけてゆっくりと時間をかけて換気を行う。 ・患者に直接かぜや冷気があたらないようにする。 ・暖房を使用する際は加湿器を用いて湿度を保つ。
呼吸運動を妨げない生活のし方	呼吸運動を妨げる要因	・腸内のガス貯留や便秘、食事の大量摂取は横隔膜の動きを制限する。また便秘のために努責することは酸素消費を増加し、呼吸困難につながる。 ・衣服による腹部・胸部の締めつけは横隔膜、胸郭の動きを制限する。 ・上肢を上げる動作、腹部を圧迫する動作、息を止める動作は胸郭の動きや横隔膜の動きを制限する。 ・上肢を使用した反復動作（歯を磨く、掃除機をかけるなど）は、動作を反復することでスピードが速くなり呼吸と合わなくなる。
	生活を調整する	・便通を整えたり、エネルギーの高い消化のよい食事を少量ずつ摂取する。 ・ゆるやかな衣類にしたり、掛け物を軽いものにしたり、呼吸が楽にできるようにする。 ・上肢を上げたり腹部を圧迫する動作が少なくなるよう動作方法を変えたり、呼気と動作の開始を合わせたり、動作スピードを落とす。
呼吸の楽な体位		・呼吸困難が生じた際に、落ち着いて呼吸を調節し、呼吸困難の状態からスムーズに回復できるようパニックコントロールの方法を身につけることが大切である。 ・呼吸を楽にする体位を表Ⅰ-5-12に示した。

表 I-5-12　呼吸を楽にする体位

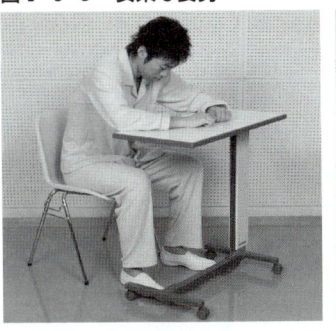

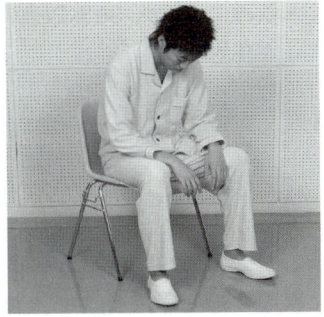

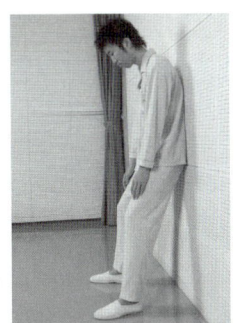

手　順	確認事項とポイント
①深呼吸を促す。 ②安楽な姿勢をとらせる（図 I-5-8）。 図 I-5-8　安楽な姿勢 ③衣類をゆるめる。 ④気持ちを落ち着かせる。 ⑤呼吸が落ち着いてきたら、呼吸困難の状態について本人に確認する。 ⑥どのような状況で呼吸困難が生じたのか、患者の状況が落ち着いてから聞き、対処方法を一緒に考える。 ⑦次に呼吸困難が生じた時には①〜④を実施し、自分で呼吸困難をコントロールできるという自信につなげていく。	●患者にとっての安楽な体位をあらかじめ確認しておく。 ●呼吸困難が生じた時には、浅い呼吸になりがちであるが、落ち着いて深い呼吸をすることを説明する。浅くて速い呼吸は、1回換気量が少なく、効率的なガス交換につながらない。

E. 在宅酸素療法

- 在宅酸素療法（home oxygen therapy：HOT）とは、高度慢性呼吸不全、肺高血圧症、チアノーゼ型先天性心疾患の人が、在宅で酸素療法を行うことである。

①目　的
- 在宅酸素療法患者が安心して、また安全に酸素療法を実施できる。
- **在宅酸素療法の適応**：高度慢性呼吸不全者の在宅酸素療法適応基準は表 I-5-13 のとおりである。

②必要物品
- 酸素供給器（酸素濃縮器、液体酸素、携帯用軽量酸素ボンベ）、鼻カニューレ、デマンドバルブ（呼吸同調酸素供給調節器）（表 I-5-14）。

表 I-5-13　在宅酸素療法適応基準

- 安静時動脈血酸素分圧 55mmHg 以下の人
- 安静時動脈血酸素分圧 60mmHg 以下で運動時・睡眠時に著しい低酸素血症をきたす人
- 医師が在宅酸素療法の必要性を認めた人

③手　順
- 液体酸素が使用できない県があるなど、わが国においては酸素濃縮器が主流である（表 I-5-15）。酸素濃縮器、携帯用酸素ボンベ、デマンドバルブ（いずれも帝人ファーマの機器）の使用方法を表 I-5-15、16 で説明する。機種により使用法が違うので説明書をしっかり理解することが大切である。

（森　菊子）

〈文献〉
芳賀敏彦．見てわかる呼吸リハビリテーション⑥「在宅酸素療法について」．帝人．
木田厚瑞・石原享介編(1997)．在宅酸素療法マニュアル．医学書院．
木村謙太郎他(1997)．在宅酸素療法：包括呼吸ケアをめざして．医学書院．
奥宮暁子・後関容子・坂田三允(2000)．日常生活に援助を必要とする人々の在宅ケア，生活調整を必要とする人の看護 2 (pp.8-97)．中央法規出版．
帝人(1997)．サンソセーバーⅡ・ウルトレッサ　操作早見表．

表 I-5-14　酸素供給器・酸素節約器の種類と特徴

種類	特徴
●酸素濃縮器 電源 流量調整つまみ 酸素取り出し口 加湿器 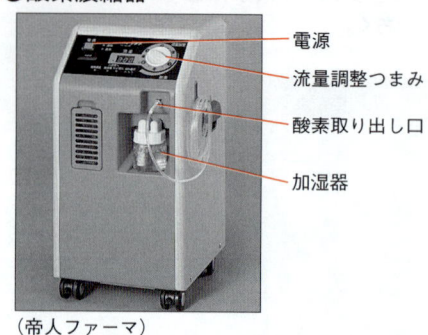 （帝人ファーマ）	原理：電力により大気から窒素を除去する。 ・電気により連続して稼働できるが、停電すると作動しない。 ・操作が簡単で安全性が高いが、騒音、熱が発生する。 ・機種によるが、90％以上の酸素濃度を供給でき、最大7L/分が可能である。
●液体酸素 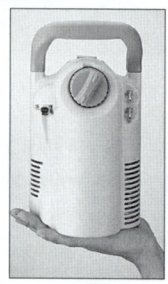 子器　親器 （タイコヘルスケア・ジャパン）	原理：−183℃で酸素を液体の状態に保って保存する。 ・必要な時に親器から子器につぎ足すことができる。 ・外部電力を必要としないため、熱の発生がない。 ・使用していない状態でも蒸発による損失がある。 ・親器から子器に充填する際に、低温による火傷を生ずるおそれがある。
●携帯用軽量酸素ボンベとデマンドバルブ 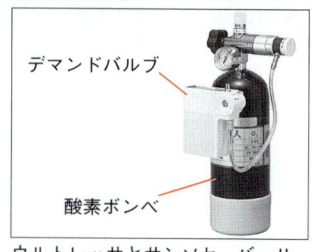 デマンドバルブ 酸素ボンベ ウルトレッサとサンソセーバーII （帝人ファーマ）	・緊急バックアップ用、携帯用として用いる。 ・吸気初期を感知するセンサーのついたマイクロコンピュータで吸気時間を予測し、酸素をその吸気初期のみに放出する。 ・酸素消費量を1/3〜1/4に減らすことができる。 ・睡眠時や会話時など呼吸が間欠的に止まる時には酸素を供給できない。アラームが鳴る。

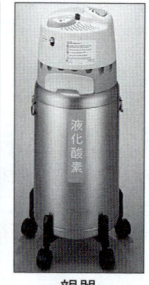

表 I-5-15　酸素濃縮器使用の手順

手順	確認事項とポイント
1．患者が在宅酸素療法の必要性についてどのように理解しているか確認する。	●酸素療法を実施しなければいけなくなった状態についての受け入れがなかなかできない場合があるため、患者の心理状態に注意する。
2．酸素濃縮器の使用方法について説明する。 ①酸素濃縮器とは、電力を使用して空気中から必要な酸素を取り出す機械であるとともに、停電時には使用できないので、携帯用軽量酸素ボンベに切り替える必要があることを説明する。	●停電時に備えて、予備の酸素ボンベを準備する必要性を意識づける。

表Ⅰ-5-15　つづき

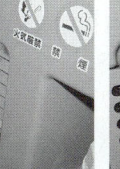

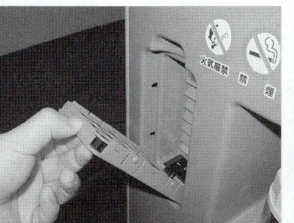

手　順	確認事項とポイント
②酸素濃縮器の設置場所を検討するために、生活環境を聞く。直射日光を避けた場所、設置する壁から15cm以上離れた場所、火気より2m以上離れた場所での設置が適切であることを説明し、酸素業者と相談した上で決定するよう説明する。 ③酸素濃縮器のプラグをコンセントにさす。 ④電源を入れる。 ⑤流量を設定する。安静時、体動時、睡眠時の流量が違う場合が多いので、そのつど設定を変える必要性を説明する。	**Point!** 流量の変更を忘れがちとなるので、変更ができているか確認する必要がある。 **Point!** 流量変更が混乱をきたす場合は医師と相談する。
⑥酸素取り出し口に鼻カニューレを接続する。 ・鼻カニューレの先端を手のひらなど皮膚の敏感な部分に当て、酸素が流れているか確認する。酸素が流れていないと感じたら、鼻カニューレを水の中に入れてみて、ぶくぶくと泡が出たら酸素が流れている。しかし、泡が出ない場合には以下の原因が考えられるので確認する。これらに問題がなければ、酸素業者に連絡することを伝える。 　・鼻カニューレの屈曲 　・鼻カニューレに穴が空いている 　・加湿器やコネクターのゆるみ 　・コンセントのはずれ ⑧酸素濃縮器から携帯用軽量酸素ボンベに切り替える際には、酸素ボンベの準備をした上で酸素濃縮器の電源を切る。	●鼻カニューレに延長チューブをつけて最大20mまで延長可能であるが、大多数の患者で日常生活に必要なチューブの長さは10mと言われている。長すぎるととぐろを巻いたりして不便になるのであまり長すぎないようにすることを説明する。 ●鼻カニューレは1〜2か月くらいで交換する。
3．酸素濃縮器の手入れの方法について説明する。 ①フィルターは毎日掃除機で、ほこりを吸引し、週に1回中性洗剤を入れたぬるま湯で洗浄する（図Ⅰ-5-9）。 ②加湿器には滅菌精製水を使用し、少なくとも1週間に1回は更新する。	●呼吸器感染を予防するために機器を常に清潔にしておくことの必要性を説明する。

図Ⅰ-5-9　フィルター、加湿器の手入れ

フィルター　　　　　　　加湿器

（帝人ファーマ）

表Ⅰ-5-16　携帯用酸素ボンベおよびデマンドバルブ使用の手順

手　順	確認事項とポイント
①携帯用軽量酸素ボンベおよびデマンドバルブの使用方法について説明する。 ・その人の生活に合わせ、外出時だけでなく、入浴時、階上での作業に用いると便利であることを伝える。 ・酸素残量を確認する（図Ⅰ-5-10）。 図Ⅰ-5-10　酸素残量と交換のめやす 緑の範囲　　　赤い範囲 針が赤い範囲にきたらボンベを交換する ・デマンドバルブの酸素出口ノズルに鼻カニューレを取り付ける。 ・酸素供給モード切替レバーを「同調」に設定する（図Ⅰ-5-11）。 ・デマンドバルブの電源を入れる。 ・デマンドバルブの流量を設定する。 図Ⅰ-5-11　デマンドバルブ表示部・操作部 吸気異常確認ランプ　　酸素供給モード切替レバー 処方流量変更スイッチ 吸気確認　元栓警報付　TEIJIN　サンソセーバーⅡ　流量L/分　同調　連続 電源　電池 電源スイッチ　電池残量表示　設定流量表示　酸素出口ノズル ・処方流量設定ダイアルの緑色の●印に設定する（図Ⅰ-5-12）。 図Ⅰ-5-12　処方流量設定ダイアル このように ・酸素ボンベのバルブをゆっくりと少し（1／2回転くらい）開ける。 ・鼻カニューレを装着して酸素を吸入する。	●定期的に酸素業者が交換してくれるが、外出時、停電時などのために酸素ボンベの予備を意識し、3本くらい準備しておく。 ●デマンドバルブの万一の故障、電池切れの時は、「連続」に切り替える。 ●デマンドバルブの予備の電池を用意しておくことも大切である。

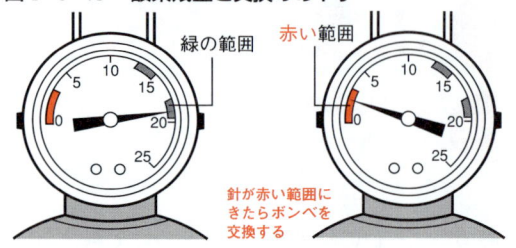

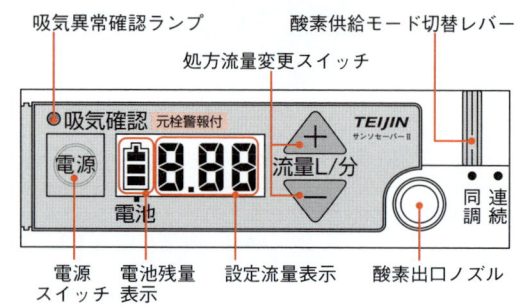

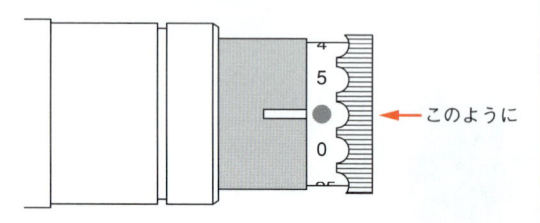

ウルトレッサとサンソセーバーⅡ（帝人ファーマ）を使用

表Ⅰ-5-16　つづき

手　順	確認事項とポイント
・呼吸に合わせて流視計の赤玉が上下して酸素が出ていることを確認する（図Ⅰ-5-13）。	●デマンドバルブは、30秒以上吸気を検知しないとアラームが鳴る。
図Ⅰ-5-13　流視計	
・酸素ボンベの使用を終了し、酸素濃縮器に切り替える際には、酸素濃縮器の準備をしてから、デマンドバルブの電源を切り、酸素ボンベのバルブを閉める。	●酸素ボンベを使用しない時は必ずバルブを閉める。
・酸素吸入中、酸素ボンベ交換時は火気の２m以内に近づかないことを説明する。	

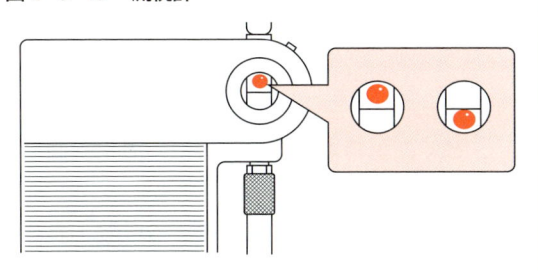

ウルトレッサとサンソセーバーⅡ（帝人ファーマ）を使用

I 慢性期・回復期の看護技術：ケアの技術

6. 体液・栄養ケア

片岡優実／貞永美里／添田百合子／織田浩子

1 経管栄養法

● 経管栄養法とは、経口摂取が困難な患者に行う栄養法の1つである。

①目 的
● 経口摂取が困難もしくは不十分な患者の栄養補給をする。
● 食物ではなく、栄養剤によって消化管の安静と保護をしながら栄養補給をする。
● 生理的な消化・吸収機能を維持しながら栄養補給をする。

②適応・利点
● 以下のような疾患、状態に適応となる。
  ・口腔外科系術後や脳神経障害などにより嚥下障害がある場合。
  ・炎症性腸疾患（クローン病、潰瘍性大腸炎）など で、腸管の安静を保つための栄養剤（成分栄養剤）の投与が必要な場合。
  ・放射線腸炎や慢性膵炎による吸収不良症候群で、消化吸収機能が低下しているため栄養剤の必要な場合。
● 経腸栄養の利点としては以下のようなことが挙げられる。
  ・生理的な経路であり腸管の機能が保たれ、バクテリアトランスロケーション*の予防になる。
  ・静脈栄養にくらべて費用が安い。
  ・手技、管理が容易である。
  ・患者自身もしくは家族がチューブを挿入して在宅で行うことができ、早期退院、家庭での生活、社会復帰が可能となる。

*バクテリアトランスロケーション：長期間、腸管内に栄養が注入されないと、腸管の粘膜が萎縮し透過性が亢進して、腸内細菌や毒素が全身に侵入してしまう現象。

③投与経路の種類
● 投与経路としては、経鼻、胃瘻、空腸瘻があ

図 I-6-1　経管栄養ルートとPEG

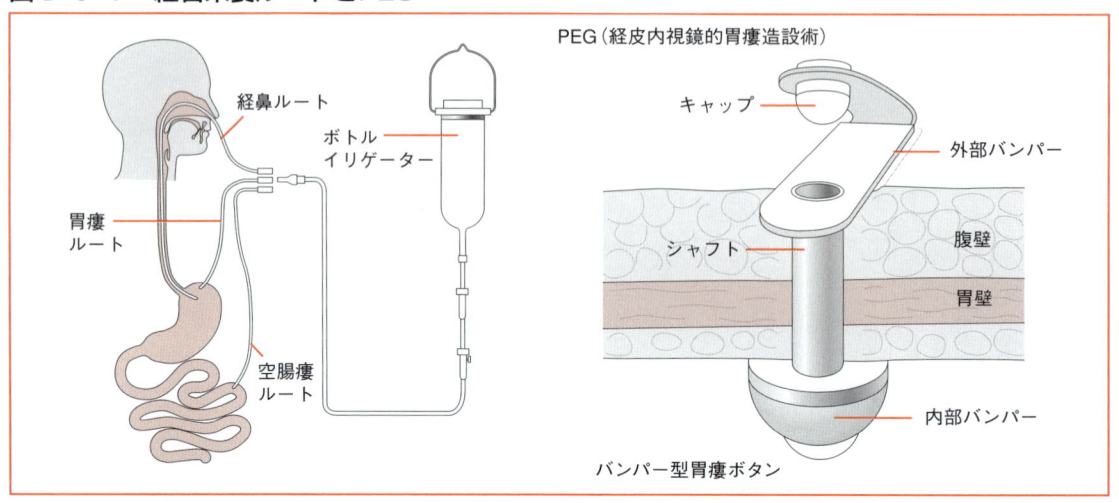

る(図Ⅰ-6-1)。
- 経鼻法は、経鼻的に挿入したチューブから胃、十二指腸などの消化管内へ栄養剤を注入するものである。
- 胃瘻は、胃内視鏡により経皮的に胃に瘻孔を造設し、チューブを留置し(経皮内視鏡的胃瘻造設術(PEG、図Ⅰ-6-1))、これにルートを接続して栄養剤を注入するものである。
- 経管栄養剤の種類と特徴を表Ⅰ-6-1に示した。
- 使用する栄養剤は、腸管の消化吸収機能により適したものを選択する。
- 腸管の機能が回復するにしたがって、食品に近い半消化態→濃厚流動食へと食事に近いものの摂取が可能となる。
- 保険適用として医薬品に分類されるものは、成分栄養剤、消化態栄養剤、および半消化態栄養剤の一部である。これらは医師の処方によって薬品として提供される。
- 食品に分類されるものは、半消化態栄養剤の一部、天然濃厚流動食であり、これらは普通の食品と同様に患者自身で購入するものである。

④経管栄養法の技術

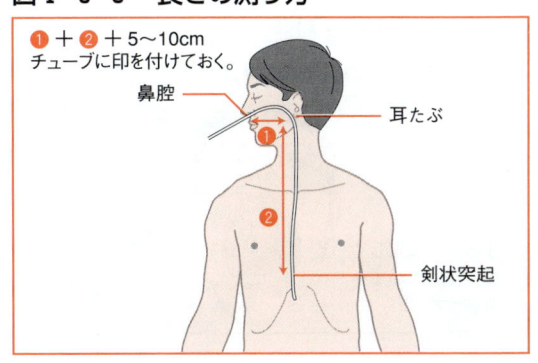

a)経鼻チューブの挿入方法

- **必要物品**：経鼻チューブ、ゴム手袋、固定用テープ、はさみ、潤滑剤(キシロカイン®ゼリーなど)、処置用シーツ、ガーグルベースン、聴診器、注射器、ガーゼ、ライト(懐中電灯)。
- **準備**
  - チューブを固定するテープをカットしておく(図Ⅰ-6-2)。
  - チューブが胃へ到達するまでの長さをはかっておく(図Ⅰ-6-3、成人の場合40～50cm程度)。
  - チューブ挿入の手順を表Ⅰ-6-2に示す。

b)栄養剤の投与方法

- **必要物品**：栄養剤(粉末の場合は溶解用微温湯と計量カップ)、経管栄養セット(イリゲーターと接続用チューブセット、もしくは一体型バッグとチューブのセット)、注射器、聴診器。
- **準備**：経管栄養剤は、室温程度にして投与する。

表Ⅰ-6-1　経管栄養剤の種類と特徴

	成分栄養剤	消化態栄養剤	半消化態栄養剤	天然濃厚流動食
消化	消化された状態	消化された状態	ある程度消化された状態	栄養素は消化されていない状態
適応	消化吸収機能に障害がある場合	消化吸収機能に障害がある場合	消化吸収機能に障害がある場合	消化吸収機能に問題がない場合
商品名	エレンタール エレンタールP	エンテルード ツインライン	クリニミール、エンシュアリキッド ラコール	
保険適用	医薬品			食品

図Ⅰ-6-2　テープの切り方

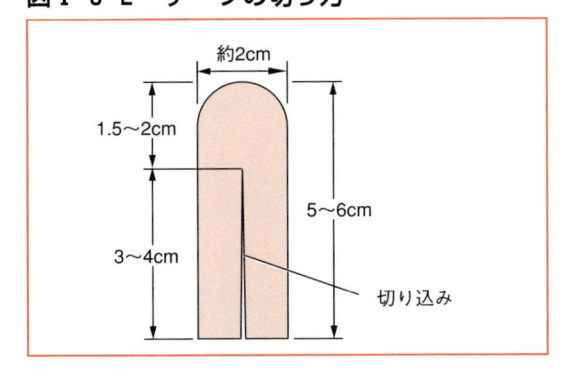

図Ⅰ-6-3　長さの測り方

表Ⅰ-6-2　経鼻チューブの挿入手順

手　順	確認事項とポイント
①患者に経鼻栄養の目的と方法を説明する。 ②ベッドをギャッジアップしてセミファーラー位にする（図Ⅰ-6-4）。 図Ⅰ-6-4　セミファーラー位 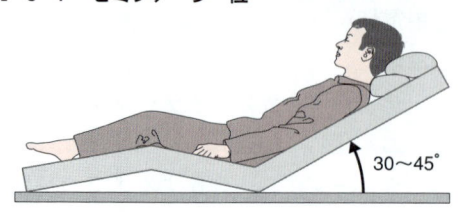 ③嘔吐反射で嘔吐するおそれがあるので、処置用シーツを肩から胸のあたりにかけ、近くにガーグルベースンを用意しておく。 ④チューブに潤滑剤を塗布し、患者の顎をやや挙上し、鼻腔よりゆっくりチューブを挿入する（図Ⅰ-6-5、6）。 図Ⅰ-6-5　チューブ挿入 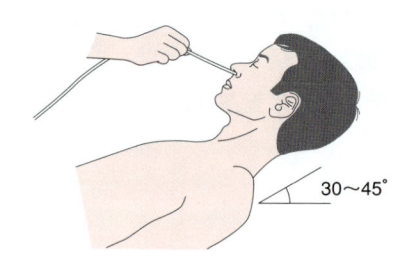 ⑤患者にチューブが咽頭に達したら手をあげてもらうなど合図してもらい、頭をやや下げ気味にして、チューブを嚥下するよう、患者に「ごっくん」と声をかける。 ⑥患者の嚥下のタイミングに合わせて、さらにチューブを挿入し、図Ⅰ-6-3で印をつけたところまで挿入する。 ⑦ライトで口腔内を照らし、チューブが咽頭でとぐろをまいていないか、正しく挿入されているか確認する（図Ⅰ-6-7）。 図Ⅰ-6-7　挿入の口腔での確認 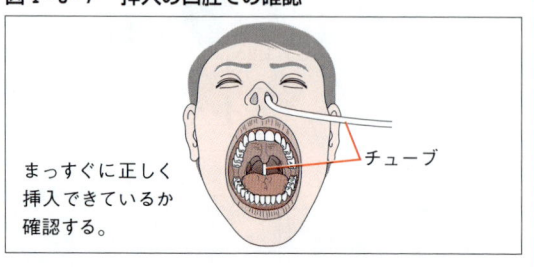	●上半身を挙上して、気管への流れこみを防止し、胃からの逆流を防いで誤嚥を防止する。 ●頭部をやや挙上すると、咽頭と食道が一直線になり、挿入しやすくなる。 図Ⅰ-6-6　チューブ挿入時の解剖図（頭部の側面から） ●咽頭にチューブが達したときに、嚥下反射を起こしやすいが、あわてずに一休みして、落ち着かせてから、嚥下を開始する。 ●声をかけて患者の嚥下のタイミングに合わせるようにする。 ●まっすぐチューブが咽頭を通過していればよい。

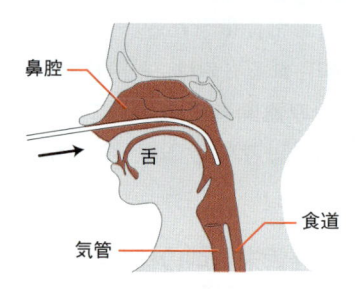

表Ⅰ-6-2 つづき

手　順	確認事項とポイント
⑧チューブが胃内に入ったら、テープで頰のあたりで仮固定をする。図Ⅰ-6-8の①もしくは②のいずれかの方法でチューブが胃内に正しく挿入されているか確認する。	図Ⅰ-6-8　胃内の挿入の確認 ①胃液吸引 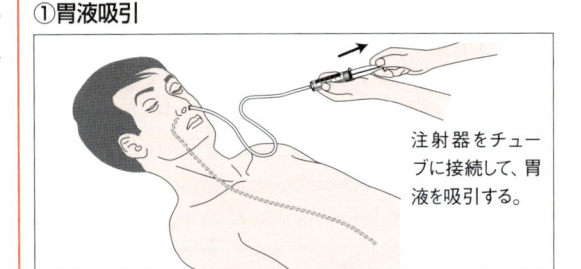 注射器をチューブに接続して、胃液を吸引する。 ②聴診 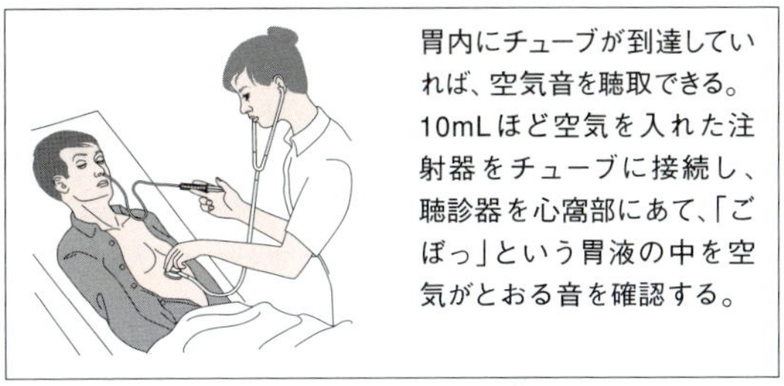 胃内にチューブが到達していれば、空気音を聴取できる。10mLほど空気を入れた注射器をチューブに接続し、聴診器を心窩部にあて、「ごぼっ」という胃液の中を空気がとおる音を確認する。
⑨潤滑剤が鼻腔の周囲についていれば、きれいに拭き取る。チューブが抜けないように外鼻口の近くにテープで固定する。	●経鼻栄養チューブの固定の仕方で、鼻翼の皮膚がただれないようにする固定方法がある（図Ⅰ-6-9）。 図Ⅰ-6-9　エレファントノーズ型の固定 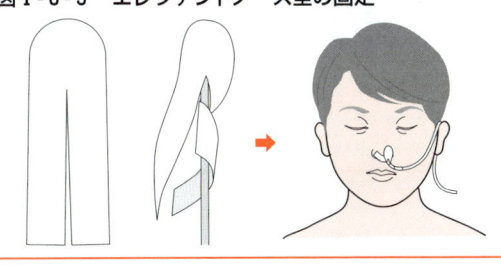

●**栄養剤投与の手順**：栄養剤投与の手順を表Ⅰ-6-3に示す。

⑤胃瘻の場合の注意点

- 胃瘻周囲の皮膚発赤、炎症、潰瘍などがないか確認し、清潔に保つ。
- 注入開始時、胃瘻からのもれがないか、確認する。
- 入浴は可能であるが、瘻孔が形成されるまで（挿入術後2週間程度）は防水フィルムを貼り、入浴後は消毒およびガーゼ交換をする。
- 瘻孔形成後はやわらかいガーゼなどで汚れを拭き取り、清潔に保つ。

⑥長期にわたる経管栄養時の注意

a）口腔ケア

- 経口摂取をしていない場合、唾液の分泌が少ないため、口腔内の浄化作用が低下し、細菌繁殖しやすい状態になっている。細菌が気管へ入ると誤嚥性肺炎につながる。少なくとも1日1〜2回の口腔ケア（歯磨き、舌苔の除去）を行う。

b）下痢・便秘の予防

- **下痢**：栄養剤の濃度、注入速度、温度に注意して調整する。そのために、急に濃度を上げない、いきなり大量投与をしない、冷

表Ⅰ-6-3　栄養剤投与の手順

手　順	確認事項とポイント
準　備 ①イリゲーター（もしくはバッグ）へ経管栄養剤を入れ、ルートを栄養剤で満たし、クレンメでとめておく。 ②患者を坐位、またはファーラー位にする。 ③チューブが胃内に入っていることを確認（方法は前述）したのち、チューブを接続する。 （図：経鼻チューブ、イリゲーター、経管栄養剤、点滴筒、クレンメ、経管栄養セット） ④クレンメを開いて注入を開始する。注入速度は原則として医師の指示に従う。 ⑤注入中は、腹部膨満感、悪心、嘔吐、下痢、ダンピング症状の有無を観察する。 ⑥注入が終了したら、経管栄養セットをはずす。 ⑦経管チューブ内に残った栄養剤を注射器で10〜20mLの微温湯を注入して流し入れる。 ⑧終了後、患者を30〜60分は坐位、ファーラー位にして逆流を防ぐ。 ⑨使用後の経管栄養セットは、台所用洗剤で洗浄する。	●以前は栄養剤を温めて準備することが勧められていたが、実際、温めてもチューブ内を流れる間に温度が室温程度に低下してしまうことが明らかになっている。 ●あえて温める必要はないが、冷蔵庫に保存していた場合など、冷たいままでは下痢の原因となるので、室温程度に戻してから投与する。 ●消化態栄養剤の場合、一般的には20〜30mL/時から開始し、最高速度は100mL/時までとする。 ●投与時には、経管栄養による合併症として下痢に注意が必要である。下痢を起こさないようにするためには、適切な注入速度、栄養剤の濃度、温度とすることがポイントである。 **Point!** 経管栄養セットに栄養剤が残ったままにすると、細菌が繁殖してその菌が胃腸に注入されて下痢を起こす場合がある。チューブとバックの清潔管理にも注意する。同じセットを繰り返し使用する場合は、0.01％次亜塩素酸ナトリウム（ミルトン®）に浸して消毒する。

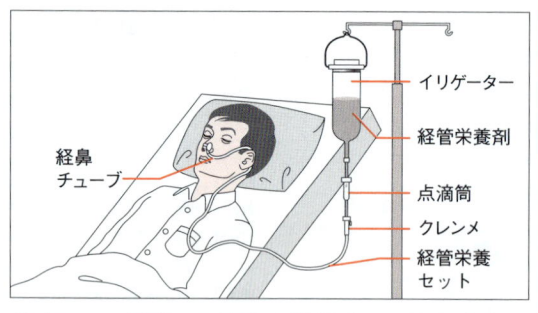

えたまま投与しない。チューブとバックの清潔に注意する。
- **便秘**：水分の不足、腸蠕動が低下しすぎると起こる。水分を十分に摂取する。栄養剤を不溶性繊維入りのものにする。医師の指示に従い、緩下剤を使用する。

c）適切な栄養剤の選択
- 栄養状態および消化吸収機能のアセスメントをして、その人の状態に適した栄養剤が選択されているか確認する。

（片岡優実）

2　浮腫のケア

- 浮腫とは、水とNa（ナトリウム）の代謝異常によって、組織間液が異常に貯留した状態のことである。
- 浮腫は、さまざまな要因がある。
- 浮腫のケアを行うにあたり、浮腫の要因から浮腫の種類を理解することが必要である。

①浮腫の種類
- 浮腫の種類は、浮腫の要因によって2種類（全身性浮腫と局所性浮腫）に大別される（表Ⅰ-6-4）。
- 全身性浮腫は、腎臓やホルモンバランスの変

表 I-6-4 浮腫の分類

分類		要因
全身性浮腫	心性浮腫	うっ血性心不全
	腎性浮腫	急性腎炎、ネフローゼ症候群、急性・慢性腎不全
	肝性浮腫	肝硬変
	栄養性浮腫	消化器疾患、低蛋白血症
	内分泌性浮腫	甲状腺機能低下症、月経前浮腫、クッシング症候群
	妊娠性浮腫	妊娠高血圧症候群
	薬剤性浮腫	ホルモン剤、非ステロイド抗炎症薬、降圧薬
	特発性浮腫	
	その他	
局所性浮腫	麻痺性浮腫	
	静脈性浮腫	静脈瘤、静脈血栓症
	リンパ性浮腫	フィラリア、癌のリンパ節転移
	アレルギー性浮腫	
	血管神経性浮腫	
	炎症性浮腫	
	その他	

古村美津代(2006). 浮腫のみられる高齢者のケアで気をつけることは何ですか?. 中島洋子編著, ポケット版こんなときどうする? 高齢者ケア(p.14). 照林社. より一部改変して引用

表 I-6-5 浮腫の身体各部および全身の観察

項目	内容
●皮膚および皮下の変化を観察する(圧窩の確認、弾力性低下、皮膚線条、浮腫感覚、皮膚温低下、乾燥など)。 **浮腫の見方(脛骨部位の場合)** 指で押すとへこみができる(圧窩)　←圧窩	・体内水分が組織間隙へ移動することによって皮膚の弾力性が低下し乾燥する。 ・末梢血液循環障害があれば、皮膚温の低下がみられる。 ・皮下の浮腫は、その部分を軽く指で10秒程度押すとへこみができ(圧窩)、確認できる。 ・全身性浮腫の場合は、脛骨や胸骨部の皮膚のように、皮膚の真下に骨がある部分を押すと浮腫の存在がわかる。重力の影響で、起床時は顔や眼瞼、坐骨から外陰部、大腿内側に生じやすいが、夕方には脛骨踝や腓骨踝の後部に生じやすい。
●体重測定を行い、体重増加の有無を観察する。	・体内水分貯留によって、体重増加がみられる。
●尿の量・回数や、蛋白尿などの尿性状の変化を観察する。	・1回尿量や回数の減少、1日尿量の減少などがみられる。腎性浮腫では、蛋白尿の出現がみられる。
●全身倦怠感や脱力感の有無を観察する。	・低蛋白血症による低栄養状態、あるいは有効循環血液量減少による脱水がある場合に生じる。
●血圧測定を行い、血圧上昇の有無を観察する。	・体内水分貯留によって循環血液量が増加し、高血圧となりやすい。
●運動障害の有無を観察する。	・浮腫の増強により、四肢の可動制限が起こってくる場合がある。
●気分不快(不快感やイライラなど)の有無を観察する。	

化によって生じる。心性浮腫、腎性浮腫などがある。
●局所性浮腫は、主として末梢の毛細血管レベルの障害によって生じる。静脈性浮腫、リンパ性浮腫などがある。

②浮腫のケア
●浮腫のケアは、浮腫の分類(例えば、リンパ性浮腫など)によって異なる。
●浮腫の生じている身体各部および全身状態の観察を行う。
●浮腫の症状に対して、症状緩和や悪化予防の

表 I-6-6 浮腫の症状緩和と悪化予防のケア

項　目	内　容
●安　静	・安静は、心臓への負担を軽減し有効循環血液量を増大させる。有効循環血液量の増大は、腎臓への負担を軽減し、アルドステロンの分泌を抑制する。 ・安静度の決定は、浮腫の原因である基礎疾患によって判断される。
●食事療法（塩分制限、水分制限、蛋白制限など）	・浮腫が生じている場合は、塩分摂取が必要となる。尿量低下がある場合などは、飲水量を尿量程度に制限する。 ・腎臓性浮腫のように、高度蛋白尿から低蛋白血症となり浮腫が生じている場合には、蛋白質の摂取を控えることが必要である。
●保　温	末梢血液循環改善のため、室温や衣服の調整によって保温に努める。
●皮膚の清潔と保護	浮腫の生じている部位の皮膚は薄く、傷つきやすい。乾燥しやすく、皮膚のバリア機能が低下しているため、清潔に努めることが大切である。
●しめつけや圧迫を避ける	リンパ性浮腫、静脈性浮腫などでは、マッサージ療法（リンパドレナージ）や弾性ストッキングなどを用いた圧迫療法が効果的であるが、全身性浮腫では逆に悪化を招く危険性があり行わない。
●便通の調整	浮腫は消化管にも現れるため緩下剤を用いた排便コントロールも必要である。
●薬物療法の管理	利尿薬の使用時は低K血症などの電解質バランスがくずれやすいため、正しい与薬と観察が必要である。

ためのケアを行う。
● 浮腫の身体各部および全身の観察について表 I-6-5 に示す。
● 浮腫の症状緩和と悪化予防のケアについて表 I-6-6 に示す。

（貞永美里）

〈文献〉
古村美津代（2006）．浮腫のみられる高齢者のケアで気をつけることは何ですか？．中島洋子編著，ポケット版こんなときどうする？高齢者ケア（p.14）．照林社．
尾岸恵三子・遠藤和子編（2003）．むくみ・浮腫．腎臓病のある生活とナーシング．（pp.44-57）．医歯薬出版株式会社．
髙木永子監修（1985）．浮腫．看護過程に沿った対症看護―病態生理と看護のポイント（pp.370-385）．学習研究社．

③ 脱水の予防と対処

● 脱水とは、なんらかの理由で、体重の60％を占める体液量（表 I-6-7）が不足する状態をいう。
● 体液の組成・量のバランスが崩れて脱水に陥ると、生命活動に支障をきたす。
● 脱水には、体液中の水分のみが欠乏して体液が高張となる「高張性脱水」と、水分・電解質を喪失し水分のみを補給した時に、主に体液中のNa（ナトリウム）が欠乏して体液が低張となる「低張性脱水」、水分とNaともに等しく欠乏している「等張性脱水」の３つのタイプがある。

①脱水のアセスメント
● 目的：水・電解質の状態を評価し、脱水の徴候を早期発見する。
● 手順：脱水のアセスメントの手順を表 I-6-8 に示す。

②脱水の予防と脱水のある人への援助
● 目的：脱水を予防し、脱水が起こっている場合は改善を図る。
● 手順：脱水のケアの手順を表 I-6-11 に示す。

（添田百合子）

〈文献〉
日野原重明（2002）．刷新してほしいナースのバイタルサイン技法―古い看護から新しい臨床看護へ（p.140-149）．日本看護協会出版会．
小板橋喜久代，阿部俊子（2004）．エビデンスに基づく症状別看護ケア関連図（p.80-89）．中央法規出版．
山門實編（2004）．JJNブックス，ナースのための水・電解質・輸液の知識，第２版．医学書院．
矢野理香（1999）．ナーシングレクチャー―水・電解質・内分泌系の異常と看護（p.40）．中央法規出版．

表 I-6-7 体液の組成

体液		体液量（％体重）
細胞内液		40％
細胞外液	血漿（リンパ含む）	5％
	間質液（組織液）	15％
全水分量		60％

表Ⅰ-6-8 脱水のアセスメントの手順

手　順	確認事項とポイント
①脱水の要因を把握する。 ②水・電解質の異常な喪失の有無を把握し評価する（図Ⅰ-6-10、表Ⅰ-6-5、9、10参照）。 ・身体の状態（自覚症状・他覚症状） ・検査データ ・水分出納バランス（図Ⅰ-6-11） ・つまみ試験（ツルゴール反応、図Ⅰ-6-12） 　方法と評価：患者の胸骨状の皮膚または前腕をつまみあげて放し、皮膚がもとの状態にもどるまでの時間を観察する。通常は数秒で元にもどるが、脱水があると10〜20秒皮膚のしわができたままになる。	●脱水の主な原因 ①意識障害や嚥下障害など体の調子が悪くて水分摂取ができない場合（水分の摂取不足）。 ②発熱や嘔吐・下痢、多尿、暑さ、激しい運動などで体液を喪失する場合（水分と電解質の喪失）。 ●脱水のタイプ（高張性脱水、低張性脱水）により、起こってくる症状や対処法が異なる。 ●脱水のタイプの判断では血漿Naに着目する。

図Ⅰ-6-10　水・電解質の判断または早期発見のための情報収集の視点

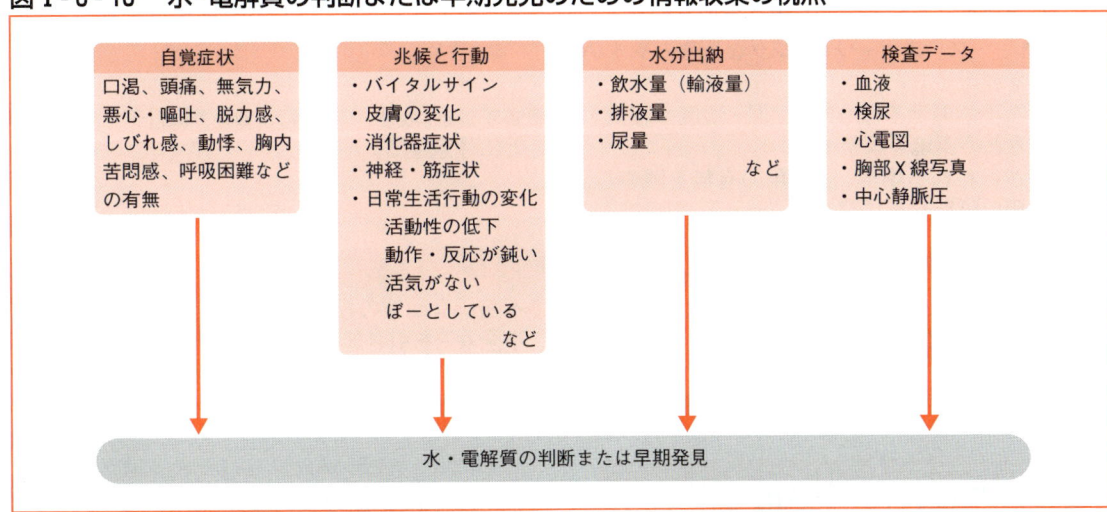

自覚症状
口渇、頭痛、無気力、悪心・嘔吐、脱力感、しびれ感、動悸、胸内苦悶感、呼吸困難などの有無

兆候と行動
・バイタルサイン
・皮膚の変化
・消化器症状
・神経・筋症状
・日常生活行動の変化
　活動性の低下
　動作・反応が鈍い
　活気がない
　ぼーとしている
　など

水分出納
・飲水量（輸液量）
・排液量
・尿量
など

検査データ
・血液
・検尿
・心電図
・胸部X線写真
・中心静脈圧

→ 水・電解質の判断または早期発見

矢野理香（1999）．ナーシングレクチャー——水・電解質・内分泌系の異常と看護(p.40)．中央法規出版．より引用

表Ⅰ-6-9　脱水の種類と評価

	高張性脱水	低張性脱水
血漿Na	上昇 （血漿Na＞150mEq/L）	低下 （血漿Na＜130mEq/L）
尿量	乏尿	末期まで正常
尿比重	高い	低い
尿中Na排泄	あり	ない（アジソン病以外） または少ない
ヘマトクリット値	進むと軽度上昇	上昇
血漿尿素窒素	軽度上昇	上昇
血圧	正常	低下
頭痛	ない	ある
口渇	ある	ない

表Ⅰ-6-10　脱水のタイプと対処

	高張性脱水	低張性脱水
対処	●欠乏量に相当する水分を補給 ●経口摂取への援助 ●余計な不感蒸泄を減らす	●欠乏量に相当する水分およびNaを補給（食塩水の経口摂取、生理的食塩液またはリンゲル液の輸液：医師の指示による）
対処	●輸液管理	
評価	●In・Out、水分出納、検査データ ●つまみ試験 ●自覚症状・他覚症状など	

図 I-6-11　水分出納

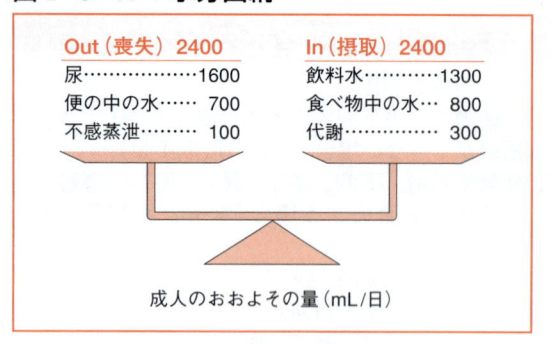

Out（喪失）2400
尿 ………………… 1600
便の中の水 …… 700
不感蒸泄 ……… 100

In（摂取）2400
飲料水 ………… 1300
食べ物中の水 … 800
代謝 …………… 300

成人のおおよその量（mL/日）

図 I-6-12　つまみ試験

つまんだ部分が脱水があると10〜20秒しわができたままになる。

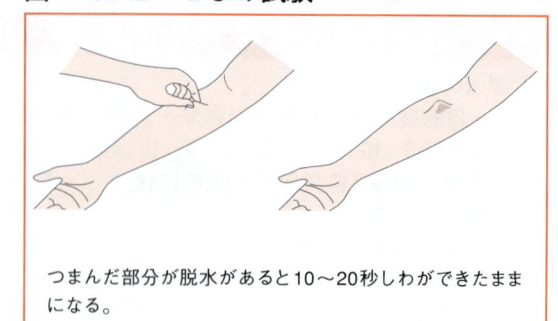

表 I-6-11　脱水のケアの手順

手　順	確認事項とポイント
1　脱水の予防	
①経口摂取への援助：経口摂取が可能な場合は、水分摂取の必要性を説明し水分摂取を促す。お茶、ジュース、スポーツドリンクなど飲みやすいものを利用する。 ②余計な不感蒸泄を減らす：室温・湿度や寝具・寝衣などの環境を調整する。 ③輸液が行われる場合：副作用の有無を観察し、副作用の早期発見に努める。	●患者と相談して水分摂取の計画を立てる（心不全・腎不全などがある場合は医師に相談）。 ●必ずしも「脱水→輸液による水補給」ではないことに注意する。
2　脱水への対処	
①脱水が起こっている場合は、そのタイプを見極めて適切に対処する（表 I-6-9、10）。	●不適切な輸液の投与は、低張性脱水、浮腫や心不全などを引き起こすため注意が必要である。

4　膀胱留置カテーテル

●膀胱留置カテーテルには、経尿道的に留置されるものと、恥骨上から経皮的に留置される膀胱瘻とがある。ここでは一般的に行われている経尿道的膀胱留置カテーテルについて説明する。

●**目的**：経尿道的にカテーテルを膀胱内に挿入し、膀胱に貯留した尿を持続的に排泄させる。

●**適応**：膀胱留置カテーテルの適応には**表 I-6-12**のようなものがある。

●**必要物品**：フォーリーカテーテル（12〜20Fr）、閉鎖式蓄尿バッグ、滅菌手袋、滅菌鑷子、滅菌トレイ、滅菌ガーゼ、消毒用綿球（10%ポビドンヨード）、潤滑剤（ワセリン、キシロカイン®ゼリーなど：キシロカイン®ゼリーを使用

表 I-6-12　膀胱留置カテーテルの適応

・前立腺肥大症や尿道狭窄などによる尿道の閉塞がある場合
・神経因性膀胱による多量の残尿がある場合
・排尿により陰部の汚染が予測される場合
・泌尿器科的手術や泌尿器周囲の手術・処置が行われる場合
・術後、検査および処置などによって身体安静保持が必要とされる場合
・重症患者において、時間ごとの精密な尿量測定や水分出納管理が必要な場合

する場合はショックを起こすことがあるので注意して使用）、注射器、滅菌蒸留水（5〜30mL）、膿盆、固定用絆創膏、処置用シーツ、タオルケット・バスタオル。

●最近では、カテーテル留置に必要な用品をコンパクトかつ無菌的にセットしてある、バルンカテーテル留置セットもある（図 I-6-13）。

●**手順**：膀胱留置カテーテルの手順を**表 I-6-**

13に示す．

（織田浩子）

〈文献〉
赤峯みすず（2004）．導尿と膀胱留置カテーテル（感染防止の観点からみた手順）．Emergency nursing, 17(1), 52-58.
遠藤勝久・小野寺昭一（2003）．膀胱留置カテーテルの選択．看護技術，49(7), 16-17.
廣瀬嵩興（2003）．膀胱留置カテーテルの適正使用．看護技術，49(7), 14-15.
石田美由紀（2004）．膀胱留置カテーテル．Emergency nursing, 夏季増刊．89-93.
石井範子・阿部テル子編（2002）．イラストでわかる基礎看護技術ひとりで学べる方法とポイント(pp.103-113)．日本看護協会出版会．
松岡緑編（1990）．ナースのための看護処置の実際(pp.228-237)．廣川書店．
中川みゆき（2003）．尿路カテーテル留置に伴う尿路感染症のサーベイランスと看護．看護技術，49(7), 25-30.
清水朋一・巴ひかる（2004）．尿路カテーテルの適応と種類．Urological Nursing, 9(1), 68-71.
谷杉裕代・川崎彰子（2003）．膀胱留置カテーテル．月刊ナーシング，23(2), 6-15.
和田攻（2004）．実践臨床看護手技ガイド―手順に沿って図解した手技のすべて(pp.294-310)．文光堂．
柳迫昌美（2002）．尿道留置カテーテルの「根拠ある使用」．看護技術，48(2), 139-148.

図Ⅰ-6-13　バルンカテーテル留置セット

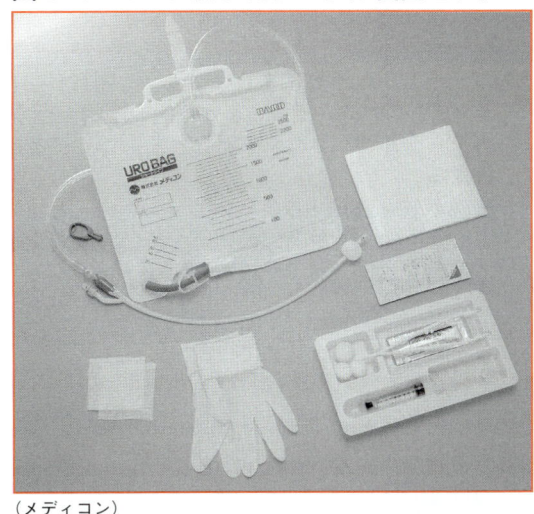

（メディコン）

表Ⅰ-6-13　膀胱留置カテーテルの手順

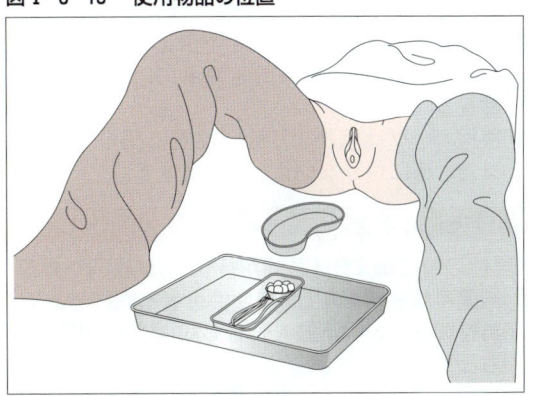

手　順	確認事項とポイント
女性患者の場合 （女性の看護師または医師が行うことが原則である） ①事前に患者に説明を行う。また、患者の協力が得られるように、どういう手順で行うのかを説明する。 ②手洗いし、事前に使用物品を準備し患者のベッドサイドへ運ぶ。 ③準備した使用物品を患者のもとに運び、カーテンやスクリーンでベッド周囲を囲む。 ④患者の体位は仰臥位とし、腰部の下に処置用シーツを敷く。 ⑤女性の場合、両膝を広く開いて外陰部を露出させる。羞恥心への配慮と保温のため、片足にはタオルケット、もう一方の足はバスタオルで覆う（図Ⅰ-6-14）。	●羞恥心を伴い、不安や不快感をもたらす処置のため、患者に必要性を説明し了解を得る。 ●滅菌操作で消毒用綿球を3～4個、滅菌ガーゼに潤滑剤を付けたもの、注射器に必要量の滅菌蒸留水を吸ったものを滅菌トレイに準備しておく。 ●患者自身で膝を支えられない場合、枕などをあてる。 ●滅菌トレイは患者の足元側、膿盆は陰部の近くに設置する（図Ⅰ-6-15）。
図Ⅰ-6-14　女性の場合 露出を最小限にするため、タオルケットとバスタオルで足を覆う。 ⑥使用物品を処置の行いやすい位置に準備する。	図Ⅰ-6-15　使用物品の位置

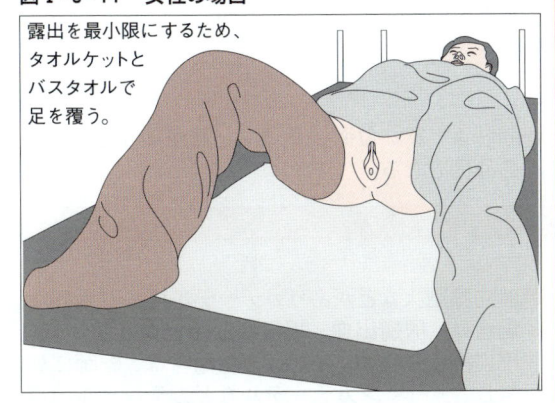

表 I-6-13 つづき

手　順	確認事項とポイント
⑦カテーテルが不潔にならないように開封し、カテーテルのバルンを膨らませ破損の確認を行う。カテーテルのコネクター部分と蓄尿バッグと接続する。 ⑧滅菌手袋を装着する。 ⑨小陰唇を開き外尿道口の確認を行い、滅菌鑷子で消毒する。	●蓄尿バッグは排液口を閉じることを忘れず行う。 ●消毒は外尿道口の中央、左右を前から後ろに向かって拭く。綿球は一拭きごとに交換する（図 I-6-16）。 図 I-6-16　消毒方法
⑩カテーテル先端3〜4cmのところまで潤滑剤をつける。 ⑪患者に口呼吸をしてもらい、同時にカテーテルをゆっくり挿入する。 ⑫尿の流出がみられたら、さらに3cm程度挿入する。 ⑬カフにカテーテルに指示されている量の滅菌蒸留水を注入する。 ⑭カテーテルをゆっくり引き抜き、カフが膀胱頸部で止まることを確認する。 ⑮カテーテルに少しゆとりを持たせ、カテーテルを大腿内側にテープで固定する（図 I-6-18）。 図 I-6-18　女性のカテーテルの固定法	●女性の尿道の長さは3〜4cm程度（図 I-6-17）。10cm以上挿入すると、膀胱壁の損傷の原因となる。 図 I-6-17　女性泌尿器系の構造 ●カフを膨らますために生理食塩液は絶対に使用しない。塩分によりカテーテル内を閉塞させることがある。
⑯患者に処置が終了したことを伝え、処置用シーツ、バスタオルを取り除き患者の寝衣、寝具を整える。 ⑰蓄尿バッグは膀胱より低い位置に吊り下げる。また、床に付かないように注意する。	●膀胱より高い位置に吊ると尿が逆流し、感染の原因となる。

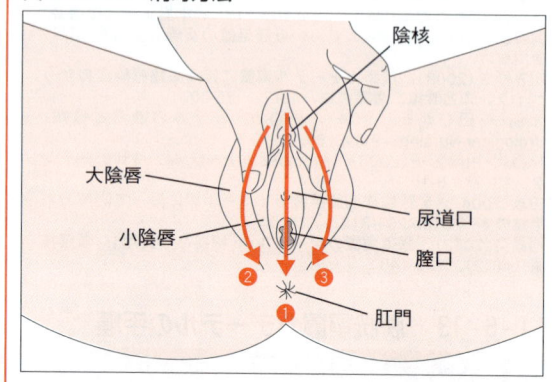

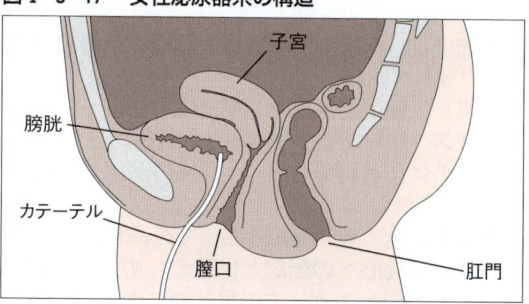

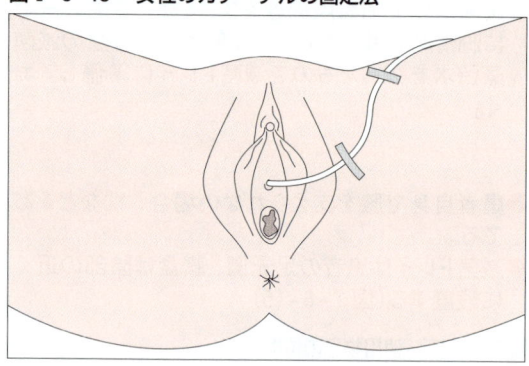

男性患者の場合

（男性の看護師または医師が行うことが原則である） ①滅菌手袋を装着するまで女性患者と同様である。 ②男性の場合、両下肢を伸ばし股間を軽く開いてもらう。 ③片手で陰茎を持ち上げ、亀頭部を露出させ、尿道口を開く。亀頭部を消毒綿で中心から外へ円を描くように広範囲に消毒する（図 I-6-19）。	●前立腺肥大などがありカテーテル挿入が困難な場合は、尿道出血、損傷の原因となるため、無理に挿入しない。このような場合は、医師に報告し、チーマンカテーテルなどカテーテルの選択を行う。

表Ⅰ-6-13　つづき

手　順	確認事項とポイント
図Ⅰ-6-19　男性の尿道口の消毒法（尿道口、亀頭、円を描くように消毒する）	図Ⅰ-6-20　カテーテル挿入時の陰茎の角度（陰茎45〜90°、膀胱、肛門）
④カテーテル先端10cm程度まで潤滑剤をつける。 ⑤患者に口呼吸をしてもらい、カテーテルをゆっくり挿入する。挿入する際、陰茎を45〜90°の角度にもち、尿道が一直線になるようにし、やや引き上げるようにカテーテルを約15cm挿入する（図Ⅰ-6-20）。 ⑥カテーテルが軽く壁に当たった感じがあれば、陰茎を足側に斜め45°〜水平に倒してさらにカテーテルを挿入する（図Ⅰ-6-21）。	図Ⅰ-6-21　陰茎を斜め45°〜水平にしてカテーテルを進める（45〜0°）
⑦尿の流出がみられても、カテーテルは末端分岐部まで挿入し、カテーテルに指示されている量の滅菌蒸留水を注入する。 ⑧カテーテルをゆっくり引き抜き、カフが膀胱頸部で止まることを確認する。 ⑨尿道の陰茎陰嚢角に圧が加わらないように、陰茎を頭側に倒し下腹部に絆創膏で固定する（図Ⅰ-6-22）。 ⑩患者に処置が終わったことを伝え、処置用シーツを取り除き、患者の寝衣、寝具を調える。 図Ⅰ-6-22　男性のカテーテルの固定法 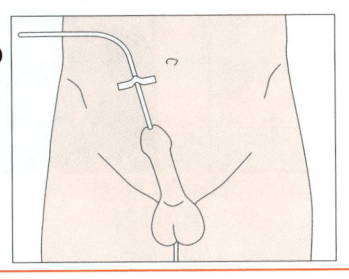	●尿道内でカフを膨らませてしまうことによる尿道損傷を予防する。 ●陰茎陰嚢角に圧力が加わると血行障害によるびらん・潰瘍など形成する危険性がある。

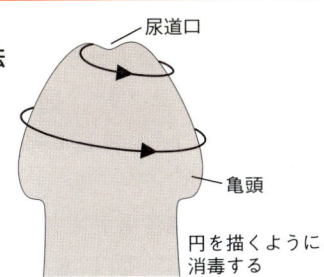

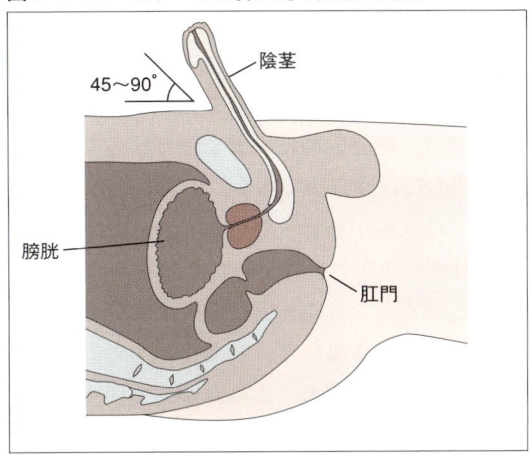

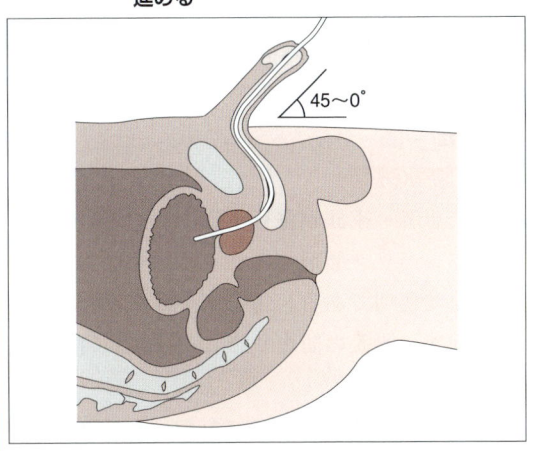

6．体液・栄養ケア　103

5 在宅中心静脈栄養療法
(HPN：home parenteral nutrition)

①目 的
- 経口食や経腸栄養で十分な栄養摂取ができない患者で、経静脈的に栄養を投与する必要がある場合に行う方法である。在宅で患者本人、もしくは家族が施行・管理していくため、十分な理解と技術の習得が必要である。
- 方法として、1日に必要な輸液注入量を24時間持続注入する場合と、社会復帰を考慮して夜間に間欠的に注入する場合がある。その人の生活に合わせて方法を選択するとともに、カテーテルの種類も考慮する。

②カテーテルの種類と特徴
- カテーテルの種類と特徴を表Ⅰ-6-14に示す。

③方 法
A. 輸液製剤の選択
- 在宅で患者・家族が施行することを考慮すると、ワンバック製剤やキット製剤を使用すると安全で便利である。調合が必要な場合、細菌や異物の混入の防止や患者や家族の負担を軽減する。
    - a) ワンバッグ製剤：アミノ酸製剤やビタミン類がすでに1包化されており、隔壁を開通することで、混注できるもの(例：フルカリック®・図Ⅰ-6-25、ネオパレン®・図Ⅰ-6-26)。
    - b) プレフィルドシリンジ製剤：注射器に充填された状態のもの。アンプルやバイアルから吸う必要がなく針をつけるだけで、混注できる(ビタジェクト®・図Ⅰ-6-27、エレメンミックキット®・図Ⅰ-6-28)。

B. 注入用ポンプ
- 在宅用の携帯用ポンプを使用する(例：カフティー®ポンプ・図Ⅰ-6-29、キャリカ®ポンプ・図Ⅰ-6-30)。

C. 輸液ルート
- 各ポンプ専用のチューブセットを使用する。

D. 輸液ルートの接続方法
- a) 体外式カテーテルの場合の接続方法
  - クローズドシステムのコネクターを使用する(図Ⅰ-6-31)。
  - 体外式の輸液ルートを使う(図Ⅰ-6-23)。
- b) 皮下埋め込み式ポートの場合(図Ⅰ-6-24)
  - ヒューバー針でポートに刺入する(図Ⅰ-6-40)。

E. 方法(患者・家族へ指導する)
- 全体の準備の手順を表Ⅰ-6-15に示す。
    - a) 体外式の場合：体外式の場合の手順を表Ⅰ-6-16に示す。
    - b) 皮下埋め込み式の場合：皮下埋め込み式の手順を表Ⅰ-6-17に示す。

F. 主な合併症とその予防
- 主な合併症とその予防策を表Ⅰ-6-18に示した。

図Ⅰ-6-25 フルカリック®
(テルモ)

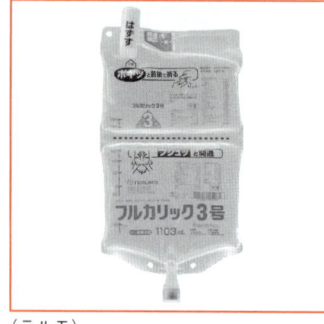

図Ⅰ-6-26 ネオパレン®
(大塚製薬)

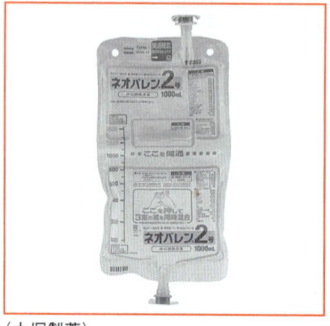

図Ⅰ-6-27 ビタジェクト®
(テルモ)

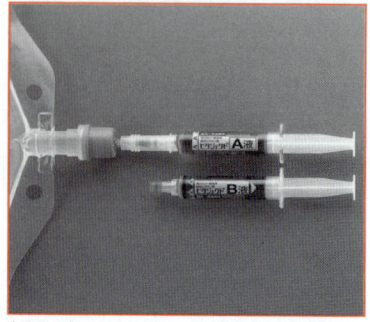

表I-6-14　カテーテルの種類と特徴

	体外式	皮下埋め込み式
特徴	・シュアーカフ（ダクロンカフ）が皮下組織に2〜3週間で肉芽を形成し、繊維性に固定されるので、刺入部での固定が不要（図I-6-23）。 ・24時間持続注入の場合はこちらを選択する。	・血管内に留置されるカテーテル部分と、皮下に留置されるリザーバー部分からなる。皮下に埋め込んだリザーバー部分に針を刺入し、接続して輸液を投与する（図I-6-24）。 ・間欠的投与の場合はこちらを選択する。
	図I-6-23　体外式 皮下トンネル／シェアーカフ／皮膚刺入部 シェアーカフ	図I-6-24　皮下埋め込み式 皮下トンネル／皮下ポケット／ポート
長所	・事故抜去が防止できる。	・針を抜去した後は、入浴・水泳など通常の生活が可能である。
短所	・刺入部の清潔保持（消毒）が必要である。 ・入浴や水泳などが困難である。カテーテルの先端が体外に露出しているので、入浴時の体外部の保護や感染予防、カテーテルの破損に注意が必要である。	・針を刺入する際は特殊な針（ヒューバー針）での穿刺が必要であり、皮膚の損傷、感染に注意が必要である。

図I-6-28　エレメンミック®注キット
（味の素ファルマ）

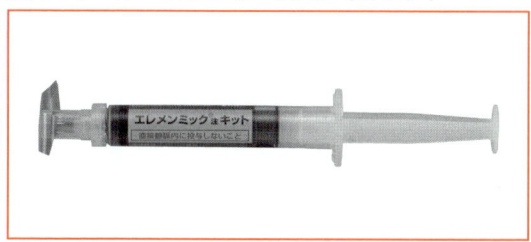

図I-6-29
カフティー®ポンプ
（テルモ）

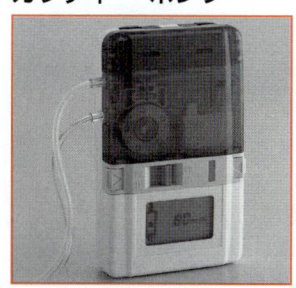

図I-6-30
キャリカ®ポンプ
（ニプロ）

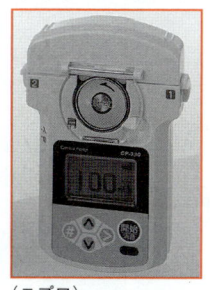

図I-6-31　クローズドシステムの接続方法

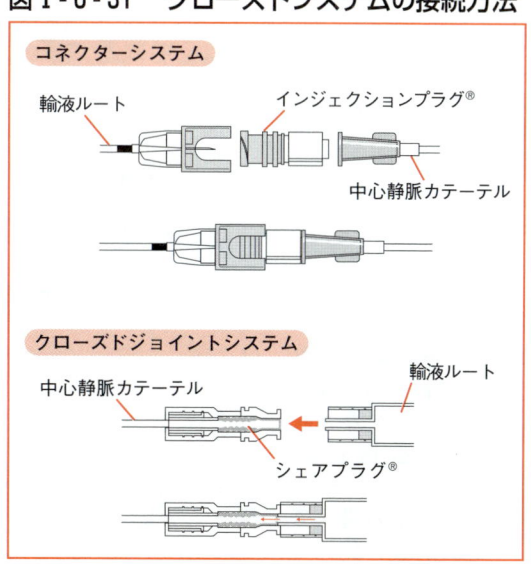

コネクターシステム
輸液ルート／インジェクションプラグ®／中心静脈カテーテル

クローズドジョイントシステム
中心静脈カテーテル／輸液ルート／シェアプラグ®

G. その他：外出時の方法（24時間持続注入法）

- 社会復帰やQOLの向上を目的として、携帯用輸液システムがある。輸液を注入しながらでも日常生活が自由に行動できるようにしたものである。
- ショルダーバック、リュックもしくはジャケット、ベストなどに輸液剤、携帯用ポンプ、ルート類を収納して装着することで、外出も可能となる（図Ⅰ-6-44）。

（片岡優実）

表Ⅰ-6-15　体外式・埋め込み式の準備の手順

手　順	確認事項とポイント
①石鹸を使用してしっかり手洗いする。洗った後は、ペーパータオルか、洗いたての清潔なタオルで手を拭く。 ②輸液および輸液ポンプ、接続用チューブセットを準備し、輸液をセット内に満たしておく。 ③ポビドンヨード消毒液、固定用テープ、滅菌ガーゼを準備する。 ④（埋め込み式の場合）使用するヒューバー針を準備する。	● 準備の際、感染予防に必要な注意事項を押さえておく。 ● 物品は、ほこりのたたない清潔な場所で準備する。 ● ルートの接続、輸液の準備の際も接続部に触れたりしないよう、滅菌操作を徹底する。

表Ⅰ-6-16　体外式の場合の手順

手　順	確認事項とポイント
カテーテル刺入部の消毒	
● 週に1～2回、もしくは入浴・シャワー浴をした後に行う。 ①滅菌綿棒にポビドンヨード消毒液を浸す（図Ⅰ-6-32）。 図Ⅰ-6-32　消毒綿棒に消毒液を浸す	● 滅菌綿棒の綿部分が不潔にならないよう、図のようにポビドンヨードを注ぐ。
②カテーテル刺入部を消毒する。刺入部を中心に外側に縁を描くように回転させながら消毒する（図Ⅰ-6-33）。 ③綿棒を取り替えて2回消毒する。 ④カテーテルを前回とずらして、ループを作って固定する（図Ⅰ-6-34）。 図Ⅰ-6-33　カテーテル刺入部の消毒	●「中心から外側へ向かって」消毒することがポイントである。 ● 念のため、2回消毒する。 ● 消毒の途中で綿の部分に触れてしまったり、消毒部に誤って手で触れてしまった場合は、消毒し直す。

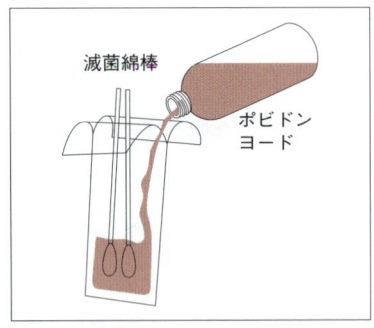

表Ⅰ-6-16　つづき

手　順	確認事項とポイント
図Ⅰ-6-34　カテーテルの固定 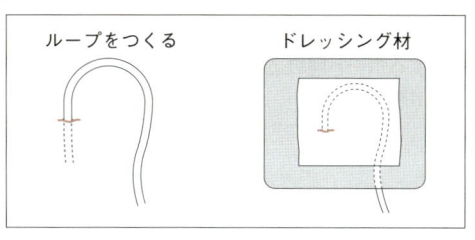 ループをつくる　　ドレッシング材	●ルートが引っぱられた時に、刺入部に圧がかからないように、余裕をもたせてループをつくって固定する。

輸液の投与

手　順	確認事項とポイント
①消毒用綿棒を準備する。 ②クローズドコネクターのゴム部分を中心から外側へ縁を描くように綿棒を動かし、綿棒を2本使用して2回消毒する（図Ⅰ-6-35）。 ③輸液を満たしておいた接続用チューブセットと消毒したクローズドコネクターを接続する。 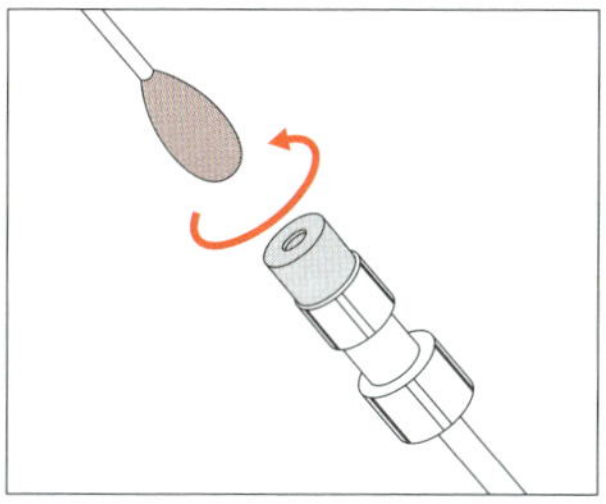 ④クレンメを開いて、輸液が自然滴下するのを確認したのち、チューブをポンプにセットする。 ⑤指示の投与速度に合わせて、滴下を開始する。 図Ⅰ-6-35　コネクターの消毒	●消毒したのち、ゴム部分に触れないように注意する。もし、触れてしまった場合は再度、消毒をし直す。

輸液の終了の方法（ヘパリンロック）

手　順	確認事項とポイント
●準備するもの：ヘパリン加生理食塩液（10mL程度）、ポビドンヨード消毒液・滅菌綿棒（図Ⅰ-6-22参照、準備しておく）、固定用テープ、滅菌ガーゼ。 ①輸液の注入が終了したら、注入用ポンプを停止し、輸液セットのクレンメを止める。 ②輸液セットと、カテーテルの接続部をはずす。この時、クローズドシステムのコネクターがはずれないように注意しながら、輸液セットのみはずす。 ③コネクターのゴム栓部分を2回消毒したのち、（図Ⅰ-6-35と同様）注射器でヘパリン加生食を8〜10mL注入する（図Ⅰ-6-36）。 ・グローションカテーテルの場合は、ヘパリンは必要なく、生理食塩液のみの注入によりカテーテル洗浄すればよいとされている（図Ⅰ-6-37）。 ④注入し終えたら、カテーテルはループを作ってガーゼにくるみ、テープで固定する。	●グローションカテーテル ・カテーテル先端にグローションバルブというバルブがついていて、輸液などが注入されて陽圧がかかったときのみ開通する。注入がなく圧がかかっていないときには、バルブが閉じているので、カテーテル先端での血液の逆流を防止できるしくみになっている（図Ⅰ-6-37）。

図Ⅰ-6-36　ヘパリン加生食の注入

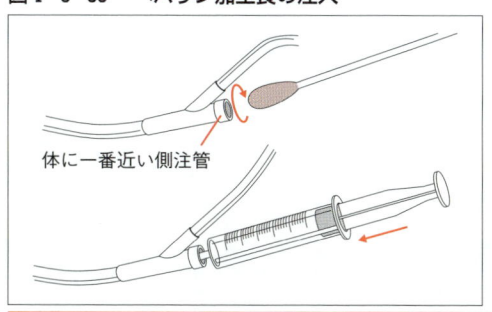

体に一番近い側注管

図Ⅰ-6-37　グローションカテーテル

静止状態（輸液の注入をしていない）：閉鎖

陽圧状態（輸液を注入する）：開通

陰圧状態（吸引する）

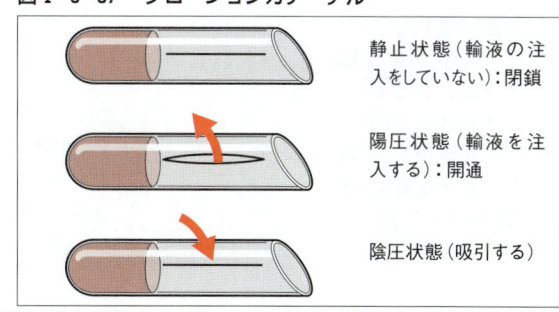

表 I-6-17　埋め込み式の手順

手　順	確認事項とポイント
1　輸液の開始方法	

手　順		確認事項とポイント
①消毒を準備する。 ②ポビドンヨードを十分に浸した綿棒でポート埋め込み部を図I-6-38のように内側から外側に向けて、消毒する。綿棒をとりかえて2回消毒する。	図I-6-38　綿棒によるポート埋め込み部の消毒 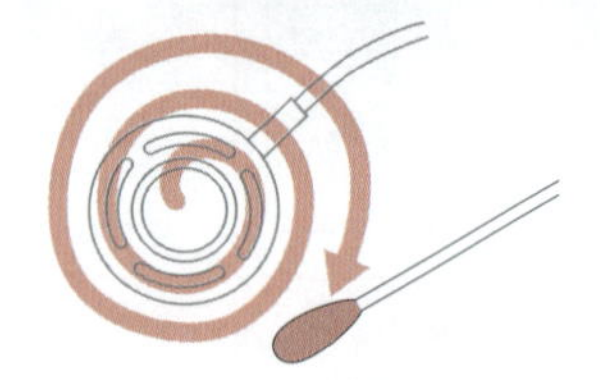	●ポート部の皮膚を消毒するので、ポートを支えるときに使う利き手と反対の手の指も消毒しておくと、誤って消毒した部分に触れても清潔を保つことができる。
③利き手と反対側の手の親指と人差し指の第一関節までも消毒する。 ④ポートの位置を確認して利き手と反対側の手の親指と人差し指で固定する(図I-6-39)。	図I-6-39　ポートの固定 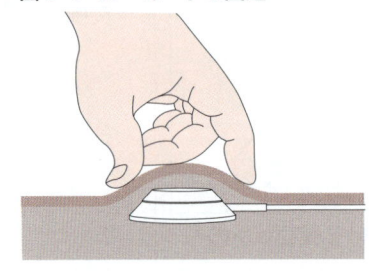	●ポートを固定する際、表面の皮膚を少し張りぎみにするように押さえると、針を刺しやすい。 ●ポートをしっかり固定し、ゆがまないように注意して、ポートの隔壁(セプタム部)に垂直に刺す。
⑤ヒューバー針をポートの面に垂直に刺入する(図I-6-40)。	図I-6-40　ヒューバー針の刺入 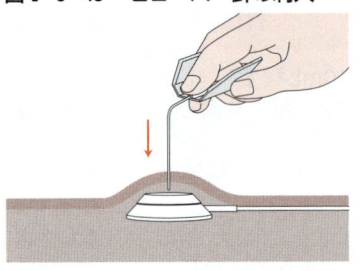	●ヒューバー針の特徴：穿刺時にセプタム部分を削らないように先端に角度がつけてある。
⑥ヒューバー針を固定する(図I-6-41)。	図I-6-41　ヒューバー針の固定 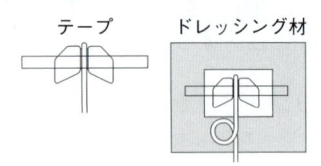 テープ　　ドレッシング材	
⑦クレンメを開けて、自然滴下を確認したのち、指示された速度で輸液の滴下をする。ポンプを使用する場合はチューブをポンプにセットし、指示された滴下速度に合わせて、滴下を開始する(図I-6-42)。	図I-6-42　注入の開始 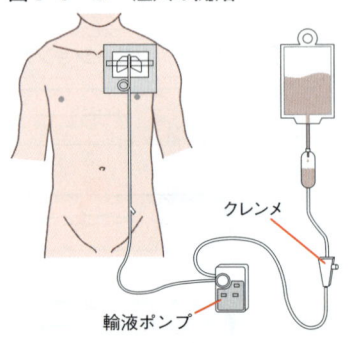 クレンメ　輸液ポンプ	●滴下状態を必ず確認する。

表Ⅰ-6-17 つづき

手　順	確認事項とポイント
2　輸液の終了方法 ①滅菌綿棒・ポビドンヨード消毒液を用意し、ポビドンヨード綿棒を作る。 ②輸液ラインのクレンメを止めて、注入ポンプも止める。 ③ルートの側注部もしくはゴム栓部をポビドンヨード消毒する。 ④ヘパリン加生理食塩液を8〜10mL注入する。 ⑤ヒューバー針の固定テープをはずす。 ⑥利き手でない方でポートを支えながら、利き手でヒューバー針の翼状部を持ってポートに対して垂直に針を抜く。 ⑦ポビドンヨード綿棒で針の抜去部を消毒する。 ⑧抜去部に絆創膏を貼る。	●ポート部は針を抜去したのち、2時間経過すれば、絆創膏をはずして入浴やシャワーをすることは可能である（図Ⅰ-6-43）。 図Ⅰ-6-43　注入の終了とヘパリンロック

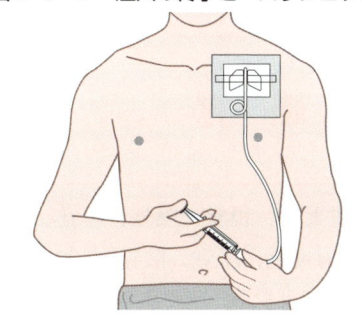

表Ⅰ-6-18　主な合併症と予防策

合併症	予防策
①感染＝発熱 　・皮膚刺入部感染 　・カテーテル敗血症	●清潔操作、消毒を確実に行う。 　・ルートの接続、ポートの穿刺時に、消毒されていないものが触れないように注意する。
②事故抜去	●ヒューバー針の固定、ルートの固定を確実に行う。 　・ルートの固定は2か所以上で行う。 　・ルートを引っぱったり、体に巻きついたりしないよう注意する。
③カテーテル閉塞	●輸液終了時に十分な量のヘパリン加生理食塩液を注入する。 　・輸液注入中にルートを閉塞させないように注意する。
④輸液が皮下に漏出、皮膚の腫脹	●ヒューバー針をポートの底面までしっかり刺入する。 　・針を刺すときに、ポートに対して垂直にさし、斜めになったりしないように注意する。 　・ヒューバー針を刺すとき、ポートの固定は、皮膚を少し突っ張るようにし、しっかり固定しておいてから刺す。

図Ⅰ-6-44　外出時の方法

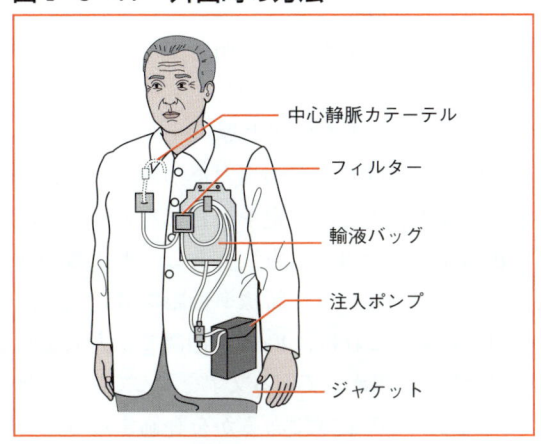

I 慢性期・回復期の看護技術：ケアの技術

7. 意識・活動ケア

米田昭子／藤田純子／元木絵美／森山祐美

A. 感 覚

- 感覚とは、視覚、嗅覚、味覚、聴覚、皮膚感覚（温度覚、圧覚、触覚）などのいわゆる五感と、深部感覚（運動感覚、位置感覚、振動感覚）、内臓感覚として分類される身体の機能である。
- 中枢神経系と末梢神経系の区分からとらえると、末梢神経系、すなわち脳神経、脊髄神経系の中の、感覚・知覚系に区分される。
- 五感では、眼、鼻、舌、耳、皮膚といった感覚器から外部の刺激を受けとめ、神経を介して、その刺激を身体内部、脳へと伝える。
- 人は、感覚によって得られた外部からの刺激をデータにして内部に伝え、脳で処理することにより、環境に適応しながら生活していく。
- これらの感覚機能が失われることにより、人は環境に適応しながら生活するということが困難になり、援助が必要となる。

図 I-7-1 ランドルト環

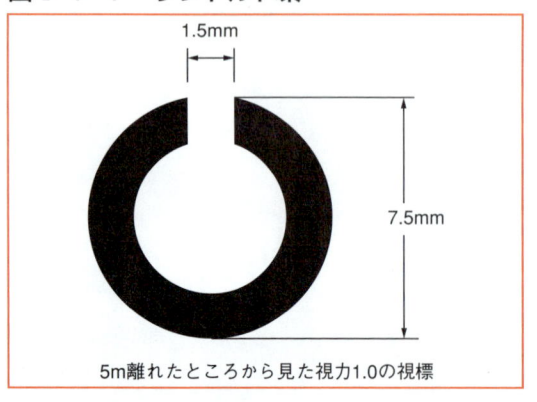

1.5mm / 7.5mm
5m離れたところから見た視力1.0の視標

1 感覚にはたらきかけるケア

①目 的
- 感覚の機能を知り、からだの状態がどのようであるのかを患者とともに理解する。
- 安全、安楽が保持できる看護ケアにつなげる。

②視 覚
- 物を見て、それを認識するには、光が眼の角膜を通って、網膜上に像が結ばれ、その情報が視細胞から視神経乳頭に集約された後、視神経を伝わり、大脳の視覚中枢に送られるというプロセスがある。
- 眼の角膜や網膜のトラブルだけではなく、視神経をつかさどる第2脳神経の障害、得られたデータの意味を認識する大脳の視覚中枢の障害により視覚の機能が障害される。
- 通常、裸片眼で遠くを見たとき、2点を2点として見分けることができる最小視覚を測定することで視力を把握する。視力表の指標には、標準指標としてランドルト環（図 I-7-1）が用いられる。
- 文字などが読めないのが明らかな高度の視力障害では、指や光を使用して、それがわかるかどうかで視力を確認する。
- 臨床の看護師が患者の視力を知るために、近距離の両目視力の測定や、日ごろ読んでいる新聞などを活用する方法もある。近距離の両目視力の測定には、新標準近距離測定表が活用される。これは、40cmの距離で視力表を両目で見て、書かれている文字を読んでいき、その視力がどのようであるかを評価するもので

- ある。
- 視力だけではなく、1点を固視したときに見える範囲と感度を測定する視野検査の評価も大切である。
- 視野の感度の測定には閾値測定が用いられる。閾値とは、感覚を生じさせる最小の刺激量で、「閾値が低い」とは、すなわち「感度が高い」ということである。最近は自動視野計による静的量的視野計測が用いられている。これは決められた検査点での指標輝度を変えることにより測定するものである（大野・澤・木下，2004）。
- 視力の低下、視野の欠損について理解し、どのように生活に支障をきたすのか考え、安全に生活できるような看護ケアにつなげていく。
- 視力低下に加え、視野の欠損がある患者には、患者に声をかけるタイミング、ケアを行う際の看護師の立つ位置に配慮する。
- 視野の欠損がある患者には、その患者の「見え方」を理解しかかわる。たとえば左視野欠損のある患者では、看護師は患者の右手側に位置し、声をかける。
- 声をかけるタイミングは、起きあがろうとしている、立ち上がろうとしている、座ろうとしているなどの行為の途中は避ける。その行為が終了したら声をかける。その際、患者の後方ではなく、前方から声をかける。声をかけるときは、名乗り、用件を明確に伝える。
- ケアを行う際には、いきなり身体に触れると、患者にはそのプロセスがわからず、非常に驚かせることとなる。まず、どのようなケアを行おうとしているのか、という説明を行い、たとえば「右手にマンシェットを巻きますね」「腕を少し持ち上げますよ」など、具体的な声かけを行う。
- 手を伸ばすと届く位置に危険なものを置かない。歩行する際に足元がぶつかったり滑ったりするような障害物などがないように環境を整える。患者さんにとって必要なものであれば、どの位置に何を置いたのか説明しイメージできるようにする。移動した際は必ず説明する。
- 視力低下がある患者では、ベッドの周囲や生活の場における物の位置について、自分なりのイメージがある。日常生活がスムーズに過ごせるように準備を整えている。新たに物を設置したり位置を変える際には、どの位置に物を置いたか伝えたり、どこに設置しようか、患者と相談して決めていく。新たなイメージづくりができ、安全に自立した生活が送れるよう配慮し、手助けをする。また、視野が極度に狭い場合には、目的の物は見えても、周囲のすべては把握できない。歩行の際に、足もとがぶつかったり、すべるような障害物がないよう、環境を整える。

③味　覚

- 味覚の低下は、内科的疾患などが原因のことも多く、要因は多種存在する。
- 鉄、ビタミン、亜鉛などが欠乏すると、味覚障害が起こると言われている。
- 味覚は、舌の乳頭部にある味蕾と感覚器を介して伝わる。味蕾は、とくに舌先、辺縁部に多く存在する。
- 甘味と塩味は、舌の先端で感覚し、酸味は舌縁、苦味は舌根部で感覚する。
- 味覚は濾紙ディスク法で評価することができる。
- 正常な味覚の維持には、味蕾を正常な状態に保つことが重要である。
- 味覚障害のある患者さんへは、①質のよい食事の提案（添加物の多い加工食品ばかりでは、味覚異常を引き起こすと言われている）、②必須微量金属の吸収を促す、③口腔内の清潔（義歯、粘膜、歯のケア、口腔乾燥の緩和、禁煙の指導）、などのケアを計画する。
- 食への意欲が低下していると判断した場合は、食事そのものの風味、温度、盛り付けなどを工夫し、視覚、嗅覚、を刺激して補う。

④皮膚感覚

- 熱い、冷たいを知覚するのは皮膚の温度覚である。温覚は40～45℃の湯の入った試験管を

図Ⅰ-7-2　温度覚のアセスメント

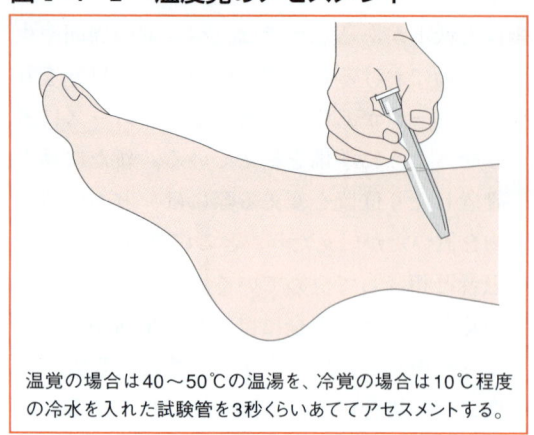

温覚の場合は40〜50℃の温湯を、冷覚の場合は10℃程度の冷水を入れた試験管を3秒くらいあててアセスメントする。

図Ⅰ-7-3　痛覚のアセスメント

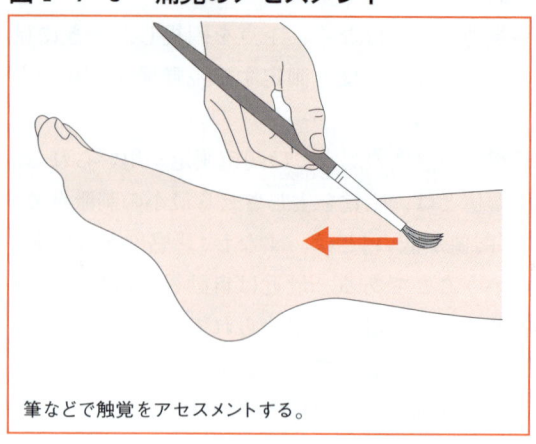

筆などで触覚をアセスメントする。

3秒くらい皮膚に当てて、冷覚は10℃程度の冷水の入った試験管を皮膚に3秒くらい当ててアセスメントすることができる（図Ⅰ-7-2）。50℃以上になると痛覚を生じる。氷水になると同様に痛覚を生じる。

- 触れているのを知覚するのは触覚である。刷毛などを皮膚に当てて確認し、触覚がどのようであるかをアセスメントできる（図Ⅰ-7-3）。
- 痛覚は、安全ピンなどの針先を皮膚に当てて確認する方法がある。いずれのアセスメントを行うためには患者、家族の了解を得る必要がある。特に痛覚は不快感を伴うので不必要には実施しない。
- 皮膚感覚が鈍くなっていたり、まったくわからなくなっている場合には、火傷やケガから身を守るための機能が障害されているということになる。
- 看護ケアでは、知覚が鈍くなっている状態を、患者さん本人と家族に理解してもらえるように説明し、日々の生活を安全に過ごせるような支援を計画する。
- 家事や入浴中、ストーブの熱風による火傷の危険を防ぐために、湯船の温度確認の習慣化や素足でストーブの熱風に当たらないなどを指導する。
- 素足での歩行による怪我を予防するために靴下の装着、靴の選択をアドバイスする。

（米田昭子）

〈文献〉
藤崎郁（2001）．フィジカルアセスメント完全ガイド第1版．学習研究社．
生井明浩・池田稔（2004）．味覚障害の治療．JOHNS, 20(10), 1553-1557.
大野重昭・澤充・木下茂編（2004）．標準眼科学 第9版．医学書院．

B. 認　知

1　意識障害のある患者の覚醒を促すケア

1. 意識のアセスメントと残存機能の保持

①目　的
- 患者の反応の変化をとらえ覚醒を促すケアにつなげる。患者が反応を示すことができる筋力・関節可動域を保つ。
- 患者の反応とは、手先・足先のわずかな動き、他動運動（体位変換など）に対するわずかな抵抗、しかめ顔、わずかな開眼、口唇の震えなどである。

②方　法
- 患者に対する日常ケアにおいて、患者の反応を注意深く観察する。
- 姿勢・体位を安楽に整える。関節拘縮や筋力

表 I-7-1 生体機能・行動サーカディアンリズム

生体機能・行動	サーカディアンリズムの様相	サーカディアンリズムを調整する看護援助の例
睡眠-覚醒	サーカディアンリズムの指標となるメラトニン分泌は光刺激によってコントロールされており、睡眠・覚醒リズムには光刺激が最も重要な同調因子となっている。日中も室内で過ごすことの多い入院患者らは、屋外と比較して光レベルが低く平坦なまま、朝から夜まで過ごしてしまう可能性がある。	起床時は、日の出にあわせて徐々に照度を上げ、午前中に太陽光を浴びて覚醒度を上げる。午後は屋外に近い光で活動的な環境を維持し、日没にあわせて照度を下げる。消灯前は低照度にし、夜間は足下灯のみにする。室外に出られないとしても、照明の種類やカーテン・ブラインドなどの使用を工夫し、このような環境に近づける。
体温	早朝から上昇し始め、夕方ごろをピークとしてその後下降していく。睡眠前の入浴は、入浴後の体温を低下させ、入眠を促進する。	昼間は車椅子に座ったり、入浴・リハビリなど、体温・心拍・血圧が適度に上昇する活動を取り入れる(入浴時の湯温が上がり過ぎないようにする)。また、睡眠前の入浴が難しければ、足浴などで入浴に近い効果を得られるようにし、入眠を促進する体温変化が生まれるようにする。
心拍・血圧	活動レベルが高い昼間には高く、睡眠中には低くなる。睡眠時は前半に下がり、後半にかけて上昇、覚醒時に急上昇する。	
摂食行動	消化管に食物が入ることにより消化管リズムも作り出される。規則的な時間に食事をとることは体温、睡眠・覚醒リズムを正常化させることにもつながる。	たとえ経管栄養であったとしても、規則的な時間に投与し、夜間帯にかからないようにする。

*その他、コルチゾール等の内分泌ホルモン系、免疫や代謝系などにサーカディアンリズムが発現している。

低下を防ぐリハビリを行う。顔面の筋肉(顔面表情筋、口輪筋など)の運動には口腔ケアを活用する。

2. サーカディアン(概日)リズムの調整

● ヒトのサーカディアンリズムは24時間ではなく、約25時間の内因性リズムをもち、24時間周期の昼夜変化において、24時間に適合させている(道又, 2001)。サーカディアンリズムは、睡眠-覚醒をはじめ表 I-7-1 に示すような生体機能・行動に発現している。

①目 的
● サーカディアンリズムを整える援助を提供することによって、意識障害患者の覚醒を促す。

②方 法
● サーカディアンリズムを活用した援助の例を表 I-7-1 に示す。

3. 坐位の保持

● 端坐位後、脳波上で前頭葉の活動が確認されること(林・村上, 2005)や、90°の坐位をとると頸部や背部の筋緊張が高まり、それが脳幹網様体を刺激し、覚醒レベルが上がる(香城, 2001)ことが報告されている。

①目 的
● 坐位によって網様体賦活系を刺激し、意識障害患者の覚醒を促す。

②方 法
● 体幹が安定していない場合は、クッションなどを利用し、安楽に坐位がとれるようにする。
● 坐位をとる前・中・後で血圧・脈拍を測定する。起立性低血圧や急激な脈拍・血圧の変化があれば、坐位を中止する。
● 長期臥床患者は、毎日段階的にギャッジアップしたり、リクライニング車椅子を利用、最終的に90°坐位にもっていく。足底を接地すると、感覚刺激も増す。可能であれば背面を開放する。

4. 五感の刺激

● 感覚刺激は上行性に網様体賦活系を経由し、最終的には大脳皮質に至り、覚醒状態を促す(斉藤, 2001)ことが明らかになっている。

①目 的
● 多種の感覚刺激により網様体賦活系を刺激し、

表 I-7-2 五感を刺激する方法例

坐位保持	視野の変化によって視覚への刺激が増し、上肢を動かしやすくなり運動覚も刺激される。また足底が接地できれば感覚刺激も増す。
口腔ケア	保清や経口摂取の準備という目的以外に、舌・頬筋・口輪筋・歯肉などへの刺激につながる。舌苔を除去し、味覚刺激の準備にもなる。
温度刺激	入浴、手浴・足浴、口腔内のアイスマッサージなどが挙げられる。温／冷タオルなどを顔や四肢に10秒程度ずつ繰り返し当てるなどの刺激方法もある。
痛み刺激	刺激としての痛み(強くつねるなど)を時々加える。
視覚刺激	親しい人の顔、その人が大切にしている物、日常使っていた物を見せる。
聴覚刺激	耳元で大きな音、声を聞かせる。名前を呼ぶ。親しい人の聞きなれた声を聞かせる。好きな音楽やラジオ番組を聞かせる。
嗅覚刺激	その人の好きな食べ物などの匂いをかがせる。
味覚刺激	その人の好きな味をしみこませた綿棒で舌・口腔内を刺激する。その他、酸味(レモン汁など)、苦味(コーヒーなど)、塩味、甘味などで試してみる。

覚醒を促す。

②方　法
- 五感刺激の例を表 I-7-2 に示す。

2 高次脳機能障害のある患者の活動を支援するケア

- 高次脳機能障害によって困難になった行為は、訓練によって新しい神経回路が形成されて再学習でき、繰り返しにより強化される(上田、1994)。看護師は再学習の過程にある患者の生活活動を援助する必要がある。

①失行のある患者への援助
- 失行とは運動可能な状態にあるにもかかわらず、しかも行うべき動作や行為も十分わかっているのに、合目的な運動ができない状態(高橋、2001)である。
- 失行の分類を表 I-7-3 に示す。患者はその行為が適切にできないことを自覚しているので、「～ができていない」というような否定的評価は避ける。
- 日常用いる物品の複合的・系列的使用が困難となる観念失行は、患者の日常生活への影響が大きい。そのような患者に対する援助について表 I-7-4 に示す。

②失認のある患者への援助
- 失認とは、視覚や聴覚、触覚などの感覚路を通じて、対象が何であるかを正しく認知できない状態(高橋、2001)である。失認の分類を表 I-7-5 に示す。
- 半側空間無視のある患者は麻痺側を無視してしまうため、ADLへの影響が大きい。しかし、学習によって代償機能が働き、ADLは回復することが多い。半側空間無視で起こりやすいADLへの影響と患者への援助について表 I-7-6 に示す。

> **更衣のための動作習得への援助(表 I-7-7)**
> 更衣は、複雑な手順の組み立て、細かい操作などがあるうえに、操作する衣服の空間的位置や形態が、動作が進むにつれて常に変化する、非常に高度なADLである。失行や半側空間無視のある患者にとっては、麻痺を考慮した患側からの着衣手順を身につけることや、自分と衣服との空間的関係を把握することが難しく、更衣のための動作習得には困難が多い。

③記憶障害のある患者への援助
- 記憶障害のある患者への看護は、患者が何を覚えられず、それによって日常的にどのような影響があるのかということに視点をおく。
- 患者に対して記憶を強化する働きかけをしても、患者は失敗を重ねてしまい、不安に陥りやすい。患者が必要な情報を得られる環境を整え、患者の生活が安定するようかかわる。

表 I-7-3　失行の分類

失行の種類		失行の特徴	困難となる行為の例
主な分類	運動性失行 — 肢節運動失行	用途にかなった協調運動、習熟運動が正しく行えなくなる。動作がぎこちなかったり、おおざっぱである。	・ボタンをかける／手袋をはめる／指で物をつまむ／箸、スプーン、フォークを使って食べる／などができない。
	運動性失行 — 観念運動失行	自発的には行うことができ、意味はわかっているのに、言葉で行為を指示されたり、視覚的にまねるように言われても、それができない、間違える。	・短い象徴的な動きができない。お辞儀／別れの手振り／手招き／合掌／万歳／拍手／じゃんけん。
	観念性失行	日常よく用いる物品の複合的な使用、ある行為における動作の系統的な遂行ができない。動作を一部省略したり、順番を間違える。また、物品を間違った用途で使う。模倣すれば正しく使用できる。	・動作の順序がわからない。お茶をコップに入れて飲む／歯ブラシに歯磨き剤をつけて歯を磨き、コップの水で口をすすぐ。 ・間違った使い方をする。食器を使って食べる（スプーンを上下逆に持つ）／洗面器で顔を洗う（洗面器の水を飲もうとする）。
その他	構成失行	三次元の構造を頭の中で描けなくなり、立体構成ができない。	・立体的な図形の描画／積み木／着衣（衣類の上下、前後、裏表などの空間関係の理解、身体と衣類の関係づけ）／などができない。
	着衣失行	肢節運動失行や観念性失行、構成失行でも着衣が困難になることはあるが、着衣だけに困難を示す場合をさす。	・着衣ができない。

表 I-7-4　観念失行のある患者への援助

ケアのポイント	具体的援助の例
どのような行為・物品使用ができれば日常生活が改善するかを考える。	● その人の生活において求められる行為や必要とされる物品使用、単純な行為やできるだけ簡単な物品使用から始める。 ● その人が普段から使い慣れている道具（食器・歯ブラシなど）を使用する。
模倣はできるので、反復練習してその行為における正しい動作とその手順を再習得する。	● 遂行困難な行為は、1つずつ動作を順に習得してもらい、最終的に統合する。 ● 実際に物品を使用して見せ、それを模倣してもらう。また、繰り返し見てもらうだけでも、視覚的な反復学習になる。 ● 手を添えて一緒に動かしてみるなど、運動覚を手がかりにする。 ● 患者の前から介助すると、患者と介助者側で左右が逆になり、患者が理解しにくいため、患者の横に座って介助する。 ● スタッフ間で動作介助方法・説明方法を統一し、患者を混乱させない。

表 I-7-5　失認の分類

主な失認の種類		失認の特徴
視覚性失認	物体失認	視力障害や意識障害がないのに、物を見てもそれが何であるかわからない。
	相貌失認	知っている人の顔を見ても誰であるかわからないが、声を聞けばわかる。
	色彩失認	見えているのに色彩の違いを認知できない。指示された色が指し示せない。
	同時失認	図の細かい部分に注意が集中し、全体として何を表しているのかがわからない。
聴覚性失認	環境音失認	聴覚障害や失語がないのに、知っているはずの環境音を聞いても何の音かわからない。
	感覚性失音楽	音楽を聴いても、それが音楽であると認知できない（メロディと認識できない）。
身体失認	半側身体失認	自分の体の半分が存在しないかのようにふるまう。体の半側の存在を認識できない。
	身体部位失認	身体部位の名称を言われても、それがどの部位のことかわからない。
	手指失認	指の名前がわからず、指示された指を出すことができない。
	左右失認	左右がわからない。
	病態失認	麻痺を認識することができない。病識がなく、障害の受容に時間がかかる。
空間失認	半側空間無視	視空間の半側にある対象を無視する。主に右半球の損傷により左半側を無視する。

表 I-7-6　半側空間無視で起こりやすいADLへの影響と患者への援助

ADL	起こりやすい影響	具体的援助の例	ケアのポイント
整容	●整髪・髭剃り・歯磨き・化粧などで無視側（麻痺側）半分を残す。	●動作の手順表を作成し、それを見て無視側の作業を忘れないようにする。 ●整髪や髭剃りは無視側を手で触って確認する。	①顔、体を右側に向け、坐位姿勢も右に倒れこんでいることが多く、左側の対象や危険の存在に気づきにくい。 ●体位を安定させる。 ・クッションなどを使用し、頸部・体幹が正面に向くよう整える。 ●何らかの手がかりによって無視側に直接注意を促す。 ・無視側に目立つもの（人形など）を置く。 ・徐々に無視側から患者に声をかけるようにしていく。 ・ベッドは無視側を入口に向け、無視側に意識を向ける。 ②患者は半側空間無視があるという自分の障害を認識しにくい。 ●障害の存在に現実的な認識をもってもらう。 ・無視側を見落として何かに失敗した時、それについて患者自身が話して言語化するよう促し、障害の存在を認識してもらう。 ●無視側の空間に気づいてもらう。 ・顔・視線を意識的に無視側に向ける習慣をつけてもらう（風船バレーなどで訓練する）。 ・無視側の空間を手で触って確認してもらう。 ③無視側・麻痺側へ注意を払うよう過剰に指導することや、失敗体験が重なることは、患者のストレスになる。 ●1つの行為を完遂し、成功した体験を蓄積してもらう。 ・患者がまず自立したい行為から練習を始め、意欲をもってもらう。 ・言葉による誘導と同時に、患者の身体に手を添えて動作を誘導し、触覚・運動覚を通じて動作を理解してもらう（誘導は最小限にとどめる）。 ・その行為における一連の動作が複雑であれば、部分に分けて練習する。しかし、練習の最後には一連の動作を完遂できるようにして、行為の達成を実感してもらう。
食事	●無視側にあるものを見落とし食べ残す。	●食器の数を数えてから食事を始める。 ●献立表と自分の食べているものを照合する。 ●お盆（皿）の位置を右側に寄せる。	
読み描画	●横書きの文章で、文頭を飛ばして読む。 ●数字の頭を読み飛ばし、桁数（金額）を間違える。 ●無視側にあるものを描かない。	●文章の左端に目印を付け、注意を喚起する。 ●文章や数字（金額）を読む時、絵を描く時などは、意識して左に顔を向けるよう心がけてもらう。 ●右手を紙の左端に置いて、視線を誘導する。	
移動	●無視側の障害物に気づかず、体や車椅子が障害物や人にぶつかる。 ●無視側を考慮した動作ができず、または忘れ、転倒・けがにつながる。 ・無視側のフットレストの上げ下げ、ブレーキのかけはずしを忘れ、転倒などの原因となる。 ・患側上肢がアームレストから落ちても気づかずに駆動を続け、車輪に手を巻き込むなどのけがをする。 ・患側下肢がフットレストから落ちても気づかずに駆動を続け、下肢を引きずり、骨折・脱臼などを起こす。	●障害物に目印をつけ、注意を引く。 ●健側の手で患側の壁や扉、曲がり角などを触り、空間的位置を認識する。 ●患者の身体に触れながら移乗動作を誘導して、健側で患側を保護する方法を、体で覚えてもらえるようにする。 ●健側のアームレストに車椅子の操作手順を貼付し、安全を確認しながら車椅子を操作するよう促す。 ●患側のブレーキの持ち手の長さや色を変えて目立たせる。 ●リハビリテーションでも、病室、トイレでも同じ方向から移乗できるようにし、患者を混乱させない。 ●移乗時、患側上肢は三角巾で保護し、下肢は下腿まで支えられるフットレストが付いた車椅子を使用して、けがを防止する。	
	●無視側に曲がれないため、迷う。自室にもどれない。	●見取り図でリハーサルしてから実際に歩く練習をする。 ●自室の入り口やトイレ、そこへ行くための曲がり角に目立つ印をつけ、注意を引く。	

＊更衣については表 I-7-7 で示す。

●記憶障害のある患者への援助について**表 I-7-8**に示す。

④注意障害のある患者への援助
●注意機能は、情報を入手し、適切な判断をするためにも必要な機能であり、生活上に必要なさまざまな認知機能の基盤を形成する重要な機能である（並木・原, 2004）。
●注意障害のある患者には安全に配慮した援助（表 I-7-9）が必要である。

⑤家族への援助
●高次脳機能障害は外から見えにくい障害であり、患者だけではなく家族にも、その症状が病気によるものであることを説明しなければならない。次のような点を目標としてかかわる。
・家族が患者の障害について医師・看護師の説明を理解できる。

表 I-7-7　更衣のための動作習得への援助（特に失行・半側空間無視のある患者に対して）

- 更衣困難の原因となる患者の障害の種類（複合している場合もある）を見極める。
- 麻痺を考慮し、更衣の手順（患側からの着衣・健側からの脱衣）を整理して患者に示し、繰り返し練習する。
- 更衣は難度の高いADLなので、その練習は少なくとも坐位が安定し、ほかのADLが向上してから行う。

障害の種類	更衣困難の例	具体的援助の例
観念失行	・袖口から手を通そうとする。ズボンの裾から足を入れようとする。両足ともズボンの片方に入れる。 ・ズボンを頭からかぶろうとする。	・模倣は可能なので、手順を追ってひとつずつ適切な動作を模倣してもらい、着衣完了までの過程を繰り返し練習する。 ・看護師が患者の前でデモンストレーションすると患者が左右を混乱してしまうので、横に並んで行なう。
構成失行	・衣服を手に持った時点で、上下左右・裏表がわからなくなり、どの部分にどの方向に手を通してよいかわからなくなる。たとえば上衣の表裏を逆に着る。前開きであっても、上衣の背中側を前にして袖を通してしまう。 ・片袖を通すときに上衣がねじれ、もう片方の袖が通せなくなる。	・服をベッドなどに広げて置き、上下左右・表裏を確認し、平面として身ごろ、袖、襟などの位置を認知する。服を持ち上げず、置いてある服の中へ体を入れていくような形で着る。被り服なら一番大きな入り口である裾から手を入れ、袖を通してから頭を通すという順番で着て、空間的位置の混乱が起こらないようにする。 ・ズボンも同様に、置いてあるズボンの前に座り、左右の足を一本ずつ入れていく。
半側空間無視	・無視側の袖／ズボンを通さない、または途中で通すのをやめてしまう。 ・無視側の袖／ズボンが、手首／足首にひっかかったまま、完全には脱げていない。 ・左右のボタンをかけちがう。	・無視側の着衣・脱衣ができない（忘れる）ので、無視・麻痺を考慮した健側片手での動作の手順を整理し、繰り返し練習する。 ・言葉かけだけでなく、患者の身体に手を添えて動作を誘導し、触覚・運動覚を通じて無視側に意識と視線を引きつけ、動作を理解してもらう。
上記全般	・麻痺のあるほうから着るとわかっていても、まずどこに手を通せばよいか混乱する。	・衣類の患側にリボンなどで目印をつけ、患側から着衣を開始する手がかりにする。

表 I-7-8　記憶障害のある患者への援助

ケアのポイント	具体的援助の例
正しい情報を常に入手できるようにする。	●日付や場所を覚えられないために混乱したり、約束事や注意事項などを忘れてしまうので、それら患者の目につくところに掲示しておく。それを普段から見たり、音読してもらい、情報により安心を得てもらう。 ●物の場所を忘れるため、引き出しや扉の前面に中に入っている物のリストを貼っておく。 ●新たに自分とかかわるようになった人（病院のスタッフなど）の顔を記憶できないため、その人たちの顔写真と名前・自分との関係性など書いて掲示し、見て思い出せるようにする。
記憶できない情報を思い出す手がかりをつくる。	●記憶したいことをノートにメモする。どこに書いたか、どのような情報がほしかったのかを忘れてしまうため、決まった書式を提供する。また、メモしたこと、ノートを見なおすこと自体を忘れないように、タイマーを定時的に鳴らして、メモを確認してもらう。 ●一日のスケジュール表を作成し、それを見て行動できるようにする。チェックを忘れないよう、スタッフが適時声をかけながら、徐々に自分でチェックする習慣をつけ、日常生活が円滑に送れるようにする。 ●トイレや自室の入り口に目印をつけて場所がわかるようにしたり、壁に矢印をつけるなどして道順を案内する。

・家族が患者の障害について、患者と関わる中で現実を認識できる。
・家族が患者との関わり方を理解し、積極的に患者と関わるようになる。

（藤田純子）

〈文献〉
安藤徳彦他（1992）．高次脳機能障害によるADL障害への対応―半側無視・注意障害．総合リハビリテーション，20（9），921-926．
藤谷理恵・本田哲三（2001）．半側空間無視：医療現場の取り組み―看護．総合リハビリテーション，29（1），41-46．
林裕子・村上新治（2005）．意識障害患者への看護―意識障害患者の臨床症状と神経生理学的評価の比較．BRAIN NURSING，21（3），325-331．
紙屋克子（2004）．意識障害の看護．BRAIN NURSING，20（夏季増刊），17-43．
近藤雅子・櫻井紀子・杉崎真紀他（2002）．高次脳機能障害をもつ脳血管障害患者の着ика動作について考える．日本看護学会論文集―成人看護Ⅰ（pp.89-91）．日本看護協会出版会．
小板橋喜久代（2001）．サーカディアンリズムを意識した看護ケア―患者に光を！ブライトケア．看護技術，47（10），1125-1131．
香城綾（2001）．サーカディアンリズムを意識した看護ケアー運動による刺激をケアにいかそう．看護技術，47（10），1132-1137．
道又元裕（2001）．サーカディアンリズムを看護にいかすとは？．看護技術，47（10），1112-1118．
並木幸司他（2004）．失行症状に対する看護のポイント．BRAIN NURSING，20（9），996-1000．
並木幸司他（2004）．記憶障害への対応方法．BRAIN NURSING，20（10），1094-1101．
並木幸司・原寛美（2004）．注意障害に対する安全なADL獲得への対応．BRAIN NURSING，20（11），1198-1203．
西林宏起・板倉徹（2005）．高次脳機能障害とは．BRAIN NURSING，21（1），57-63．
斉藤健（2001）．事例 サーカディアンリズムを意識したケアの実践―意識障害患者の睡眠・覚醒リズムの確立にむけて．看護技術，

表 I-7-9　注意障害のある患者への援助

注意機能		注意機能の内容	注意障害の特徴	看護援助のポイント
強度	覚醒水準	意識の高さ・低さ、周囲の刺激に対して注意を払えるかどうか。	常にぼんやりしている。活気がない。呼びかけへの反応が乏しい。	●情報提供 ・注意が向き、持続しやすい目印をつける（自室の入口に目印をつける、床や廊下にテープを貼って生活導線を示す、など）。 ・集中力や容量の低下のために遂行が困難な行為、安全のために特に注意が必要な行為（移動など）は、主にその行為が行われる場所に手順表を掲示し、それを見ながら、ひとつずつの動作に注意が払えるようにする。 ●環境調整 ・転導性が亢進している場合、外的刺激を遮断し、しようとする行為に注意を向けられるようにする（カーテンをひいて周囲の人の動きなどが見えないようにする、音のするものは取り除く、など）。 ●反復学習 ・注意障害の患者は注意機能が低下しているため、一般的に学習効果も低い。同じ方法で繰り返し一連の動作を練習する。 ・行動を起こす前に、その行為のシミュレーションをスタッフと一緒に行ない、注意点を意識してから、実行してもらう。 ●適切なアセスメント ・患者は人に見られていると思うと集中力も高まり失敗が少ないが、見られていないと失敗するという現象がみられる。患者に関わるさまざまな人からの情報収集や意図的な観察によって、注意障害による問題が生じる場面と、問題の内容を、的確にアセスメントし、事故や失敗を未然に防ぎ、患者の生活を安定させる。
	持続性	いわゆる集中力。注意の強度や選択性を維持できるかどうか。	集中力が続かない。根気がなくなる。	
選択性		多くの刺激から、ひとつの要素や刺激に反応する能力。	ひとつのことに没頭すると、ほかのことに気が向かず安全性を配慮できない。	
転導性		2つ以上の刺激の中でいくつかの要素に注意を向ける能力。	亢進：きょろきょろと周囲の刺激に無作為に反応する。 低下：ひとつのことに固執・没頭する。	
容量		同時に複数の作業に注意を配分できる容量。	情報が多すぎると同時に処理できない。 2つ以上の動作を組み合わせて行う際に、どちらか一方もしくは両方の動作が持続して行なえない（運動維持困難）。	

＊半側空間無視によって無視側の空間認識が欠如する状態も注意障害に含まれ、「方向性注意の障害」という。

47（10），1164-1167．
高橋章夫（2001）．高次脳機能障害のある患者心理をとらえる．BRAIN NURSING，17（5），420-427．
高橋智（2004）．失認．BRAIN NURSING，20（春季増刊），97-99．
柳奈津子（2001）．サーカディアンリズムを意識した看護ケア―サーカディアンリズムに基づく食生活．看護技術，47（10），1138-1144．

C. 運　動

1 起立性低血圧のケア

①目的
●長期間の安静臥床、脊髄損傷、手術や治療の回復期など自律神経の調節機能が不十な患者において坐位や起立などの重力負荷や活動量が増えた時に起立性低血圧が起こりやすい。特に脳血管障害をもつ患者にとっての血圧低下は、脳循環血液量が減少するためリスクが高く、注意が必要である。

②必要物品
●血圧計、時計、弾性ストッキング（足関節の圧迫圧が20mmHg以下の弾性ストッキング）または弾性包帯。

③起立性低血圧のケアとポイント
●起立性低血圧のケアと確認事項を表 I-7-10 に示す。
●下肢の静脈環流量の増加を目的として、ギャッジアップを行う前に弾性包帯や弾性ストッキングを使用することがある。弾性ストッキングの圧迫圧は、足関節から中枢にかけて段階的に圧が弱くなっている。弾性ストッキングは深部静脈血栓予防の目的で長期臥床患者に使用される場合もある（表 I-7-11、12）。

（元木絵美）

〈文献〉
平井正文・岩井武尚・星野俊一（2004）．弾力性ストッキング・コンダクター―静脈疾患者さんへの適切なアドバイスのために 改訂版，へるす出版．

表 I-7-10　起立性低血圧のケア

手　順	確認事項とポイント
①患者にギャッジアップを行い座ることの同意を得、安静仰臥位時の血圧を測定する。 ②ベッドを30°ギャッジアップし、血圧やその他の自他覚症状を確認する。 ③15～30分様子を見て、異常がなければ、徐々にギャッジアップを行っていく。（30°→45°→90°） ④異常がなければ、両下肢と背部を支えて、ゆっくり端坐位へ介助する。必ず端坐位となる前にベッドの高さを患者の両足底が床に着く高さに調整する。 ⑤端坐位時、眩暈などの軽い症状が出た場合は、筋収縮による静脈環流量の増加や血圧上昇を期待して、足踏み運動や足関節の底背屈運動を促す。	●血圧測定はギャッジアップ直後と10分～15分毎に測定を行い、患者の収縮期血圧が安静臥床時より20～30mmHg以上下降したり、血圧低下に伴う症状（意識レベルの低下・冷や汗・悪心・嘔気・嘔吐・顔面蒼白・眩暈・欠伸など）が出現すれば、起立性低血圧と判断する。 ●もし、意識レベルが低下するような重度の症状をきたした場合は、直ちに運動を中止し、患者をショック体位とする。 ショック体位（心臓より下肢の高さを約20～30cm高くする）

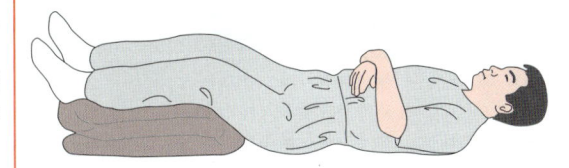

表 I-7-11　弾性包帯の巻き方

手　順	確認事項とポイント
①しびれや痛みが出ない強さで末梢から中枢へ同じ力で引っ張りながら巻き、足関節＞下腿部＞大腿部の順に圧迫圧が低下するように巻く。 末梢から中枢へ ②圧迫圧を均等にするために、包帯の重なり具合は常に一定になるよう注意し、包帯の巻きもどしや折り返しは行わない。 包帯の重なりは一定に	●同じ力で巻けば太い部分の方が圧迫圧は弱まるので、自然に末梢から中枢にかけて圧迫圧が低下する（Laplaceの法則）。 ●包帯の1/2ずつが重なるように巻くより、2/3ずつ重なるように巻くほうが圧迫圧は高くなる。

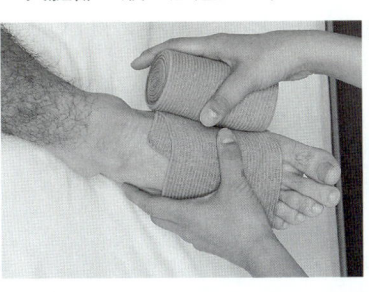

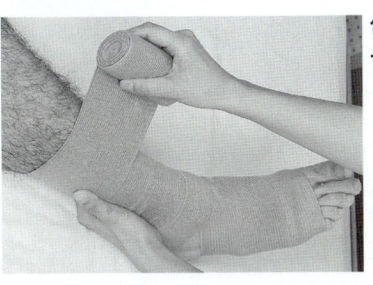

表 I-7-12　弾性ストッキングの使い方

手　順	確認事項とポイント
①製品の指示に従い、サイズを測定し患者にあった弾性ストッキングを選ぶ。一般的には、足関節部あるいは腓腹部の周径で判断する。 ②患者に使用の目的、正しいはき方、痛みやしびれなどの症状が出た場合はすぐに伝えるよう説明する。 ③弾性ストッキングの踵の部分まで裏返し、まず踵までストッキングを履く。 **踵まで裏返す** 弾性ストッキングの上端から片手を入れて踵部をつまみ裏返す。 **踵まで履いた状態** ④そのまま腓腹部までストッキングを引っ張り上げ、踵部の下で重なっている部分を足関節の方へ押し上げる。 **腓腹部まで引っ張りあげると踵部下で重なっている部分が見えてくる**　　**踵の重なった部分を押し上げる** 重なり ⑤両手母指をストッキングの中に入れ、左右対称に前方から後方へ半円を描くようにストッキングを引き上げる。 **両手の親指を入れて引き上げる** 重なり	●弾性ストッキングを使用する前に次の確認をする。 ・血行障害（閉塞性動脈硬化症・バージャー病など）や急性期深部静脈血栓症はないか：血行障害や血栓を悪化させてしてしまうため使用しない。 ・うっ血性心不全はないか：心負荷を増大させるため、医師の指示にしたがって使用する必要がある。 ・糖尿病ではないか：血行障害・神経障害をきたしやすい疾患であるため、弾性ストッキング使用時は、血行障害、しびれ、かぶれなどの症状に注意が必要である。 ●ストッキング使用中に観察する。 ・ストッキングの上端や下端（モニターホール）が丸まってストッキングが食い込んでいないか。 ・足の色調の変化、痛みやしびれ、浮腫、皮膚のかぶれや発疹の有無はないか。 ・足関節などに、しわができていないか。 ●圧迫圧を均等にするために、ストッキングがよじれないように注意する。

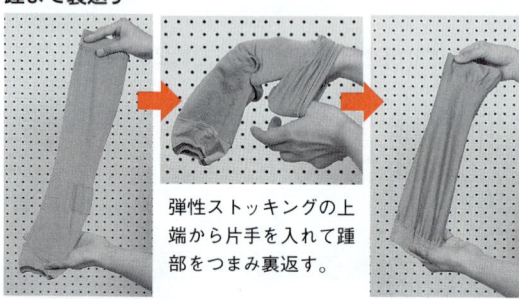

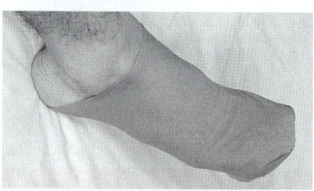

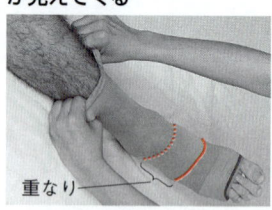

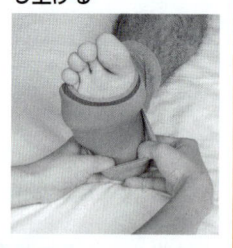

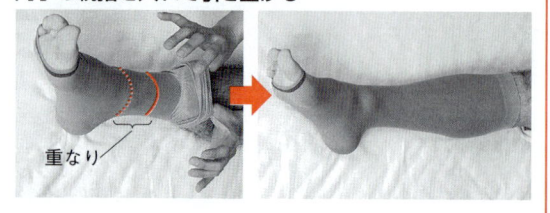

D. コミュニケーション

- コミュニケーション（communication）とは、「社会生活を営む人間の間に行われる知覚・感情・思考の伝達」（新村出, 1998）と、定義されている。
- われわれは、人のことばや表情、行為などを聴覚、視覚、触覚などといった感覚器を働かせて脳に取り込み、理解することや考えることを行う。そして、ことばや表情、行為などの伝達の方法を用いて相手に表出する。これらのやりとりは1回で終了することもあれば、キャッチボールのように続くこともある（図Ⅰ-7-4）。
- 脳に障害を受けたり加齢による身体の変化に伴い、感覚や理解、伝達が正常に機能しなくなり、コミュニケーションを図ることに困難さが生じてくる。
- ここでは、人がことばによるコミュニケーションを行っていることに焦点を当て、言語が障害された状態（＝失語）について説明し、言語に障害をもつ患者へのケアについて述べていく。

図Ⅰ-7-4 話しことばによるコミュニケーションの過程

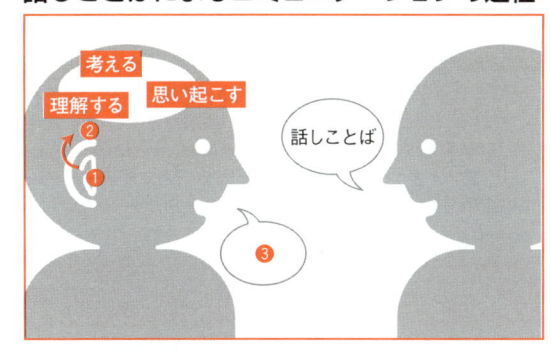

1 失語とは

- 獲得されていた言語知識が、大脳の左半球にある言語中枢の障害によって後天的に障害された状態を「失語」という。ここでいう言語とは、「聴いて理解する」「話す（発話・復唱）」「読む（音読・読解）」「書く」などの部分のことをさしている。
- 失語の分類に関しては、運動性言語中枢、感覚性言語中枢、概念中枢との関連でみる古典的分類が一般的なものとして用いられている。しかし、以下に示す古典的分類に基づく失語に当てはまらないものも存在する。

2 失語の分類とその特徴

- 失語の分類を**表Ⅰ-7-13**に示す。

- 失語は脳に障害を受けることによって起こることから、失語以外のさまざまな高次脳機能障害を合併することが多い。脳に障害を受ける原因としては、脳梗塞や脳出血といった脳血管障害、外傷、認知症などがあげられる。
- 近年、高齢者の増加に伴い、「認知症」が注目されている。認知症の原因疾患を患うことにより失語が発症することがある。
- 代表的な認知症として、高齢者にみられる認知症の原因の中で最も多いアルツハイマー型認知症と、50〜60代より発症する前頭側頭型認知症による失語の特徴を述べる。

①アルツハイマー型認知症による失語の特徴

- 認知症の早期には、語の喚起や物品の呼称が困難となる失名詞失語（健忘失語）が目立つ。末期になると、全失語を呈する。

②前頭側頭型認知症による失語の特徴

- 前頭葉が優位に障害されてしまうと、発話が減少・消失していく。側頭葉が優位に障害されると言語理解の低下が起こり、失名詞失語（健忘失語）、超皮質性感覚失語が出現する。
- 失名詞失語（健忘失語）では、品物を見せ名称を質問すると、患者は思い出せずその用途をまわりくどく述べる迂回操作が認められる（例えば、「櫛」を見せると、「それは、その、髪をとかすためのものです」と言う）。そのほか、同じ話や語句を会話の中で何度となく繰り返す症状もみられる。

表 I-7-13　失語の分類

運動性失語 （ブローカー失語）	感覚性失語 （ウェルニッケ失語）	伝導失語	全失語
病巣がブローカー野にあり、発話の障害が生じる。聴くことや理解に関しては比較的良好だが、発話が非流暢になったり、文字を書くと仮名を書き誤るといった錯書が生じることがある。	病巣がウェルニッケ野にあり、発話、理解力ともに障害される。錯誤が著しく、何を言っているのか、まったくわからない場合を、とくにジャーゴン失語と呼ぶ。	弓状束が障害され、聴くことや理解は保たれるものの復唱が重度に障害される。何度も言いなおしを繰り返し、正解に近づくといった発話が特徴的である。読解は良好であるが、音読は障害される。	左中大脳動脈環流域全域に及ぶ障害。聴く、話す、読む、書くすべてにおいて重度に障害される。
失名詞失語（健忘失語）	**超皮質性運動性失語**	**超皮質性感覚性失語**	**混合型超皮質性失語**
左下側頭回中央付近が障害される。理解は良好だが、名称の想起が困難である。漢字の失書など、錯書が生じることがある。	言語野が部分的に障害される。運動性失語と同様の病態だが、復唱は保たれる。自発性が乏しい。	言語野が部分的に障害される。感覚性失語の病態を示すが、復唱は保たれる。理解に乏しい。	超皮質性運動性失語と超皮質性感覚性失語の混合型。全失語の病態であるが、復唱だけが保たれる。

表 I-7-14　言語に障害をもつ患者への接し方

原　則	内　容
a）話しやすい環境を整える	●ケア提供者の、発話をどうにか引き出そうとする気持ちは敏感に患者に伝わり、患者をよけいに話しづらくさせる。また、急がされると話す意欲も低下する。伝導失語をもつ患者の場合、発音を誤っても何度か言いなおすことによって正しいことばとなることが多く、言いなおすのを待つとよい。 ●ケア提供者は、気持ちに余裕をもって接することが大切である。
b）話題をしぼり、短くゆっくりと話す	●一度に多くの情報が提供されると、情報を処理しきれなくなり混乱をきたす。 ●現在の状況に即した事柄（食事中には食事に関したことなど）で会話を進めると、視覚的な刺激も加わり、理解しやすい。
c）質問方法を工夫する	●「はい・いいえ」で答えられる質問や、視覚や具体的な手がかりを用いた質問だと答えやすい。
d）個々に合ったコミュニケーションのチャンネルを見つけ、フルに活用する	●絵を描いたり文字で示したり、ジェスチャーなどを交えると、理解しやすい場合が多い。言葉による方法だけでなく、さまざまなコミュニケーション手段を提示しながら、その人に合ったものを見つけていく。 ●質問を何度も聞き返すような感覚性失語をもつ患者の場合、話し手はつい大きな声を出してしまいがちである。しかし、患者がことばを聞きづらいのは語音の聴覚的分析が困難なだけであり、大きな声を出すと余計に聞き取りづらくなる。
e）確認を忘れずにする	●一部しか理解していないにもかかわらず全体を理解したとしてしまっていることがある。理解があやふやな場合、安全策として、要点をメモして渡したり、絵で示すなどは有効な手段となる。 ●感覚性失語をもつ患者は錯誤が多く、探し物をしながら「めがね」と発音していても本人としては「時計」を探しているといったこともある。1つひとつの単語に惑わされず、状況の手がかりやそれまでの情報から、患者の言いたいことを推測する必要がある。 ●大切なのは、こちらの伝えたいことがきちんと伝わったか、相手の伝えたいことを理解できたか、常に確認することである。

3 言語に障害をもつ患者への リハビリテーションの考え方

- 言語に障害をもつ患者には、言語機能の改善のために必要な検査を実施し、適切なリハビリテーションを行っていく。病院によっては言語聴覚士(speech therapist：ST)が配置され、専門的なリハビリテーションを行っている。
- 脳血管障害や外傷などの脳障害発症直後では、脳にダメージを受けている影響から、障害の程度や種類を特定することが困難である。しかし、早期に言語へのアプローチを行うことが患者の自発性を引き出すことにつながる。積極的に声をかけること、できることを見つけ出していくことがこれにあたる。それらを行うためには、まず、看護師が患者の今までの生活・これからの生活に目を向け、生活者としての患者へ関心を向け、回復に導く手がかりを見つける必要がある。

4 言語に障害をもつ 患者への接し方

- 言語に障害をもつ患者に接する場合、無意識のうちに自分を保護する立場に位置づけてしまうことがある。
- 障害が何であれ人に接するときの基本でもあるが、相手の自尊感情への配慮を行いながら接することが大切である。
- 言語に障害をもつ患者への接し方の原則を表Ⅰ-7-14に示す。

（森山祐美）

〈文献〉
馬場元毅(2001)．JJNブックス絵でみる脳と神経しくみと障害のメカニズム 第2版(p.95-103)．医学書院．
日野原重明・井村裕夫監修(2000)．看護のための最新医学講座13 認知症(p.155-161, 173-179)．中山書店．
毛束真知子(2002)．絵でわかる言語障害(p.89-113)．学習研究社．
新村出編(1998)．広辞苑 第5版(p.1004)．岩波書店．
鈴木正二(1992)．医学大事典 改訂17版(p.1351-1352, 328-329, 823)．南山堂．

I 慢性期・回復期の看護技術：ケアの技術

8. セルフケアのための指導・教育

添田百合子／仲村直子／鈴木智津子／堀田佐知子／石橋千夏／織田浩子／馬場敦子

A. 食事指導（糖尿病、高血圧）

● 患者が自分の身体状況・生活・食事療法との折り合いをつけて、食事の自己管理を行い、セルフケアできるように援助する。

1 糖尿病と高血圧の食事指導に用いる基礎知識

1. 糖尿病の食事療法

①糖尿病とは

● 糖尿病は、インスリンの作用不足によって慢性的に高血糖が持続する状態のことである。
● 糖尿病の分類には、1型糖尿病（自己免疫疾患、ウイルス感染などによるインスリン依存状態、インスリン分泌の欠如）、と2型糖尿病（生活習慣病；インスリン非依存状態、インスリン分泌の減少とインスリン抵抗性の増大）、そのほか特定の機序・疾患によるものがある。
● 糖尿病の95％以上が2型糖尿病である。

● 糖尿病の合併症の発症・進行を予防するために、血糖コントロールすることが求められる。
● 糖尿病治療には「食事療法」「運動療法」「薬物療法」があるが、「食事療法」は治療の基本である。

②糖尿病の食事療法とは

a. 食事療法の目的
・日常の生活を送るための栄養を補給する。
・代謝異常を改善する（炭水化物、蛋白質、脂質などの栄養のバランスのとれた食事にする）。
・肥満を予防・改善する。
・疾病（合併症）の発症・進展を抑制する：細小血管症（糖尿病に特有の合併症：神経障害、網膜症、腎症）、大血管症（虚血性心疾患、脳血管障害など）。

b. 1型糖尿病と2型糖尿病の食事療法の違い
・1型糖尿病と2型糖尿病は病態が異なるため、食事療法の目的に違いがある（表Ⅰ-8-1参照）。

表Ⅰ-8-1 1型糖尿病と2型糖尿病の食事療法の目的

1型糖尿病	●適正体重の維持 ●必要エネルギーの供給 ●低血糖や高血糖の予防
2型糖尿病	●末梢組織でのインスリン感受性を高め、膵β細胞への負担を軽減 ●適正体重の達成と維持

表Ⅰ-8-2 糖尿病の食事指導のポイント

1. 腹八分目とする。
2. 食品の種類はできるだけ多くする。
3. 脂肪は控えめに。
4. 食物繊維を多く含む食品（野菜、海藻、きのこなど）をとる。
5. 朝食、昼食、夕食を規則正しく。
6. ゆっくりよくかんで食べる。

日本糖尿病学会編集委員会編（2006）．糖尿病治療ガイド2006-2007（p.34）．文光堂．より引用

表Ⅰ-8-3 標準体重の算出の例

例：身長が160cmの場合	$1.6 \times 1.6 \times 22 = 56.3$（kg） 標準体重（kg）＝身長（m）×身長（m）×22

c. 糖尿病の食事療法のポイント
- 適正エネルギーを摂取する(エネルギーの適正化)。
- 栄養のバランスのとれた食事をとる。

d. 糖尿病の食事指導のポイント
- 糖尿病の食事指導のポイントを、表Ⅰ-8-2に示す。カロリー計算しながら、厳格な食事療法をめざすこともよいが、このレベルのことを心がけるだけでも、食生活は改善することができる。
- 実際の食事指導では、標準体重(表Ⅰ-8-3)を参考にして行う。食事指導の手順を表Ⅰ-8-4に示す。

2. 高血圧の食事療法

①高血圧とは
- 高血圧には発症の原因が明らかでない「本態性高血圧」と、原因(腎不全や褐色細胞腫など)の明らかになっている「二次性高血圧症」がある。
- 日本人の80～90％は「本態性高血圧」である。
- 本態性高血圧の病態には、いくつかの分類がある。その中に、食塩を負荷すると血圧が著明に上がる「食塩感受性」(食塩の摂取を減らすと血圧が下がる)と、血圧変動の少ない「非食塩感受性」(食塩の摂取を減らしても血圧は変わらない)がある。
- 食塩感受性の高血圧患者は、日本人では30～40％といわれている。
- 過食や運動不足による肥満も血圧上昇の原因であり、これらにはインスリン抵抗性の亢進が関連していると考えられている(2型糖尿病と共通)。
- 脂肪の過剰摂取が高脂血症へとつながり、これは心血管病の危険因子となる。したがって、高血圧では、脂肪の制限も行う。

②高血圧の食事療法のポイント
- 食塩制限6g／日(このうち調味料などとして添加する食塩は4g)未満にする。
- 適正体重を維持する(標準体重の20％以上を超えない)。
- アルコールの摂取は、短期的には降圧をきたすが、一定量を超えると長期的には血圧上昇の原因となるため節酒を行う。
- **アルコール制限**：エタノールで男性20～30mL／日(日本酒換算1合／日前後)以下、女性は10～20mL／日以下にする。
- コレステロールや飽和脂肪酸の摂取を控える。

③高血圧の食事指導のポイント
- 脂肪・塩分の摂りすぎに注意する。
- 野菜や果物を積極的にとる(カリウム・カルシウム・マグネシウムなどのミネラルを十分にとる)。

3. 糖尿病と高血圧の食事の考え方

①糖尿病と高血圧の食事療法
- 糖尿病患者は、高血圧を合併することが多い。
- 糖尿病と高血圧の食事療法では、適正体重を維持する、野菜を多くとるなど共通している。
- 糖尿病と高血圧の食事療法の考え方は、糖尿病と高血圧の患者だけでなく、すべての人々に共通する望ましい食事でもある。

2 食事指導の実際

- 食事指導場面では、看護師の考える望ましい食事療法を一方的に押しつけるのではなく、患者の日常生活を聞きながら、患者が食事計画を立て実践するプロセスを支援する。
- 糖尿病食事指導の手順を段階的に表Ⅰ-8-4に示す。

(添田百合子)

〈文献〉
中佐庸子(2006)．栄養士から各職種指導スタッフへ─新人スタッフに伝えて欲しい食事療法の基本．糖尿病ケア，3(3)，239-243．
日本肥満学会肥満症診療のてびき編集委員会編(2000)．肥満・肥満症の指導マニュアル．医歯薬出版．
日本高血圧学会高血圧治療ガイドライン作成委員会編(2005)．実地医家のための高血圧治療ガイドライン 改訂版．日本医事新報社．
日本糖尿病学会編(2002)．糖尿病食事療法のための食品交換表 第4版．文光堂．
日本糖尿病学会編集委員会編(2006)．糖尿病治療ガイド2006-2007．文光堂．

表Ⅰ-8-4 糖尿病食事指導の手順

手　順	確認事項とポイント
段階1 ①目　的 ●患者の日常生活を知り、共通理解する。	
1．現在に至るまでの経過や日頃の生活をたずね、語ってもらう。 ①病気の経過を聞く。 ・糖尿病・高血圧と診断されてから今日までの経過 ・既往歴 ②日常生活を聞く。 ・1日の過ごし方 ・職業（肉体労働かデスクワーク時）、勤務時間、通勤の方法 ・運動の有無、運動の種類・時間・回数 ・レクリエーションなど ③食生活を聞く。 ・食生活：食事内容（3食）、欠食の有無、食事の食べ方（早食いなど）、食事量（過食傾向、少食傾向など）、味つけ（濃い、薄いなど）、調理者、飲酒の有無と回数・量、間食・外食の有無・回数・内容 ・家族・友を人などの食事への配慮（協力体制） 2．糖尿病食・減塩食（以下、食事）に対するイメージや考えを聞く。 ・食事療法の理解およびそれへの反応（「面倒」「できそうにない」「薄味は無理」など） 3．糖尿病の自己管理について患者の目標を確認する。	●流れに沿ってじっくりと聞く。 ●患者に、看護師は理解者・援助者であると認知してもらえるような態度で接する。 ●患者が自分にあった食事療法を考えていくことを手助けする時に、必要になる情報になる。 ●これまでの生活習慣や活動状況を患者が意識できるように聞く。 ●病気（糖尿病と高血圧）が生活に及ぼしている影響をとらえる。 ●患者が問題に直面していく準備性（レディネス）をとらえる。 ●患者の言動から、看護師の食事への支援の受け入れや、食事に関する問題に直面していく準備ができているかどうかを判断する。
段階2 ①目　的 ●食事療法に必要な知識と技術を提供する。 ②必要物品 ●筆記用具、電卓、食品交換表、食事に関するパンフレット、外食に活用できるカロリーブック。	
1．食事療法を行うための基本的な知識を提供し、食事療法の考え方を説明する。 ①糖尿病・高血圧の食事療法の目的 ②目標とする摂取エネルギーの算出 ・身長と体重を測定する。 ・20歳時の体重と20歳以降で最高体重をたずねる。 ・以下の計算式を用いて標準体重（BMI法）を算出する。 　標準体重＝（身長（m））²×22（kg） ・以下の計算式を用いてBMI（表Ⅰ-8-5）を算出する。 　BMI＝体重（kg）／身長（m）² 　例：身長が160cm、体重が62kgの場合 　　　62÷（1.6×1.6）＝24 ・目標とする摂取エネルギー量は、標準体重から以下の式によって求められる（表Ⅰ-8-6参照）。 　摂取エネルギー量＝標準体重（kg）×身体活動量（kcal/kg） 　例：身長が160cm、生活活動強度が軽労働者の場合 　　　1.6×1.6×22×25〜30＝1408〜1690（kcal）	●可能なら家族も一緒に指導する。 ●普段の食事を聞き、実際に計算して、比較してみるのもよい。

表Ⅰ-8-4 つづき

手　順	確認事項とポイント
・算出された目標とする摂取エネルギーと、患者の性別・年齢、肥満度、血糖値、合併症などを考慮して、医師（必要に応じて管理栄養士・看護師ら）が患者と相談して決める。 ③栄養のバランスの考え方 ・栄養素の配分について説明する。炭水化物はエネルギー量の50〜60％として、蛋白質は標準体重1kgあたり1〜1.2mg（成人の場合、1日50〜80g）、残りを脂質でとるようにする（図Ⅰ-8-1）。 図Ⅰ-8-1　三大栄養素の割合 脂質 20％／たんぱく質 20％／炭水化物 60％ ・ビタミン、ミネラル、食物繊維をバランスよくとる（野菜は300g／日以上が目安）。 ④減塩（塩分のとり方） ・塩分は10g／日以下、高血圧では6g／日以下にする。 ・減塩しょうゆの活用、だしのとり方などで工夫する（減塩に関する資料を活用）。 ⑤飲酒 ・医師の飲酒に関する方針（節酒または禁酒）を確認する（糖尿病では、合併症がなく血糖管理が良好であった場合に、許可されることがある）。 ⑥外食時の摂取エネルギーや栄養のバランスのとり方 ・糖尿病患者のための外食を解説した本などを活用し、外食時の摂取エネルギーを確認する。 ・外食する場合の注意点を説明する。たとえば焼き肉は野菜と一緒に食べるなどのアドバイスを行う。 ⑦食品交換表*の活用のしかた ・食品交換表活用し、1日の適正エネルギー量、栄養のバランスのとり方がわかるように説明する（必要時、フードモデルを活用）。 2．食習慣の改善をはかる ①身体によくない食習慣と、それがなぜよくないのかを説明する。 ②食事のとり方：長時間の絶食を避け、できるだけ、一定の時間に一定の食事量をとるようにする（朝・昼・夕の食事時間を規則的にする）。 3．糖尿病の薬物療法をしている場合の食事に関する注意点について	●標準体重は、BMI 22が最も疾病有病率が低いというデータに基づく。 ●食物繊維には、コレステロール低下作用や便秘を改善させる作用がある。また、食後血糖上昇を抑制する作用もあるため、多く摂取するようにする。 ●アルコール摂取は、短期的には降圧に働くが、長期的には、一定量を超えると血圧上昇の原因となること、食事療法が乱れる原因となりやすいため注意が必要である。 ●糖尿病では、1日の血糖の変動（日内変動）が著しくならないようにするためには、食事内容とともに、食事摂取量の時間的配分も大切になる。 ●食事量が少ないとき、食事時間が遅れた時に低血糖を起こす可能性のある薬剤もあるので注意が必要である。

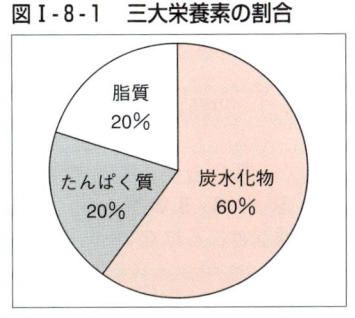

＊食品交換表とは
・バランスのよい食事を考える時に、「糖尿病食事療法のための食品交換表」（日本糖尿病学会）を活用すると便利である。
・食品交換表は、主に含まれている栄養素によって食品を4群6表に分類されている（表Ⅰ-8-7）。
・1単位を80kcalとし、1単位の食品・食材と量が掲載されている。
・同一表内の食品を同一単位で交換できるようにつくられている。
・1日の総摂取エネルギー量を80kcalで割ったものが1日の指示単位量となる。

表 I-8-4 つづき

手 順	確認事項とポイント
段階3 ①目 的 ●患者が自分にあった食事計画を立てられるように援助する。	
1．生活に合わせた食事計画の立案を援助する。 ①食事計画を立てるにあたり不足している知識を提供する。 ・患者が投げかけてくる食事療法に対する疑問や相談を聞き、知識を提供したり、共に考える。 ・見えてきた問題に対して、考える状況をつくり、問題に向き合えるようにする。 ・食事療法の実行を困難にさせる要因について話し合い、改善点をともに考える（アイデアを出し合う）。表 I-8-8 参照。 ・今後の食事計画を紙に書いて検討する（無理なところはないか、工夫点はないか話し合いながら修正する）。 2．食事療法の評価のしかたを指導する。 ①体重の変化をみる。 ②血圧測定を行う（毎日時間を決めて）。 ③自己血糖測定（糖尿病患者の場合）を行う。 ④血液データをみる（病院での血液検査）：総コレステロール、HDL コレステロール、中性脂肪、血糖。 ⑤食事記録を作成して、振り返ってみることを促す 3．患者が食事療法のサポート体制を確立することを支援する。 ・家族と一緒に考える場をつくる。 ・家族に協力を依頼する。 ・患者・家族の相談にのり、アドバイスする。	●「できそうだ」と思えるところからスタートする。 ●患者が看護師に食事療法に対する自分の考えや質問を投げかけるようになった時機をとらえて積極的に働きかける。 ●相談にのり、自分の生活と身体状況と食事療法の折り合いをつけていけるように支援する。 ●食事は身体の生命活動を支えるものであり、楽しむものでもあるという意味も大切にする。
段階4 ①目 的 ●自分にあった食事療法を生活の中に組み入れることができるように支援する。	
1．フォローアップを行う（継続して援助する）。 ①食事計画を実践した体験を聞く。 ・治療の経過と食事療法の振り返りを行い、患者とともに評価する。 ・食事記録・血圧や血糖値・体重の測定記録を作成してもらい、それを一緒にみて話し合い評価する。 ・患者の努力を聞き、努力に対してねぎらいの言葉をかける。 ・試行錯誤を聞き、工夫点を重ねながら、自分のやり方を編み出すことも必要なプロセスであることを伝える。	●患者はどのような援助を必要としているのか、看護師に求めているのかを考えながら聞く。 ●大切なことは、常に厳格な食事療法の遵守をめざすのではなく、自分に合った方法で継続することである。

表 I-8-5 肥満の判定基準

BMI	判 定
18.5未満	低体重
18.5以上25未満	普通体重
25以上30未満	肥満（1度）
30以上35未満	肥満（2度）
34以上40未満	肥満（3度）
40以上	肥満（4度）

日本肥満学会

表 I-8-6 生活活動強度と身体活動量

生活活動強度		身体活動量（kcal/kg）
軽労働者	デスクワーク	25〜30
中労働者	立仕事が多い職業	30〜35
重労働者	力仕事の多い職業	35〜
肥満者		20

表I-8-7 食品分類表

食品の分類		食品の種類	1単位(80kcal)あたりの栄養素の平均含有量		
			炭水化物(g)	たんぱく質(g)	糖質(g)
主に炭水化物を含む食品（I群）					
	表1	●穀物　●いも　●炭水化物の多い野菜と種実　●豆（大豆を除く）	18	2	0
	表2	●くだもの	20	0	0
主にたんぱく質を含む食品（II群）					
	表3	●魚介　●肉　●卵、チーズ　●大豆とその製品	0	9	5
	表4	●牛乳と乳製品（チーズを除く）	6	4	5
主に脂質を含む食品（III群）					
	表5	●油脂　●多脂性食品	0	0	9
主にビタミン、ミネラルを含む食品（IV群）					
	表6	●野菜（炭水化物の多い一部の野菜を除く）　●海藻　●きのこ　●こんにゃく	13	5	1
	調味料	●みそ、さとう、みりんなど			

日本糖尿病学会編(2002)．糖尿病食事療法のための食品交換表 第6版(p.9)．日本糖尿病協会，文光堂．より引用

表I-8-8 食生活上の問題点と対応方法の例

食生活上の問題点	対応方法例
早食い	飲み込もうとしてから、あと5回噛む。 利き手と反対の手を使って食べる。
おなかいっぱい食べる習慣	食事の前にお茶や野菜をとる。
お菓子の多食	お菓子の買い置きをしない。 食事がすんだら、すぐ歯みがきをする。
アルコールの多飲	飲まない日のアルコール代を貯金する。 水を飲みながら、アルコールを飲む。
一人暮らしで食事量が多くなりやすい	一食分だけ盛りつける。
外食が多くエネルギー過多となりやすい	油が少なく、野菜の多いメニューを選ぶ。 はじめに食べる量を分けてから、食べ始める。
主食、芋などの炭水化物の多食	主食や芋の分量を計量する。
遅い夕食でのまとめ食い	早い時間に主食を食べ、帰宅後はおかずだけ食べる。
わかっているがつい食べてしまう	忍耐強く患者さんの言動を傾聴し、共感的理解を示す。
食事を考えて食べるという意識がない	開かれた質問を行い、患者さん自身に自分の感情に気づいてもらう。過去の心的外傷のイメージがある場合には癒し、自己決定能力の回復をめざし支援する。

中佐庸子(2006)．栄養士から各職種指導スタッフへ―新人スタッフに伝えて欲しい食事療法の基本．糖尿病ケア，3(3)，241．より引用

B. 服薬指導

1 抗不整脈薬

- 不整脈は、致死的なものから健康な人にも見られるものまでさまざまであり、意識消失や強い動悸などを感じることもあれば、無症状の場合も多い。
- 抗不整脈薬は、致死的な不整脈の出現を抑えたり、頻脈による心臓の仕事量の増大・心拍出量の減少を予防したりすることを目的に投与される。
- 抗不整脈薬は、Vaughan-Williamsの分類（表I-8-9）が広く用いられている。
- 抗不整脈薬は、心筋のNa・K・Caチャンネルを抑制したり、交感神経のβ受容体を遮断したりして、心臓の刺激伝導を抑制することにより、不整脈の出現を減らし、心拍をコントロールする。

- 徐脈性の不整脈に対する薬物治療は、一時的な治療であり、恒久的にはペースメーカー植え込み術が行われる。
- 洞不全症候群(sick sinus syndrom：SSS)では、洞結節の機能不全のため、洞停止、徐脈、頻脈を繰り返すため、恒久的なペースメーカーを挿入し、最低限必要な心拍数を確保した上で、頻脈に対する抗不整脈薬の投与が行われる。
- 抗不整脈薬の服薬指導にあたっての手順とポイントを表I-8-10に示す。

2 自己検脈の方法

- **自己検脈の必要物品**：秒針付き時計またはタイマー。
- 自己検脈の手順とポイントを**表I-8-11**に示す。

（仲村直子）

〈文献〉
日野原重明・井村裕夫監修(2000)．看護のための最新医学講座3 循環器疾患(pp.48-50, 411-412)．中山書店．
友池仁暢(2003)．Nursing Selection3 循環器疾患(pp.371-381)．学習研究社．

表I-8-9　Vaughan-Williamsの分類

分　類		薬品名
クラスI：Naチャネル抑制薬	a：活動電位持続時間延長	塩酸プロカインアミド、硫酸キニジン、ジソピラミド、コハク酸シベンゾリン、塩酸ピルメノール
	b：活動電位持続時間短縮	塩酸リドカイン、塩酸メキシレチン、塩酸アプリンジン
	c：活動電位持続時間不変	塩酸ピルジカイニド、酢酸フレカイニド、塩酸プロパフェノン
クラスII：β受容体遮断薬（交感神経遮断薬）		塩酸ランジオロール、塩酸プロプラノロール、ナドロール
クラスIII：Kチャネル抑制薬（活動電位持続時間延長）		塩酸アミオダロン、塩酸ソタロール、塩酸ニフェカラント
クラスIV：Caチャネル抑制薬		塩酸ベラパミル、塩酸ジルチアゼム、塩酸ベプリジル

表I-8-10　抗不整脈薬の服薬指導の手順

手　順	確認事項とポイント
①抗不整脈薬の種類・用量・用法・副作用などを説明する。 ・抗不整脈薬には、副作用が重篤な薬剤もあり、投与は慎重に行われる。 ②確実な内服が行えるように指導する。 ③内服忘れがあった場合の対処方法について説明する。 ・内服忘れに気づいた時点ですぐに1回分を内服する。 ④内服開始・変更時には、心電図モニターで不整脈の種類・出現頻度・心拍数などを確認し、自覚症状の変化に注意する。 ⑤不整脈が起こりやすい時間や内服時間との関連をアセスメントし、薬剤の半減期・血中濃度との関連から、内服時間を調整する。	●心室頻拍の治療薬であるアミオタロンは、肝機能障害や肺線維症などの重篤な副作用があり、ジキタリスはジキタリス中毒を起こす場合がある。 ●必要な場合、内服チェック表や配薬箱などを活用する。 ●1度に1回量以上内服すると、高度な徐脈に陥る可能性があり、決してしてはならない。 ●朝の内服を忘れ、昼に気づいた場合は、昼に1回量を内服し、その後少しずつ時間をずらして、1日量がその日のうちに内服できるようにする。 ●体動による不整脈の出現・心拍数の増加がないか確認する。 ●抗不整脈薬は、降圧作用をもつものが多く、血圧の変動に注意する。 ●例えば、3錠分3で毎食後に内服している場合、夕食後から朝食後までの時間が最も長くなり、早朝に血中濃度が低下し、不整脈が出現することがある。 ・この場合、毎食後ではなく、血中濃度が一定に保てるように、また患者の生活パターンに合わせ、無理のないように内服時間を組みなおす。 ・起床後すぐ(6時)、昼(14時ごろ)、就寝前(22時ごろ)など、ほぼ8時間ごとに内服する。

表 I-8-10　つづき

手　順	確認事項とポイント
⑥抗不整脈薬の効果・副作用の出現の有無を早期に察知するために、患者には、自己検脈の方法（表 I-8-11）を指導する。 ⑦患者の不安の軽減に努め、家族や身近な人に心肺蘇生術について指導する。	●心房細動のような脈拍の強弱があったり、心室頻拍などで心拍出量が減少していたりする場合は、自動血圧計では正確な脈拍数が確認できないため、自己検脈することが望ましい。 ●致死性の不整脈（心室頻拍・心室細動・完全房室ブロック・洞停止など）は、突然の意識消失を起こす場合があり、患者は不整脈をいつ起こすのかという不安を抱えて生活することも少なくない。 ●致死性不整脈が出現し、患者が意識消失した場合には、即座に心肺蘇生術を行わなければならない。

表 I-8-11　自己検脈の手順

手　順	確認事項とポイント
①秒針付き時計を準備し、患者に安静を促す。 ②患者の利き手の第2～3指で、反対側の橈骨動脈を触れるように説明する。 ・まず脈拍のリズムに不整がないかを確認する。 ③1分間脈拍数を測定する。 ④患者に脈拍数を確認し、看護師との誤差をみる。 ⑤毎朝、もしくは就寝前に自己検脈をするように説明する。 ・それ以外にも動悸や拍動感、脈の飛ぶ感じがあった場合には、自己検脈して、リズムが不規則になっていないか、脈拍数が増えていないか確認する。 ・内服薬の種類が変更された場合には、特に注意し、自己検脈を行う必要がある。 ⑥緊急受診の方法について説明する。	●秒針を見ることで数が正確に数えられない場合は、タイマーを使用するようにすすめる。 ●この時、看護師は患者の利き手の橈骨動脈に触れて、一緒に確認する。 ●基本的には1分間測定するのが望ましいが、難しい場合は30秒でもよい。 ●看護師との誤差が10回/分以上ある場合には、繰り返し練習する。 ●朝や就寝前の安静時測定することで、基本の心拍数を把握できる。 ●早朝は副交感神経から交感神経が優位に変わる時期であり、不整脈が出現する可能性が高い。 ●心拍数の増加や不整脈の出現を認めれば、安静にして、落ち着くのを待つ。 ●動悸などの症状が治まらない場合には、救急受診するように説明する。 ●不整脈はいつ起こるかわからず、緊急の処置を要するため、患者や家族に救急受診の方法を説明しておく必要がある。

3　インスリン自己注射

● 1型糖尿病のほとんどは、インスリン療法の絶対的適応である。
● 2型糖尿病におけるインスリン療法は、経口血糖降下薬の無効例に対して最終的に導入される治療ではなく、内因性インスリン分泌能がある程度温存されている時期から積極的に導入される治療になりつつある。
● インスリンカートリッジを交換する必要のない使い捨てタイプの注射器や、単位が見やすく注入ボタンが押しやすい注射器などが登場し、注射器具は簡便化、多種化されている。
● 患者にとって、インスリン療法は「できるだけ避けたい治療」であり、インスリン療法を取り入れても「やめられるならやめたい治療」である。また、患者がインスリン療法を取り入れるということは、決まった時間に注射をし、また低血糖にならないための生活調整を毎日し

なければならない煩わしさを引き受けていくことでもある。看護師は、これらのことを心得て指導を行う。
● 看護師は、患者が病気を自己管理できることをめざし、望ましい考えや行動を獲得できるために下記のような支援をする。
  ・正しい知識を提供することによって、病気の理解や受容を促す。
  ・日常生活を見なおしたり、調整方法を助言することによって、生活習慣の改善を助ける。

①目 的
● 患者が有効で安全な薬物療法を不安なく行うことができるようにする。
● 患者の薬物療法への積極的参加を促し、病気や治療への認識を向上させる。

②必要物品（インスリン自己注射指導の場合）
（図Ⅰ-8-2）
● インスリン自己注射用パンフレット、指示されているインスリン（注射器）、注射針、消毒綿、注射練習台（タオルや脱脂綿を厚く丸めた物の代用可）、針捨て容器。
● 患者用と指導者用の2組を準備する。

図Ⅰ-8-2 インスリン自己注射の必要物品

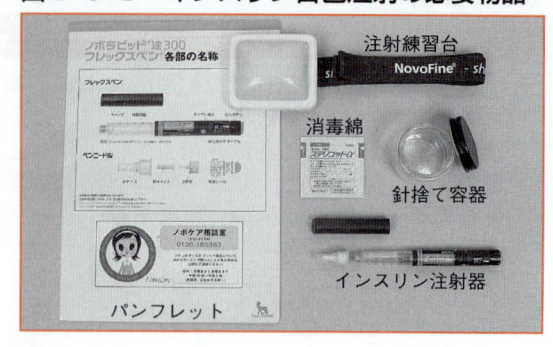

③手 順
● インスリン自己注射指導の手順を表Ⅰ-8-12に示す。

（鈴木智津子）

〈文献〉
日本糖尿病学会編（2000）．糖尿病治療の手びき 改訂新版（p.39）．南江堂．
佐藤みつ子（2002）．指導技術．坪井良子・松田たみ子，考える基礎看護技術Ⅰ 第2版（pp.192-198），廣川書店．

表Ⅰ-8-12 インスリン自己注射指導の手順

手 順	確認事項とポイント
①インスリン療法導入の理由を説明する。 ・多くの2型糖尿病の場合、インスリンの作用不足を外からインスリンを取り入れることで補い、膵臓の疲弊を防ぎ長持ちさせる。 ・食後血糖値の上昇を抑え、糖尿病の状態を改善する。 ・インスリン療法から離脱できるかどうかについては主治医や看護師にあらかじめ聞いておくとよい。	● 患者やその家族がインスリン療法導入に対して、戸惑いや不安を表出してきた場合は傾聴する。その内容には、患者の価値観や療養生活へのニーズが含まれていることが多い。次の指導として、生活にインスリン療法を取り入れるために調整方法の検討が必要となる。 ●「インスリン注射を始めると一生続けなければいけないか」という質問が多い。
②使用するインスリンにはどのような作用があるのか説明する。 ・効き始めや作用のピーク、作用時間について説明する。 ③注射の時間と量、食事との関連を説明する。 ・超速攻型は食事の準備ができてから食べる直前に注射する。 ・速攻型は食事の30分前に注射する。 ④自己注射手技を指導する。 1回目：指導者が注射手技を患者に行って見せる。 2回目：注射手技を一緒に行う。 3回目：一人で注射をしてもらい、できていないところは手を添えたりして、繰り返し練習を行う。 4回目：監視下で実際に自己注射をしてもらう。	● 指導のチェックリストを使用すると評価しやすい。 1．インスリンの名前を知っているか。 2．指示単位数を知っているか。 3．残量の見方や注射器の替え時を知っているか。

表Ⅰ-8-12 つづき

手順	確認事項とポイント
・注射手技を覚えても、実際に自己注射をする時に針を刺せないこともある。その際は、看護師が手を添え誘導して注射をする場合もある。 ・できないところばかりを指摘するのではなく、うまくいった時は誉めて自信を持たせることが大切である。 ・自分のからだに針を刺すことは大変なことである。患者は緊張しているので落ち着いた環境をつくり指導時間にも配慮する（初回は30分位を目安にする）。 ・自己注射の練習は毎日短時間でも行うことが手技獲得の近道である。 ⑤注射部位とローテーションの仕方を説明する（図Ⅰ-8-3）。 ・吸収は、①腹部、②上腕外側、③殿部、④大腿部の順で速い。 ・吸収がよく、吸収される速さも安定しており、安全に自己注射できるため、注射部位は腹部が適している。 ・注射部位は3cm（指2本分）ずつずらして注射していく。 ⑥インスリンの保存方法や廃棄方法を説明する。	4. 白濁したインスリンの場合、10回以上注射器を振ったか。 5. インスリンのゴム栓を消毒したか。 6. 注射針を正しく装着できたか。 7. 空打ちは必ず行っているか。 8. インスリンの単位設定は正確に行っているか。 9. 注射部位を消毒しているか。 10. 注射部位をつまんで針を刺しているか。 11. 注入後、注入ボタンを押したまま10秒おいて針を抜いているか。 12. 注射部位は揉まずに、軽く押さえる程度にしたか。 13. 針は注射後、直ちにはずしたか。

図Ⅰ-8-3 インスリン注射部位

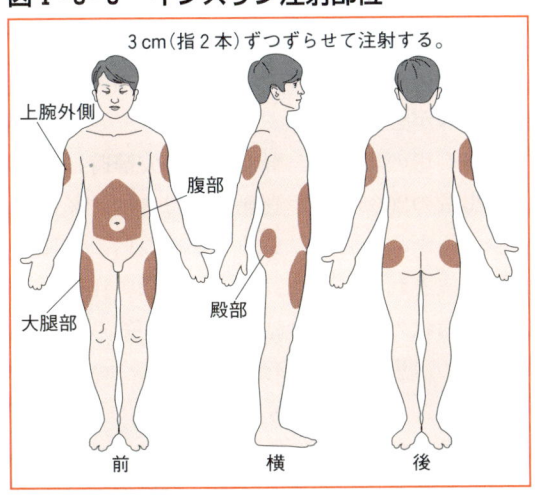

3cm（指2本）ずつずらせて注射する。

上腕外側／腹部／大腿部／殿部

前　横　後

表Ⅰ-8-13 活動が阻害される要因

①筋骨格系の構造と機能の障害
②中枢神経系・感覚器系の疾患 ・昏睡状態・意識障害 ・四肢の協調性運動の欠如 ・筋肉の痙攣や弛緩 ・筋力低下・萎縮・拘縮 ・麻痺 ・視覚障害
③治療上の制限 ・外部装着装具や手術による身体可動性の制限 ・疾患のコントロールのための安静（心疾患*や腎疾患）
④心理的な側面 ・抑うつによる意欲低下、トラウマや恐怖、不適切な環境など

*心疾患は、心機能に応じて活動による負荷をコントロールする必要があり、安静と活動のバランスが必要となる。腎疾患は、腎血流量を維持するために安静が必要である。

C. 活動・安静・睡眠の指導

1 活動と安静

①活動の阻害

●活動とは「働き動くこと。生き生きと行動すること」（新村出，1999）であり、日常生活動作を含む、さまざまな目的を遂行するための身体運動のことである。

●活動によって、生理的には筋力・筋持久力の増強、脈拍数・呼吸数・酸素摂取量・換気量の増大・血圧の上昇などが起こる。

●活動が阻害されると、「食べる」「読む」「書く」「遊ぶ」「仕事をする」などの日常生活に支障をきたし、社会的な役割を遂行することが困難となり、心理的な影響も出てくる。

●活動が阻害される要因としては表Ⅰ-8-13のようなことが挙げられる。

図 I-8-4　運動時における血液配分の変化

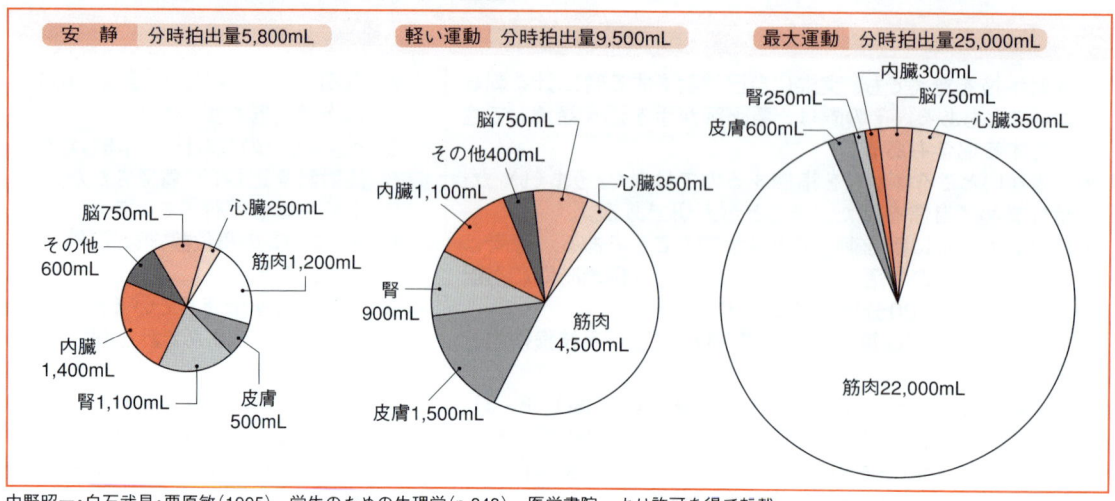

安静　分時拍出量5,800mL
- 脳 750mL
- 心臓 250mL
- その他 600mL
- 内臓 1,400mL
- 腎 1,100mL
- 皮膚 500mL
- 筋肉 1,200mL

軽い運動　分時拍出量9,500mL
- 脳 750mL
- その他 400mL
- 心臓 350mL
- 内臓 1,100mL
- 腎 900mL
- 皮膚 1,500mL
- 筋肉 4,500mL

最大運動　分時拍出量25,000mL
- 内臓 300mL
- 脳 750mL
- 腎 250mL
- 心臓 350mL
- 皮膚 600mL
- 筋肉 22,000mL

中野昭一・白石武昌・栗原敏(1995)．学生のための生理学(p.243)．医学書院．より許可を得て転載

②活動と安静の指導上のポイント

- 活動の阻害されている要因をアセスメントする。
  - ADL評価表などを用い、麻痺の程度や細かい動作までアセスメントする。
- 安静を必要とする疾患の状態をアセスメントする。
  - 疾患の状態に合わせ、活動できる範囲や安静の程度をアセスメントする。
- 患者に可能な生活動作や範囲を伝え、患者と共に生活調整を行なう。
  - 患者のセルフケアが不足するところは、支援を受けられるようにしたり、医師や患者と活動範囲について話し合ったりする。
- 活動により変化する生理的な状況を把握する（図 I-8-4）。
- 心拍出量と血流分布は安静時と運動時では異なるため、その影響をアセスメントする。
- 血流分布の変動に配慮し、安静と活動のバランスのとり方について患者と共に話し合う。
- 心疾患では、運動による酸素需要量の増加が心拍出量の増加につながり、心仕事量は増大する。適度な運動は必要であるが、運動後の休息が重要となる。心肺運動負荷試験で運動耐容能の評価を行い、最大酸素摂取量に応じ日常生活動作を規定した身体活動能力指数（specific activity scale：SAS）などを目安にして生活や活動範囲を決める。
- 吸器疾患の場合、運動による酸素需要量の増加が呼吸状態の悪化につながる。動作に合わせた呼吸法や口すぼめ呼吸など、活動時の呼吸訓練が必要である。
- 腎臓疾患の場合は、腎血流量が安静時には心拍出量の20%から、運動時には2〜4%に減少するため、腎臓に負荷をかけないように安静が望まれる。また、腎疾患では、疲労や感染が病状の悪化に直結することが知られているため、患者と疲労しない生活についてを話し合うことが重要である。
- 肝臓疾患の場合、消化・吸収に多くの血液を必要とするため、食後1時間は安静にして肝臓および消化管への血流を維持する必要がある。
- 患者は、「動けない」ことで多くのストレスを抱えることがあるため、患者の気持ちに配慮し、しっかり患者の話を聴く。
- 依存的になる患者には、患者にできることを見極め、支援すること、患者が行うことを患者と共に話し合って決める。
- 安静が必要な患者にとって、生活上の「食べる」「排泄する」などの行為は、さまざまな動作を組み合わせた活動であるが、「動く」と意識していない場合が多く、その動作1つひとつの負荷をアセスメントし、患者に気づかせるこ

とが必要である。
- 例えば、歩行時に自覚症状を聴くと共に、パルスオキシメータをつけて歩き、脈拍やSpO$_2$が変動することをモニターの数値で患者に視覚的に確認させ、活動による身体の変化を気づかせる。

(仲村直子)

〈文献〉
日野原重明・井村裕夫監修(2000). 看護のための最新医学講座3 循環器疾患(pp.396-406). 中山書店.
川村佐和子・志自岐康子・松尾ミヨ子編(2004). ナーシング・グラフィカ18 基礎看護学—基礎看護技術(pp.168-171, 272-289). メディカ出版.
中野昭一・白石武昌・栗原敏(1995). 学生のための生理学. 医学書院.
新村出編(1999). 広辞苑 第5版. 岩波書店.

2 睡 眠

- 睡眠の意義は、日中の活動で消費したエネルギーの回復や保存、記憶、神経系の保全、形成、環境変化に対する適応、体温調節や免疫機能などである。
- 睡眠不足が続くと、眠気、倦怠感、集中力が続かない、気分がすぐれないなど心身への何らかの影響がある。身体の修復にとって睡眠は非常に重要な働きを持っている。睡眠は覚醒と切り離すことはできない。

①睡眠の基礎知識
a) 2種類の睡眠：ノンレム(Non-REM)睡眠とレム(REM)睡眠
- 睡眠には脳波の変化によって一定のパターンがあり、それが一晩に何回か繰り返されている。睡眠のパターンはノンレム睡眠とレム睡眠に分けられる(表I-8-14)。
- ノンレム睡眠は最も浅い1段階から最も深い段階4まで、深さによって4つのステージに分類される。深いノンレム睡眠は睡眠の前半に多く、レム睡眠は睡眠の後半に多いという特徴がある。年齢と共に睡眠時間や睡眠構築は変化する。

b) 睡眠の流れ
- 睡眠はノンレム睡眠とレム睡眠の2種類の睡眠が80〜110分程度の周期で一晩に3〜4周期繰り返される(図I-8-5)。
- レム睡眠とノンレム睡眠は、まったく同じリズムで繰り返されているわけではなく、朝方にかけて徐々にレム睡眠が増えてくる。

c) 睡眠中の生体の変化
- 睡眠中には下記のような変化が現れる。
  ①筋肉の弛緩、無意識状態、②体温低下、③呼吸数減少、④脈拍数減少、血圧低下、⑤成長ホルモン分泌、⑥蛋白同化ホルモン分泌、⑦プロラクチン分泌増加、⑧副腎皮質刺激ホルモン分泌減少、⑨抗利尿ホルモン分泌増加、⑩胃の収縮運動亢進。

表I-8-14　ノンレム睡眠とレム睡眠

ノンレム睡眠	Non-REM： non-rapid eye movement	成人では睡眠の約80％を占める。
レム睡眠	REM： rapid eye movement	この時期に起こされると生き生きとした夢体験を報告することが多いのが特徴。

図I-8-5　成人の1晩の睡眠経過の模式図

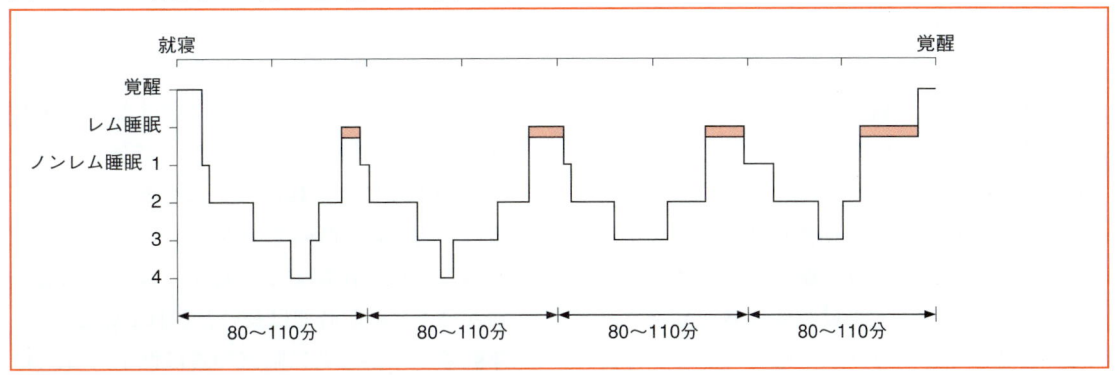

d) 睡眠・覚醒リズム

- 睡眠は覚醒と切り離して考えることはできない。睡眠・覚醒リズムには主に2つの要因が関与している。1つはホメオスタシスによる要因（覚醒している時間の長さ）で、もう1つは体内時計による影響である。

ア) ホメオスタシスによる要因

- 覚醒している時間が長くなればなるほど睡眠の圧力が増加し、増加した睡眠の圧力は睡眠を取ることにより減少する。

イ) 体内時計による調節作用

- 体内時計は地球の自転に合わせて昼間明るい時期に活動し、夜暗くなると眠るように調節している。規則的に起床・就寝するリズムは体内時計によって決められたサーカディアンリズム（circadian rhythm：概日リズム）の影響を受ける。その周期は約25時間である。
- 私たちの社会は24時間社会であるため、サーカディアンリズムを24時間に合わせる必要があり、合わせるための因子を同調因子という。最も強力な同調因子は光である。私たちは光を浴びることによって、サーカディアンリズムを毎日リセットしている。光以外の同調因子には、食事、社会的活動、運動などがある。睡眠・覚醒リズムに密接な関係を持つサーカディアンリズムは体温とメラトニンのリズムである。

ⅰ) 体温のリズム

- 体温のリズムはサーカディアンリズムに支配されており、体温が下がってくると眠くなり、入眠して約4時間後に最低体温を示した後、朝方にかけて徐々に上昇し、覚醒を迎える。すなわち昼間の活動中は高く、睡眠中は低くなるというリズムである。
- 体温のリズムと、就寝時刻・起床時刻がずれると寝つきが悪くなる。

ⅱ) メラトニン

- メラトニンは睡眠など生体リズムを形成するホルモンの一種であり、脳内の松果体で作られている。メラトニンは夜間に多く分泌されるサーカディアンリズムをもっている。分泌のタイミングや量は日中に浴びる日照の量に左右される。
- 睡眠・覚醒リズムは2,500ルクス以上の強い光を受けて変化する。2,500ルクス以上の光は特殊な器具でなければ人工的には浴びることができない。日光により2,500ルクスをはるかに超える光を浴びることができる。そのため、朝に太陽の光を浴びることで体内時計をリセットすることが大事である。
- 昼間には身体を活発に動かし、太陽の光を十分に浴びることで体内時計がリセットされ、生活にメリハリができ、質のよい睡眠がとれる。しかし、入院生活では光を浴びる機会が激減することが予想され、太陽の光による恩恵を受けられない状況に陥っていることも考えられる。

e) 自律神経

- 夜間は全体として副交感神経優位の体制にあるが、レム睡眠期には交感神経活動が刺激され、血圧の上昇、呼吸数の増加がみられる。交感神経の働きはノンレム睡眠が深くなるにつれて活動が低下し副交感神経が優位になるが、レム睡眠では覚醒中と同じレベルまで上昇することがある。したがって、ノンレム睡眠では心拍や血圧は安定し、徐波睡眠（ノンレム睡眠の第3、4段階の深い眠り）で低くなり、レム睡眠では不規則で全体的にはノンレム睡眠より高い値を示す。
- 呼吸は入眠時など覚醒から睡眠へ移る時やレム睡眠では不規則で不安定だが、ノンレム睡眠では安定し規則的になる。そして朝の覚醒に向けて次第に交感神経活動は高まっていく。

f) 睡眠習慣

ア) 睡眠時間

① **個人差**：睡眠時間は人それぞれであり、何時間眠れば十分であるという基準はない。基本的には日中に眠気やだるさなどがなく、日常生活が十分に行えれば、それがその人にとっては必要な睡眠時間である。

② **性差**：男性と比較すると女性のほうが睡眠の質が高く、睡眠時間は長いとされている。

③ **年齢差**：年齢と共に睡眠の質は低下する。40

歳を過ぎると睡眠の質は低下する。

イ）就寝儀式
- 寝る前に習慣的に行っている行為を「就寝儀式」という。就寝儀式は人それぞれで、音楽を聴く、温かい飲み物を飲む、本を読む、風呂に入るなど、さまざまであろう。その儀式が睡眠にとってよいか悪いかは別として、その人にとっては、これから始まる睡眠のためには大事な行為といえる。
- 入院によって、就寝儀式が行えなくなると、それだけで眠れなくなることがある。

②睡眠のアセスメント
- 睡眠に関するアセスメント項目を表I-8-15に示す。

③睡眠への一般的援助
- 睡眠への援助を表I-8-16に示す。

表I-8-15　睡眠に関するアセスメント項目

- 普段の就床時刻、起床時刻、寝つき、中途覚醒の有無、目覚めのよし悪し、熟睡度の確認。
- 就寝儀式の有無。
- 睡眠環境（寝室の温湿度、騒音、ベッドパートナーの有無）。
- 睡眠薬の使用の有無、使用経験。
- 睡眠を妨げるような身体的症状（たとえば痛み、かゆみなど）の有無。
- 精神的に不安な要因の有無（疾患、予後、家族関係、経済的問題、仕事、同室者への気兼ねなど）。
- 睡眠を妨げる薬物の内服の有無（中枢神経刺激物、β遮断薬、ステロイド、抗パーキンソン病薬）。
- 睡眠を妨げる嗜好品の摂取の有無（カフェイン、喫煙、アルコール）。
- いびきや足のむずむず感などの睡眠障害となるような症状の有無。
- 日中の気分や眠気（日常生活を行う上で困ったことはないか）。
- 睡眠に対する考え方（必要以上に眠れないことを気にしすぎていないか）。

表I-8-16　睡眠への援助

手順	確認事項とポイント
①睡眠・覚醒リズムのメリハリをつける。 ・昼夜のメリハリをつけて、生活にリズムをつけることが、睡眠の援助の基本となる。	●起床時は、カーテンを開け太陽の光が入るようにする。 ●日中動ける人は戸外に出て太陽の光に当たり、散歩などの活動を取り入れる。 ●病状を観察した上で、昼間はできるだけ起きておくようにする。
②イブニングケアを行う。 ・家庭で普段行っていた就寝儀式を行えないことはスムーズな入眠を阻害する因子になりうる。 ・できるだけ家庭で行っていた就寝儀式が行えるように援助する。	●排泄の援助。 ●洗面。 ●歯磨き。 ●寝衣・寝具を調える。 ●ナースコールの位置の調整。 ●消灯。 ●瘙痒感・痛みなどへの対応。 ●足浴。 ●背部清拭。
③環境調整をする。	●温度・湿度：暑すぎて体温の放散を妨げるような高温多湿や、寒すぎて眠れないような寒冷には注意する。 ●寝衣、寝具：寝衣は患者の着心地のよい身体を締め付けないものを選択する。寝具は保温性・吸湿性・透湿性があるものを選択し、しわがないように整える。 ●光：足元が見えるような明るさを保ち、明るすぎる照明が入らないようにカーテンなどを用いる。 ●騒音：静かな環境をつくる。必要最小限の音しか出さないような配慮をする。 ●臭気：不快なにおいはないか注意する。好みに応じて香りを利用する。

表Ⅰ-8-17　不眠時の援助

援助	ポイント
①眠りを妨げる要因を排除する。 ●眠りを妨げる要因はさまざまなものが重なり合っていることが多いが、できる限り排除する。 ・環境要因（騒音、夜間の明るすぎる照明、病室の温湿度） ・睡眠衛生のチェック（カフェイン類の摂取はないか、就寝前に喫煙していないか） ・日中の活動状況の観察（昼寝しすぎではないか） ・不眠となる身体症状の除去（疼痛緩和：温冷湿布、マッサージ、喀痰に対するタッピング、ドレナージ、排泄ではポータブルトイレの設置など） ②話し相手になるなどして、安心感を与える。 ③リラクセーションの導入をする。 ④睡眠薬の投与する。	**Point!** 眠れないという患者の訴えに安易に睡眠薬をわたすのではなく、まずは患者の訴えを傾聴し、患者の思いを受けとめる姿勢が大切である。そしてできるだけ不安の軽減に努め、自然な入眠が得られるような看護援助を行う。 **Point!** 眠れない原因を探り、それらの影響について観察する。 **Point!** それまでの日常の生活環境、習慣などについて患者および家族から情報を得て、その人に合った対処方法を患者と話し合いながら一緒に見出していく。

④不眠時の援助

● 看護者は病棟において、最も身近に患者の睡眠問題に直面する。患者の訴えを傾聴するとともに十分な観察を行い、よい睡眠が提供できるように努める。

● 睡眠薬の投与の前に、看護でできることはないか十分にアセスメントし、できるだけ自然な睡眠が行えるような援助をまず試みるべきである。

● 不眠時の援助を表Ⅰ-8-17に示す。

（堀田佐知子）

〈文献〉
川島みどり監修（2003）．基礎看護学．日本看護協会出版会．
粂和彦・高橋正也・尾崎章子・若村智子（2005）．患者さんの睡眠の質を高める17のケア．看護学雑誌，69(5)，447-456．
内山真編（2002）．睡眠障害の対応と治療ガイドライン．じほう．
立花直子（2003）．睡眠ケアのエビデンス．臨牀看護，29(13)，1887-1895．
若村智子（2002）．病床における明暗環境のエビデンス．臨牀看護，28(13)，1914-1922．

D. ストーマケア

● ストーマとは、手術によって消化管や尿路の排泄口を腹壁に設けた人工肛門・人工膀胱のことである。

● ストーマは自然の排泄口と違い、括約機能は失われるため、意思による排泄のコントロールは行えない。そのためストーマ周囲にストーマ装具といわれる面板や採便袋を装着し、排泄時に備える必要がある。

● ストーマを造設する患者は、排泄の経路や、排泄に必要となる技術が、術前とは異なる。そのため、ストーマと共に生活していくためのプロセス（過程）が必要となる。

● ストーマには消化管ストーマと尿路ストーマがある。ここでは主に消化管ストーマを造設する患者が、ストーマケアの知識や技術を得ることによって、ストーマ造設によって起こる生活の変化に順応していく過程を援助していくことについて述べる。

1 術前のケア

①ストーマオリエンテーション

● ストーマ造設の必要性については、多くは医師により患者へ説明されるが、患者の不安はそれだけで払拭されることは少ない。

● ストーマそのものに患者は馴染みがなく、ストーマがどういうものか、生活がどのように変化するのか、どんなトラブルが起こりうるのかなどについて想像しづらい場合が多い。それらを不安として患者が表現できる場合もあるが、ストーマに対するマイナスイメージの

ため、またストーマを造設することにショックを受け、不安を表現することすらできない場合もある。
- ストーマに対して、医師からどのような説明を受けたか情報を得て、患者の知りたい情報を提供したり、装具を実際に見てもらうことで、少しずつストーマケアを身近に感じられるように配慮していく必要がある。

②ストーマサイトマーキング
- ストーマサイトマーキングとは、ストーマの位置決めのことである。ズボンのベルトの位置や皺のできる部位からはずすなど、日常生活に支障がなく、管理がしやすい位置の選択が重要である（表Ⅰ-8-18）。
- ストーマサイトマーキングは医師の同意の上で看護師が行うが、最終的には医師の確認を得る。

2 術直後のケア

- 術直後にはストーマや正中創の合併症を予防する必要性から、容易に観察できて患者に苦痛を与えない装具（結腸ストーマの場合、下部開放型単品系装具：オープンエンドパウチなど）が選択される。
- 術後1日目の第1交換では、排泄管理というより合併症の早期発見を目的に、看護師が施行する。
- 術直後の患者は、身体的なストレスが高いが、同時にストーマと共に生活を始める第一歩でもある。ケアを愛護的に行い、患者の様子をみながらストーマがうまく機能していることを伝え、ストーマに関心がもてる状況をつくっていく。

3 セルフケアに向けての援助

①アセスメント
- ストーマのセルフケアをすすめるうえでは、ストーマの状態、術後の身体的状態、排泄物の状態、装具の選択、心理的状態などが影響する。
- ストーマのケアを進めていくための視力や手指の巧緻性といった身体的な状況や、理解力や情緒的な状態といった精神的な状況、経済力や社会的役割、サポート体制といった社会的な状況、食習慣などもアセスメントしていく必要がある。

②ストーマケアの実際
a）準 備
- **排泄物の処理**：ストーマ装具交換の前後いずれかで採便袋内の排泄物をトイレで処理する。
- **物品の準備**（表Ⅰ-8-19）
- **交換場所**：入院中は周囲への臭気にも配慮し、処置室などで交換する。シャワーが可能になれば浴室でもよいことを説明する。
- **交換時の体位**：ストーマが見えるよう可能ならば坐位で行う。衣類をたくし上げて洗濯ばさみなどで固定する。ズボンと皮膚の間にビニール袋をはさむ。

b）手 順
- 手順を表Ⅰ-8-20に示す。

③ストーマケアの自立に向かう過程を援助する
- ほとんどのストーマ造設患者にとってストーマは馴染みのないものであり、医療者の認識以上に戸惑いや不安をもっている可能性がある。仮に術前のストーマオリエンテーションでは病気を治そうと前向きに解釈していても、実際にストーマを見る、触れることに直面すると、排泄経路の変化にショックを受けたり、ストーマに対して「いき着くところまで、いっ

表Ⅰ-8-18 ストーマサイトマーキングの原則

①腹直筋を貫通させる。
②あらゆる体位（仰臥位、坐位、立位、前屈位）をとって、しわ、瘢痕、骨突起、臍を避ける。
③坐位で患者自身が見ることができる位置。
④ストーマ周囲平面の確保ができる位置。

大村裕子・池内健二・大場正彦他（1998）．クリーブランドクリニックのストーマサイトマーキングの原則の妥当性．日本ストーマリハビリテーション学会誌，14(2)，33-41．より引用

表 I-8-19　ストーマ装具交換の必要物品

①ストーマ装具：面板（図 I-8-6）、採便袋（図 I-8-7、単品系の場合は面板と一体）、クリップ
②はがすのに必要なもの：剝離剤（必要時）、ウェットティッシュ
③洗うのに必要なもの：微温湯（洗面器やボトルで準備）、石鹸
④面板の準備に必要なもの：前回交換時の面板の裏紙かストーマゲージ、油性ペン、はさみ
⑤必要時のみ：皮膚保護剤（粉状、練状）、潤滑油、消臭剤
⑥その他：ビニール袋

図 I-8-6　面板 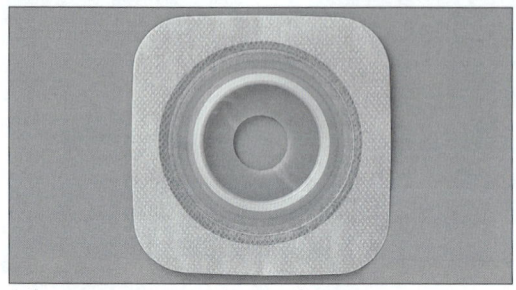
（ブリストル・マイヤーズ スクイブ）

図 I-8-7　採便袋 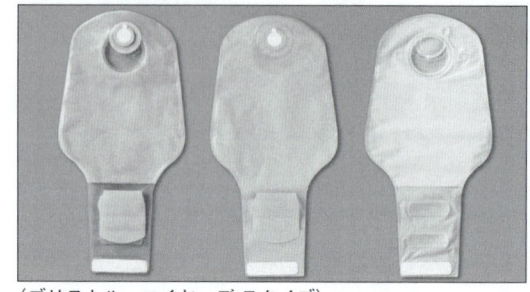
（ブリストル・マイヤーズ スクイブ）

表 I-8-20　ストーマケアの手順

手　順	確認事項とポイント
1　装具を剥がす	
①剝離刺激を与えないよう面板を手で持ってウェットティッシュや微温湯を浸した厚手のティッシュペーパーで皮膚を押さえるようにして、少しずつ剝がす。	●剝がれない場合は剝離剤を使用する。
②装具の観察をする。 ・はがした面板を裏返し、漏れの有無、溶けや膨潤の程度と方向を観察する。	●溶けや膨潤が均一でない場合や便のもぐりこみがある場合は、使用装具の変更や補正用皮膚保護剤の使用を検討する。 ● 5〜10mmの範囲を超える溶解や膨潤がある場合は、交換間隔を短くするなど、交換の間隔を検討する。
③ストーマと周囲の皮膚の観察をする。 ・ストーマのサイズ、ストーマの色、浮腫・出血の有無とストーマ周囲の皮膚の発赤、発疹、びらん、潰瘍、かゆみ、痛みの有無と程度を観察する。	●ストーマのサイズ：縦×横×排泄口までの高さ。
2　ストーマ周囲を洗う	
①ストーマと周囲に付着している便や粘液、皮膚保護剤の残りカスなどをウェットティッシュなどで拭き取る。 ②石鹸と微温湯を浸した厚手のティッシュペーパーで、ストーマ周囲の皮膚を洗い、微温湯で石けん分が残らないよう洗い流す。	●拭き取るとき、皮膚をこすらないよう注意する。
3　面板の準備	
①サイズを測り、面板の裏紙にカットするための線を記入する。 ・前回交換時の面板の裏紙があれば、それを型紙として用いてもよい。その場合も必ずそのサイズで適当かどうか実際にストーマに当ててみて確認する。	●型紙のない場合は計測したストーマサイズをもとに面板の裏紙に記入する。円形の場合はストーマゲージを使用してもよい。

表Ⅰ-8-20 つづき

手　順	確認事項とポイント
②面板に穴をあける。 ・記入した油性ペンの線に沿ってはさみでカットする。 ③合うかどうかの確認と微調整をする。 ・カットした面板が合うかどうか貼る前に実際にストーマに当てて確認し、全周に2～3mmの余裕をもたせるように微調整する。	●先端のカーブしたはさみやフランジカッターを使用する。
4　面板を貼る	
①立位をとるなど腹壁のしわが自然に伸びた状態で面板を装着する。 ②ストーマ近接部を軽く押さえるようにして皮膚になじませる。	

てしまった」と悲観的に捉え、ケアを自分のこととして行うまでに時間を要する場合がある。
● 患者がストーマにどのような意味づけをしているかによっても、患者の感情や行動が規定される。そのため看護師は、患者にとってストーマ造設がどのような体験なのかを知ろうとする姿勢が必要だろう。もし患者が否定的な思いや戸惑いを表出しても、それはその時の気持ちそのものであるので否定しない。
● ストーマ造設直後のスキントラブルは患者にとってストーマがさらに「むずかしいもの」「疎ましいもの」になる可能性をはらんでいるため、スキンケアを愛護的に行うことは重要である。また、看護師が患者の代わりとしてストーマを気づかう姿勢は、患者が自分の身体へ関心を寄せることにもつながる。
● 最初は必要最低限の情報を示すことによって、手順の全体像をつかみやすくし、「これくらいならできる」と患者が思えるような工夫も必要である。患者の解釈や意味づけは状況が変化するにつれて変わっていく場合もある。その上でストーマケアの自立に向けては、患者の様子を見ながら段階的に進めていくことが必要である（表Ⅰ-8-21）。
● ストーマケアを自分のこととして行うまでに時間がかかったり、視力や手指の巧緻性、理解力、ストーマの状態によって、患者本人がケアを実施するのがむずかしい場合、一時的あるいは長期的に患者の周囲の人でケアを補足することも、1つの方略である。また時間をかけて、だんだんと自分のものになっていくケースもある。ただし、そういう場合、誰がどの程度介入するのか、実際にケアを行う家族はどのような解釈を行っているのかを知り、患者同様に家族へ支援を行う必要がある。
● はじめは「むずかしい」ものが、いずれ「普通」のこととなる。時期を見て、日常生活にストーマケアをうまく取り込めている人を、先輩助言者として引き合わせることもある。

④日常生活における留意点

● ストーマ造設によって日常生活に起こる影響や工夫について説明し、患者が社会生活にスムーズに移行できるように支援する（表Ⅰ-8-23）。

（石橋千夏）

〈文献〉
岩根弘栄（2003）．人工肛門・人工膀胱の患者のリハビリテーション看護．宮腰由紀子，奥宮暁子編，リハビリテーション看護研究6 地域生活支援とリハビリテーション看護(pp.66-75)．医歯薬出版．
岡田依子（2004）．社会復帰のケアⅠ（セルフケア指導・日常生活指導）．第26回関西STOMAケア講習会(pp.30-33)．関西STOMAケア研究会．
大村裕子（2003）．ストーマ造設．奥宮暁子，石川ふみよ監修，Nursing Collection11 リハビリテーション看護(pp.311-325)．学習研究社．
宇野光子（2006）：ストーマ装具交換（セルフケア指導）．大村裕子編，カラー写真でわかるストーマケア(pp.18-25)．メディカ出版．

表I-8-21 ストーマケア自立への手順

手 順	確認事項とポイント
1　説明、デモンストレーション	
①パンフレットやビデオなどによって、ストーマケアのイメージをもってもらう。 ②ストーマケアは看護師が行うが、患者がストーマケアの全体像を描けることや、後のセルフケアのモデルとなることを意識する。	●患者の精神的状況をみながら、まずはストーマを見る、触ることができるように支援する。
2　部分的な実施と看護師による直接的なアドバイス	
①患者の精神的・身体的状況に応じて、できる部分から実際にストーマケアを看護師の見守り下で実施してもらう。 ②患者の理解度や上達度合い、心理的な状況をみながら、観察点や交換時期、面板、採便袋以外のサポート用品（アクセサリーともいう）について、異常時の対処についてなどへも支援を広げる。	●患者に自分のできる部分を意識してもらいながら、そこを手がかりに広げていけるようにし、不足する部分は看護師が行う。 ●サポート用品とは、装具の機能を補助したり、使い勝手をよくするためのものをいい、補正用皮膚保護剤、ベルト、剝離剤、消毒剤、レッグバック、はさみ、吸水剤などがある。
3　自立	
①患者がストーマケアを主体的に行い、看護師は必要時に説明を補足する。 ②退院後の生活の変化によって、装具やケアの変更が必要になる可能性や、退院後の相談窓口についても説明する。	●ストーマチェック表（表I-8-22）などを利用し評価をする。

表I-8-22 ストーマチェック表

	項　目	／	／	／	／	／
1	ストーマを見る					
2	ガス抜きができる					
3	排泄物の処理ができる					
4	採便袋をはずすこと、装着することができる					
5	交換の必要物品が準備できる					
6	面板を剝がすことができる					
7	剝がした保護剤や皮膚の観察ができる					
8	スキンケアができる					
9	ストーマサイズに合わせて面板のカットができる					
10	フランジを貼ることができる					
11	シャワー浴、入浴ができる					
12						
13						

〈評価法〉
C：看護師による実施（患者・家族は見学）
B：看護師の援助を受けながらできる（患者・家族は一部実施）
A：看護師の援助なしでできる

表 I-8-23　ストーマケアにおける日常生活のポイント

ストーマ自体は特別なものではないが、粘膜の露出や括約筋がないことから、それなりの工夫が必要である。

項　目	ポイント
食　事	・原疾患によるもの以外に制限はない。 ・回腸ストーマの場合は、フードブロッケージ（食物によるストーマの閉塞）に注意。 ・ガスを発生しやすい食品を避ける。
入　浴	・ストーマからお湯が入ることはない。 ・温泉などでは目立たない色・形状のパウチ（ミニクローズパウチ）がある。
運　動	・原疾患の回復によるので医師と相談する。 ・汗や体動での耐久性低下を考慮してベルトの使用をする。 ・動きやすいようにミニパウチを用いる。
衣　服	・粘膜への長時間の圧迫や摩擦は避ける。 ・スポンジなどを使用すれば、和服にも対応できる。 ・パウチのふくらみが目立たない状態なら、外見ではオストメイトとわからない。
性生活	・性機能障害や心理的要素もある（問題がある時は医師に相談する）。 ・体位や方法をパートナーと工夫。
仕事・学校	・予備の装具を準備する。 ・出勤・登校前に排泄物の処理についてシミュレーションする。 ・職場・学校の理解を求める。
外出・旅行	・予備の装具を準備する。 ・海外旅行時、英文などでの術式の説明文を携帯する。 ・洗腸時は飲料水を使用する。 ・無理のない旅行計画を立てる。
災害（緊急）時への備え	・災害時に持ち出すための装具を準備する。
セルフヘルプグループ	・オストメイトの患者会などの組織への参加。
退院後の相談窓口	・WOCやストーマ外来（ストーマ外来がない場合は、退院後の相談窓口を確認）。
社会保障制度	・障害者手帳と補装具（ストーマ用品）の交付申請。 ・障害年金。 ・医療費控除。
ストーマ用品	・半年くらいは浮腫があるので、1か月分くらいずつ購入する。 ・使用済み装具の廃棄は排泄物を処理してから行う。

E．間欠自己導尿

● 間欠自己導尿は、時間間隔で非無菌的操作により、患者や介助者がカテーテルを用いて尿を体外に排泄する方法である。

① 目　的
● 間欠自己導尿は、膀胱の過伸展やそれに続発する尿路感染症や腎損傷を予防、治療する目的で行われる。

② 適　応

a）患者の適応
● 神経損傷に伴う排尿障害があるが膀胱に尿を貯留できる場合。
● 患者自身または家族が導尿の手技を取得可能であり、自立して排尿管理ができる場合。

b）間欠自己導尿の適応
● 間欠自己導尿の適応は**表 I-8-24**に示した。

③ 必要物品
● 自己導尿用カテーテル（導尿セットまたは使い捨てネラトンカテーテル）、消毒液（カテーテル消毒・保存用）、消毒綿、潤滑剤（導尿セッ

表I-8-24　間欠自己導尿の適応

適応	細項目
神経損傷に伴う排尿障害	・脊髄損傷 ・二分脊椎 ・糖尿病による神経障害 ・骨盤内手術後 ・脳血管障害の後遺症、など
器質的障害に伴う排尿障害	・前立腺肥大症 ・尿道狭窄 ・尿禁制型尿路変更術後（新膀胱・パウチ）

トで容器内の消毒液に潤滑油が混合している場合は不要）、尿器、立て鏡（女性用）、処置用シーツ、ごみ捨て用ビニール袋。

④**手　順**

●間欠自己導尿の手順を表I-8-25に示す。

⑤**自己導尿を行う上で注意する点**

●導尿セットの場合、カテーテルケースの中を水道水で水洗いし、消毒液を交換する。
●導尿セットの場合、1か月に1回はカテーテルを交換する。
●患者は外陰部をいつも清潔にしておく。
●患者は排尿、導尿、飲水量など記録する排尿記録を記入し、排尿パターンを知る。その上で1回の尿量は300mLを目安に導尿し、500mLを超えるようならば導尿の回数を増やす。
●患者は尿路感染を予防するためにも水分は1日に1500mL程度摂取する。
●患者は定期的に泌尿器科受診し尿検査を行う。
●看護師は、患者が定期的に導尿を行えるように、患者の住環境や生活パターンから、導尿可能な場所や時間を患者と一緒に考える。

表I-8-25　間欠自己導尿の手順

手　順	確認事項とポイント
1　女性の場合 ①無理しない程度に自力排尿を試みてもらう。 ②石鹸で手洗いをした後、清潔なタオルで水分を拭き取る。 ③椅子または洋式トイレに腰をかけ、両下肢を開く。椅子の場合は、処置用シートを敷き、尿道口が見えるように鏡の位置を合わせ、外尿道口を確認する（図I-8-8）。 ④利き手ではないほうの手で陰唇を開き、利き手で消毒綿を持ち、陰核から膣に向けて十分に拭く（図I-8-9）。 ⑤カテーテルの先端に潤滑剤を塗る（導尿セットで容器内の消毒液に潤滑油が混合している場合は不要）。 ⑥利き手でないほうの手で陰唇を開き、利き手にペンを持つようにカテーテルを持ち、やや上向きに3〜5cm挿入する。 ⑦導尿セットの場合、カテーテルのキャップをはずし、先端を尿器に入れ排尿する（図I-8-10）。 ⑧尿が出なくなったら下腹部を手で圧迫し、膀胱が空になるようにする。 ⑨カテーテルを少しずつ抜き、完全に尿を出しきってカテーテルを抜き取る。 ⑩導尿セットの場合は、使用後のカテーテルを水道水で内側をよく水洗いし、消毒液が入った容器へもどす。	図I-8-8　　図I-8-9 図I-8-10　　図I-8-11 ●カテーテルが尿器内の尿につかないように注意する。 ●尿道口がわからない場合、利き手でないほうの手指を膣口に挿入しておき、尿道口にカテーテルを挿入するよう指導することにより、尿道口へのカテーテル挿入を習得できる（図I-8-11）。

表 I-8-25 つづき

手　順	確認事項とポイント
2　男性の場合 ①手洗いまでの手順は女性の場合と同様である。 ②椅子か洋式トイレに腰かけ両下肢を開く。椅子の場合は処置用シートを敷き、近くに尿器を置く（図 I-8-12）。 ③利き手でない手でペニスを持ち、亀頭部を露出させ、利き手で消毒綿を持ち、外尿道口を中心から外側に円を描くように消毒する（図 I-8-13）。 ④カテーテルの先端に潤滑剤を塗る（導尿セットで容器内の消毒液に潤滑油が混合している場合は不要）。 ⑤利き手ではないほうの手でペニスの先端部分を上向きに、身体に直角になるように支え、利き手でペンを握るようにカテーテルを持ち、尿が出るまでゆっくりと18〜20cm挿入する（図 I-8-14）。 ⑥導尿セットの場合、カテーテルのキャップをはずし、先端を尿器に入れ排尿する。 ⑦尿が出なくなったら下腹部を手で圧迫し、膀胱が空になるようにする。 ⑧カテーテルを少しずつ抜き、完全に尿を出しきってカテーテルを抜き取る。 ⑨導尿セットの場合は、使用後のカテーテルを水道水で内側をよく水洗いし、消毒液が入った容器へもどす。	図 I-8-12　　図 I-8-13 ●カテーテルが尿器内の尿につかないように注意する。 図 I-8-14

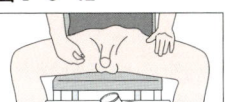

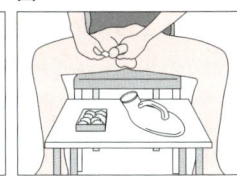

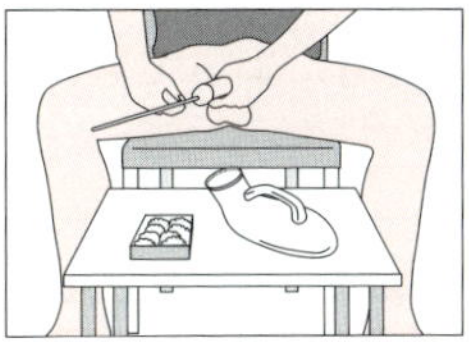

●カテーテルには、さまざまな太さ、長さのものがある。患者の使いやすさ、経済性、便利さなどによって選択できるように援助する。

（織田浩子）

〈文献〉
石井範子・阿部テル子編（2002）．イラストでわかる基礎看護技術　ひとりで学べる方法とポイント（pp.116-120）．日本看護協会出版会．
大科宣子（2002）．間欠自己導尿法の適応と指導．看護技術，48（2），166-171．
齋藤亮一（2004）．CIC（清潔間欠導尿）と残尿測定．Urological Nursing，9（8），765-767．
田中純子（2004）．こうすればうまくいく！CIC指導．Urological Nursing，9（2），164-167．
豊田美和（1999）．間欠自己導尿を行う患者への指導と管理．看護技術，45（11），1152-1157．
和田攻（2004）．実践臨床看護手技ガイド―手順に沿って図解した手技のすべて（pp.315-317）．文光堂．

F. 退院指導

①目　的
●患者や家族が、自宅において戸惑うことなく療養生活が過ごせるよう支援する。

●必要なセルフケアが、適切に継続して実施できるよう支援する。
●自宅にもどったその瞬間から、患者や家族のみでの療養生活が開始される。病院は整ったセルフケア環境であるが、自宅ではごく限られた人材、資源のなかでセルフケアおよびその支援が行われる。看護師が施設内で行ってきたケアをそのまま自宅で実施できことはまずなく、必要なセルフケア行動やその支援方法を、患者や家族が実施できるようアレンジしなければならない。

②手　順
●退院指導の原則を以下に示す。これらのことを順番通りに進めるのではなく、いったりきたりしながら進めていく。

a）これまでの疾患やその治療の経過と、現在および今後の経過を理解する。
・コービンとストラウスは、「病気の慢性状態は

長い時間をかけて多様に変化していく行路（course）を示す」（Woog, 1992／黒江・市橋・寳田, 1995)とし、この行路を「軌跡（trajectory）」という概念で説明している。
- 正木はこの病みの軌跡の特徴とセルフケアの課題の相違から、慢性病を5つに分類している（正木, 1996, 表Ⅰ-8-26)。
- 慢性病といっても、セルフケアで疾患の進行がある程度抑えられるものもあるが、セルフケアという患者の努力を超えたところで進行していくものもある。
- 同じ疾患であっても、発症初期なのかターミナル期なのかといった病期によっても、セル

フケアのもつ意味が異なってくる。入院＝セルフケア不足と捉えられがちであるが、疾患が生活に及ぼす特徴を理解し、セルフケアがどのような位置づけであるかを理解しておく。
- これまでどのような治療がなされ、どのような効果があったのか。今後、どのような治療がなされる可能性があるのか、それによって身体にどのような影響が生じ得るかを理解しておく。
- 身体機能を理解しておくことで、ある程度患者や家族が直面している生活上の問題や、今後生じる問題を予測することができる。疾患の治療に関してのガイドラインが整備されつ

表Ⅰ-8-26　慢性病の特徴別患者のセルフケアの課題

	経過の緩慢な慢性病	増悪・緩解を繰り返す慢性病	進行性の慢性病	ターミナル期に至る慢性病	精神疾患としての慢性病
病状の経過	患者の治療的セルフケアにより、病状の悪化を防ぎ、きわめて緩慢に経過させることも可能である	急性増悪を繰り返しながら、病状が進行していきやすい	徐々に進行し、重度の生活障害と生命の危機に陥りやすい	治療への依存度が高く、ターミナル期に至る可能性が高い	症状の悪化は、生活や環境状況および人間関係に応じて変遷する
代表的な疾患	糖尿病、高血圧	膠原病、慢性関節リウマチ、慢性呼吸器疾患、心疾患	肝硬変症、難病、慢性腎不全	がん性疾患 HIV／AIDS	精神分裂病
代表的な治療	・食事療法 ・運動療法 ・病状をコントロールするための薬物治療	・病状をコントロールするためおよび急性増悪を緩解させるための薬物治療 ・リハビリテーション（身体機能）	・対症療法 ・人工臓器（人工腎臓、人工呼吸器） ・臓器移植（腎・肝移植）	・化学療法 ・放射線療法 ・手術療法 ・対症療法 ・緩和ケア	・病状をコントロールするための薬物療法 ・精神療法 ・リハビリテーション（生活習慣、対人関係）
予後を決定する医学的・身体的要因セルフケアの課題	合併症	急性増悪	病状の進行	治療効果と副作用	医療的治療と本人の納得
病みの軌跡の特徴	病状をコントロールするためのセルフケアを日常生活の中に確立し、維持していくこと	病状の変化（急性増悪期、緩解期）に対応した生活調整　病状をコントロールするためのセルフケアを日常生活の中に確立し、維持していくこと	病状をコントロールするためおよび健康問題から生ずる身体の制限に合うよう生活調整し、病気の進行に合わせて、セルフケアの内容を変更していくこと	疾病の脅威に対する対処と、治療過程を生活に組み込み、必要なセルフケアを確立していくこと	社会環境への適応　服薬の効果の実感的理解　他者と相談しあいながら日常生活を整えるセルフケアを徐々に確立していくこと

正木治恵（1996）．慢性病患者へのケア技術の展開．Quality Nursing, 2(12), 1022. より許可を得て転載

つあり、このような知識をもっておくことは重要である。

b）患者や家族が、これまでどのようなセルフケアおよびその支援を行ってきたのか、これからどのように行おうとしているかを理解する。

- 疾患やその治療の経過は、いわば医療者の視点からの経過である。患者や家族は、疾患やその治療が自分たちの生活に及ぼす影響という視点で理解している。このような視点での経過が、先に述べた「病みの軌跡」である。
- 疾患や治療は、患者や家族にさまざまな問題をもたらす。例えば、ストラウスら（Strauss et al., 1984／南，1987）は、慢性病患者や家族に共通して出会う心理学的・社会学的問題として、8つ鍵となる問題を挙げている（表Ⅰ-8-27）。このような問題に対処しながら、患者や家族は療養を行ってきており、また行っていかなければならない。
- 生活上の問題にうまく対応できないことは、治療への取り組みに影響し、身体状態にもかかわってくる。
- 正しい、間違っている、好ましい、好ましくないなどの判断を加えずに、ありのままを理解する。医療的には間違った理解であっても、それが患者や家族の現実であり、そこからしか出発することができない。

c）現在の身体状態（症状や治療による身体への影響など）と今後の予想、必要なセルフケア行動について説明、提案する。

- 医師から疾患や治療について説明が行われるが、それだけでは患者や家族は十分理解できない。それは、医学的用語が難解であるというだけではなく、疾患や治療が自分達の生活にどのような影響を及ぼすのかがイメージできないからである。
- 患者や家族の理解に応じた説明を行う。

d）提案したセルフケア行動を実行する上で、患者、家族が感じている困難を理解する。

- 先に提案したセルフケア行動を実行するには、どのような困難を伴うか患者や家族と話し合う。自宅では、病院とまったく異なった環境でセルフケアが行われる。提案したセルフケア行動が自宅でどのように実行されるかをイメージしながら聞いていく。病院と自宅の環境の違いとして、表Ⅰ-8-28のようなことが考えられる。
- 患者や家族自身も自宅での療養生活をイメージできないことが多い。退院前に在宅ケア提供者から情報を得たり、合同カンファレンスを開催することも大切である。

表Ⅰ-8-27　鍵となる問題（key problem）

1. **医学的危機**の予防、およびいったん発生すればその管理
2. **症状**の管理
3. 処方された**療養法**を実践すること、およびそれを実践するに当たって生じる問題の管理
4. 他の人々との付き合いが少なくなるために生じる**社会的疎外**の予防もしくは我慢
5. **病気の過程**に生じる変化への適応（例えそれが悪化したとしても、また寛解したとしても）
6. 他の人々との付き合いにしても、生活の有様にしても、**常態化**しようとする努力
7. 完全に失業したとしても、または一部失業したとしても、治療費や生活費を支払うための**財源**（必要なお金を見つけること）
8. かかわりある人に、**結婚上**の、また**家族的**で**心理的**な問題に直面させること

Strauss,A.L., Conbing,j., Fagerhaugh,S. et al.(1984)／南裕子監訳(1987)．慢性疾患を生きる：ケアとクオリティ・ライフの接点(p.21)．医学書院．より引用

表Ⅰ-8-28　病院と自宅の環境の違い

- 患者や家族は、疾患やその治療法、セルフケア行動、およびその支援方法についての知識を十分にはもっていない。
- ごく限られた人によって、セルフケアの支援が行われる。
- 限られた物品のなかで、セルフケアが行われる。
- 休むことのできない24時間の、しかもいつまで続ければよいかわからない長期期間の療養生活である。
- 導入するケアや使用する物品のコストが、直にかかってくる。
- ちょっとした状態の変化に、すぐに対応することが困難である。
- 患者も家族も病気へ取り組むこと以外の、さまざまな役割を担わなければならない。

8．セルフケアのための指導・教育

e）**患者・家族が感じている困難の解決を支援する**
・知識が不足している場合は、その補充を行う。
・知識が間違っている場合は、その訂正を行う。
・セルフケア行動が実行できるようになるまで、一緒に訓練する。
・提示したセルフケア行動の実行が困難な場合は、セルフケア行動をアレンジする。あるいは医師らとも相談し、セルフケアの内容を変更する。
・社会的資源を用いる。
・例えば1日3回のインスリン自己注射が必要であっても、患者自身で注射することができず、家族も昼間は仕事に出かけているとなると、昼のインスリン注射が困難になる。この場合、患者が1人で打てるような方法を工夫したり、昼にインスリンを打たないコントロール方法を医師と相談したり、昼に訪問看護師にきてもらうようにするなどの調整が必要である。そこで、ケアマネージャーやソーシャルワーカーなど、関連する職種と連携をとりながら行っていく。しかし、すべての問題を解決して退院できるわけではないので、外来看護師や在宅ケア提供者に引き継ぎを行う。

f）**関連するケア提供者へ情報を提供する＝看護要約の作成**
・在宅ケア提供者に対する情報提供の承諾を患者、家族から得て、必要な情報を看護要約として送る。できれば退院前にカンファレンスが開けるとよい。
・入院中の情報はもとより、退院後どのような課題が残されているのかを記入する。その記録を読んで、すぐに必要な看護が実施できるかどうかを問いながら書く。

（馬場敦子）

〈文献〉
正木治恵(1996)．慢性病患者へのケア技術の展開．Quality Nursing，2(12)，1020-1025．
Strauss,A.L., Conbin,J., Fagerhaugh.S. et al.(1984)／南裕子監訳(1987)．慢性疾患を生きる：ケアとクオリティ・ライフの接点．医学書院．
Woog,P. 編(1992)／黒江ゆり子，市橋恵子，寳田穂訳(1995)．慢性疾患の痛みの軌跡：コービンとストラウスによる看護モデル．医学書院．

Ⅰ 慢性期・回復期の看護技術：ケアの技術

9. 心理・社会的サポート

佐々木栄子／新井香奈子／唐津ふさ

1 危機管理の備え（危機状態に対する備え）

- 患者は療養生活の中で危機を予防しセルフマネジメントすることが大きな仕事のひとつである。
- ここでは危機を次のようにとらえる。
「疾患の経過の中で何らかの原因により今まで保たれていたバランスが崩れ、強い症状が出ている危険な状態で、セルフケアが困難な状況である。また、この先経過が良くなるか悪くなるかの分岐点である」（図Ⅰ-9-1）
- 慢性期・回復期の患者が危機に陥る状況として以下のように考えられる。
- 疾患が増悪・進行することで身体的な危機に陥り、同時に不安が増強し心理的な危機に陥る。
- 疾患により成人期に達成すべき課題や果たすべき役割に支障が起こり、心理的・社会的危機に陥る。
- 身体的危機・心理的危機・社会的危機を分けて考えることは難しく、ひとりの人に起こりうることとして丸ごととらえることが大切である（図Ⅰ-9-2）。
- 看護者には危機に陥る可能性がある患者に対して、危機を回避できるための援助が求められる。また、危機に陥った患者には危機による影響が最小限に抑えられ、その状況からスムーズに抜け出せるような援助が必要である。
- 危機を回避したり緩和したりするためには起こりそうな状況を予測し、それに対する備えが必要である。

図Ⅰ-9-1　健康のレベルと危機

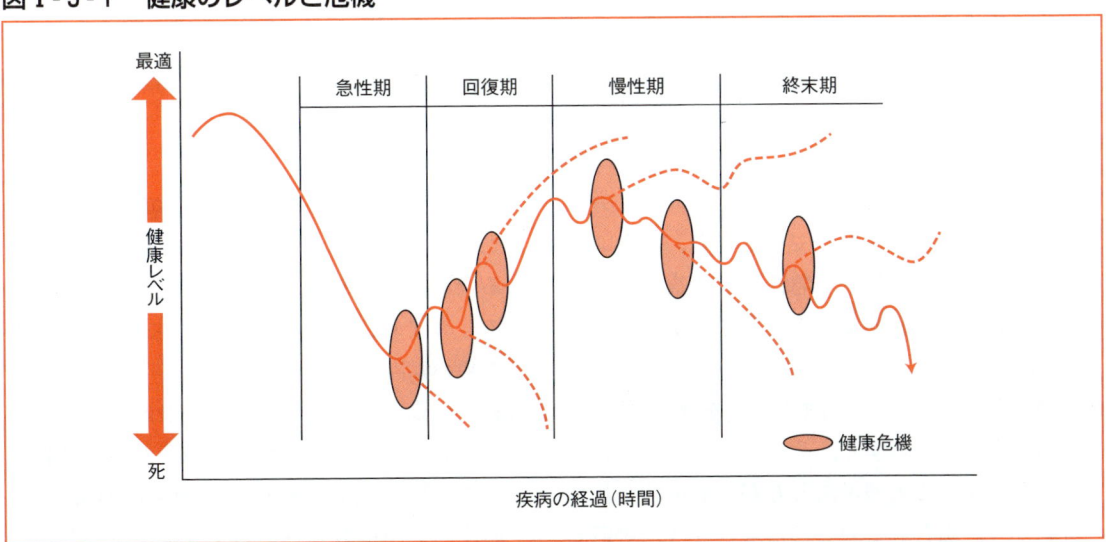

吉田澄江（2005）．健康危機状況にある成人の理解．安酸史子・鈴木純恵・吉田澄恵編，成人看護学：健康危機状況（p.13）．メディカ出版．より引用

図I-9-2 身体的危機・社会的危機・心理的危機の関係

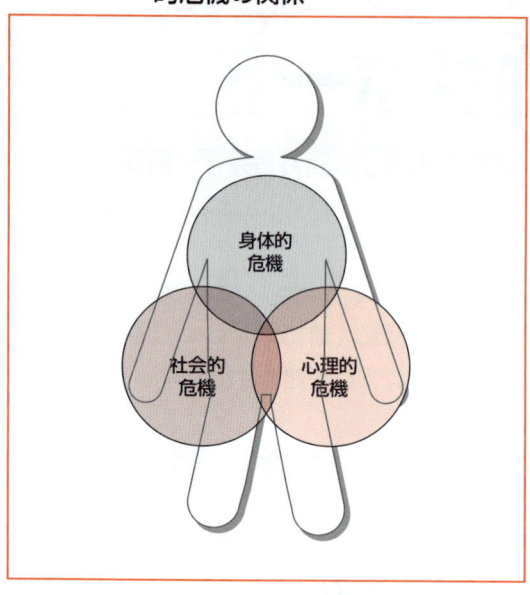

表I-9-1 危機状態を考える上でのアセスメントの視点

- 危機状態が起こる可能性はどれくらいか。
- 危機状態の起こる頻度はどれくらいか。
- どの程度、予期できるのか。
- 最悪の場合、死にいたるか。
- 危機状態の進行する速さはどのくらいか。
- 危機状態に移行しつつある時、その徴候が本人・家族、その場に居合わせた人、医師・看護師など医療従事者にどの程度はっきりわかるのか。
- 危機状態を防止できるのか。
- 最小の影響で食いとめるには何が必要か。
- 救急処置の困難さはどの程度か。
- 危機状態を防いだり乗り切るために、患者にどんな資源があるのか。
- 成人期の課題・果たすべき役割の達成度に満足しているか。
- 危機状態に遭遇する可能性がある自分をどのようにとらえているか。

表I-9-2 備えとして必要な内容

内容	糖尿病の場合
1. 危機状態を予測する。	自分の生活の中でどの時間に低血糖になりやすいか、どのような状態の時、低血糖が起こるのかなど予測できる。
2. 前兆となる徴候を的確に読み取る。	低血糖症状の前兆を知る。その時、悪化しないための対処の仕方が実践できる。
3. 危機状態になった場合の対処方法を身に付ける。	低血糖が起こった場合の対処ができる。
4. 危機状態を防止する方法を身に付ける。	飴や砂糖を持ち歩く。
5. 周囲の人が危機状態に対応できるように準備する。	低血糖になった場合の説明書（糖尿病手帳）を持ち歩き周囲の人に対応がわかるようにする。
6. 連絡方法を整備する。	低血糖になった時の連絡先、連絡方法などを整える。
7. 家族の協力を得る。	1～6の内容を家族も理解し実践に協力できる。
8. 危機を乗り越えることができた時、再発の防止と再発時の備えに対して取り組む。	今回の備えや実際の行動を振り返り、改善点がある場合は検討する。
9. 自己概念が揺さぶられる、または変わることに対する準備。	身体的な危機状態に陥った時に責任感・罪悪感にとらわれないよう、今の自分を認める。

①生活の中の備え

- 健康のレベルを身体機能で見た場合、あらゆる疾患に共通する経過を急性期・回復期・慢性期・終末期の4期でとらえることができる（図I-9-1）。
- その経過をみると急性増悪と安定を繰り返し、危機的状況に遭遇する。そのため、危機的状況に陥らないための予防と万が一危機的な状況に陥った場合もそのことにスムーズに対応し影響が最小限に抑えられるために備えることが療養生活の中の大きな仕事である。
- 患者がこのような危機に対する備えを実践するためには、具体的な知識や技術を必要とする。つまり、患者がセルフマネジメントするための知識と技術である。
- 初期の段階では、基本的で一般的な知識と技術も必要である。しかし、患者が本当に必要なことは何かを患者と話し合いながら、患者の生活の中に取り込めるようにすることが重要である。

- 看護師には、患者がこれらの知識や技術を療養生活の中に取り入れ実践できるように相談・支援することが必要である。
- 患者の危機状態に対する備えを考える上で表Ⅰ-9-1の視点をアセスメントし、備えとして必要な内容（表Ⅰ-9-2）を患者自身が生活の中で実践できることを目指す。

②自己概念の変化に対する備え

- 病気になったため、今までできていたことに時間がかかったり、できなくなったりすることがある。そのため、自分のありようを変えなければならなくなる。つまり、病気によるボディ・イメージの変容を迫られたり、今までの自分の役割を変更したりしなければならなくなる。
- 今までは「思いどおりに体を動かしていた自分」「家族の世話を十分にしていた自分」「仕事が満足にできている自分」だった。しかし、病気のために、今までとは違った自分であることに気づかされた時、自己概念を修正することを迫られ危機的状況に陥る。自己概念とは、さまざまな場面でその人をその人らしくさせるもので「自分はこうである」という自分のあり方を決めていることである。
- 自己概念は、身体の変化、役割の喪失、周囲の自分に対する評価の変化など今までとは違う状況に対して、自分の既存の考えやイメージ、評価などが変わっていくことで揺さぶられる。そのため、病気をもちながら生活している今の自分を認められず「こんなはずではない」「病気になる前の自分にもどりたい」と思うことで不安定な自己概念をもつことになる。
- 看護師は患者自身が今の自分を認め、新たな自分の力や役割を見出すことで肯定的な自己概念へ向かうことができるように支援することが重要である。そのためには患者が今まで何に苦しみ、何に傷つき、何を手に入れ、何を失ってきたのか自分について見つめ振り返り、語ることができる場と機会をつくることが必要である。そして、看護師は患者が今の自分、新しい自分に自ら気づくことを支える役割を担うのである。

（佐々木栄子）

〈文献〉
Strauss,A.L., Corbin,J., Fagenhaugh,S. et al.(1984)／南裕子監訳(1987). 慢性疾患を生きる. 医学書院.
吉田澄江(2005). 健康危機状況にある成人の理解. 安酸史子, 鈴木純恵, 吉田澄恵編, 成人看護学 健康危機状況(pp.4-14). メディカ出版.

2 社会資源の活用

- 病気や障害をもちながら生活を送り続ける中、身のまわりの世話をしてもらいたい、介護が大変で家事ができない、医療費がかかり生活が苦しいなど、何らかの手助けが必要となることがある。このような場合、介護福祉士や訪問介護員（ホームヘルパー）が入浴介助や家事援助を行う、高額療養費貸付制度などの社会資源を利用することが可能な場合がある。
- 社会資源とは、人々の生活の諸欲求の充足や問題解決の目的で使用される各種制度、施設、資金、情報および人々の知識・技術などの物的・人的資源の総称である。

①目　的

- 社会資源を活用することによって、身体的・精神的負担を可能な限り軽減し、また療養者・家族が望むよりよい生活を可能とすることにより、療養者と家族のQOLを高めることを目的とする。

②準　備

- 自治体によって利用できる社会資源に差があることがある。対象となる療養者の住む地域で利用できる社会資源とその詳細について事前に確認しておく。社会資源を機能的視点から5つに分類したのが図Ⅰ-9-3である。社会資源の内容と援助の視点は表Ⅰ-9-3の通りである。

③手　順

①療養者・家族に、望む生活のイメージ化をし

図Ⅰ-9-3　社会資源の機能的視点による分類

1. 生活の基盤を支える制度や手当て
医療費、年金、税金、住まい、日常生活用具など（表Ⅰ-9-4参照）

2. 心身の健康を保つ
健康増進、医療を受ける（表Ⅰ-9-5参照）

3. 日常生活を支える
食事、排泄、入浴、買い物など（表Ⅰ-9-6参照）

4. 療養者、家族を支える
相談・申請、自助グループ、家族会・患者会（表Ⅰ-9-8参照）

5. 権利擁護
成年後見制度（表Ⅰ-9-3参照）

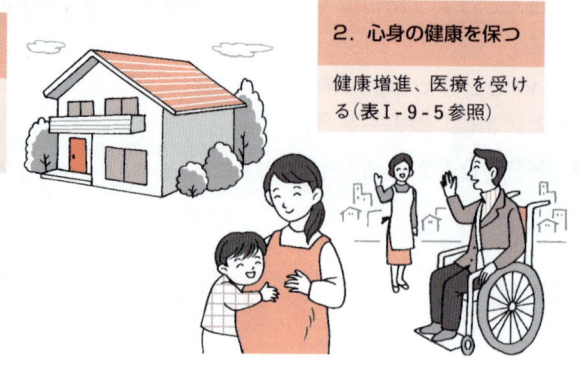

表Ⅰ-9-3　社会資源の内容と援助の視点

1. 生活の基盤を整える制度や手当て	・経済的な問題はないか、住居の問題はないかについて確認し、必要な情報提供と利用についての援助を行う。 ・①医療費の負担軽減、②財政上の軽減、③年金・手当て、④税金・利用料、⑤住まい、の5つがある（表Ⅰ-9-4）。
2. 心身の健康を保つ	・心身の健康を保つことができるよう必要な情報提供と利用についての援助を行う。 ・①健康増進、②医療を受ける、の2つがある（表Ⅰ-9-5）。
3. 日常生活を支える	・日常生活を支えることができるよう必要な情報提供と利用についての援助を行う。 ・身体障害者手帳によるサービス（表Ⅰ-9-6）と介護保険制度によるサービス、その他（自治体独自のサービスなど）がある。 ・15種類の特定疾病の「認定」を受けた40歳以上の療養者は、介護保険制度による介護サービスを利用できる（図Ⅰ-9-4、表Ⅰ-9-7）。 ・身体障害者手帳と介護保険の共通サービス（訪問介護、短期入所、日常生活用具給付）は、介護保険が優先となる。両者のサービスの名称や内容に差があることがある。
4. 療養者・家族を支える	・種々の相談や申請を行う窓口や、患者・家族が会員となり自ら活動に参加するものがある（表Ⅰ-9-8）。
5. 権利擁護	・療養者の権利擁護を行うために、成年後見制度がある。 ・判断能力が不十分な場合、法律面や生活面での支援をする制度。

図Ⅰ-9-4　介護保険の申請からサービスを受けるまで

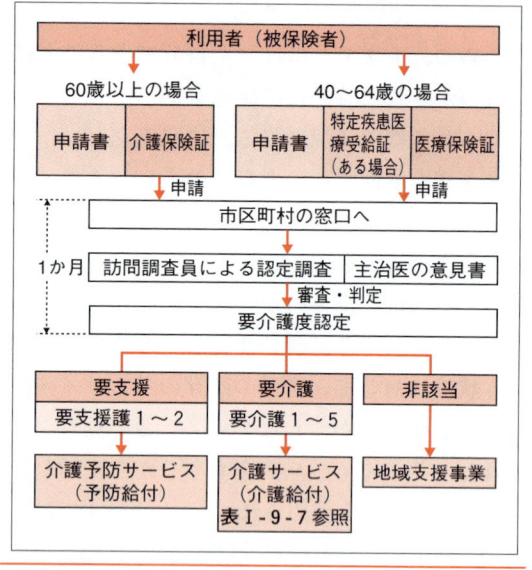

利用者（被保険者）
- 60歳以上の場合：申請書、介護保険証
- 40～64歳の場合：申請書、特定疾患医療受給証（ある場合）、医療保険証

↓申請
市区町村の窓口へ
↓
1か月：訪問調査員による認定調査／主治医の意見書
↓
審査・判定
↓
要介護度認定
- 要支援：要支援護1～2 → 介護予防サービス（予防給付）
- 要介護：要介護1～5 → 介護サービス（介護給付）表Ⅰ-9-7参照
- 非該当 → 地域支援事業

てもらう。それを実現するために必要な内容・程度、可能性について吟味する。

②療養者・家族で実現可能な（可能性のある）内容、医療従事者が提供する必要がある内容、療養者・家族、医療従事者では補うことのでき

ない内容と程度について明確にする。

③上記①②の内容を補うことのできる社会資源を明確にし、療養者・家族に社会資源についての情報提供を具体的に行う。

④社会資源導入の可能性を療養者・家族ととも

表I-9-4 生活の基盤を支える制度や手当て

医療費の負担軽減	特定疾病療養費 特定疾患治療研究事業 食事療養費の自己負担の軽減 国民健康保険一部負担金減免制度 高額療養費および高額療養費貸付制度 原爆被爆者医療 更生医療 重度心身障害者医療費助成制度 ひとり親家庭等医療費助成　　　　　など
財政上の軽減	医療費控除　　　　　など

年金・手当て	障害年金 傷病手当金 傷病手当 特別障害者手当 重度障害者介護手当 原爆被爆者手当　　　　　など
税金・利用料	税制上の優遇措置 公共料金などの割引　　　　　など
住まい	住宅整備資金貸付 公営住宅への入居 公営住宅家賃の減免　　　　　など

表I-9-5 心身の健康を保つ

	制度	内容
健康増進	健康診査	基本健康診査・胃がん検診・大腸がん検診・子宮がん検診・乳がん検診などの健康診査の実施。該当する市町村に住む者で、職場その他で検診を受ける機会のない住民。内容によって自己負担あり。
	健康教育	健康上の問題で悩みや不安をもっている方へ、健康管理について、保健センターの保健師、管理栄養士、歯科衛生士、医師など専門家による講義。
	健康相談	心身の健康に関する相談を保健師が行う。
	機能訓練（リハビリ教室）	疾病、外傷、老化等により、心身機能が低下している40歳以上の方に対して医師の指示のもとに、身体・精神機能の維持回復に必要な機能訓練を行う。
	訪問指導	心身機能の低下の防止と健康の保持増進を図ることを目的に、寝たきりもしくはこれに準ずる状態にあるものや健康診断で以上のあった者などを対象に、保健師が訪問し、本人とその家族に適切な指導を行う。
医療を受ける	通院	患者・家族が自ら病院・診療所を受診する。
	訪問診療	患者・家族の希望と同意に基づく、病院・診療所や福祉関係者からの紹介・依頼により医師の訪問による診療を実施する。
	訪問歯科診療	一般の歯科開業医が治療困難な心身障害者（児）の歯科治療および保健指導を、家庭を訪問し行う。
	訪問看護	訪問看護ステーションなどの看護師、保健師、助産師が家庭を訪問し、療養の相談や主治医の指示・連携のもとに医療的なケアを行う。
	訪問リハビリテーション	在宅で療養・生活されている高齢者・障害者などに対して、リハ専門職である"理学療法士"あるいは"作業療法士"が医師の指示のもとに自宅を訪問し、運動や日常生活の指導を行う。
	通所リハビリテーション	介護老人保健施設や病院・診療所に通い、心身の機能の維持回復を図り日常生活の自立を助けるための、理学療法・作業療法等の必要なリハビリテーションを受ける。

表I-9-6 日常生活を支える身体障害者手帳によるサービス

		制度	内容
身体障害者手帳によるサービス	訪問	訪問介護（ホームヘルプ）	介護福祉士・訪問介護員（ホームヘルパー）が家庭を訪問し、①身体介護（入浴・食事・排泄介助など）、②家事援助（買物、調理、掃除、洗濯など）を行う。
		訪問入浴	入浴車が居宅を訪問し、専門スタッフ（看護師、訪問介護員、ドライバー）による入浴サービスを実施。医師の許可が必要。
	通所	通所介護（デイサービス）	健康チェック、リハビリテーション、入浴、食事、介護、軽作業グループへの参加などのサービスが利用できる。
	短期入所	短期入所（ショートステイ）	原則7日間（1か月単位）を限度とし、介護者の負担を軽減するために高齢者などが指定の施設や医療機関などの短期入所施設へ入所し、入浴・排泄・食事などの介助、医療や日常生活上の世話、機能訓練などのサービスを利用できる。
	生活しやすく	日常生活用具の給付	在宅で生活する障害をもつ人の日常生活を便利にするための用具の給付（所得による自己負担あり）。
		補装具の交付・修理	身体上の障害を補うために補装具の交付・修理を行う（所得による自己負担あり）。
		住宅改造費補助	住宅の改造を必要とする障害者に改造費用の一部が助成される。市町村によって制度がない場合や内容が異なる。

表 I-9-7　介護保険制度の介護サービス(要介護1〜5)

分類	種類	内容
利用の相談	居宅介護支援	ケアマネジャーがケアプランを作成するほか、利用者が安心して介護サービスを利用できるよう支援する。また、介護保険施設への入所が必要な場合は、施設への紹介を行う。
訪問	訪問介護	ホームヘルパーが家庭を訪問し、身体介護や生活援助を行う。
訪問	訪問入浴介護	浴槽を積んだ入浴車で家庭を訪問し、入浴サービスを行う。
訪問	訪問看護	看護師などが家庭を訪問し、医師の指示に基づいて、病状の観察や床ずれなどの手当てをする。
訪問	訪問リハビリテーション	医師の指示にもとづいて、リハビリの専門家が家庭を訪問し、リハビリを行う。
訪問	居宅療養管理指導	医師、歯科医師、薬剤師、歯科衛生士などが家庭を訪問し、薬の飲み方、食事など療養上の管理や介護方法の相談・指導を行う。
通所	通所介護(デイサービス)	デイサービスセンターで、食事・入浴などの介護サービスや機能訓練を日帰りで受ける。
通所	通所リハビリテーション(デイケア)	主治医の判断にもとづき、介護老人保健施設や医療機関に通い、日帰りのリハビリテーションなどが受ける。
短期入所	短期入所生活介護(ショートステイ)	介護老人福祉施設などに短期間入所して、食事、入浴などの介護や機能訓練が受けられる。
短期入所	短期入所療養介護(医療型ショートステイ)	介護老人保健施設や指定介護療養型医療施設などに短期間入所して、医学的な管理のもとでの介護、機能訓練が受けられる。
施設入所(居宅)	特定施設入所者生活介護	有料老人ホームなどで食事、入浴などの介護や機能訓練などが受けられる。
施設入所	介護老人福祉施設	常に介護が必要で、自宅では介護ができない方が入所し、施設サービス計画に基づいて、食事、入浴、排泄など日常生活の介護や健康管理を行う。
施設入所	介護老人保健施設	病状が安定し、リハビリに重点をおいた介護が必要な方が入所し、施設サービスにもとづいて、医学的な管理のもとでの介護や看護、リハビリを行う。
施設入所	介護療養型医療施設	急性期の治療が終わり、病状は安定しているものの、長期間にわたり療養が必要な方が入所し、施設サービス計画にもとづいて、療養上の管理、看護、医学的管理下における介護、リハビリ、その他必要な医療を行う。
地域密着型サービス*	小規模多機能型居宅介護	小規模な住居型の施設で、通いを中心としながら訪問、短期間の宿泊などを組み合わせて食事・入浴などの支援や介護を受けられる。
地域密着型サービス*	認知症対応型共同生活介護	比較的安定した認知症の方が共同で生活できる場(住居)で食事、入浴、排泄などの介護や機能訓練が受けられる。
地域密着型サービス*	認知症対応型通所介護	認知症の高齢者が食事、入浴などの介護や、機能訓練などを日帰りで受けられる。
地域密着型サービス*	夜間対応型訪問介護	介護福祉士・訪問介護員(ホームヘルパー)による、夜間の定期巡回や緊急時に対応してもらう随時訪問がある。
介護環境を整える	福祉用具貸与	12種類の福祉用具が貸し出しの対象となる。①車椅子、②車椅子付属品(クッション、電動補助装置)、③特殊寝台、④特殊寝台付属品、⑤床ずれ予防用具、⑥体位変換器、⑦手すり、⑧スロープ、⑨歩行器、⑩歩行補助杖、⑪認知症老人徘徊感知機器、⑫移動用リフト
介護環境を整える	特定福祉用具購入	支給の対象は、以下の5種類。①腰掛便座、②特殊尿器、③入浴補助用具、④簡易浴槽、⑤移動用リフト
介護環境を整える	居宅介護住宅改修	小規模な住宅改修に対して、その費用が支給される(利用限度額20万円まで。原則1回限り。自己負担1割)。①手すりの取り付け、②段差の解消、③すべり防止、移動の円滑化などのための床・通路面の材料の変更、④引き戸等への扉の取り替え、⑤洋式便器などへの便器の取り替え、⑥その他、これらの各工事に付帯して必要な工事

*地域密着型サービスは、市町村によってサービスの種類・内容が異なる。

に吟味し、ニーズに応じた社会資源導入のマネジメントを行う。

⑤社会資源導入後、活用状況のモニタリングを行う。

(新井香奈子)

〈文献〉
厚生統計協会(2004)．国民衛生の動向，厚生の指標，51(9)．
厚生統計協会(2004)．国民福祉の動向，厚生の指標，51(12)．
白澤政和(1992)．ケースマネジメントの理論と実際—生活を支える援助システム．中央法規出版．

表I-9-8 療養者・家族を支える

窓口		内容
相談・申請	公的機関	市区町村窓口
		福祉事務所
		保健所
		市町村保健センター
	その他の機関・施設	在宅介護支援センター：寝たきりや、認知症、一人暮らし、虚弱等の本人やその家族に対し、相談業務、医療、保健、福祉等のサービスが適切に受けられるよう連絡、調整などを行う。ソーシャルワーカー、看護師が常時無料で相談に応じる。
		社会福祉協議会：民間の社会福祉活動を推進することを目的とした営利を目的としない民間組織。
		地域包括支援センター：高齢者の地域での身近な相談は、在宅介護支援センターが受け付けるが、地域包括支援センターも、在宅介護支援センターと連携を図りながら、すべての高齢者に関するさまざまな相談を総合的に受け付けている。
		医療機関：各医療機関の総合相談窓口や、地域連携室・退院支援室などにおいて、療養者・家族の相談に応じている。
		介護保険事業所：居宅介護支援事業所、訪問看護ステーションなどの介護保険指定事業所においても、療養者・家族の相談に応じている。
	地域	民生委員
		ボランティア
		近隣・友人、親族援助
自助グループ		当事者グループ：病気や障害に苦しむ人の自助グループ。
		家族会：病気や障害に苦しむ人の家族が支えあい、学びあい、行政などの基幹へ働きかけるなどの活動を行う。

3 不確かさへのケア

● 私たちが現在生きている世界のすべての事象には不確かさが存在し、不確かさは私たちの身近に存在しているものである。しかし、病気によってその不確かさの認知が脅威を生じさせ、適切に対処することを妨げ、療養生活に支障をもたらすことも少なくない。ここではミシェルの病気の不確かさ理論をもとに、不確かさとその影響、看護への活用について述べる。

①慢性疾患と不確かさの関連
a）慢性疾患の特徴
● 再燃や緩解を繰り返し、急性増悪の予測が困難であり、病気の予後のみならず、今の生活の見通しなどをもつことすらも難しい状況にある。すなわち、慢性疾患ともに生きる人々は不確かさに満ちた中で生きていかなければならない。

b）慢性疾患と不確かさ
● 慢性疾患の不確かさは、生活のさまざまな領域に入り込んでおり、日課や日々の活動に影響するものである（Mishel, 1999）。
● 慢性疾患における不確かさによる影響には、①不安と緊張を高める、②楽観さと望みの喪失、③家族関係、仕事、レクリエーションにおける緊張の高まり、④自己統制力・管理力が弱まったという感覚、⑤脅威と危機が高まるという感覚、がある。
● 慢性疾患に伴う不確かさの認知は脅威を生じさせやすいため、適切に対処することが適応する上での重要な課題である（Lazarus, Folkman, 1984／本明・春木・織田，1991）。その一方で、不確かであるがゆえに状況を他の見方で解釈することも可能となるため、脅威を減らし、希望を保つという作用も持ち合わせている。

図Ⅰ-9-5 病気の不確かさモデル

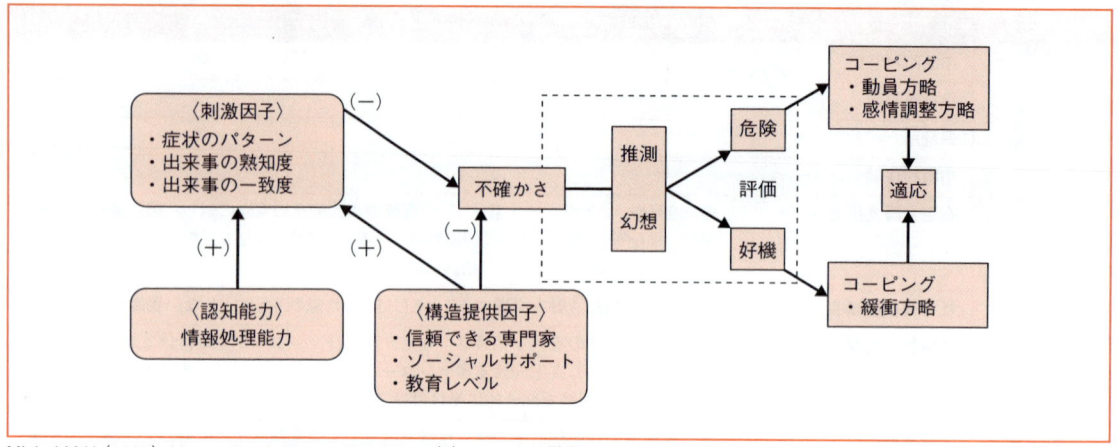

Mishel, M.H. (1988). Uncertainty in illness. IMAGE, 20(4), 226. より引用

表Ⅰ-9-9 不確かさに関する変数の説明

先行変数	〈刺激因子〉 ・症状のパターン：症状の強さ、頻度、部位、持続時間などがパターン化しているか認知できる程度。 ・出来事の熟知度：治療や処置など医療環境への馴染みの程度。 ・出来事の一致度：病気に関連する出来事において、予測したことと実際に体験したこととの一致の程度。 〈認知能力〉その人のもつ情報処理能力。 〈構造提供因子〉信頼できる専門家、ソーシャルサポート、教育レベル：不確かさを直接的・間接的に減少させることができる。
不確かさの評価	「推測」「幻想」という評価のプロセスを経て、「危険」「好機」と評価される。
コーピング	「危険」と評価された場合には不確かさを減らすために「動員方略(用心、情報収集、行動化)」「感情調整方略(ネガティブな感情のコントロール)」が用いられる。 「好機」と評価された場合には不確かさを維持するために「緩衝方略(回避、選択的無関心など)」が用いられる。
適応	通常の日常生活を送ることができる程度に心理的・情緒的に落ち着いた状態。

表Ⅰ-9-10 病気体験における不確かさを構成する4つの要素

①病状のあいまいさ	病状についての手がかりがあいまいではっきりせず、ぼんやりとしていて重なる傾向にある。
②治療やケアシステムの複雑さ	治療やケアシステムについての手がかりが多様である。
③病気の診断や重症度に関する情報の不足	情報がたびたび変化したり、あるいは以前に入手した情報と一致しない。
④病気の経過や予後の予測不可能性	病気の手がかりと病気の結果との間に一致が見られない。

②不確かさとは

a) 不確かさの定義

●不確かさとは、以下のような状態をいう(Mishel, 1988)。

①病気に関連する出来事にはっきりとした意味を見いだすことができない状態。

②病気に関連する出来事について、十分な手がかりがないために、うまく構造化したり、分類したりできない時に生じる認知的状態。

③意思決定者が物事や出来事に価値づけたり、ことの成り行きを予測できない状態である。

b) 不確かさのモデル図(Mishel, 1988)

●ミシェルはさまざまな研究結果をもとにして、病気における不確かさの概念モデルを構築した(図Ⅰ-9-5、表Ⅰ-9-9)。

c) 不確かさの測定

●ミシェルの病気の不確かさ尺度(The Mishel Uncertainty in Illness Scale, 1981)を用いることによって、不確かさの程度を測定することが可能である。

表I-9-11 ミシェルの不確かさ理論をもとにした看護過程の展開

	具体的内容	ポイント
情報収集	1. 先行変数に関連した情報の収集 ①刺激因子に関して ・自分の症状のパターンを知っているだろうか。 ・治療や処置など医療環境へ馴染みがあるだろうか。 ・病気に関係する出来事について予測したことと実際に体験したことがどの程度一致しているだろうか。 ②認知能力に関して ・情報を処理する力はどのくらいあるだろうか。 ③構造提供因子に関して ・周囲に信頼できる専門家がいるだろうか。 ・ソーシャルサポートは質・量ともに整っているだろうか。 ・教育レベルはどの程度だろうか。 2. 以下、それぞれのプロセスについての情報収集 ①不確かさをどのように評価しているだろうか。 ②どのようなコーピングを用いているのだろうか。 ③どのような状態（適応）にあるだろうか。	●慢性進行性の疾患の場合、不確かさは病状の進行などの変化に伴い、何度にもわたって生じる。そのため、一度の情報収集で終了するのではなく、病状の進行に併せて情報収集、アセスメントを繰り返し行っていくことが重要である。
アセスメント	①不確かさの認知～適応までのプロセスに沿って、患者の抱える問題を整理し、援助の方向性を導き出す。	●「不確かさが高い」から介入が必要というわけではない。不確かさの高い状況が不安や抑うつなどの問題となる状況を引き起こしているかどうかを見極めることが重要である。
看護援助	①不確かさを減らすために〈刺激因子〉〈認知能力〉〈構造提供因子〉のそれぞれを強化できるような援助を検討し、計画する。 ②コーピングが有効に発揮することができるよう援助する。 ③新たなコーピング方略の獲得ができるよう支援する。	●不確かさを「好機」と評価している場合には、積極的な介入ではなく、不確かさを維持し続けられるよう見守るということも必要となる。
期待される結果	①通常の日常生活を送ることができる程度に心理的・情緒的に落ち着き、適応することができている。	

●この尺度は、不確かさを客観的に把握できるという利点がある一方で、不確かさという抽象的な概念についての質問のため認知力に問題がある人では答えにくい（野川、2004）という欠点もあるので注意して用いたい（**表I-9-10**）。

③不確かさ理論の看護への活用

●ミシェルの不確かさ理論をもとにした看護過程の展開を**表I-9-11**に示した。

④不確かさ理論を看護へ活用する際の留意点

●ミシェルは、西洋社会では予測が可能であること、コントロールができること、確かであることに価値をおいていることから、不確かさのモデルには文化的なバイアスが影響すると述べている（Mishel, 1990）。

●日本人は西洋社会とは異なり、あいまいさを好むという文化的な背景の中で生きているため、日本人の看護に活用していく際には文化的背景も十分考慮していく必要があるだろう。

（唐津ふさ）

〈文献〉
濱口恵子(1995)．がん患者の「不確かさ」について．看護学雑誌，59(10)，980-983．
黒田裕子(1997)．JJNスペシャル ケアプランのための患者心理のアセスメント(pp.126-131)．医学書院．
Lazarus,R.S., Folkman,S.(1984)，本明寛，春木豊，織田正美監訳(1991)．ストレスの心理学―認知的評価と対処の研究．実務教育出版．
Mishel,M.H.(1981). The measurement of uncertainty in illness. Nurs. Res., 30(5), 258-263.
Mishel,M.H.(1984). Perceived uncertainty and stress in illness. Res. Nurs. Health, 7, 163-171.
Mishel,M.H.(1988). Uncertainty in illness. IMAGE；J. Nurs. Scholarship, 20(4), 225-232.
Mishel,M.H.(1990). Reconceptualization of the Uncertainty in Illness Theory. IMAGE, 22(4), 256-262.
Mishel,M.H.(1999). Uncertainty in chronic illness. Ann. Rev. Nurs. Res., 17, 269-294.
野川道子(2004)．Mishelの病気の不確かさ尺度(Community Form)日本語版の信頼性・妥当性の検討．日本看護科学会誌，24(3)，39-48．

4 家族支援

- 家族は、個々の家族員と影響しあいながら生きている。そのため、家族員の一人が病気になった場合、家族の安定性が脅かされる。
- 家族をモビールに例えると理解しやすい(渡辺,2004)。モビールに吊られたおもちゃを個々の家族員に見立て、あるおもちゃ(家族員)の健康状態の悪化による大きな揺れが起きると、必ず別のおもちゃ(家族員)も揺れる。健康状態を取り戻し、おもちゃ(家族員)の揺れがおさまると、他のおもちゃ(家族員)のゆれも落ち着く。あるおもちゃ(家族員)にうれしいことがあり、笑いに満ちると、他のおもちゃ(家族員)も楽しく揺れるといった具合である。
- 家族は、家族に起こっている事柄に対処する力を有している。家族独自の健康に対する考え方、過去の病気の経験(原因・予防・対応)、医療従事者から得た情報、本やインターネット、友人・知人などから得た新たな知識・情報、などを統合し、家族は病気・現状を解釈し、対処するのである。
- 看護師は、病者を抱えた家族がより安定した生活を営む(回復する)ことができるよう、援助の必要性を見極め、家族の対処を支援していく必要がある。

①目 的
- 家族の一人が病気になった際の、家族の援助の必要性を見極め、家族が自ら行う対処を支援することにより、療養者と家族のQOLの向上をめざす。

②方 法
a)家族に関する基本的な項目の情報収集
- 家族構成、同居・別居の別、性別・年齢、職業、疾病や障害の状況、主な介護者、キーパーソン、家族の発達課題など。

b)家族援助についてのアセスメント
①現時点での療養者と家族の情報を収集し、家族(家族員)に心身の健康と生活上の問題が生じていないかをアセスメントする。
②心身の健康と生活上の問題が生じる場合、家族員の病気に伴うストレス源、家族員の病気に対する家族の認知状況、家族の有している資源、家族の対処状況についてアセスメントする(表Ⅰ-9-12)。

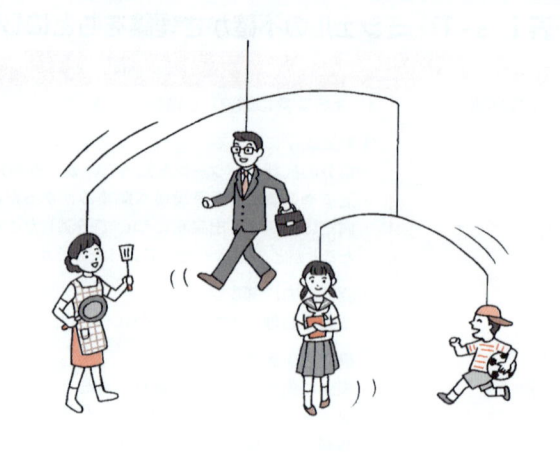

c)家族の全体像をとらえる
- 家族援助の必要性についてのアセスメントについて得た情報を統合して家族の心身の健康と生活上の問題の全体像を捉える。その際、家族員それぞれの関係性(内部システム)、家族員の外部との関係性(外部システム)に着目し、図式化してみるのもよい。

d)家族への支援
①家族への支援方針を明確にする
- 家族の全体像から、家族の安定性を回復する(高める)にはどのような支援をする必要があるかを考え、家族への支援方針を明確にする。その際、家族の援助ニーズを確認し、家族自らが対処していく力を獲得する、あるいはもっている力を強化・拡大できるような支援を念頭におく。

②看護師の役割の明確化と他者の役割の明確化
- 家族の援助ニーズの中で、看護師がかかわるべきことと、かかわることのできない(満たすことができない)ことを明確にし、看護師のかかわれないニーズへの支援方法について検討

表 I-9-12　家族アセスメントのポイント

項目	内容
1. 家族員の病気に伴うストレス源	●家族員の病気に関連したもの（医療処置の内容、予後、ADL、認知症など）。 ●生活に関連したもの（医療費、介護関連費、家計費など）。 ●心身の負担（介護に伴う身体的負担、疲労、不安など）。 ●家族内役割（養育・家事、役割の代行、介護役割、役割の変化など）。 ●人間関係上のもの（家族、親類・知人、職場や友人、医療従事者）。 これらストレス源の種類・量・持続期間についても明確にする。
2. 家族員の病気に対する家族の認知状況	●病気についての捉え（病気の原因、治療法、予後、今後の見通し、病気の状態に対する受けとめなど）。 ●家族員の病気に伴う生活・心身の変化に対する捉え（入院費、役割代行、介護負担）。 ●今後の見通しに対する捉え（今の状態でよい、医療従事者や他者からの助けが必要、家族で何とかやれる）。
3. 家族員の有している資源	●構造的側面（家族形態、経済的状況、住宅環境、地域環境など）。 ●機能的側面（介護、養育、生殖、教育、ヘルスケア、経済など）。 ●サポート源（現在有しているサポート源、今後活用の可能性のあるサポート源）。 ●過去の対処経験（家族員の罹患、介護経験、家族員との死別、育児など）。
4. 家族の対処状況	●家族員が一体となって取り組む（病気の家族員への支援、知識の獲得、家族役割の調整など）。 ●方略を駆使して取り組む（他者の助けを求める、治療法の選択や試み、社会資源の活用など）。 ●危機的取り組み（家族員への攻撃、他者への依存、逃避など）。

する（専門職や機関などに委ねるなど）。

③家族支援の実際

●支援方針を基に、具体的な援助方法を検討する。以下に主な援助を3点記載する。

①家族員が互いの状況を捉え、共有できるよう、コミュニケーションを促す。

②家族員が、病状や今後の見通しを理解することが可能となるよう、療養方法、病状、可能な資源などについて、具体的に教育・指導、知識提供をするとともに、役割調整を支援する。

③家族員が心身の安定をはかることができるよう、情緒的なサポートを提供するとともに、有効に手段的サポートを活用することができるよう支援する。

（新井香奈子）

〈文献〉

長戸和子（2005）．家族の対処行動への支援．野島佐由美監修，家族エンパワメントをもたらす看護実践（pp.187-191）．へるす出版．

中野綾美（1994）．家族アセスメント；家族を一つの集団として捉えるアセスメント．看護技術，40(14)，1464-1468．

野嶋佐由美（1999）．家族像の形成．臨牀看護，25(12)，1767-1771．

野嶋佐由美・長戸和子（1997）．家族との援助関係形成．Quality Nursing，3(4)，334-341．

渡辺裕子（2004）．ステップ別セミナー：入門コース．家族ケア研究所．

II

終末期の看護技術

1. 疼痛のアセスメント

2. 疼痛緩和

3. グリーフケア

II 終末期の看護技術

1. 疼痛のアセスメント

奥出有香子

1 疼痛アセスメント

①がん患者にとって痛みとは

- がんは進行性の疾患であり、その進行に伴い現れる症状は大きな苦痛であり、QOLに大きな影響を与える。がん患者は病期のいかんにかかわらず、痛みからの解放を必要としており、WHOでは進行がん患者の痛みおよび諸症状のマネジメントを医療の目標としている（WHO, 1986／武田, 1996）。
- 人間にとって、痛みは、身体的、精神的、社会的、霊的にも大きな影響を及ぼす因子である。痛みは患者本人のQOLを低下させるだけでなく、そばにいる家族にとっても大きなダメージを与える。そのため、痛みを早期にコントロールすることは、患者自身がその人らしく生活するために必要不可欠である。
- 痛みは主観的なものであり、客観的に診断したり、見て測ったりすることができない、当事者にしかわからない体験である。患者が痛いと言った時に、痛みは確かに存在するものと受けとめる。疼痛コントロールは、患者自身の痛みを表現する力を高めるような看護介入が必要であり、看護師による痛みのアセスメントが鍵となる。

②痛みのアセスメントをするにあたって

a）患者の痛みを信じること

- 痛みはその人にしかわからない体験であるため、患者が「痛い」という時に、痛みは存在する。たとえば、さっき痛み止めを使用したばかりなのにという考えや、認知症だからというとらえかたによって、痛みの存在を否定してはならない。患者の痛みをありのままに受けとめ、信じる看護師の姿勢が重要である。そのためには、がん性疼痛についての知識をもち、理解を深めることが必要である。

b）患者―看護師の信頼関係を築くことの重要性

- 看護師は、痛みのある患者を目の前にして"私では患者の痛みをとることはできない""何もできない"など、いろいろな思いが頭の中をかけめぐり、どうしたらいいかわからなくなり、自分自身の無力感を感じることがある。
- 痛みを訴える患者を目の前にして、まず「ここが痛いんですね」とその患者の痛みを共感し、受けとめることが最も重要である。そのことによって患者が、この看護師だったら、自分の痛みをわかってもらえる、自分のつらさを話してもわかってくれるだろうということを感じられることができれば、自分のことを次から次に表現してくるだろう。アセスメントする前に患者との信頼関係をもつことが必要となる。

c）痛みをマネジメントする主役は患者自身

- McCafferyは「痛みとは、現にそれを体験している人が表現する通りのものであり、それを表現した時にはいつでも存在するものである」（McCaffery, 1972／中西, 1975）と述べている。
- 国際疼痛学会は「痛みとは、実質的・潜在的な組織損傷に結びつく、あるいはそのような損傷を表す言葉を使って述べられる不快な感覚体験および感情的体験であり、常に主観的なものである」と定義している（American Pain Society, 1992）。痛みは個人的な主観的体験である。
- 効果的な痛みのマネジメントを行うためには、医療者が痛みのコントロールを主体に行うの

図Ⅱ-1-1 看護師のための統合的症状マネジメントアプローチ

①症状を定義する
②症状の機序と現れ方を理解する

患者
③症状の体験
●症状の緩和
●症状の評価
●症状への反応

看護師
●体験を理解する
　1）聞く
　2）客観的に問う
　3）サインをみる

④症状マネジメントの方略
患者の役割
可能であれば症状マネジメントに参加する

看護師の役割
望ましい症状マネジメントの結果を明らかにする
●マネジメントの実施
　・基本的知識
　・基本的技術
　・基本的看護サポート

⑤症状の結果
患者
●症状の状態
●病気の状態
●機能状態
●QOL

看護師の役割
患者にとっての症状緩和の効果を評価する

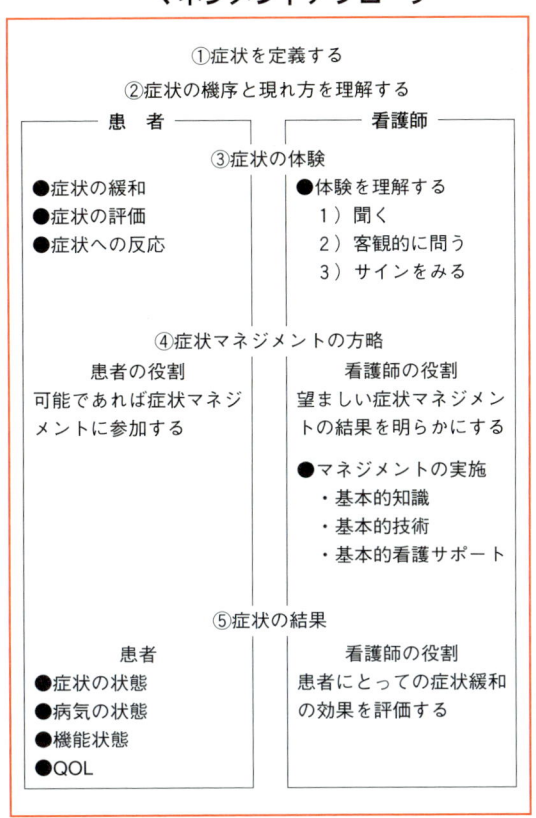

Larson,J.P.(1997)／和泉成子訳(1997).Sympton management, The Nurse's role and responsibillities. 症状マネジメント, 看護の役割と責任. インターナショナルナーシングレビュー, 20(4), 32. より一部改変して引用

図Ⅱ-1-2 ペインアセスメント・チャート

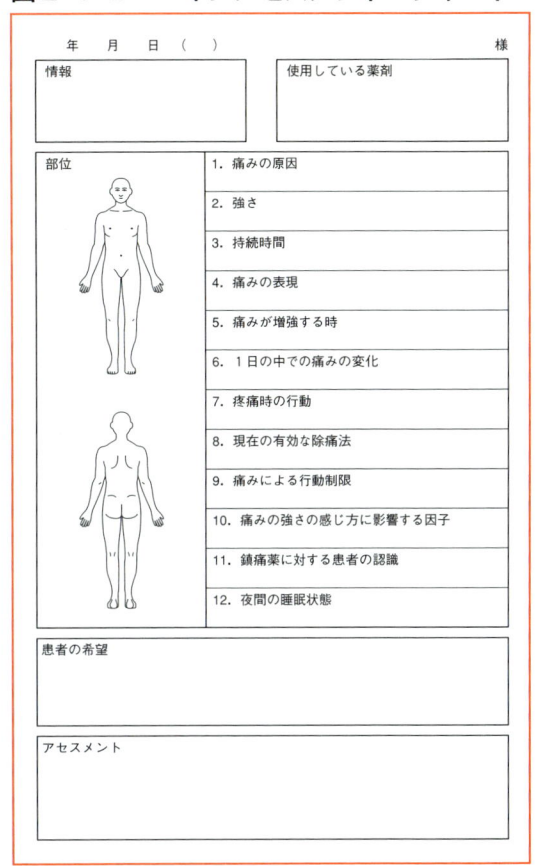

年　月　日（　）　　　　　　　　様

情報　　　　　　　　　使用している薬剤

部位

1. 痛みの原因
2. 強さ
3. 持続時間
4. 痛みの表現
5. 痛みが増強する時
6. 1日の中での痛みの変化
7. 疼痛時の行動
8. 現在の有効な除痛法
9. 痛みによる行動制限
10. 痛みの強さの感じ方に影響する因子
11. 鎮痛薬に対する患者の認識
12. 夜間の睡眠状態

患者の希望

アセスメント

順天堂大学医学部附属順天堂医院緩和ケア・ホスピスケア学習会グループ

ではなく、患者自身が主体となって、痛みのマネジメントを行うことが必要である。
●わが国では今まで「おまかせ意識」（宇田川，1997）があり、医療者が主体になって、痛みのコントロールを行ってきた背景があった。痛みは主観的な体験であり、患者主体の痛みのコントロールが必要であり、Dr. Larsonが日本に紹介したThe Integrated Approach to symptom Management（統合的症状マネジメントアプローチ；IASM、図Ⅱ-1-1）は、有効な看護介入である（Larson，1997／和泉，1997）。

③効果的にアセスメントを行うために

●看護師は患者が感じている痛みをできるだけ正確に把握し、患者の個別性に応じた援助を行う必要がある。

●がんの痛みは複数の原因が重なり合っている。がんの痛みをひとまとめに聞くのでなく、たとえば「痛みは続いていますか？」「昨日より痛みはよくなっていますか？」「今度の薬を使って、いかがですか。少し変わってきましたか。生活の中で変化がありますか？」など、効果的にアセスメントを行うにあたって、患者の話を共感的態度で聞き、ていねいに患者の言動を一つひとつ観察することが必要である。

a）初期のアセスメント（図Ⅱ-1-2）
●痛みの部位は1か所だけでなく、複雑な痛みが混在していることがある。痛みの部位を身体図に記入していく。

b）症状の原因
●症状のメカニズムから痛みを分類したのが表Ⅱ-1-1である。

1．疼痛のアセスメント　163

表Ⅱ-1-1 痛みの分類

神経学的分類	
侵害受容性疼痛（体性痛）	組織を実質的あるいは潜在的に障害する刺激によって発生する。組織の傷害を伴う場合と伴わない場合がある。痛みの部位が限局する「さしこむ痛み」「うずくような痛み」。
神経因性疼痛	神経が傷つけられた時の痛み。痛覚求心路遮断による痛み、感覚低下やしびれ感、アロディニア*、「灼熱痛」「電撃痛」である。オピオイドが効きにくい。
内臓痛	内臓感覚を伝える交感神経が刺激されて痛みが生じる「締めつけられるような痛み」。
がんの痛みの分類	
がん自体が原因となった痛み（軟部組織への伸展、内臓への波及・転移、骨転移、神経圧迫、神経損傷、頭蓋内圧亢進）	
がんに関連した痛み（全身衰弱に関連した痛み、筋のれん縮、リンパ浮腫、便秘、化学療法に起因した口内炎による痛みなど）	
がん患者に併発して起きるがん以外の疾患による痛み（変形性脊椎症、骨関節炎など）	

*アロディニア：allodynia、触ると痛いというような通常痛みを起こさない刺激による痛み。

c）痛みの強さ
- ペインスケールを用いて客観的に表現する。ペインスケールは、年齢や文化的背景を考慮し、患者と相談し、患者に合ったスケールを選ぶ（図Ⅱ-1-3〜7）。

d）痛みの持続時間
- 痛みがどれくらい続いているか、間欠的か持続的なのか記載する。

e）痛みの表現
- 痛みの表現は「ずきずきした痛み」「ビーンとする痛み」「押されるような痛み」など、患者が表現した言葉をそのまま記載する。

f）痛みの増強する時
- 患者・家族が、どのような時に痛みが増強するのかを把握する。例えば、右側臥位になると、痛みが増強するなどということを感じている場合があり、今後のケアの方向性や痛みの原因を探るにあたって重要な情報となる。

g）1日の中での痛みの変化
- 1日の中で痛みがどのように変化するのかを記載する。

h）疼痛時の行動
- 患者の行動を常日頃観察しておく。患者が痛みを表現しない場合でも、眉間にしわをよせていたり、かがみながら歩行していたりする、いつもと違った表情や行動を観察することができる。これらの行動を記載することで、痛みを把握する上での重要な手がかりとなることがある。

i）現在の有効な除痛法
- 現在の時点で、患者自身、痛みが軽減すると感じている方法である。例えば、痛みを感じる部位に使い捨てカイロを当てているなど、患者・家族は工夫し、自ら痛みに対処していることがある。これらの除痛法は、鎮痛薬で十分に効果が得られない時に活用できる。

j）痛みによる行動制限
- 痛みがあることによって、生活にどのような影響を及ぼしているのかを把握する。たとえばタバコを吸うことができない、椅子に座ることができない、家からほとんど出られなくなったなどと記載する。このような制限があることから、患者がどのような思いをしていたか、具体的にどのようなケアが必要かを考えることができる。

k）痛みの強さの感じ方に影響する因子
- 家族が面会にきている時は、痛みを感じないが、家族が帰ってしまった後に痛みを訴える場合など、個々の患者にとって痛みを増強させたり、痛みを軽減させたりする因子を記載する。

l）鎮痛薬に対する患者の認識
- 今まで使用している鎮痛薬について「この薬では、痛みは軽減できない。効かない」など、鎮痛薬に対してマイナスのイメージをもっている場合がある。今まで使用していた鎮痛薬に対してどのような思いをもっているのかということを記載する。今後、鎮痛薬を変更する場合に活用される情報となる。

m）夜間の睡眠状態
- 患者の睡眠の程度や睡眠時間は痛みの評価をする上で重要な指標となる。

n）患者の希望
- 患者はどの程度痛みをとってほしいと思っているのか、何を望んでいるのかを把握する。経過ともに希望が変わることもある。

*

- これらの情報を踏まえつつ、初期のアセスメントをする。継続的に痛みの評価を行い、アセスメントした結果を期日を決め、評価をしていくことが必要である。
- 看護師は、痛みをひとまとめに聞くのではなく、患者の状態を観察しつつ、上記のことを押しつけにならないよう１つひとつていねいに聞く。患者の話を傾聴し、共感し、誠実に対応することが必要である。これらのアセスメントの過程は、患者―看護師の信頼関係を築く礎となる。

２ 痛みのスケール

①ペインスケールを用いて痛みの強さをアセスメント
- 痛みの強さや経過、薬物の効果をみていくことはペインマネジメントの効果を判定する上で非常に重要である。
- 痛みは、その人にしかわからない主観的な体験であるが、スケールを用いることによって、ある程度の客観性をもつことができ、医療従事者間の共通認識ができ、現在の疼痛コントロールの評価ができ、次の治療への指標になる。

②ペインスケールの種類

a）フェイススケール（face scale）
- フェイススケールは顔の表情で、現在の痛みを表現するスケールである。０～５までのスケールで表される。Wong-Baker Face Scale（図Ⅱ-1-3）がよく用いられている。フェイススケールは簡便であり、子どもや高齢者が使うのに適している。感覚的に簡単に選べることが利点である。

b）VAS（visual analog scale、図Ⅱ-1-4）
- VASは、Maxwellによって提案された。単純であるが感度が高く、再現性があり、患者のもつ痛みの強さを数値化することができる。長さ100mmの横線または縦線の左端または下端に「痛みがない」右端または上端に「想像できる最も激しい痛み」と書かれている。
- 自分の現在の痛みが線上にどれぐらいになるのかということを指さしたり、線の上をチェックしたりして痛みの程度を表す。VASは、主観的な尺度であるが、比尺度特性をもつ。
- 米国においては、痛みのスケールとしてVASが主流であるとMcCafferyは述べている（McCaffery，Ferrel，1997）。左端からミリメートルで測るのが原則であるが、四捨五入して、センチメートルで表してもよい（武田・渡辺，1996）。VASは信頼性が確率されているが、理解力が不十分な場合や身体、視力障害のある人には適さない（岡田・梅田・桐山，2002）。

c）NRS（numeric rating scale、図Ⅱ-1-5）
- 数字で痛みの強さを表現するスケールである。「０：痛みなし」から「10：最悪の痛み」とするものが多い。０～５、０～100というスケールもある。
- NRSはVASとの高い相関が認められており、VASより容易に使え、口頭でも用いることができる点で有用性が高い。高齢者などにも理解しやすいが、表現が限られていることが問題点として指摘されている（Ohnhaus，1975）。

d）VRS（verbal rating scale、図Ⅱ-1-6）
- 痛みの程度に関する表現の中から適当なものを選択するスケールである。「０：痛みなし」「１：弱い痛み」「２：中程度の痛み」「３：強い痛み」「４：激痛」などを表現する。

e）簡易表現スケール（図Ⅱ-1-7）
- 横線に一番左端を「痛みなし」「軽度」「中等度」「強度」、一番右端を「最悪の痛み」まで表したものである。言葉で表現できるが、数値化できないスケールである。

図Ⅱ-1-3　フェイススケール(Wong-Baker Face Scale)

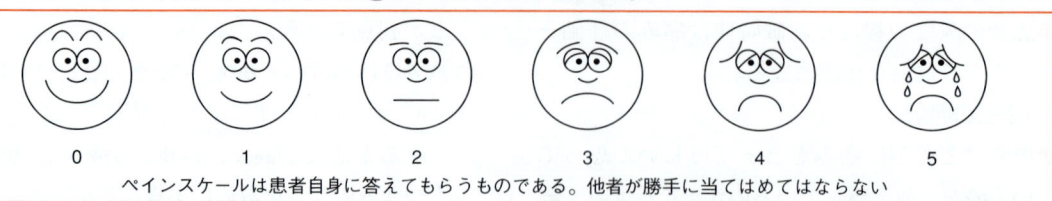

0　1　2　3　4　5

ペインスケールは患者自身に答えてもらうものである。他者が勝手に当てはめてはならない

図Ⅱ-1-4　VAS

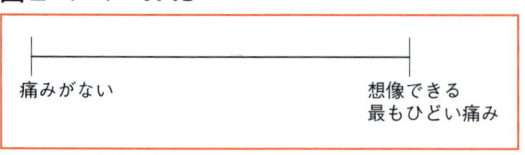

痛みがない　　　　　想像できる
　　　　　　　　　　最もひどい痛み

＊100mmの長さとする。

図Ⅱ-1-5　NRS

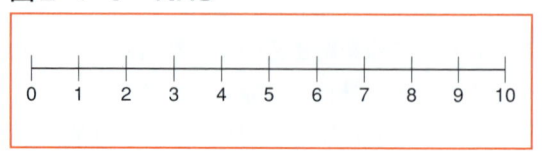

0　1　2　3　4　5　6　7　8　9　10

図Ⅱ-1-6　VRS

0：痛みなし
1：弱い痛み
2：中程度の痛み
3：強い痛み
4：激痛

図Ⅱ-1-7　簡易表現スケール

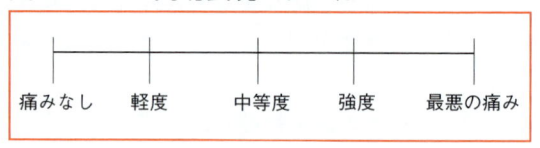

痛みなし　軽度　中等度　強度　最悪の痛み

③ペインスケールの選択

a）個々に応じたスケールを用いること

- その人それぞれに応じたスケールを用いることで、痛みの経過をたどることができる。
- 患者自身が自らの痛みを表現することによって、痛みをコントロールするための指標となり、重要であるため、患者の使いやすいスケールを選択することが必要である。

b）簡単であること

- 使用するにあたって、考えたり、迷ったりして、むずかしくて表現しにくいというスケールではなく、簡単であり表現しやすく、時間のかからないものを選ぶことが重要である。

④ペインスケールを用いて継続的に評価する時に大切なこと

a）ねぎらいを言葉で伝え、表現してくださったことに対して感謝する言葉も伝える

- ペインスケール導入時、痛みを表現することに対して患者自身これでよいものかと、とまどうことがある。患者がペインスケールを用いて表現してくれたことに対して、共感的、受容的に受けとめ「痛みを伝えてくださって、よくわかりました。ありがとうございます」と感謝の言葉を述べることで、患者が安心感をもてるようなコミュニケーションをとり精神的サポートをすることが重要である。

b）アセスメントした結果を伝えること

- 痛みを表現し、鎮痛剤を使用することによって、痛み強さの変化が生じてくる。
- 痛みの変化がなぜ生じてきたのか、鎮痛薬の効果発現時間、作用時間と関連してアセスメントした結果を伝えたり、痛みの状況を振り返ることが重要である。
- アセスメントした結果を伝えることによって、患者自身が自分の痛みと鎮痛薬を合わせて、評価することができるようになる。看護師もがん性疼痛やオピオイドに対する知識をもつことが必要である。

c）ポジティブ・フィードバックをすること

- 患者が痛みを表現してくれ、痛み日記（図Ⅱ-1-8）に記入してくれたことをそのまま放置してはならない。患者が表現したことに対して、

図Ⅱ-1-8　順天堂大学医学部附属順天堂医院で使用している痛み日記

年　月　日（　）　　　　　様の日誌	0	2	4	6	8	10	12	14	16	18	20	22	24
とても痛い　　5													
4													
3													
2													
1													
痛みはない　　0													
痛み止めの薬の使用（　　）（　　）													
臨時の薬の使用（　　）（　　）													
吐き気の薬の使用（ナウゼリン）（プリンペラン）（ノバミン）													
吐き気の状態　3　強い／2　弱い／1　なし													
眠気の観察　　3　強い／2　弱い／1　なし													
下剤の内服（カマ）*（アローゼン）（プルゼニド）（ラキソベロン　滴）													

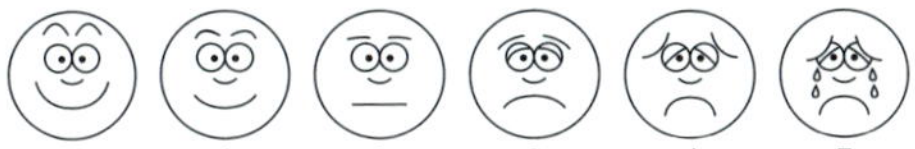

顔の表情スケール　0　1　2　3　4　5

排便の有無　　無　　有（　　回）

＊カマ：酸化マグネシウム。

看護師がきめ細かくアセスメントした結果を伝えることが必要である。例えば、痛みを表現してくださったからこそ、この時に鎮痛薬を使用し除痛が図れたと肯定的（ポジティブ）にフィードバックすることが必要である。ポジティブ・フィードバックをすることによって、患者の表現能力を引き出し、高めていくことができる。

● 患者が自ら痛みを表現できるようになることで、医師と良好なコミュニケーションをとることができるようになったり、自らレスキュードーズ（疼痛時に臨時追加される投与薬）の使用や鎮痛薬の量を増やすことを医療者と相談することができるようになる。患者の痛みの訴えに対してポジティブ・フィードバックをすることで、患者をエンパワーメントする（自分自身のおかれている状況に気づき問題を自覚し、自らの生活の調整と改善を図る力をつける）ことが重要である。その結果、患者は自分が主体となって痛みのマネジメントすることが重要であるという意識をもった上で行動できるようになる。

〈文献〉

American Pain Society (1992). Principles of Analgesic Use in the Treatment of Acute Pain and Cancer Pain. National head quarters of the American Pain Society, Third Edition (pp.2-3).

Larson, J.P., 和泉成子訳 (1997). Symptom management, The Nurse's role and responsibilities. 症状マネジメント，看護婦の役割と責任．インターナショナルナーシングレビュー，20(4)，29-37．

McCaffery, M. (1972) ／中西睦子訳 (1975). 痛みをもつ患者の看護 (p.11). 医学書院．

McCaffery, M., Ferrel, B.R. (1997). Nurses' Knowledge of pain assessment and Management How much progress have we made?. Journal of Pain and Symptom Management, 14(3), 175-188.

Ohnhaus, E.E., Adler, R. (1975). Methodological problems in the measurement of pain:a comparison between the verbal rating scale and the visual analogue scale, Pain, 1, 379-384.

岡田美賀子・梅田恵・桐山靖代 (2002)．ナースによるナースのための最新がん患者のペインマネジメント―Evidence-based Nursing Practiceの探求 (p.44)．日本看護協会出版会．

奥出有香子 (2002)．外来におけるPRO-SELFプログラムの有効性の検討―痛みを持つ癌患者のアプローチして．2002年度兵庫県立看護大学大学院修士論文．

武田文和・渡辺孝子編 (1996)．がん患者の痛みのマネジメント，JJNスペシャル51．医学書院．

宇田川恵子 (1997)．疼痛を経験した場面での患者のおまかせ意識．第28回日本看護学会成人看護Ⅱ集録 (pp.44-47)．日本看護協会出版会．

WHO (1986) ／武田文和訳 (1996)．がんの痛みからの解放―WHO方式がん疼痛治療法　第2版 (pp.16-19)．金原出版．

II 終末期の看護技術

2. 疼痛緩和

岡嶋洋子／槇埜良江

1 モルヒネ

①モルヒネの特徴
- モルヒネは、患者の予後とは関係なく使用する鎮痛薬である。
- がんの患者の痛みは様々であるが、モルヒネは侵害受容性の疼痛に対して有効であり、神経因性疼痛には効きにくい。
- モルヒネは有効限界がないため、増量しても効果がなくなることはない。
- 鎮痛薬はモルヒネ単独で使うことは少なく、非オピオイド鎮痛薬や鎮痛補助薬と併用する。
- モルヒネ製剤にはさまざまなものがある(表Ⅱ-2-1)。それぞれの製剤の特徴を知った上で、患者にあった製剤を投与する必要がある。

②モルヒネの投与経路
- モルヒネの投与経路には、経口投与・直腸内投与・注射投与(持続皮下注射・持続静脈内注射・硬膜外注入)がある。経口投与以外は肝臓での代謝を受けず、体循環に入るため、経口投与から投与法を変更する場合、効力比が生じる(表Ⅱ-2-2)。

③塩酸モルヒネ製剤の特徴
- 塩酸モルヒネ製剤は速効性があること、作用時間が短いことが特徴である。作用時間が短いため、定時間隔投与を4時間毎に行う必要があり、服用回数が多くなる。しかし、水溶液の場合、服用後30分で最高血中濃度に達するため、がん患者にみられる突出痛に対して、レスキュードーズ(オピオイドが定期的に処方されている状態で痛みが残存または増強した際に追加投与される臨時の薬剤)として使用される(表Ⅱ-2-3)。

a)経口投与
- 1回5～10mgを4時間毎に投与する。この場合、深夜に内服することになるため、就寝前の服用を1回量の1.5～2倍量を投与し、就寝中は服用せず過ごす場合もある。投与開始後24時間経過後、副作用と鎮痛効果を判定し30～50％増減を行う。

b)直腸内投与
- 経口投与から直腸内投与に変更する場合は、効力比(表Ⅱ-2-2)を考慮する必要がある。塩酸モルヒネ坐薬は投与後8時間の効果があるため1日3回の投与を行う。しかし、坐薬はこまめな調節が困難であり、排便後に投与するなど注意が必要である。

c)持続皮下注射・持続静脈内注射投与
- 塩酸モルヒネ注射薬を輸液ポンプやシリンジポンプを使用し開始する。持続皮下注射で開始する場合、1日10mg程度から開始する。皮下からの1日吸収量の上限が20mL(200mg/日)であるため、大量投与時は複数の刺入部位が必要。
- 経口のモルヒネ製剤から切り替える場合は、経口や直腸内に投与された1日量の1/2を、次の投与予定時間の1時間前程度の時間から開始する。また、鎮痛効果を見ながら1～3日毎に30～50％増減する。急激な痛みが出現した場合は、1日の投与量の1/24(1時間量)を投与する(表Ⅱ-2-3)。持続静脈内投与の原則は持続皮下注射に準じる。

④硫酸モルヒネ製剤の特徴
- 硫酸モルヒネ製剤は作用時間が長時間である

表Ⅱ-2-1　強オピオイド製剤の種類と作用時間

	名　称	商品名・規格	吸収開始	効果判定	作用持続	定期投与間隔
速放製剤	塩酸モルヒネ末	日本薬局方塩酸モルヒネ　原末	30分以内	1時間	3～5時間	4時間
	塩酸モルヒネ錠	日本薬局方塩酸モルヒネ錠　10mg				
	塩酸モルヒネ内服液	オプソ内服液　5mg　10mg				
徐放製剤	塩酸モルヒネ徐放カプセル	パシーフカプセル　30mg　60mg　120mg	30分以内	1時間	24時間	24時間
	硫酸モルヒネ徐放錠	MSコンチン錠　10mg　30mg　60mg	1時間	2～4時間	8～12時間	12時間（8時間）
	硫酸モルヒネ徐放性顆粒（12時間持続型）	モルペス細粒2%　10mg　20mg				
		モルペス細粒6%　30mg　60mg				
	硫酸モルヒネ徐放性カプセル（12時間持続型）	MSツワイスロンカプセル　10mg　30mg　60mg				
	硫酸モルヒネ徐放錠（24時間持続型）	ピーガード錠　20mg　30mg　60mg　120mg		4時間	24時間	24時間
	硫酸モルヒネ徐放性カプセル（24時間持続型）	カディアンカプセル　20mg　30mg　60mg	30分～1時間	6～8時間	24時間	24時間（12時間）
	硫酸モルヒネ徐放性粒剤（24時間持続型）	カディアンスティック　30mg　60mg　120mg				
	塩酸オキシコドン徐放錠	オキシコンチン錠　5mg　10mg　20mg　40mg	12分	1～3時間	12時間	12時間
坐剤	塩酸モルヒネ坐薬	アンペック坐剤　10mg　20mg	20分	1～2時間	6～10時間	8時間
注射剤	塩酸モルヒネ注射液	日本薬局方塩酸モルヒネ注射液　10mg　50mg　200mg	皮下10～30分　静脈　直後　筋肉10～30分　硬膜外　直後～30分	20～30分　10分　30～60分　1～3時間	4～5時間　4～5時間　3～6時間　8～12時間	8～12時間
		アンペック注　10mg/A　50mg/A　200mg/A				
	複方オキシコドン注射液	パビナール	直後	8～12時間		
	フェンタニル注射液	フェンタネスト	直後	8～12時間		
貼付剤	フェンタニルパッチ	デュロテップパッチ　2.5mg　5mg　7.5mg　10mg	2時間	24時間	72時間	72時間

表Ⅱ-2-2　効力比

経口投与：直腸内投与＝2：3

経口投与：皮下・静脈内投与＝1：2～3

経口投与：硬膜外投与＝1：10～20

表Ⅱ-2-3　レスキュードーズの原則

1) 継続使用している鎮痛薬と同じ種類の鎮痛薬を用いる（速効性のものを選択）。
2) 1回量は経口なら1日量の1/6、持続注射なら1時間量。
3) 最大効果時間に痛みが残っていれば、繰り返し使用する。

岡田美賀子・梅田恵・桐山靖代（1999）．がん患者のペインマネジメント（p.60）．日本看護協会出版会．より引用

ことが特徴で、製剤によって12～24時間持続する。速効性はないためレスキュードーズとして使うことはできない。

●硫酸モルヒネ製剤は硫酸モルヒネを放出制御膜と呼ばれる特殊な膜で覆い、徐々にモルヒネが溶解し、溶出するようにできている。服用後、カプセルやスティック・錠剤を砕いたり、噛んだりすると徐放性はなくなるため、服用する際に説明を行う必要がある。

a）投与方法

●硫酸モルヒネ製剤（12時間持続型）を開始する場合、1回10～30mgを12時間ごとに投与する。投与開始後24時間経過後、副作用と鎮痛効果を判定し、30～50％の増減を行う。

- 24時間持続型は、こまめな調節が困難なため、疼痛が十分にコントロールされ、鎮痛薬の使用が安定してから切り替えられることがほとんどである。

⑤モルヒネの主な副作用

a）嘔気・嘔吐

- 発生頻度は約3割にみられる。原因は、モルヒネが主に延髄の化学受容器（chemoreceptor trigger zone；CTZ）に存在するドパミン（D_2）受容体を介し嘔吐中枢を刺激して生じる。
- モルヒネ投与後1〜2週間で耐性が生じるが、予防的に制吐剤を投与することが多い。薬剤としてはプロクロルペラジンやハロペリドール、メトプロクラミドなどが使用される。

b）便　秘

- 便秘はほぼ全例に起こる。原因は排便反射の抑制、小腸の運動抑制により、腸液分泌が抑制され、便が硬くなるためである。モルヒネ投与と同時に緩下剤の投与が必要である。

c）眠　気

- 眠気に対する耐性は3〜5日で生じる。原則として痛みがある場合は、眠気は起きない。眠気が強く痛みがない場合、過剰投与や電解質異常、高カルシウム血症も考えられるため注意が必要である。眠気が強く痛みがある場合は、メチルフェニデートが使用される。

d）呼吸抑制

- 原則にしたがって使用している限り、重篤な呼吸抑制は起きない。
- 呼吸抑制が起きる原因としては、過剰投与や肝機能・腎機能の低下により、体内に蓄積した場合、などが考えられる。誤薬などによる過剰投与が原因の場合は拮抗薬（ナロキソン）の使用を早期に考慮する。

（岡嶋洋子）

〈文献〉
柏木哲夫・藤腹明子（2000）．ターミナルケア：系統看護学講座別巻10．医学書院．
国立がんセンター中央病院薬剤部（2001）．モルヒネによるがん疼痛緩和．エルゼビア・ジャパン．
的場元弘（2004）．がん疼痛治療のレシピ2004．春秋社
森田雅之・松本禎之（2004）．ナースのための鎮痛薬によるがん疼痛治療法．医学書院．

中村めぐみ・吉田智美（1997）．専門看護師・クリニカル・ナース・スペシャリストによる最新がん看護の知識と技術—診断から末期までの看護アプローチ．日本看護協会出版会．
岡田美賀子・梅原恵・桐山靖代（1999）．最新ナースによるナースのためのがん患者のペインマネジメント．日本看護協会出版会．
パシーフ®カプセル　インタビューフォーム（2006）．武田薬品．

2　モルヒネ以外の鎮痛薬

- がん治療で使用される鎮痛薬には、オピオイド鎮痛薬、非オピオイド鎮痛薬、鎮痛補助薬がある。モルヒネはオピオイド鎮痛薬であるが、モルヒネ以外にもオピオイド鎮痛薬と呼ばれる薬剤がある。

1. モルヒネ以外のオピオイド鎮痛薬

①塩酸オキシコドン

- 塩酸オキシコドンは中等度から強度の痛みがある場合に使用する鎮痛薬である。有効限界はなく、モルヒネと同じように使用できるのが特徴である。また、副作用も類似している。
- 塩酸オキシコドンには、塩酸オキシコドン徐放錠と複方オキシコドン注射薬がある。

投与方法

- 塩酸オキシコドン徐放錠は、製品の構造が硫酸モルヒネ徐放錠と類似しているため、使用方法もほぼ同様である。
- 痛みが中等度以上の場合や非オピオイド鎮痛薬では効果が不十分な場合、1回5mgを12時間毎に投与する方法で開始する。非オピオイド鎮痛薬を使用している場合、中止せずに上乗せする方法で開始する。
- レスキュードーズはモルヒネ投与量に換算し投与する（表Ⅱ-2-4）。

②フェンタニル

- フェンタニルはモルヒネの100倍の鎮痛効果のある合成麻薬である（表Ⅱ-2-5）。

表Ⅱ-2-4　塩酸オキシコドン使用時のレスキュードーズの考え方

① 塩酸オキシコドンの1日量を1.5倍する。
② ①の1/6量をレスキュードーズとして投与する。

表Ⅱ-2-5　換算表(モルヒネ1日投与量に基づく推奨貼付用量)

モルヒネ1日使用量			フェンタニルパッチ貼付用量
経口薬	坐薬	注射薬	
45〜134mg	30〜69mg	15〜44mg	2.5mg
135〜224mg	70〜112mg	45〜74mg	5.0mg
225〜314mg	113〜157mg	75〜104mg	7.5mg

- フェンタニルは肝臓で代謝される。代謝物は活性がないため、腎障害や腎不全の患者でも使用できるのが特徴である。フェンタニルにはパッチ(貼付剤)と注射薬がある。

投与方法

- フェンタニルパッチは貼付することで皮膚より吸収され72時間一定の血中濃度を保つことができる製剤である。
- 即効性はなく最高血中濃度に達するまでに12時間を要すため、切り換え時に痛みが出現するなど、注意が必要である。
- 貼付部位は体毛のある部分、動作などで皮膚がしわの寄る部位を避けて貼付する。貼付する際は、粘着剤が皮膚に付くように30秒しっかりと押さえることが必要である。また体温の上昇などで吸収が増す場合や、皮膚の汚れなどで吸収が妨げられることもあり、注意が必要である。副作用はモルヒネの副作用に準じる。

③コデイン

- コデインは弱オピオイド鎮痛薬に分類され、鎮痛効果はモルヒネの1/12の効果があるといわれている。
- NSAIDs(non-steroidal anti-inflammatory drugs、非ステロイド系抗炎症薬)で痛みが残る場合、コデインを使用せずに塩酸オキシコドンを使用する場合が多い。

投与方法

- NSAIDsの投与で痛みが残る場合、NSAIDsに上乗せするかたちで投与する。
- コデインは投与後1時間で最高血中濃度に達するが半減期が3.5時間であるため、4時間毎の投与が必要になる。開始量は1回30mg程度

だが、散剤のため内服するのには量が多く、患者によっては飲みにくい場合がある。

④ブプレノルフィン

- ブプレノルフィンはモルヒネの25〜50倍の鎮痛効果をもっているといわれているが、1日2mgが有効限界である。
- ブプレノルフィンはμ受容体に結合し鎮痛効果を発揮するが、モルヒネよりも親和性が高いため、モルヒネとブプレノルフィンを併用するとμ受容体に結合しているモルヒネがブプレノルフィンに置き換わり、モルヒネの鎮痛効果を減弱させる特徴がある。
- 有効限界があるために、モルヒネ不耐性やモルヒネの副作用が十分にコントロールできない場合に用いる。副作用はモルヒネに準じる対策が必要であるが、特に吐気・めまいが出現しやすい。

投与方法

- ブプレノルフィンには坐剤と注射薬がある。坐剤には0.2mgと0.4mgがある。
- 坐剤の場合は8時間毎の投与が必要である。注射薬の場合は1回0.3mgを1日4回投与し、1〜3日毎に3〜5割増減する。

2. 非オピオイド鎮痛薬

①アセトアミノフェン

- アセトアミノフェンは、抗炎症作用はないが、解熱作用と鎮痛作用のある薬剤である。
- 胃腸障害を起こさないのが特徴で、作用時間は4〜6時間である。
- 長期投与や大量投与により肝機能障害を起こすことがあるので注意が必要である。

表Ⅱ-2-6　よく使用されるNSAIDs

代表的な薬剤	剤形		用量	主な作用の特徴
インドメタシン	カプセル	25mg	25〜75mg	●比較的副作用が少ない。
	坐剤	25/50mg		●胃腸障害への対策は必要。
ナプロキセン	錠剤	100mg	300〜600mg	●腫瘍熱に著効。
	カプセル	300mg		●胃腸障害への対策が必要。
ジクロフェナクナトリウム	錠剤	25mg	25〜100mg	●副作用が重篤な場合がある。
	坐剤	12.5/25/50mg		●鎮痛効果はインドメタシンより高い。
ロキソプロフェンナトリウム	錠剤	60mg	60〜180mg	●副作用が少ない。
				●プロドラッグ。
フルルビプロフェンアキセチル	注射	50mg/5mL	50mg	●静脈注射として用いることができ、他の方法での与薬が困難な時に用いることができる。

②NSAIDs
● NSAIDsは細胞が損傷を受けることにより合成されるプロスタグランジンの合成を阻害することで、鎮痛効果を発揮する。プロスタグランジンそのものに発痛作用はないが、発痛物質であるブラジキニンを刺激する作用をもつといわれている。
● NSAIDsには有効限界があり、NSAIDsを投与しても鎮痛効果がはかれない場合は、オピオイドを使用する。
● 骨転移などの炎症を伴った痛みには効果が高いため、オピオイドとの併用投与が必要である（表Ⅱ-2-6）。

3. 鎮痛補助薬

● 神経因性疼痛と呼ばれる痛みは、オピオイドを投与しても十分に除痛がはかれない痛みといわれている。そのような痛みやオピオイドを適切に使用したにもかかわらず、十分な除痛が図れない場合に、使用される薬剤である。
● 鎮痛補助薬はその薬物自体に鎮痛作用はなく、NSAIDsなどのようにすぐに効く鎮痛薬ではない。
● 鎮痛補助薬は鎮痛薬と併用することで鎮痛効果を高めるといった作用がある。
● 患者が「刺すような痛み」「電気が走るような痛み」「焼けるような痛み」などを訴えている場合は、神経因性疼痛である場合が多く、鎮痛補助薬の投与を考慮する必要がある（表Ⅱ-2-7）。

● 鎮痛補助薬は一定の期間服用することで徐々に効果が出るといわれており、服用当初は鎮痛効果より先に眠気や口渇、便秘などの副作用が出現する場合がある。
● 患者にもそのような特徴を説明した上で、投与する必要がある。

（岡嶋洋子）

〈文献〉
柏木哲夫・藤腹明子（2005）．ターミナルケア，系統看護学講座別巻10．医学書院．
国立がんセンター中央病院薬剤部（2001）．モルヒネによるがん疼痛緩和．エルゼビア・ジャパン．
的場元弘（2004）．がん疼痛治療のレシピ．春秋社．
水島裕編（2006）．今日の治療薬．南江堂．
森田雅之・松本禎之（2004）．ナースのための鎮痛薬によるがん疼痛治療法．医学書院．
中村めぐみ・吉田智美（1997）．専門看護師，クリティカル・ナース・スペシャリストによる最新がん看護の知識と技術―診断から末期までの看護アプローチ．日本看護協会出版会．
岡田美賀子・梅田恵・桐山靖代（1999）．最新ナースによるナースのためのがん患者のペインマネジメント．日本看護協会出版会．

3 神経ブロック

①神経ブロックとは
● 神経ブロックとは、局所麻酔薬、神経破壊薬、熱凝固などで、痛みの神経伝達を長期的に遮断する鎮痛法の1つである。

②神経ブロックの適応
● 神経ブロックは、局所の痛みに適応し、薬物療法では疼痛緩和が不十分な場合や、薬物療法による副作用が強い場合に効果がある。痛みの評価を十分に行い、全身状態、予後などについて把握し、適応を考慮する（表Ⅱ-2-8）。

表Ⅱ-2-7　鎮痛補助薬の作用と投与法

薬剤		適応	開始量(/日)	増量間隔	投与方法
抗痙攣薬	クロナゼパム	神経障害性疼痛 電気が走るような 刺すような	0.5mg	4～6日	眠前1回
	カルバマゼピン		100～200mg	2～3日	2分割/眠前1回
	フェニトイン		100mg	5～7日	2分割/眠前1回
	バルプロ酸ナトリウム		200～400mg	2～3日	2分割
抗うつ薬	アモキサピン	神経障害性疼痛 しびれたような しめつけられるような つっぱるような	10 or 25mg	1～7日	眠前1回
	アミトリプチリン				
	ノルトリプチリン				
	イミプラミン				
抗不安薬	ジアゼパム	筋攣縮による疼痛	2～5mg	2～3日	分2～6回/眠前1回
抗不整脈薬	リドカイン	神経障害性疼痛	100～160mg	2～3日	持続皮下/持続静注
	メキシレチン		150～300mg		分3回
NMDA受容体拮抗薬	塩酸ケタミン	神経障害性疼痛	50～150mg	2～3日	持続静注
	イフェンプロジル		60～180mg	1～7日	分3回
コルチコステロイド	プレドニゾロン	神経圧迫による 痛み、しびれ	5～20mg	2～3日	朝1回/分2～3回
	デキサメタゾン		1～2mg	2～3日	
	ベタメタゾン		1～2mg	2～3日	

的場元弘(2004).がん疼痛のレシピ2004(pp.124-125).春秋社.より一部改変して引用

③神経ブロックの特徴
● WHO方式がん疼痛治療法では、上腹部内臓痛に対する有用な方法として、腹腔神経叢ブロックがある。がん疼痛に用いる、主な神経ブロックについて表Ⅱ-2-9に示す。

④神経ブロックの利点と注意点
a）利点
①局所の痛みの伝達を遮断し、全身状態に大きな影響がない。
②神経ブロックは神経遮断のため、体動時痛を完全に抑えられ、完全な除痛が得られる。鎮痛薬の定期的使用や副作用から開放される可能性がある。
③薬物療法では疼痛緩和が不十分な場合や、オピオイドなど薬物療法による副作用が強い場合に効果がある。
④広範囲の痛みに対しては、モルヒネなど薬物療法を増量しながら、最も強い痛みの部位に対して神経ブロックを適応することができる。
⑤一度の処置で、週もしくは月単位の持続した鎮痛が得られる。痛みから解放される時間が得られることは、がん患者のADLの維持、QOLの向上をもたらす。
⑥神経ブロックは、患者の意識を鮮明に保ちながら鎮痛効果が得られる。特に、がんの進行期において、意識を保持しながら鎮痛が得られることは、患者と家族や友人たちとの貴重な対話を維持することができる。

b）注意点
①神経ブロックは、薬物療法のように誰にでもできない。知覚神経ブロックは、知覚障害、運動障害を引き起こすため、正確な痛みの評価と熟練した術者が必要である。
②完全な除痛の代わりに、失われる機能もあるため、利点とリスク（危険性や合併症）について十分な検討と患者への説明・同意が重要である。
③意識障害、出血傾向、神経ブロックの部位の炎症・感染がある場合は禁忌であるため、十分な情報収集が必要である。全身状態が神経ブロックに耐えられることが必要である。また、局所麻酔薬のアレルギーの有無について、確認することが大事である。

表Ⅱ-2-8　神経ブロックの適応（患者側・医療者側）

患者側		
適応する痛み	●痛みの原因が特定でき、限られた部位の痛みに適応する。ただし、散在痛でも一部位の痛みが、他の部位の痛みよりも強い場合は適応する。	
痛みの特徴	●入浴や温罨法など温暖により軽減・消失する（寒冷で増強する）痛みの場合は、交感神経ブロックの適応。	
	●安静時には痛みがなく、体動時に痛みが起こる場合は知覚神経ブロックの適応。	
薬物療法との関連	●経口投与量に換算し、モルヒネ120mg／日の投与でも疼痛緩和しない場合や、十分な副作用対策を行ってもモルヒネの副作用が強い場合に、神経ブロックの適応について検討する。	
患者の理解・同意	●神経ブロック中は、体位保持が必要であり、ブロック中の合併症として、呼吸不全、血圧低下などを起こす可能性があるため、神経ブロックについて患者が十分に理解することが大事である。	
患者の状態	●出血・感染傾向がなく、全身状態がブロックに耐えられること。	
	●針入経路に感染巣や腫瘍、転移巣がないこと。	
	●全身状態と予後から神経ブロックの有効が見込めること。	
医療者側		
施行技術・観察	●特に、知覚神経ブロックは、知覚障害が起こるため、神経ブロックを行う医師が熟練していることが必要である。	
	●神経ブロックによる作用・有効性・副作用・合併症の説明、観察と対処、評価（効果判定）が必要である。	
	●安全に神経ブロックを行うため、放射線透視装置が必要である。	

表Ⅱ-2-9　主な神経ブロック

硬膜外ブロック	●現在、最も多用され、あらゆる痛みに効果的である。
	●脊椎硬膜外腔に局所麻酔薬、麻薬などを注入し、鎮痛する方法である。
	注意！ カテーテル法（持続硬膜外ブロック）による感染
腹腔神経叢ブロック	●腹部内臓を支配する交感神経を遮断する方法である。
	●膵臓がん、胃がんなど腹腔内臓器のがんによる腹痛・背部痛に対して用いる方法である。
	●腸蠕動亢進作用があるため、便秘が解消され、オピオイド使用患者の利点になる。
	注意！ ブロック後の血圧低下、腸蠕動亢進による下痢・腹痛
胸部腰部交感神経ブロック	●胸部・腰部を支配する交感神経を遮断する方法である。
	●上肢や胸部、下肢の痛みに対して用いる方法である。特に、血流障害に起因する痛みに有効である。
	注意！ 神経損傷、神経炎、出血
知覚神経ブロック	●安静時には痛みがなく、体動時に痛みが起こる場合に用いる方法である。
	●知覚神経ブロックにより知覚障害が起こるため、患者のQOLを高めるとは限らない。リスクについて患者・家族と十分に話し合い、患者のQOLを考慮しながら治療法の選択を検討することが大事である。
	注意！ 知覚障害
クモ膜下フェノールブロック	●クモ膜下腔に神経破壊薬を注入し、知覚神経を半永久的に破壊する。
	●限局した片側の痛み（体性痛）が適応である。
	注意！ 排尿・排便障害
三叉神経ブロック	●上顎がんや舌がんなど三叉神経支配領域のがん疼痛に有効である。
	注意！ 知覚鈍麻、味覚障害

⑤神経ブロックを受ける患者の看護

a）神経ブロックの適応についての検討と評価

●神経ブロックは、苦痛を伴う処置であるため、痛みの原因や程度など疼痛の評価を行い、神経ブロックの適応について医師と十分に検討し判断する。

b）治療法選択のサポート

●神経ブロックの鎮痛効果は完全であるが、治療法自体が苦痛を伴い、副作用・合併症を起こす可能性がある。そのため、神経ブロック

を適応する場合の利益（効果）・不利益（副作用・合併症）について理解できるようにかかわることが大切である。
- 現在の病状と疼痛緩和の目標について患者と話し合い、神経ブロックの不利益を理解した上で、疼痛治療の選択肢の1つに加え、よりよい疼痛治療を選択できるよう患者をサポートする。

c）神経ブロックに対する不安の軽減
- 患者は、苦痛を伴う処置のことや、がんの部位に神経ブロックを行うことに対し、さまざまな不安が生じる。神経ブロックの方法の実際について十分に説明する。

d）治療の適切な介助と合併症に注意した観察
- 神経ブロックにより、血圧低下、呼吸不全が起こることがあるため、急変時に備え必要物品を準備し、心電図、血圧をモニターし異常を早期発見する。
- 神経ブロック後の血圧低下、急性アルコール中毒、腸蠕動亢進による下痢、感染、知覚障害、排尿・排便障害などに注意した観察が必要である。高齢者や合併症（特に虚血性心疾患）のある患者では、特に注意が必要である。
- 神経ブロック後の合併症や安静について患者に説明し、患者の協力を得ながら、安静を保持できるよう援助する。

e）施行後の疼痛評価と鎮痛剤の減量
- がんの再発や転移のある患者はモルヒネ使用中の場合が多いため、神経ブロックで疼痛が軽減すると、モルヒネ必要量が減り、過量投与の症状が出現することがある。したがって、ブロック後の疼痛評価、オピオイド量の調整について医師に確認し対応する。

（槇埜良江）

〈文献〉
後藤文夫（1998）．麻酔と痛みの治療におけるモルヒネの興亡．臨床麻酔，22(7)，927-933．
jpapTM：Japan Partners Against PainTM編（2005）．疼痛治療ハンドブック―がん性疼痛を中心に（pp.46-50）．jpapTM：Japan Partners Against PainTM．
的場元弘（2004）．がん疼痛のレシピ2004（p.124-125）．春秋社．
日本緩和医療学会がん疼痛治療ガイドライン作成委員会編（2000）．がん疼痛治療ガイドライン（pp.104-116）．真興交易．
小原健・山室誠（2003）．神経ブロック法の位置づけ．がん看護，8(3)，209-213．
弓削孟文（2003）．ペインクリニックにおける神経ブロック療法の位置づけ．高崎眞弓，弓削孟文，稲田英一，岩崎寛編，麻酔科診療プラクティス 12．ペインクリニックに必要な局所解剖（pp.2-9）．文光堂．
WHO（1986）／武田文和訳（1996）．がんの痛みからの解放―WHO方式がん疼痛治療法 第2版（pp.10-44）．金原出版．

4 放射線療法

①放射線療法とは
- 放射線は、光の一種である電磁波や高速の粒子線の総称であり、放射線療法として医療に応用されている。放射線療法に用いられる高エネルギーのX線、β線、γ線、その他の粒子線がある。がん性疼痛に対し、外照射が選択されることが最も多い。

②放射線療法の適応
- 非侵襲性、組織・臓器の形態や機能の温存という特徴からも、全身状態不良の患者、高齢者にも実施可能であり、鎮痛剤による緩和が不十分な疼痛を改善する（表Ⅱ-2-10）。

③放射線療法の特徴
- がん疼痛に用いる放射線療法の特徴について表Ⅱ-2-11に示す。

④放射線療法の利点と注意点
a）利　点
①放射線療法は、鎮痛薬と異なり、疼痛の原因に直接働きかける方法である。
②半数以上の患者が1～2週以内に疼痛の軽減を認め、4～8週後までは疼痛緩和が進み、長期的な効果が得られる。
③骨転移の疼痛の特徴である体動時の突発痛は、オピオイドでの対応が困難な痛みである。放射線療法は、突発痛の軽減に有用であり、疼痛緩和によりオピオイド使用量の減少が図れる。
④骨転移に対し、60～80％に良好な疼痛緩和が得られ、日常生活の自立性・活動性が維持・拡大し、患者の満足感・QOL向上をめざすことができる。
⑤非侵襲性であり、組織・臓器の形態や機能を温存するため、全身状態不良の患者、高齢者

表Ⅱ-2-10　放射線療法の適応（患者側・医療者側）

患者側		
適応する痛み	●放射線療法は、がんが骨に転移した時の骨痛、腫瘍が周囲の組織を浸潤して起こる腫瘍痛、腫瘍が末梢神経を圧迫・浸潤して起こる疼痛に対して行う。	
	●放射線療法は局所療法であり、局所治療の有効性は高い。多発性骨転移による広範囲の疼痛の場合には放射線療法では対応が困難であるが、局所の部位に対して行うことは可能である。	
痛みの特徴	●骨転移の疼痛は、持続痛と突発痛がある。持続痛は、オピオイドを中心とした薬物療法が有効であるが、体動時痛（突発痛）は、オピオイドによる対応が困難である。体動時痛（突発痛）に対しては、放射線療法を併用して緩和することが可能である。	
薬物療法との関連	●鎮痛薬の副作用の対応が困難な場合は、放射線療法の併用により、鎮痛薬を減らし、薬物療法による副作用を軽減できる可能性がある。	
患者の理解・同意	●放射線に対する間違った知識や偏見など誤解を解き、放射線療法の適応と有効性を患者が理解することが必要である。	
	●治療の特徴として、継続性（毎日照射・一定の治療期間）、有害反応（副作用）対策（早期・晩期反応、セルフケア）について患者が理解することが大切である。	
患者の状態	●全身的な侵襲が少なく、原発巣の種類や病期に関わらず全身状態不良の患者、高齢者にも実施可能である。患者の状態・予後の状況により、放射線療法の範囲の決定、総線量、分割回数を選択できる。	
医療者側		
施行技術・観察	●作用・有効性・有害反応（副作用）の説明、観察と対処、評価（効果判定）が必要である。	
	●患者の状態、予後、他疼痛治療の併用、在宅希望の有無などから、放射線療法の1回線量、治療期間（休止期間）など、できるだけ負担の少ない治療目標・計画の設定を調整することが必要である。	

表Ⅱ-2-11　放射線療法の特徴

- ●放射線療法は、手術、化学療法と並ぶ、がん治療の1つである。
- ●組織や臓器の形態や機能が温存でき、全身の侵襲が少なく、どの部位の腫瘍でも治療可能である。
- ●腫瘍に直接作用し、骨転移による疼痛、腫瘍からの出血、消化管閉塞症状などを緩和し、悪性腫瘍に対する放射線療法の適応範囲は広い。
- ●骨転移では、3 Gy／10回の局所照射が標準的治療であり、60〜80％に良好な疼痛緩和が得られる。

にも実施可能である。

⑥全身状態不良の患者では、疼痛緩和、活動性の維持・改善により、家族や友人たちとのかかわりなど社会性が保持でき、残された時間を、その人らしい有意義な過ごし方が期待できる。

b）注意点

① 予後が短い患者に適応する場合、できるだけ患者の負担が少なくなるよう、短期間に副作用の少ない範囲で照射する。

② 局所的な治療法で、効果が得られるまでに時間を要するため、他の部位にも痛みの原因がある場合は、薬物療法も併用しながら疼痛緩和を図る。

③ 副作用は、放射線宿酔、粘膜炎、皮膚炎、腸炎などの粘膜症状が生じるため、観察と対応

が必要である。

④ オピオイド使用中の患者は、放射線療法の併用により疼痛が緩和すると、薬物療法による副作用が出現するため、薬物療法の評価も行い減量を検討する。

⑤放射線療法を受ける患者の看護

a）患者の病状と放射線療法の計画、他の治療等の併用の把握

- ●放射線療法は、局所的な治療であるため部位もさまざまで、患者の病状や予後などを考慮し治療計画が設定される。
- ●副作用の出現は線量が関係するため、十分に治療計画（部位、線量、回数）について把握する必要がある。
- ●骨転移に対する放射線療法は、線量が少なく

てすむ場合においても、化学療法の併用がある場合は、副作用が強く出現することがあるため注意が必要である（表Ⅱ-2-11）。

b）患者が放射線療法について理解が得られるようサポート

- 患者が放射線療法について十分な説明を受け、理解できているかどうか確認し、患者の不安や疑問、誤解について対応する。
- 特に、放射線という言葉から、治療の安全性、有効性について不安を抱く場合がある。放射線療法に伴う有害作用（副作用）、治療の必要性、治療計画の内容（部位、回数、治療時間、期間）、治療室の環境、日常生活の注意点などについて、患者が十分に理解して治療を受けることができるよう説明する。

c）日常生活の注意点について理解が得られるようサポート

- 放射線療法は、確実に同じ部位に、継続的に照射することが大事になるため、照射部のマーキングについて患者に説明し、こするなど刺激してマーキングが消えないように協力をしてもらう。
- 除痛効果の時期と骨が硬化する時期がずれるため、骨折に注意した行動がとれるよう患者に説明する。どの程度までの活動が可能であるか、日常生活について具体的に話し合う。

d）放射線療法中の痛みの対応

- 放射線療法の効果が出るまでは、とくに骨転移特有の体動時痛（突発痛）による苦痛が強いため、治療室移動前に予防的に鎮痛剤を使用するなど、苦痛を最小限し治療に臨めるよう対応する。

e）放射線療法の副作用の観察および対応

- 照射終了後、2週間程で効果が現われ副作用も最大になる。治療中および終了後も、副作用に注意が必要であり、セルフケアが保てるよう指導する。

f）放射線療法の効果を評価（痛みの評価）

- 疼痛が緩和する放射線の総量は、20～30Gy（2～3週間程照射）のため、治療進行の状況を把握しながら、痛みの状況をモニターする。
- オピオイド使用中の患者の場合、放射線療法の効果とともに、過剰投与の症状が出現しないよう薬物療法についても評価を行う。

（槙埜良江）

〈文献〉
広川裕（2005）．緩和ケアにおける放射線治療．本家好文・広川裕，もっと知りたい症状緩和と放射線治療．緩和ケア，15（3），186-190．
日本緩和医療学会がん疼痛治療ガイドライン作成委員会編（2000）．がん疼痛治療ガイドライン（pp.118-127）．真興交易．
高橋健夫（2005）．QOLからみた放射線治療．本家好文・広川裕，もっと知りたい症状緩和と放射線治療．緩和ケア，15（3），215-217．
高橋健夫・町田喜久雄・本田憲業他（2002）．放射線治療を施行した癌患者におけるQuality of life（QOL）の変化に関する検討．日放腫会誌，13，233-238．

5 セデーション

①セデーションとは

- 緩和ケアにおけるセデーション（鎮静）とは、症状緩和を目的として、鎮静作用のある薬剤を使用し、意図的に意識レベルを低下させることにより苦痛を軽減する治療法である。
- 鎮静作用の薬剤は、苦痛を緩和することを目的にした治療手段であるため、死を早める安楽死とは明らかに異なる。

②セデーションの適応

- 緩和困難で、耐え難い苦痛が存在する場合に、セデーションの適応を検討する。
- 適応については、苦痛緩和の状況、予後、インフォームドコンセント、スピリチュアルペインのケア、患者・家族の意思の尊重、医療チームの合意、セデーションの方法などについて、十分な検討が必要である（表Ⅱ-2-12）。

③セデーションの分類

- セデーションは、目的、持続時間、深さにより分類することができる（表Ⅱ-2-13）。

④セデーションの方法

- セデーションの具体的な処方例を表Ⅱ-2-14に示した。

表Ⅱ-2-12　セデーションの適応（患者側・医療者側）

患者側		
苦痛緩和の状況	●緩和困難で、耐え難い苦痛が存在する場合に、セデーションの適応を検討する。 ●緩和困難な苦痛：神経因性疼痛や全身倦怠感は、緩和治療が困難になる。神経因性疼痛は、大量のモルヒネや鎮痛補助薬を使用しても緩和が難しい。また、がん悪液質症候群に伴う全身倦怠感も、死が近づくと増悪し緩和が難しい。 ●耐え難い苦痛：患者が耐え難いと感じる主観的な基準であり、客観的な評価が難しい基準である。	
患者の状態	●セデーションを考慮する時は、症状緩和が難しい強い苦痛があり、全身状態・予後も悪くなっている場合が多い。	
患者・家族に対する説明と意思決定	●セデーションを施行する前には、十分なインフォームドコンセントが大事である。利益・不利益について十分に説明する。患者が、セデーションの治療法に理解し同意を得た上で実施する。 ●セデーションを開始すると、患者の意思疎通が難しくなるため、開始する前に説明と同意を得ておくことが望ましい。 ●患者が意思決定できない場合は、患者の代理として家族の同意を得る。	
医療者側		
施行技術・観察	●患者の状態をよく観察し、使用薬剤、投与量、投与速度をきめ細かに調節できるセデーションの知識・技術が必要である。 ●セデーションによる作用・有効性・不利益の説明、観察、評価が必要である。	
医療チームの検討と合意	●セデーションの必要性について、医療チームで十分な検討や判断、合意が必要になる。	

表Ⅱ-2-13　セデーションの分類

セデーションの目的	●一時的セデーション：症状緩和のために意識を低下させる。 ●副次的セデーション：症状緩和のために使用した薬剤の二次的な効果（副作用）としての鎮静効果が現れたもの。
セデーションの持続時間	●持続的セデーション：鎮静状態（意識低下）を死亡まで継続する。 ●間欠的セデーション：一時的な鎮静で、薬剤使用の中止または調整により、意識低下しない時間を確保し、再び覚醒することを目指す。
セデーションの深さ	●深いセデーション：呼びかけに応じない程度の深い鎮静である。 ●浅いセデーション：呼びかけに覚醒し、簡単な応答ができる程度の浅い鎮静である。

⑤セデーションの利点と注意点

a）利点

- がんの終末期において、標準的な緩和ケアでも症状緩和が困難な場合、セデーションにより意識を低下させることにより、患者を極度の苦痛から解放することができる。
- 終末期の最期を、極度の苦痛の状況で終わるのではなく、苦痛が緩和された状況で、患者と家族が穏やかに最期の貴重な時間を過ごすことができる。

b）注意点

- 不十分な緩和ケアの知識や技術により、安易にセデーションの実施を判断してはならない。
- セデーションは、意識を低下させる方法であるため、患者・家族に対し、十分なインフォームドコンセントを行い、苦痛症状に応じた最善の緩和の治療法であることについて理解・同意を得た上で行われるべきである。
- 標準的な緩和ケアでは、緩和できない苦痛が存在することを医療チームで十分に確認し判断して合意する必要がある。

⑥セデーションを受ける患者の看護

a）患者・家族がセデーションについて十分理解し同意が得られるようサポート

- セデーションは、患者の意識レベルを意図的に低下させる治療法である。そのため、セデーションを施行する前には、十分なインフォームドコンセントが大事である。
- 倫理原則（自律性の原則）に基づいて、患者や

表Ⅱ-2-14　セデーションの方法

浅いセデーションの場合	ハロペリドール（セレネース®） 注射剤：0.25〜0.5mg/時の持続皮下注射より開始 　　　　症状を観察しながら2.5mg/時まで増量
	フェノバルビタール（フェノバール®） 注射剤：5〜15mg/時の持続皮下注入より開始
中等度のセデーションの場合	ミダゾラム（ドルミカム®） 注射剤：2〜3mg/時の持続皮下注入より開始 　　　　症状を観察しながら4mg/時まで増量
深いセデーションの場合	フェノバルビタール（フェノバール®） 注射剤：10〜20mg/時の持続皮下注入より開始 　　　　症状を観察しながら50mg/時まで増量

柏木哲夫・恒藤暁・池永昌之他（2001）．末期におけるセデーション（pp.235-236）．淀川キリスト教病院ホスピス編，緩和ケアマニュアル─ターミナルケアマニュアル 改訂第4版．最新医学社．より一部改変して引用

家族に病状を伝え、セデーションによる利益・不利益について十分に説明する。患者が、セデーションの治療法に理解し同意を得た上で実施する。

● セデーションを開始すると、患者の意思疎通が難しくなるため、開始する前に説明し、同意を得ておく。

● 実際にセデーションを考慮する時は、十分なインフォームドコンセントが困難な状況もあり、患者に意思決定能力がない場合は、患者の代理として家族の同意を得る。その場合でも、家族から、患者の価値観や人生観についての情報を得ながら、患者の意思を推測するよう努力する。

● 家族が、患者の悪い病状について理解できていない場合は、意識を低下させるセデーションの方法に対し、「もう二度と目覚めず話ができないのではないか」「死を早めてしまうのではないか」など様々な不安が生じ、セデーションを希望しない場合がある。家族の不安や疑問、心の準備について理解し、死別後に家族が後悔しないように十分な話し合いの場をもつ。

● セデーションの適応について、患者の意思に反して家族が反対するような場合は、セデーションを間欠的に行うなどにより、強い苦痛症状が緩和することを、患者・家族とともに確認できるようにする。

b）セデーション開始後の家族ケア

● セデーション開始後は、家族ができる患者へのケアについて話し合い、患者のケアに家族も参加できるように配慮することが大切である。

● 患者の聴覚は最期まで保たれていることを説明し、声をかけたり体に触れたりすることで、家族の存在が患者に伝わっていることが理解できるようにかかわり、よりよい看とりにつながるよう対応する。

c）セデーションにかかわる医療チームのケア

● 医療チームは、患者の苦痛を最小限にし、その人らしく最期まで尊厳を保ちながら生きることを目指している。セデーションが強い苦痛症状に対する方法であることを理解していても、意識を低下させてすべての苦痛から解放させる方法に対して、医療チーム内に葛藤が生じることがある。

● セデーションの必要性について、十分な検討を行い、医療チームの総合的な判断により、セデーションを適切に開始する必要がある。

（槙埜良江）

〈文献〉
池永昌之（2002）．鎮静（セデーション）．看護技術，48(12)臨時増刊号，96-101．
池永昌之（2003）．セデーションの基本と実際．ターミナルケア，13(6)，443-450．
柏木哲夫・恒藤暁・池永昌之他（2001）．末期におけるセデーション（pp.235-236）．淀川キリスト教病院ホスピス編，緩和ケアマニュアル─ターミナルケアマニュアル 改訂第4版．最新医学社．
Sales, J.P.(2001). Sedation and terminal care. Eur J Palliat Care, 8(3), 97-100.
恒藤暁（1999）．苦痛緩和のための鎮静．最新緩和医療学（pp.241-255）．最新医学社．
山崎章郎（2003）．セデーション 何が問題か．ターミナルケア，13(6)，433-436．

II 終末期の看護技術

3. グリーフケア

奥出有香子

1 グリーフケアとは

- 人にとって、愛する人や大切な人の死は苦しく耐え難いものであり、深い悲しみが訪れる。その悲しみを悲嘆(グリーフ、grief)という。
- 悲しみを乗り越えるためには、避けることのできない「悲嘆のプロセス」を人は経験していく。悲嘆を受けとめ乗り越えていく、その心理的なプロセスをグリーフワークといい、その悲嘆へのケアをグリーフケアと呼んでいる。

2 患者への援助

- がん患者は、全人的苦痛をもっていることを念頭においた上で、全人的な視点をもち、かかわり続けることが重要である。
- がん患者の精神状態を理解した上で、援助について述べる。

①がん患者の精神状態
a)死にゆく人の心理過程
- キューブラ・ロス(Kubler-Ross)は、死にゆく人の心理過程について、「衝撃」「否認と隔離」「怒り」「取引」「抑うつ」「デカセクシス」というプロセスをたどると述べている(Kubler-Ross, 1969／川口, 1971)。
- これらの段階は、時に重なりあい、時に繰り返しながら、進んでいく。そして「希望」は一貫して持ち続けられる。このプロセスは病的なのではなく、正常なプロセスであるということを述べた。
- アルフォンス・デーケンは、日本人の死への恐怖・不安について、「苦痛への恐怖」「孤独への恐怖」「不愉快な体験への恐れ(尊厳を失うことへの恐れ)」「家族や社会の負担になることへの恐れ」「未知なるものを前にしての不安」「人生(死)に対する不安」「人生を不完全なまま終えることへの不安」「死後の審判や罰に関する不安」であると述べている(デーケン, 1986)。

②不確かさ
- がん患者は、診断期〜治療期〜終末期において、いつも不確かさの中で生きているといえるだろう。がんという確定診断がつくまでの期間や手術、化学療法、放射線療法時の体調の変化や副作用による症状など、これから自分の体はどうなっていくのだろうという不安、いつ再発・転移するかもしれないという不安など、さまざまな不確かさの中で生きている。

a)不確かさとは
- Mishelは不確かさとは「病気に関連するさまざまな出来事に対する意味づけが明確にできないこと」と定義し(Mishel, 1998)、「不確かさは意思決定をする者が、出来事の価値をはっきりと決めることができない、あるいは成果を正確に予測できない状況に起こってくる」と説明して、概念モデルを作った。
- 不確かさは、客観的事実に対する情報が不足しているから生じるのではなく、状況に対するその人の認知の仕方、ソーシャルサポートなどによって影響される。また、これらは状況の特性と個人の特性(年齢、性格など)がかかわっている。
- MishelやLazarusらは不確かさはその人にとって脅威の源になる可能性がある一方、状況の意味に代替的な解釈を許すという形で脅威を減らしたり希望を保つ作用があると述べている(Mishel, 1998；Lazarus, Folkman, 1974／本

宮他, 1991)。つまり、不確かさは「危険」とも「好機」とも評価され、「危険」と評価された場合は不確かさを減らすような対処がとられ、個人は情報を求めたり、推理したり、独断を下すという方法でその脅威を減らす。

b）不確かさへの対応

- 不確かさを「好機」ととらえた場合は、不確かさを維持する対処をとる。人は時として、今ある現実を白黒はっきりとさせることよりも、不確かさを求めるともいえる。
- 不確かさにはその人の予期的対処を麻痺させる作用がある。濱口が終末期のがん患者の不確かさについて調べた研究では、その不確かさの内容はさまざまであったが、その根源にある不確かさとして次のようなものをあげている（濱口，1995）。

① 「自分の状態はどうなっているのか」「自分の苦痛・苦悩はどうなるのか」「これからの自分はどうなるのか」という『生きることが脅かされているのか』という不確かさ。

② 「このような状況を阻止できるのか」「自分が生きるために最善のことをしてもらえるのか」というような『自分の生の脅かしを回避できるのか／できなかったのか』という不確かさ。

③ 「自分の死はどのようなものであるのか」「死までの苦痛・苦悩はどうなのか」というような『苦痛・苦悩なく静かに死ねるのか／または生きられるのか』という不確かさ。

④ 「自分はどのような行動をとればいいのか」「どのように存在していればいいのか」というような『自分のあり方』に対する不確かさ。

- 終末期に不確かさがあることは当然のこととといえる。しかし、不確かさがあるために猜疑心が強くなったり、日常生活が縮小したり、精神的に混乱している場合は、心ない言葉によって、一番近くにいる家族や友人を傷つけてしまうこともある。
- 不確かさのある時には、患者の言葉に込められている意味を探り、その言葉の背後にあるものに対して援助をすることが必要である。時には、患者が知りたい情報を提供し、患者の話を傾聴し続けることが大切である。看護師は傾聴を通して、患者が不確かさの状況の中において自分なりに意味を見出し、現状とどのように折り合いをつけているか気づくことができる。
- 他者である誰かが自分のことを気にかけ、自分に逃げずに向き合ってくれているという思

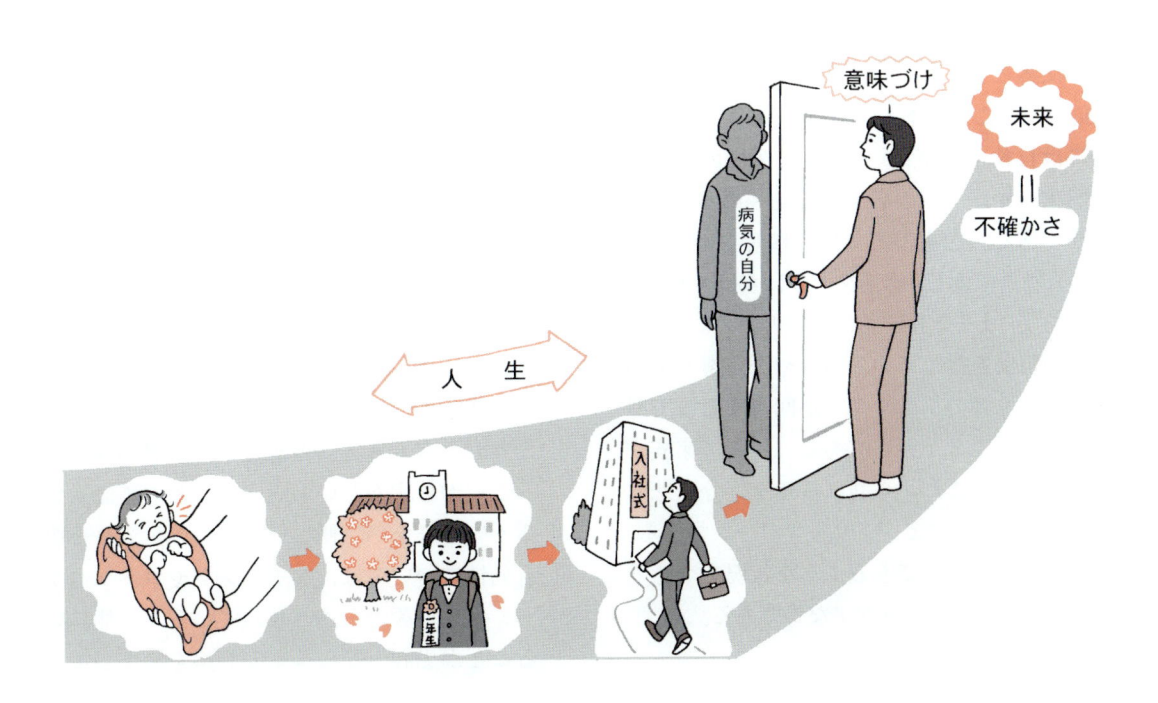

いをもつことによって、さらに患者自身、自分に向き合うことが可能になると思われる。

③がん患者の喪失体験

● 終末期になると、症状の苦痛、身体機能の低下により、日常生活を送る上で、今まで一人でできていたことが誰かの手を借りなければ難しくなってくる。さらに、今まで自分が描いていた将来の計画の変更、自分がやりたいと思っていたことへのあきらめ、社会の中での役割変化、家族の中での役割変化、ボディイメージの変容、人間関係の変化、自尊心、自己コントロール感の喪失、愛する人との別れなどから、患者は、さまざまな変化と喪失を体験している。

● 患者がこれらのことを直接言葉として表現する場合と表現しない場合がある。しかし、このような喪失を一人一人体験しており、この喪失経験に伴って悲嘆が起こる。

④悲嘆反応

● 悲嘆反応として、怒り、集中力の低下、短記憶の低下、現実逃避、引きこもり、涙もろさ、自尊心の低下などがみられる。これらの悲嘆のプロセスは正常なプロセスといえるが、時には病的悲嘆の状態を引き起こすことがある。

● 悲嘆反応が遅延する場合や頭痛、不眠などの身体反応として現われ、抑うつ、病的不安な状態となることがある。

● 時には自殺企図があり、精神科医師の介入や専門家のかかわりの必要性を見極めることが必要である。悲嘆のある患者に対しては、患者の言葉を傾聴し、感情を十分に表出させ、患者のありのままを肯定的に受けとめる。

● 患者が現実逃避している場合や否認をしている時は、患者のエネルギーが回復するまで静かに見守ることが大切である。患者・家族が喪失体験や、これから訪れる死を十分に悲しむことができることがグリーフワークである。グリーフワークができるような状況をつくり出すことが、グリーフケアなのである。

⑤患者の精神的援助

a）傾　聴

● 傾聴とは、「積極的に特別の関心をもって耳を傾け、ありのままの患者を尊重し、患者の言葉の意味するものを積極的に聞く」(恒藤, 2001)ことである。患者の言葉にどのように応えたらよいかと考えるのではなく、患者の感情に焦点をあてて、集中して聴くことで、患者は自分の感情を少しずつ表現し始め、自分の思いに気づいたり、今までの生き方を振り返ったりすることが可能になる。

● 自分を振り返ることは、自分に向き合うことであり、非常につらい作業になることもある。その時に、医療チームが患者に寄り添い、プロセスをともにし、コミュニケーションをとりながら、かかわり続けることで、患者が自分を見つめ、自分で意味づけをしていくことが可能となりうる。生きること、死ぬことに意味を見出すのは、患者自身である。

● 他者が意味づけをしたり、説得したりすることは意味がないことが多い。人は自分の気持ちを話し、ありのままの自分を受けとめられたという思いをもてた時、癒しにつながる。

b）側にいること

● スナイダーは、側にいること(presense)を「人が全身全霊を傾けて、ある人のそばに立会い、人間相互の出会いを通じて他人の経験を受け入れること」と定義している(Snyder, 1985／尾崎, 1996)。患者の側にいること(presense)を意識的に行っていない場合や、いつもしていることと思う場合もあるかもしれないが、終末期の患者へのケアとしては、欠かすことのできない主要な援助であるといえる。

● 側にいて患者に病状のことを聞かれたらどうしようとか、もうすぐ死ぬのかと聞かれたらどうしようと考え、とまどい、患者の側にいることがむずかしいと考えている看護師もいるかもしれない。側にいることの意義やその有効性については、ケアリングやコミュニケーション理論から述べられているが、側にいることが患者へ安らぎや安心感を提供してい

るといえる。
- 側にいるということが、つまり「Doingよりも Beingの存在が大切」といっている。さらに、スナイダーは以下のように述べている（Snyder, 1985／尾崎, 1996）。
  ①「開放的である」つまり、他者とのかかわりをもつときに役割や肩書き・地位を切り離すこと。
  ②「未知である」つまり、対象を自分にとっての先生ととらえ、さらによく知りたいという思いで近づくこと。
  ③「注目する」つまり、相手と看護師との感動・情動・認識・精神的要素に注目すること。
  ④「一体感をもつ」つまり側にいることを通じて対象との一体感を持つ必要がある。
- そばにいるということは、患者の話を傾聴したり、その他多くの場面で看護技術として常日頃行っている。しかし、この側にいるという技術を意識的に用いることによって、その意味が見出される。また、看護師はどんな状況にも逃げずに向き合う覚悟と死生観をもつことが必要である。

c）ライフレビュー

- それぞれの人が、生きてきた物語をもっている。その人にしかない人生の物語を他者に話すことによって、自分の人生を振り返る機会となり、語る中で自分の人生や出来事に意味づけができたり、気持ちの整理をすることが可能になる。それがライフレビューである。
- ライフレビューをするにあたっては、患者にとって、体調のよい時や話をしてもよいという状況でなければならない。話を聞かせていただくにあたっては、苦痛に感じたり、疲れてきたら、遠慮しないで伝えてくださいと患者の了承を得てから、「今までどのように生活をされてきたか聞かせていただいてもよろしいですか」と声をかけることで、話の呼び水となる。

d）リラクゼーション

- 呼吸法、自律弛緩法、タッチング、マッサージ、イメージ療法、音楽療法などを行ってリラクゼーションを図ることで、心身の緊張を緩和することができる。

〈文献〉
アルフォンス・デーケン（1986）．死を考える．死への準備教育 第3巻．メヂカルフレンド社．
濱口恵子・小島操子（1994）．終末期がん患者がもつ不確かさと病い・死への取り組み．日本看護科学会誌，14(3)，312-313．
Kubler-Ross, E.（1969）／川口正吉訳（1971）．死ぬ瞬間―死にゆく人々との対話（pp.65-178）．読売新聞社．
Lazarus, R.S., Folkman, S.（1974）／本宮寛，春木豊，織田正美監訳（1991）．ストレスの心理学―認知的評価と対処の研究（pp.119-181）．実務教育出版．
Mishel, M.H.（1998）．Uncertainty in illness，IMAGE, 20(4), 225-232．
Snyder, N.（1985）／尾崎フサ子監訳（1996）．看護独自の介入―広がるサイエンスと技術．メディカ出版．
恒藤暁（1999）．最新緩和医療学（p.177）．最新医学社．

3 家族への援助

①患者と家族は1つの単位

- 現在、少子高齢化により核家族が増え、従来の家族形態が変化してきている。広辞苑によると、家族とは「縁によって結ばれ生活をともにする人々の仲間で、婚姻に基づいて成立する社会構成の一単位」と説明されている（新村，1998）。
- 家族社会学によると「家族とは、夫婦・親子・兄弟（姉妹）などの少数の近親者を主要な成員とし、成員相互の深い感情的関わりあいに結ばれた、第一次的な福祉志向の集団」である（森岡・望月，1993）。
- Friedmanは、家族は「相互に情緒的に巻き込まれ、地理的に近くで生活している人々（2人以上の人々）からなる」と定義している（Friedman, 1992／野島，1993）。
- 血縁関係や婚姻関係はなくても、患者が家族と認識している家族形態もある。家族は家族メンバー個々人の集合体であり、集団として健康を維持していこうとするセルフケア能力をもっている。家族員が病気になった場合や何らかの理由でそれが働かなくなる場合がある。
- 現在は家族としてセルフケア能力を十分に発揮していない場合でも、潜在的なセルフケア能力が高い場合もあり、家族の発達過程やさまざまな出来事の中で家族の絆を強めたり、セルフケア能力を回復もしくは高めたりする場合がある。

- 家族のセルフケア能力にアプローチする時に、家族という集団を1つの単位として援助していくことが必要である。家族とは、常に一定に固定した形態ではなく、時として流動的であり、家族の機能、家族という集団がもつ力も変化しうる存在である。

②家族の危機
- 家族の1人が、がんに罹患し、危機に直面した場合、家族は大きな衝撃を受ける。精神的にも経済的にも変化をもたらし、危機的状況に陥る。家族員のそれぞれが大きなショックを受け、自分の対処に精一杯でお互いに支え合うということができなくなってしまうこともある。
- 今まで、家族員のそれぞれが担っていた役割が果たせなくなり、今までの生活が脅かされることになる。また、家族は、集団として対処すべき発達課題（表Ⅱ-3-1）を抱えている（荒川, 1994）。
- 発達段階が移行期にある家族集団は、すでに大きな課題に直面している状態である。このような時期に、愛する家族との死を迎えなければいけないという状態は、家族のセルフケア能力は低下し、限界に達しやすく、終末期の患者をもつ家族は、患者と同様もしくはそれ以上に喪失体験や苦悩を感じ、危機的な状況にある。

③終末期にある患者の家族のニーズ
- Hampeは、死にゆく患者の家族についての研究を行い、死にゆく患者の配偶者には8つのニーズ（表Ⅱ-3-2）があると述べている（Hampe, 1975）。
- 日本で行われた鈴木の研究では、この8つのニーズ以外に「夫婦間の対話のニーズ：病気、死、死別後の将来のことについて患者と話し合いたい」というニーズがあることが述べられている（鈴木, 1981）。このように、家族は患者と同様、またはそれ以上の苦痛や苦悩を感じているといえる。

④家族のアセスメント
- 家族の基本的事項のアセスメントについてMarilyn M. Friedmanは、家族のアセスメント項目について表Ⅱ-3-3のようなもの挙げている（Friedman, 1992／野島, 1993）。
- このような項目を情報収集し、アセスメントすることが必要である。
- これに加えて、死にゆく患者が、家族の中でどのような役割・機能を果たしていたか把握することが必要である。家族メンバーがそれぞれ今の患者の状況をどのように認識しているのかを把握することも重要である。この認識は家族メンバーそれぞれによって意味が違ってくるため、この認識を把握することが必要である。

表Ⅱ-3-1　家族周期別にみた発達課題

1. 婚前期	・婚前の二者緩解の確立 ・身体的・心理的・社会的成熟の達成
2. 新婚期	・新しい家族と夫婦関係の形成 ・家族生活に対する長期的基本計画 ・出産計画
3. 養育期	・乳幼児の健全な保育 ・第二子以下の出産計画 ・子どもの教育方針の調節
4. 教育期	・子どもの能力・適性による就学 ・妻の再就職と社会的活動への参加 ・子どもの進路の決定 ・家族統合の維持
5. 排出期	・子どもの就職・経済的自立への配慮 ・子どもの情緒的自立への指導 ・子どもの配偶者選択・結婚への援助
6. 老年期	・安定した老後のための生活設計 ・老後の生き甲斐・楽しみの設計
7. 孤老期	・一人暮らしの生活設計

望月嵩・木村汎編（1980）．現代家族の危機―新しいライフスタイルの設計（pp.12-13）．有斐閣．より一部改変して引用．

表Ⅱ-3-2　死にゆく患者の配偶者の8つのニーズ

①患者の役に立ちたい
②患者の死期が近づいたことを知りたい
③患者のそばにいたい
④患者の状態を知りたい
⑤家族メンバーからの慰めと支持を得たい
⑥患者の安楽の保証を得たい
⑦感情を表出したい
⑧医療従事者からの受容、慰め、支持を得たい

Hampe, S.O.(1975). Needs of the grieving spouse in hospital setting. Nursing Reserch, 24(2), 115. より引用

表Ⅱ-3-3　家族のアセスメント項目

1）基礎データ：家族構成と家族形態	①家族名 ②住所、電話番号 ③家族構成 ④家族形態 ⑤文化的背景 ⑥宗教活動 ⑦社会階層（職業、教育、所得に基づいた社会的地位）：社会階層の移動 ⑧家族のレクリエーションや余暇活動
2）発達段階と歴史	①家族の現在の発達段階
3）環境データ	①家屋の特徴 ②近隣および地域社会の特徴 ③家族の地理的移動 ④地域社会と家族の交流と連携 ⑤家族のソーシャルサポートシステムあるいはネットワーク
4）家族構造	①コミュニケーションパターン
5）役割構造	①公的な役割構造 ②公的でない役割構造 ③役割モデルの分析 ④役割構造に影響している要因
6）勢力構造	①決定の結果 ②決定の過程 ③勢力の基盤／根源 ④家族勢力に影響する要因 ⑤全体的な家族勢力 ⑥家族勢力の連続性
7）家族の価値観	①分化の中心的価値／家族の価値観
8）家族機能	①情緒機能　　家族ニーズ一反応パターン 　　　　　　　相互慈愛、親しさ及び同一化 　　　　　　　分離と結合 ②社会化の機能 ③ヘルスケア機能

表Ⅱ-3-4　家族ダイナミックスを理解するために

1. 家族内の地位、役割構造を理解すること	・家族が役割の調整や互いの協力を通じて、どのように事態に対処しようとしているのか ・家族の中の決定権は誰にあるのか ・リーダー的な存在はいるのか
2. コミュニケーション構造を理解すること	・家族間のコミュニケーションがとれているか ・コミュニケーションの量、質、ルートはどうなっているか ・家族員間で情報がどの程度共有されているか ・家族員間での情報に差はないか ・リーダーは状況を把握するための必要な情報を得ているか
3. 感情構造を理解すること	・家族員同士の考えや思いをもっているか ・家族員のそれぞれがどのような対処規制をしているか

表Ⅱ-3-5　家族ダイナミックスに影響する因子

①家族員のそれぞれの発達段階・発達課題は何か、その課題や問題の優先順位はどうか
②家族を手助けするために活用できる人員をどれだけ確保できるか
③経済的基盤はどうか。経済面でゆとりのない家族は、危機的な状況に陥りやすい傾向にある
④家族のまとまり、団結力、結束力はあるか

⑤家族のもつダイナミックスのアセスメント

- 家族は日々の生活を営み、お互いの協力・かかわり合いを通じて役割や機能を分担・調整し、家族が存続していけるように協力し合っており、この力動状態を"家族ダイナミックス"と呼ぶ。ダイナミックスを把握するためには、表Ⅱ-3-4、5のようなことを理解しておく必要がある。

- これらのことを把握した上で、家族全体の抱えている問題、方向性のアセスメントが必要である。また、家族メンバー間の関係のアセスメントには、円環的(循環的)質問法(亀口、1989)によるアセスメントも有効である。家族メンバー二者の関係について家族内の第三者の意見を聴取することによって、二者の関係と観察者計三者の関係について情報収集し、アセスメントする方法である。

- インタビューアーの価値判断をさしはさまない質問を投げかけ、家族内の1つの出来事をどのようにメンバー間に波及していくかをメンバー各自に語ってもらうアセスメント手法を用いることによって、家族自身が自らのプロフィールや問題点に気づくことがある。

⑥家族への援助

- 家族は、終末期患者を抱えたために療養への協力、差し迫る家族の死など、今までにはなかった役割や状況を経験することになる。

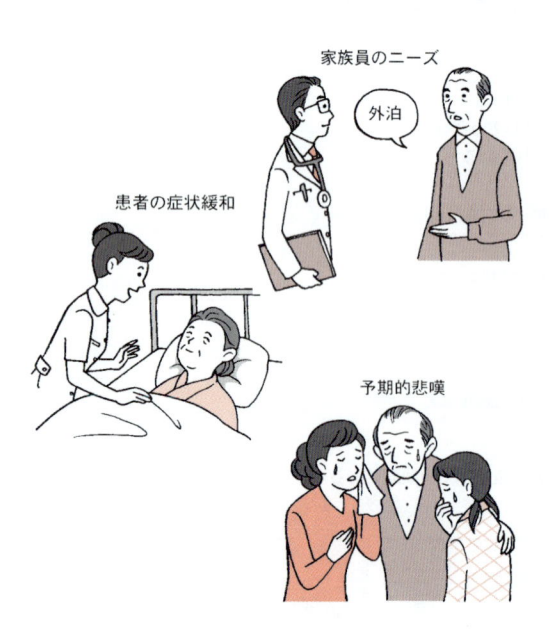

- 患者が果たせなくなった役割・機能を皆で再配分し、引き受けていくことも必要になる。

- 家族への援助について述べる。

a)患者の症状緩和

- 患者自身も家族の大切な一員であり、患者の症状コントロールができていない状況や十分なケアが受けられていないと感じる場合、患者だけでなく家族もストレスフルに感じる。そのため、心身の苦痛が緩和されている患者の姿や必要なケアを十分に患者が受けていると家族が確信をもてることによって、家族の安心感につながる。

b)患者以外の家族員のニーズの充足

- 家族員のそれぞれが抱えているニーズがある。例えば、外泊をさせたい、医師・看護師とよりよいコミュニケーションをとりたい、患者と今後のことを話し合いたいなどのニーズである。

- 家族によって、価値観、感じ方、今までの家族の歴史は異なり、さまざまな家族の姿があるだろう。そのため、日ごろから家族が何を望み、周囲からのサポートを求めているか把握するために、家族と率直なコミュニケーションができる関係性を築くことが重要である。

- 非言語的コミュニケーションを大切にすることによって、言葉にできない家族の気持ちやサインを察知することができる。家族員の気持ちはいつも揺れ動いている。家族の受け入れプロセスを共に歩んでいくことが重要である。

c)予期的悲嘆を促す

- 予期的悲嘆は、死別が予期された場合、実際に死が訪れる前に死別した時のことを想定して嘆き悲しむことであり、前もって悲嘆し苦悩することによって、現実の死別に対する心の準備が行われる。現実の死別に直面し、重大な危機に陥ることを予防するためには、予期的悲嘆を促すことが重要である。

- 家族にとって、患者はどのような存在であったか自分の言葉で語ってもらい、患者の存在を意識化することによって、これから失うこ

とになるものの大きさや自分のとっての意味を認識することができる。さらに、患者がいなくなった後の生活について話し合い、心の中の悲嘆作業を促す。

●予期的悲嘆を促す援助とは、難しいコミュニケーション技法を要求しているのではなく、家族への関心、気づかい、温かな関心を寄せ続けていることを伝えることによって、家族はありのままの感情を表出できるようになる。そのために、毎日のコミュニケーションが何よりも大切な援助といえる。

〈文献〉
荒川靖子(1994)．家族ダイナミックスへの影響と援助，ターミナルケア，4(4)，272-277．
Friedman, M. M.(1992)／野嶋佐由美(1993)．家族看護学—理論とアセスメント(p.12)．へるす出版．
Hampe, S. O.(1975). Needs of the grieving spouse in a hospital setting. Nursing Reserch, 24(2), 113-119.
亀口憲治(1989)．システムズ・アプローチによる家族援助の理論と実際，看護研究，22(3)，215-214．
森岡清美，望月崇(1993)．新しい家族看護学 3．培風館．
望月嵩・木村汎編(1980)．現代家族の危機—新しいライフスタイルの設計(pp.12-13)．有斐閣．
新村出編(1998)．広辞苑 第5版．岩波書店．
鈴木志津枝(1981)．終末期の夫をもつ妻への看護—夫の死亡前後の妻の心理を通じて．第12回日本看護学会看護総合(1)抄録集(p.165-167)．日本看護協会．
恒藤暁(1999)．最新緩和医療学(p.262)．最新医学社．

III

慢性期・回復期のADL支援

1. 食　事
2. 排　泄
3. 睡眠と休息
4. 清潔
5. 運　動
6. 移　動
7. 装具・自助具
8. 褥瘡予防
9. 意識障害による転倒・転落防止
10. 感染予防

Ⅲ 慢性期・回復期のADL支援

1. 食事

奥野信行

1 活動に必要なエネルギー

- 「生命を維持する」という活動は、外界から必要な物質を取り込み、エネルギーを産生することによって維持されている。そして、エネルギー産生のために必要な物質の取り込みは、「食物を食べる」という人間の基本的な営みによって成り立っている。

①エネルギーを産生するために必要な栄養素

- エネルギーは、人間が生きるために必要な体内成分を合成・分解する働き、体温を維持する働き、各臓器の活動を維持する働き、そして身体の筋活動を維持する働きなどの重要な役割を担っている。
- 必要なエネルギー源を三大栄養素と呼ばれる「糖質(炭水化物)」「脂質」「蛋白質」から得ている(図Ⅲ-1-1)。

図Ⅲ-1-1 三大栄養素の内容

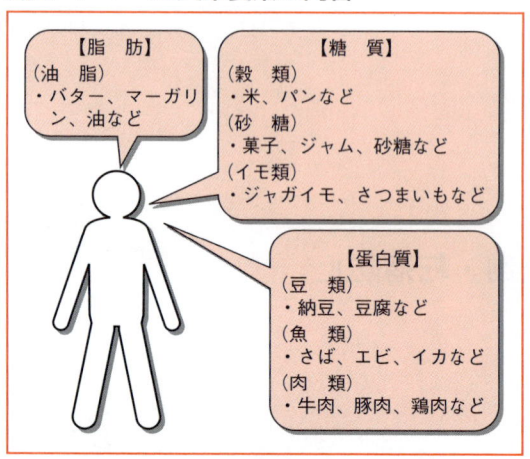

【脂肪】
(油脂)
・バター、マーガリン、油など

【糖質】
(穀類)
・米、パンなど
(砂糖)
・菓子、ジャム、砂糖など
(イモ類)
・ジャガイモ、さつまいもなど

【蛋白質】
(豆類)
・納豆、豆腐など
(魚類)
・さば、エビ、イカなど
(肉類)
・牛肉、豚肉、鶏肉など

②エネルギーを産生するために必要な食事摂取量

- 人間の活動を支えるために必要なエネルギー摂取量は、人それぞれによって異なり、個人の中でも変動がある。だが、成長期のような身長や体重の変化が顕著でない成人の場合は、摂取したエネルギー量と消費したエネルギー量が釣り合っていることが望ましい。
- 摂取したエネルギーが消費されなかった場合、そのほとんどは脂肪細胞に蓄積される。脂肪

図Ⅲ-1-2 エネルギーの消費・摂取バランスの不均等とその影響

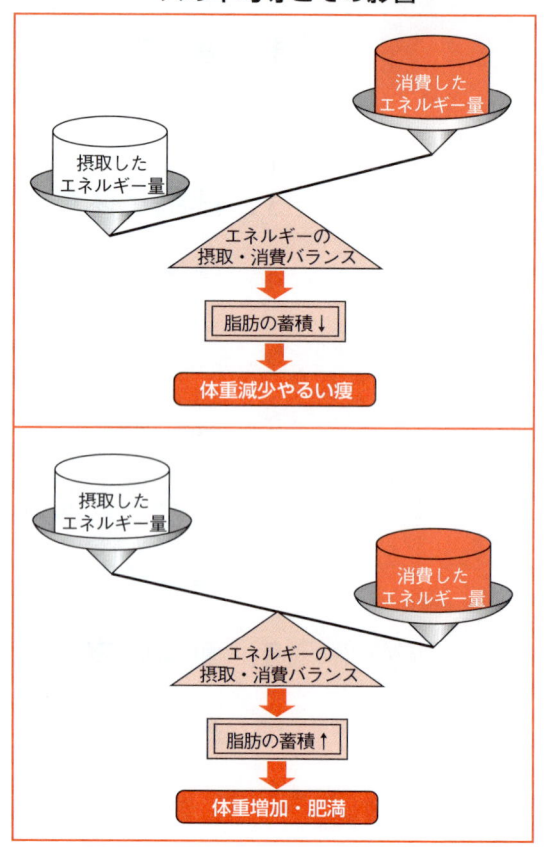

摂取したエネルギー量 < 消費したエネルギー量
→ エネルギーの摂取・消費バランス
→ 脂肪の蓄積↓
→ 体重減少やるい痩

摂取したエネルギー量 > 消費したエネルギー量
→ エネルギーの摂取・消費バランス
→ 脂肪の蓄積↑
→ 体重増加・肥満

表Ⅲ-1-1　基礎代謝基準値・基準体重・基礎代謝量

年齢（歳）	男性			女性		
	基礎代謝基準値（kcal/kg体重/日）	基準体重（kg）	基礎代謝量（kcal/日）	基礎代謝基準値（kcal/kg体重/日）	基準体重（kg）	基礎代謝量（kcal/日）
1〜2	61.0	11.9	730	59.7	11.0	660
3〜5	54.8	16.7	920	52.2	16.0	840
6〜7	44.3	23.0	1,020	41.9	21.6	910
8〜9	40.8	28.0	1,140	38.3	27.2	1,040
10〜11	37.4	35.5	1,330	34.8	35.7	1,240
12〜14	31.0	50.0	1,550	29.6	45.6	1,350
15〜17	27.0	58.3	1,570	25.3	50.0	1,270
18〜29	24.0	63.5	1,520	23.6	50.0	1,180
30〜49	22.3	68.0	1,520	21.7	52.7	1,140
50〜69	21.5	64.0	1,380	20.7	53.2	1,100
70以上	21.5	57.2	1,230	20.7	49.7	1,030

第一出版編集部編（2005）．厚生労働省策定　日本人の食事摂取基準2005年版（p.29）．第一出版．より引用

細胞の蓄積は、肥満として現れ、生活習慣病の危険因子となる。
- 摂取したエネルギーよりも消費したエネルギーのほうが多い場合、脂肪の蓄積が少なくなり、体重減少、るい痩として表れる。また、体内の蛋白質量が低下することから生体機能の維持に支障をきたす（図Ⅲ-1-2）。
- 厚生労働省が策定した日本人の食事摂取基準2005年版では、エネルギーの摂取基準に関して、エネルギーの不足のリスクおよび過剰のリスクの両者が最も小さくなる摂取量を「推定エネルギー必要量（estimated energy requirement：EER）」という概念で示している。
- 推定エネルギー必要量の食事摂取基準の対象は、BMI（後述）が18.5以上、25.0未満の生活習慣病のリスクファクターの低い日本人で、主に健康な個人ならびに健康人を中心として構成されている集団としている。ただし、何らかの軽度な疾患（例えば、高血圧、高脂血症、高血糖）を有していても通常の日常生活を営み、当該疾患に特有の食事指導、食事療法、食事制限が適用されたり、推奨されたりしていない場合も含まれている。
- 日本人の成人の推定エネルギー必要量の算定は下記のとおりである。

> 成人の推定エネルギー必要量（kcal／日）
> ＝基礎代謝量（基礎代謝基準値×基準体重）
> 　×身体活動レベル

- 基礎代謝量とは「早朝空腹時に快適な室内において安静仰臥位で測定される」エネルギー代謝量である（厚生労働省，2005）。基礎代謝基準値（体重kgあたりの基礎代謝量の代表値）に基準体重（各性・各年代の体重の平均値）を乗じた値で表される（表Ⅲ-1-1）。
- 身体活動レベル（physical activity level：PAL）とは、1日あたりの基礎代謝量に対する1日のエネルギー消費量の比である。身体活動レベルは下記のとおり、Ⅰ〜Ⅲの3段階で表される。なお、身体活動レベルの活動の具体的内容は表Ⅲ-1-2、活動の分類例は表Ⅲ-1-3に示した。

> Ⅰ：身体活動レベルとして「低い」場合で
> 　　$1.40 \leq PAL < 1.60$の範囲
> Ⅱ：身体活動レベルとして「ふつう」の場合で
> 　　$1.60 \leq PAL < 1.90$の範囲
> Ⅲ：身体活動レベルとして「高い」場合で
> 　　$1.90 \leq PAL < 2.20$の範囲

- 身体活動レベルを基準に算定されたエネルギ

表Ⅲ-1-2　各身体活動レベルの活動内容（15〜69歳）

身体活動レベル[*1]		低い（Ⅰ） 1.5 （1.40〜1.60）	ふつう（Ⅱ） 1.75 （1.60〜1.90）	高い（Ⅲ） 2 （1.90〜2.20）
日常生活の内容		生活の大部分が座位で、静的な活動が中心の場合	座位中心の仕事だが、職場内での移動や立位での作業・接客など、あるいは通勤・買物・家事、軽いスポーツなどのいずれかを含む場合	移動や立位の多い仕事への従事者。あるいは、スポーツなど余暇における活発な運動習慣をもっている場合
個々の活動の分類〈時間／日〉[*2]	睡眠（1.0）	8	7〜8	7
	座位または立位の静的な活動（1.5：1.1〜1.9）	13〜14	11〜12	10
	ゆっくりした歩行や家事など低強度の活動（2.5：2.0〜2.9）	1〜2	3	3〜4
	長時間持続可能な運動・労働など中強度の活動（普通歩行を含む）（4.5：3.0〜5.9）	1	2	3
	頻繁に休みが必要な運動・労働など高強度の活動（7.0：6.0以上）	0	0	0〜1

[*1] 代表値。（　）内はおよその範囲。
[*2] （　）内は、activity factor（Af：各身体活動における単位時間当たりの強度を示す値。基礎代謝の倍数で表す）（代表値：下限〜上限）。
厚生労働省「日本人の食事摂取基準2005年版」より

表Ⅲ-1-3　身体活動の分類例

身体活動の分類（Af*の範囲）	身体活動の例
睡眠（1.0）	睡眠
座位または立位の静的な活動（1.1〜1.9）	横になる。ゆったり座る（本などを読む、書く、テレビなどを見る）。談話（立位）。料理。食事。身の回り（身支度、洗面、便所）。裁縫（縫い、ミシンかけ）。趣味・娯楽（生花、茶の湯、麻雀、楽器演奏など）。車の運転。机上事務（記帳、ワープロ、OA機器などの使用）。
ゆっくりした歩行や家事など低強度の活動（2.0〜2.9）	電車やバス等の乗物の中で立つ。買物や散歩などでゆっくり歩く（45m／分）。洗濯（電気洗濯機）。掃除（電気掃除機）。
長時間持続可能な運動・労働など中強度の活動（普通歩行を含む）（3.0〜5.9）	家庭菜園作業。ゲートボール。普通歩行（71m／分）。入浴。自転車（ふつうの速さ）。子どもを背負って歩く。キャッチボール。ゴルフ。ダンス（軽い）。ハイキング（平地）。階段の昇り降り。布団の上げ下ろし。普通歩行（95m／分）。体操（ラジオ・テレビ体操程度）。
頻繁に休みが必要な運動・労働など高強度の活動（6.0以上）	筋力トレーニング。エアロビックダンス（活発な）。ボートこぎ。ジョギング（120m／分）。テニス。バドミントン。バレーボール。スキー。バスケットボール。サッカー。スケート。ジョギング（160m／分）。水泳。ランニング（200m／分）。

* Activity factor（Af）は、沼尻の報告に示されたエネルギー代謝率（relative metabolic rate）から、以下のように求めた。
　Af＝エネルギー代謝率÷1.2
　いずれの身体活動でも活動実施中における平均値に基づき、休憩・中断中は除く。
厚生労働省「日本人の食事摂取基準2005年版」より

ー摂取基準は表Ⅲ-1-4のとおりである。

③活動に必要なエネルギー摂取量の評価

● エネルギー摂取量の評価・判定は、BMI（body mass index）を用いて行う。

● BMIは、（体重kg）÷（身長m）^{2}で示され、身長と体重の関係をみることを通して、肥満の判定を行う尺度である。日本肥満学会では、22

表Ⅲ-1-4　エネルギーの食事摂取基準：推定エネルギー必要量(kcal／日)

性別	男性			女性		
身体活動レベル	Ⅰ	Ⅱ	Ⅲ	Ⅰ	Ⅱ	Ⅲ
0～5(月)母乳栄養児	－	600	－	－	550	－
人工乳栄養児	－	650	－	－	600	－
6～11(月)	－	700	－	－	650	－
1～2(歳)	－	1,050	－	－	950	－
3～5(歳)	－	1,400	－	－	1,250	－
6～7(歳)	－	1,650	－	－	1,450	－
8～9(歳)	－	1,950	2,200	－	1,800	2,000
10～11(歳)	－	2,300	2,550	－	2,150	2,400
12～14(歳)	2,350	2,650	2,950	2,050	2,300	2,600
15～17(歳)	2,350	2,750	3,150	1,900	2,200	2,550
18～29(歳)	2,300	2,650	3,050	1,750	2,050	2,350
30～49(歳)	2,250	2,650	3,050	1,700	2,000	2,300
50～69(歳)	2,050	2,400	2,750	1,650	1,950	2,200
70以上(歳)*1	1,600	1,850	2,100	1,350	1,550	1,750
妊婦・初期(付加量)				＋50	＋50	＋50
妊婦・中期(付加量)				＋250	＋250	＋250
妊婦・末期(付加量)				＋500	＋500	＋500
授乳婦(付加量)				＋450	＋450	＋450

＊成人では、推定エネルギー必要量＝基礎代謝量(kcal／日)×身体活動レベル　として算定した。18～69歳では、身体活動レベルはそれぞれⅠ＝1.50、Ⅱ＝1.75、Ⅲ＝2.00としたが、70歳以上では、それぞれⅠ＝1.30、Ⅱ＝1.50、Ⅲ＝1.70とした。50～69歳と70歳以上で推定エネルギー必要量に乖離があるように見えるのはこの理由によるところが大きい。
厚生労働省「日本人の食事摂取基準2005年版」より

表Ⅲ-1-5　BMIからみた肥満の判定

BMI	判定
18.5	やせ
18.5≦～＜25	普通
25≦～＜30	肥満（1度）
30≦～＜35	肥満（2度）
35≦～＜40	肥満（3度）
40≦	肥満（4度）

日本肥満学会

を標準とした判定基準を定めている（表Ⅲ-1-5）。

2　食事と社会生活活動

①社会生活活動における食事の意味

- 人間にとって「食事をする」という営みは、単に栄養を補給するという生理的な意味合いやおいしいものを食べて満足するという心理的な意味合いに限定されたものではない。
- 「食事をする」という営みを通して、人間は家族や友人、学校や会社など自分が関係している様々なコミュニティの他者と交流している。
- 「同じ釜のメシを食った」「冷や飯を食わせる」など他者との関係性のあり様を表す言葉としても用いられるように、食事が人間の社会生活活動、いわゆる社会的側面において重要な意味合いをもっていることがわかる。

②疾患やその治療法によって生じる社会的疎外

- 病気からの回復をめざす回復期の患者、あるいは病気と長くつき合っていく必要のある慢性期の患者の場合、病状の改善を妨げたり、さらに悪化させる誘因となる食習慣や食生活を変えることを求められることが少なくない。このような食事に関連する生活行動の変容は、食

事のもつ人間の社会的側面の役割において、ネガティブな影響を与える場合がある。
- 例えば、友人や職場の上司・同僚とのつき合いで食事をする時に、飲酒や喫煙、塩分やエネルギーの高い食事の摂取を避けるのが難しいこともありうる。生活習慣病と診断された患者の場合、このような場に参加することは療養上適切とは言い難いが、社会とのつながりを維持して生活する上では非常に重要な意味合いをもつ。
- 社会学者のアンセルム・ストラウスらは、慢性疾患をもつ人々は疾患とその管理のために、自分自身で「ひきこもる」、あるいは「周りの人が避ける」ことから「社会的疎外（social isolation）」に陥り、友人、地域、職場など社会的関係が不安定になり、崩壊する場合があることを述べている（Strauss, Corbin, Fagerhaugh, 1984／南，1987）。
- 「食事をする」という営みは、人が社会の中で生きる上で非常に重要な意味合いをもっている。そのため食事に関連したライフスタイルを変容させることは、自らの社会生活活動に多大な影響を及ぼすことになり、その変容も容易でない。したがって看護師は、食事のもつ社会的な側面の役割を十分に理解して、患者個々の状況を踏まえた支援を行う必要がある。

③食事に関連した社会生活活動の再構成への看護

「食事をする」という営みは、人の社会生活活動において、重要な意味合いをもっている。しかし、慢性期や回復期の患者においては、個々の疾病や障害の増悪を予防、あるいは回復をめざすために、食事に関連した社会生活活動を再構成する必要が出てくる。ここでは、その場合に必要な患者に対する看護師のサポートについて述べる。

a）患者が学ぶことへのサポート
- 患者のもっている健康問題が、食事や食生活とどのような関係があるのか、なぜ管理する必要があるのかを患者自身が理解していることが重要である。
- 社会生活活動の中で、どのようにすればうまく管理できるのかを、患者の個々の生活背景や思いを十分に理解して、具体的な方法を患者と共に考えていくことが大切である。

b）患者の会や社会資源の活用へのサポート
- 患者の会をはじめ、同じ疾患や障害をもつ患者同士が交流したり、情報を交換・共有したりできるような場や、その他のさまざまな社会的資源を活用できるようにサポートすることも看護師の重要な役割である。
- 同じ病いをもち、生活している他者との交流は、同じ悩みや苦しさだけでなく、新たな喜びや生きがいを共有できる場となる。
- 食事の工夫をはじめとした食事に関連する行動変容を、仕事や余暇などの社会生活活動の中でどのように行い維持しているのか、その具体的な実践について知ることできる。
- その他、食事に関連する行動変容を実践し、社会生活活動の再構成・維持するためのモチベーションを個人でもち続けることは大変であるが、励まし合いや、つらさを分かち合える人々の存在は心強さをもつことができる。

c）患者への心理的なサポート
- 患者のやる気、努力していることを承認することが、社会生活活動の再構成・維持において非常に重要である。
- 食事に関連する行動変容は、個人的な欲求を抑えることだけでなく、自分を取りまく人々との関係性の調整を必要とする。そのプロセスの中で、患者は友人や家族、職場などにおける健康問題をもたない人々との関係性を維持して生活することの難しさを実感し、ストレスとなることも少なくない。
- 患者の思いに耳を傾け、体験を理解し、支えていくことが重要である。こうした応答的な他者の存在は、患者のエンパワーメントにつながる。

d）患者の家族へのサポート
- 多くの場合、患者が食事を共にする機会の最も多いのは家族であろう。患者が治療のため

に食事に関連する行動変容が必要になった場合、身近である家族も、変容を強いられることが少なくない。
● 家族も同様に、それぞれの価値観や生活状況、社会関係などが、食生活に強い影響を与えている。そのため、家族全体に協力を強要するような形ではなく、家族の思いを受けとめ、尊重しながら、どのような協力が可能かを対話の中で見出していくことが大切である。
● 「これはいけない」「こうすべき」など制限から始まるかかわりではなく、「このようにすると出来る」というようなポジティブな方向でのかかわりや家族の苦労をねぎらい、努力を承認するかかわりが重要である。

3 食事介助

● 食事介助とは、何らかの障害によって自分で食べ物や水分を口に運ぶことができない、あるいは、咀嚼や嚥下が十分にできない人に対して、その人が自分で食事をする時のように「口から食べること」を、そばに付き添って援助することである。

①目 的
● 必要な栄養が食事を通して摂取できること。
● 食事摂取に関する欲求を充足すること。

②必要物品
● おしぼり、または手浴用具、ハンドタオル、コップまたは吸い飲み、スプーン・フォーク・箸（患者が使用しやすい大きさや形のものを用意する）、ティッシュペーパー、ガーグルベース。必要時、食事用エプロン（またはタオル）、食事用自助具（図Ⅲ-1-3）、口腔ケア用具、安楽枕。なお、何をどのようにサポートすれば安全・安楽に食事ができるのか、患者自身で可能な部分などセルフケア能力を考慮して、食事介助の方法や食器、自助具を選定

図Ⅲ-1-3 食事のための自助具

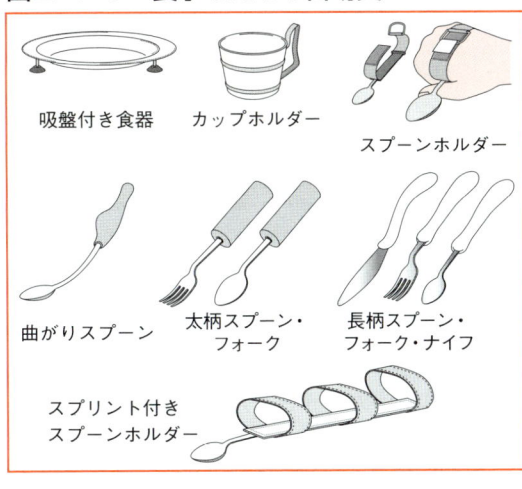

吸盤付き食器　カップホルダー　スプーンホルダー
曲がりスプーン　太柄スプーン・フォーク　長柄スプーン・フォーク・ナイフ
スプリント付きスプーンホルダー

する必要がある。

③手順とポイント
● 主に食事の全面介助が必要な場合の手順を中心として表Ⅲ-1-6に示す。

〈文献〉
第一出版編集部編(2005). 厚生労働省策定 日本人の食事摂取基準 2005年版(p.29). 第一出版.
Fieldhouse, P.(1985)／和仁皓明訳(1991). 食と栄養の文化人類学―ヒトは何故それを食べるか. 中央法規出版.
藤島一郎編著(2005). よくわかる嚥下障害 改訂第2版. 永井書店.
藤島一郎・清水一男(2002). 口から食べる嚥下障害Q&A 第3版. 中央法規出版.
小泉仁子・二宮彩子・増田敦子(2004). 根拠にもとづいた基礎看護技術一食事の援助. クリニカルスタディ, 25(10), 782-787.
小島千枝子(2001). 生命に重大問題を引き起こす誤嚥 安全で適切な食事介助の方法の選択. GPnet, 47(12), 27-34.
厚生省(1999). 第6次改定日本人の栄養所要量―食事摂取基準. 健康栄養情報研究会.
尾岸恵三子・正木治恵編著(2005). 看護栄養学 第3版. 医歯薬出版.
奥宮暁子編(1995). 生活調整を必要とする人の看護Ⅰ, シリーズ生活をささえる看護. 中央法規出版.
佐々木敏(2005). 食事摂取基準の基本的な考え方, 特集新しい「食事摂取基準」の考え方. 体育の科学, 55(4), 268-272.
Strauss,A.L., Corbin,J., Fagerhaugh,S. et al.(1984)／南裕子監訳(1987). 慢性疾患を生きる―ケアとクオリティ・ライフの接点(p.67). 医学書院.
竹内友美・山崎佳子・村川和代・馬場千恵子(2004). ファーラー位、端座位での食事の介助はどのようにおこないますか？. 臨牀看護, 30(4), 467-472.
田畑泉(2004). エネルギー. 特集2005年改定日本人の食事摂取基準(2). 臨床栄養, 105(7), 821-824.
田中平三(2004). 食事摂取基準の概念と活用方法, 特集2005年改定日本人の食事摂取基準(1). 臨床栄養, 105(6), 706-711.
田中茂穂(2005). エネルギー摂取基準の考え方. 特集新しい「食事摂取基準」の考え方. 体育の科学, 55(4), 273-277.
吉田春陽(2003). 摂食・嚥下機能訓練における姿勢と食物形態の影響, 特集QOLを重視した意識障害患者へのケア―エビデンス構築につなげる実践. EB NURSING, 3(2), 145-150.

表Ⅲ-1-6　食事介助の手順

手　順	確認事項とポイント
1　食事介助の準備 ①援助者は、手洗いをすませ、エプロンを着用する。 ②食事介助に必要な物品を準備する。 ③食事を配膳する前に、患者に排泄の有無を確認する。 ④食事環境を整える ・患者のオーバーテーブルの上を拭いて、食事がしやすいように整える。 ・室内の換気を行い、尿器やポータブル便器など排泄物の匂いがするもの、その他、匂いのきついものや、それらを連想するようなものを片づける。 ・必要に応じて、テレビを消したり、カーテンを引いたりして、患者が食事に集中できる環境をつくる。 ⑤食事をするための体位に整え、保持する。 ●端坐位が可能な患者の場合（図Ⅲ-1-4） ①できるだけ深く腰をかけてもらうようにする。 ②患者の両足がしっかりと床につくようにベッドの位置を調節したり、足台を用いる。 ③食事を置く台（オーバーテーブルなど）の高さを、患者が両腕を台の上に載せたときに肘関節が屈曲90°くらいになるように調節する。	●援助者が媒介者となる感染を防ぐために重要である。 ●ベッド上または、ベッドサイドで排泄を行っている場合、食事環境への影響も考えて、早めに排泄の有無を確認し、排泄終了後は、すみやかに排泄物を処理して、室内の換気を行う。 **Point!** 食事介助においては、まず患者本人の食べる意欲が非常に大切である。そのため、心身ともに安楽な状態で食事ができるように環境を整えておくことが重要である。 ●端坐位が可能な場合、車椅子に座った姿勢（背部が安定している）で介助することもある。 ●テーブルのストッパーの確認をする。

図Ⅲ-1-4　端坐位での食事

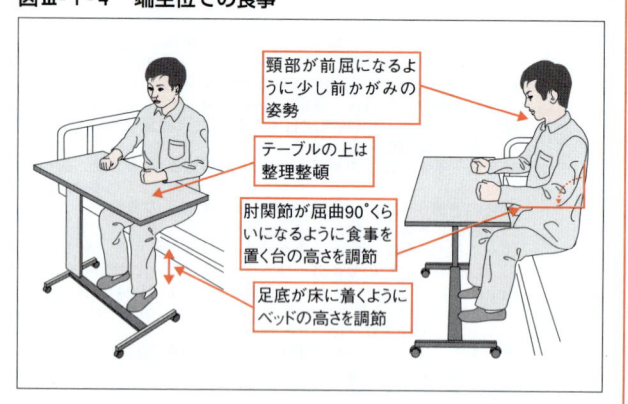

- 頸部が前屈になるように少し前かがみの姿勢
- テーブルの上は整理整頓
- 肘関節が屈曲90°くらいになるように食事を置く台の高さを調節
- 足底が床に着くようにベッドの高さを調節

表Ⅲ-1-6　つづき

手　順	確認事項とポイント
●ベッド上での坐位が可能な患者の場合（図Ⅲ-1-5） **図Ⅲ-1-5　ベッド上坐位** 頸部が後屈して、あごが上がらないように、小枕やタオルを用いて頭部を固定する 肘関節が屈曲90°くらいになるように食事を置く台の高さを調節 体幹が下肢側にずり下がらないように、タオルやクッションなど固定できる物を足の裏に当てる ①ベッド上坐位になるためにベッドをギャッジアップする。 ②腹筋をゆるめるために、膝を少し曲げる。 ③体幹が下肢側にずり下がらないように、タオルやクッションなど固定できる物を足の裏に当てる。 ④頸部が後屈して、あごが上がらないように、小枕やタオルを用いて頭部を固定する。 ⑤食事を置く台（オーバーテーブルなど）の高さを、患者が両腕を台の上に乗せたときに肘関節が屈曲90°くらいになるように調節する。	
●ベッド上での坐位が不可能な患者の場合 ①患者の体幹が仰臥位30°に位置するようにギャッジアップする。膝関節は120～160°くらいに屈曲させる。 ②患者の頸部を前屈させる（図Ⅲ-1-6）。前屈の程度は、患者の下あごと鎖骨の間に3～4横指が入るくらいにする。 ③患者の手を清潔にするために、おしぼりで手を拭く、または手浴を行う。 ④必要に応じて、うがいや口腔ケアを行う。 ⑤義歯を使用している場合は、装着する。 ⑥必要に応じて、着衣が汚れないように食事用エプロンやタオルを用いる。 **図Ⅲ-1-6　頸部前屈** 頸部を前屈させることで食物が咽頭から食道に通りやすくなる（患者の下顎と鎖骨の間に3～4横指入る程度が望ましい） 頸部が前屈していないと咽頭と気管が一直線状になるため食物が気管に入りやすくなる	**Point!** 頸部が伸展していると、咽頭と気管が一直線状になるため、食物が気管に入りやすくなる。また、頸部前屈の時に、あごを引き過ぎると喉頭の挙上が妨げられて、嚥下しにくくなるので注意が必要である。 ●うがいなどで口腔内を潤すことで、咀嚼や食塊形成が促進される。 ●口腔ケアによる機械的な刺激は、唾液の分泌を促すとともに、口腔粘膜の機能を正常に保つことで味覚を整える。

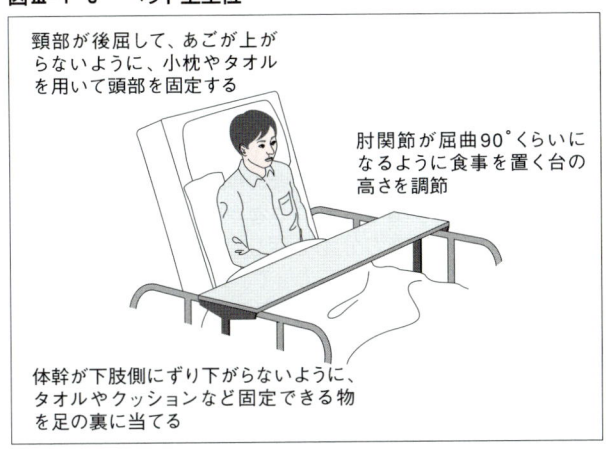

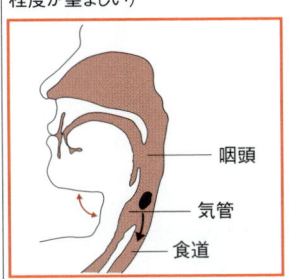

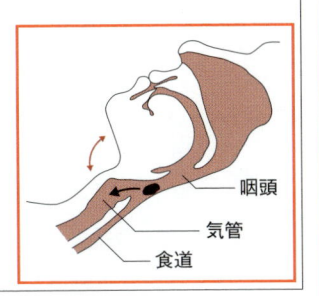

表Ⅲ-1-6　つづき

手　順	確認事項とポイント
2　食事介助の実施	
①食札を確認して、食事を配膳する。 ②患者が食事しやすいように、援助者も介助が行いやすい位置に食膳と食器を配置する。 ③援助者は椅子にかける。麻痺がある患者の場合は、健側から介助する。 ④患者に献立の説明をする。 ⑤お茶や汁物を最初にすすめる。	●献立の内容を患者に説明することは、食事に対する患者の関心を高め、食欲を引き出すことにつながる。 ●唾液の分泌を促し、口腔内と食道が湿潤することによって、食べ物が咀嚼しやすくなる。また、胃液の分泌も促す。 **Point!** コップや吸い飲みの介助のときに患者さんのあごが上がってしまうと誤嚥の誘因になるので注意する。
⑥一口量を確認し、患者の希望を踏まえて、主食と副食を交互に組み合わせながら、食べ物を口に運ぶ。 ⑦食べ物は舌の上に置いて、箸やスプーンは患者が口を閉じてから引き抜く。 ⑧患者が食物を飲み込んだことを確認し、咀嚼・嚥下のペースに合わせて介助する。	●1回で口に入れる量（一口量）は多すぎると誤嚥しやすい。 ●箸やスプーン、フォークが、患者の歯や歯ぐきに当たらないように注意する。 ●嚥下反射の確認のために喉頭の挙上を観察する。
3　食事介助後のケア	
①食事摂取量を確認し、下膳する。 ②口腔ケアを行う。 ・口腔内に食物が残っていないか確認する。 ・患者の状態に応じて、歯磨き、うがい、義歯の手入れなど口腔ケアを行う。 ・患者の体位を元にもどして、環境を整える。 ③食後の観察を行う。	●食後しばらくは、食物の消化吸収の促進と胃からの逆流による誤嚥予防のため坐位のままにしておく。 ●食後の喘鳴の出現や痰の増加など、誤嚥に関連した徴候、嘔気など消化器症状の出現の有無に留意する。

III 慢性期・回復期のADL支援

2. 排 泄

神戸朋子

1 便秘薬

①目 的
- 便を軟らかくしたり、腸管の蠕動を亢進させることで、排便、排ガスを促す。
- 手術、検査の前処置として行う。

②必要物品
- 便秘薬（表Ⅲ-2-1）。
- 便秘薬の剤形に合わせて必要物品を準備する：吸い飲み、コップ、水、オブラート、薬杯、ストロー、ディスポーザブル手袋など。

③手 順
- 便秘薬投与の手順を表Ⅲ-2-2に示す。

2 腹部マッサージ

①目 的
- 腹壁に直接マッサージを行うことで腹部の血液循環を促し、また腸管に機械的刺激を与え

表Ⅲ-2-1　便秘薬の分類

分　類		代表的な便秘薬（商品名）と剤形	作用・特徴
機械的下剤	塩類下剤	酸化マグネシウム（粉末） 硫酸マグネシウム（粉末） マグコロールP（散剤） ニフレック（散剤）	大量の水分と服用、習慣性は少ない。 等〜低張液は1〜2時間・散剤や高張液は10時間前後で作用する。 痙攣性便秘や検査の前処置として用いられる。
	膨張性下剤	バルコーゼ（顆粒）	大量の水分と服用、習慣性はない。 10〜24時間で作用するが最大効果は2〜3日連用した後に出現、弛緩性便秘・痙攣性便秘に対して用いられる。
	浸潤性下剤	バルコゾル（カプセル）	大量の水分と服用、8〜12時間で作用する、単剤では効果が不十分であるため刺激性下剤と併用する、痙攣性便秘に対して用いられる。
	糖類下剤	ラクツロース（散剤・液剤）	アンモニアの吸収を抑制するため肝性脳症の便秘に対して用いられる。
刺激性下剤	小腸刺激性下剤	ヒマシ油	2〜4時間で作用する。 検査の前処置として用いられる。
	大腸刺激性下剤	アントラキノン系 　アローゼン（顆粒） 　ダイオウ（粉末） 　プルゼニド（錠剤）	8〜12時間で作用する。 弛緩性便秘に対して用いられる。 連用すると大腸黒皮症をきたす。
		ジフェノール系 　ラキソベロン（錠剤・液剤）	7〜12時間で作用する。 液体であるため量を調整しやすい。 弛緩性便秘に対して用いられる。
	その他	新レシカルボン（坐剤）	即効性、直腸性便秘に対して用いられる。
自律神経作用剤		ワゴスチグミン（散剤）	10〜20分で作用、術後腸管麻痺に対して用いられる。
浣腸剤		グリセリン（浣腸剤）	即効性、直腸性便秘に対して用いられる。

表Ⅲ-2-2　便秘薬投与の手順

手　順	確認事項とポイント
1　準　備	
①便秘の種類を鑑別する（表Ⅲ-2-3）。 **表Ⅲ-2-3　便秘の種類** | 弛緩性便秘	大腸の蠕動運動の減退による。便は太く硬い。便意は少ない。
痙攣性便秘	大腸の痙攣性収縮による。便は小さく硬い。便意は多く強い。下腹部痛を伴う。便秘と下痢を繰り返すこともある。
直腸性便秘	直腸内での便意や排便反射の低下による。便は太く硬い。 | 器質的便秘（悪性腫瘍やヘルニア、炎症性腸疾患など）については、狭窄を伴うこともあり、原因療法、対症療法が必要となるため、ここでは省く	●便秘とは、一般的に3〜4日以上排便がない状態、また排便はあるが少量で腹部膨満感や腹痛、残便感を伴うもののことである。 **Point!** 最終排便日時、便の量や性状・硬さ、便意の有無、腹痛の有無などを問診、そして腹部蠕動音の聴診や触診を行い、便秘の種類を鑑別する。
②便秘の種類にあった便秘薬（表Ⅲ-2-1）を選択する。 ③患者に使用可能な便秘薬の剤形を選択する。 ④便秘薬を用いる時間を決定する。 ・朝に便秘薬の効果が現れるよう、就寝する30分〜1時間前に服用してもらう。 ・新レシカルボン®坐剤やグリセリン浣腸、ニフレック®などは即効性のため朝に用いる。	●便秘薬は、作用機序から、機械的下剤、刺激性下剤、自律神経作用剤、浣腸剤に分類される。 ●剤形は、散剤（粉末、顆粒）、錠剤、カプセル、液剤、坐剤、浣腸剤に分類される。 **Point!** 今までに便秘薬を使用したことがあれば、前回の使用状況や効果などを確認した上で、今回使用する便秘薬の種類、剤形、時間を決定する。
2　実　施	
①患者に便秘薬の必要性を説明し、承諾を得る。	**Point!** 患者にとって羞恥心の伴う処置であることを十分理解した上で説明する。
②排便環境を整える。 ・プライバシーに十分配慮する。	**Point!** 夜間に便秘薬の効果が現れる可能性がある場合、ADLが低下している患者や転倒リスクの高い患者に対し、便器やポータブルトイレを設置する、おむつを着用するなど、環境を整える。
③便秘薬を使用する。 a）経口剤の場合 ・あらかじめ水を飲み口腔内を湿らせておく。 b）坐剤・浣腸剤の場合 ・肛門括約筋の緊張をゆるめるため、患者に口呼吸を促す。 ・肛門管（肛門括約筋）の長さは約4〜5cmであるため、肛門管よりも奥へ挿入する（図Ⅲ-2-1）。 ・挿入後1度目の便意は我慢し、2度目の便意が生じた際に努責をかけ排便するよう説明する。	**図Ⅲ-2-1　直腸・肛門の解剖** 直腸膨大部 肛門管（肛門括約筋）
3　実施後	
①便秘薬の効果を確認する。	●腹部蠕動音の変化、排便の有無（便の量、性状）、残便感の有無、腹部膨満感や腹痛、肛門痛の有無、便秘薬の副作用の有無などを確認する。
②便秘薬の効果は個人差があるため、次回の使用に向け患者と共に便秘薬の効果を評価する。	**Point!** 患者の「出た」という訴えだけでなく、具体的な情報収集を行う。

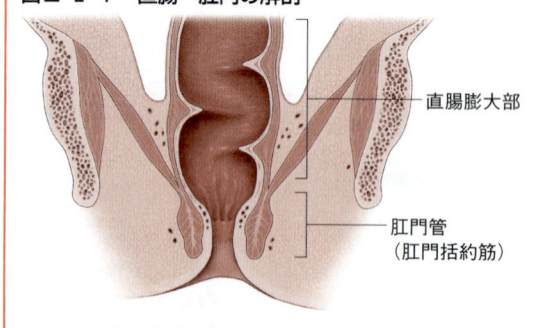

ることで腸蠕動を亢進させ、排便や排ガスを促す。

②必要物品
● バスタオル1枚。

③手順
● 腹部マッサージは、排便のメカニズムから胃内に食物が入り胃結腸反射によって腸蠕動が亢進する時間帯（食後1〜2時間）に行うと効果的であるが、腹部を加圧するため、嘔気や気分不良などに注意しながら行う必要がある（表Ⅲ-2-4）。

表Ⅲ-2-4　腹部マッサージの手順

手　順	確認事項とポイント
1　準　備	
①腹部のアセスメントを行った上で、患者に便秘マッサージの必要性と効果について説明し、承諾を得る。 ②腹部を加圧することで尿意を感じる場合があるため、事前に排尿を促す。	● 最終排便日、腹部膨満感の有無、腹痛の有無などの問診、腹部蠕動音の聴診を行い、腹部マッサージを行う必要があるか判断する。 **Point!**　患者にとって羞恥心の伴う処置であることを十分理解した上で説明する。 **Point!**　腹部蠕動音を聴診する際に、患者の大腸の走行を把握しておく。 ● 器質的便秘（悪性腫瘍やヘルニア、炎症性腸疾患など）や、腹部に傷がある場合、また腸管出血や腹部の炎症がある場合は禁忌である。
2　実　施	
①室温を調整する。カーテンやスクリーンをはるなど、環境を整える。 ②バスタオルなどを用い、身体の露出を最小限にする。	●「冷感」によって筋肉が緊張し、排便を抑制してしまう可能性があるため、保温に注意する。 **Point!**　蒸しタオル、湯たんぽ、電気あんか、熱気浴などを用いた温罨法（温熱刺激により循環を促進し、腸管の蠕動を促進する効果がある）を同時に行う場合は、低温熱傷に注意する。
③患者の体位を整える（図Ⅲ-2-2）。 ・患者を仰臥位にする。 ・患者の両膝を立て腹部の緊張をとる。 図Ⅲ-2-2　患者の体位	

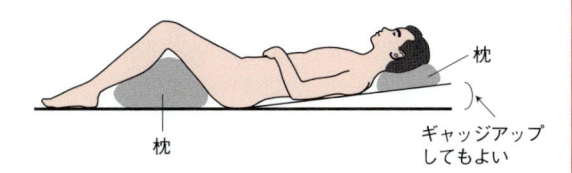

表Ⅲ-2-4　つづき

手　順	確認事項とポイント
④腹部マッサージを行う（図Ⅲ-2-3）。 図Ⅲ-2-3　腹部マッサージの部位 ［腹部マッサージの方法］ ・処置中に不快を感じたら申し出るよう患者に説明する。 ・マッサージを行う前に手を温める。 ・両手を揃えて❶回盲部付近にあてる。 ・❶～❿の順に大腸の走行に沿いながらマッサージを行う。 ・1周10～15秒を目安に、15～20周連続して行う。	●❶❷❸（上行結腸）→❹❺❻（横行結腸）→❼❽❾（下行結腸）→❿（直腸） **Point!** 看護師は患者の左側に立つと力を入れやすい。 ●腹壁が2～3cmくぼむ程度に圧迫する。 **Point!** 皮下脂肪の多い患者は強めに圧迫し、逆に皮下脂肪の少ない患者は弱めに圧迫する。 ●❿は下行結腸から直腸へ便を送り込むような感じで、強くゆっくり行う。 **Point!** 看護師は、患者自身が腹部マッサージの方法を習得できるよう指導する必要がある。 ●左記の方法が習得困難な状況であれば臍部を中心に「の」の字を描くようにする「の」の字マッサージでもよい。
3　実施後	
①腹部マッサージの効果を確認する。 ②寝衣を整える。 ③換気を行う、カーテンやスクリーンを開けるなど、環境を整える。	●排便・排ガスの有無、残便感の有無、腹部膨満感や腹痛の有無などの問診、腹部蠕動音の聴診を行い、腹部マッサージの効果を確認する。

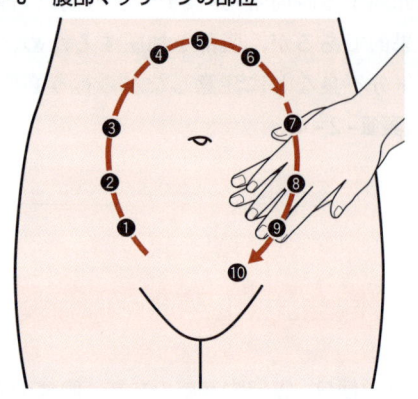

3 尿量・飲水量チェック

①目 的
- 人の身体の大部分は水で構成されており、水・電解質のバランスを崩すと、体力の消耗、精神健康状態の低下を招くおそれがあるため、適切な飲水量と尿量の確保が必要である（表Ⅲ-2-5）。
- 尿量は飲水量だけでなく、食物、薬物、運動、気温、体位、精神面などにより大きく左右するため、環境要因の影響についても十分に考慮されなければならない。
- 尿量を確認することは、腎臓疾患、尿路系疾患、循環器系疾患、内分泌系疾患を発見、診断するための1つの指標となる（表Ⅲ-2-6）。疾患により飲水量の制限は異なる。

②必要物品
- 飲水量チェックシート、蓄尿ビン、尿コップ、尿比重計。

表Ⅲ-2-5 水分出納

IN（摂取）		OUT（喪失）	
飲水	1,300	尿	1,600
食事	800	不感蒸泄	700
代謝	300	便	100
計	2,400	計	2,400

表Ⅲ-2-6 尿量と疾患

尿量が少なくなる疾患	急性腎不全、慢性腎不全末期、心不全、肝硬変など
尿量が多くなる疾患	尿崩症、慢性腎不全代償期、糖尿病など

③手 順
- 飲水量・尿量チェックの手順は表Ⅲ-2-7に示した。

〈文献〉
相川直樹監修（2003）．臨床に生かす体液管理・輸液マニュアル．照林社．
金澤トシ子（1997）．フィジカルアセスメントの進め方⑧直腸・肛門．ナース・看護学生のためのフィジカルアセスメント百科．月刊ナーシング，17(5)，114-117．
水島裕編（2006）．今日の治療薬2006―解説と便覧．南江堂．
小川道雄編（2002）．なぜ投与されるのかがわかる薬剤ガイド―消化器外科ナース必携．メディカ出版．
臨床用屈折計SUR-JE．アタゴ臨床用製品カタログ．アタゴ．

表Ⅲ-2-7 飲水量・尿量チェックの手順

手 順	確認事項とポイント
①1日の飲水量を測定する。 ・飲水量チェックシートに時間ごとの飲水量を記入するよう説明する（図Ⅲ-2-4）。 図Ⅲ-2-4 飲水量チェックシート 月 日 名前（ ） | 時間 | 飲水量 | 時間 | 飲水量 |	●尿量と飲水量のバランスを正しく評価するために、連日測定する。 **Point!** 患者が飲水量をチェックすることができない場合、家族や配茶を行う看護師などにも説明を行い、記入漏れがないよう注意する。

表Ⅲ-2-7 つづき

手　順	確認事項とポイント
②1日の尿量を測定する。 ・蓄尿を開始する直前に患者へ排尿を促し、その尿は廃棄する。 ・その後に行われる排尿から蓄尿を開始する。 ・患者に蓄尿が終了する時間の直前に排尿を促し、その尿を最後に蓄尿し、1日尿量を測定する。	● 1日尿量は1日の飲水量に比例して変動するため、1日尿量を測定し1日の飲水量をアセスメントする。 **Point!** 1日尿量は、飲水量だけでなく、発汗量、下痢、嘔吐などによっても大きく変動する。
③尿比重を測定する（屈折計による尿比重の測定方法）。 a）尿を採取しプリズム面に1～2滴落とす。 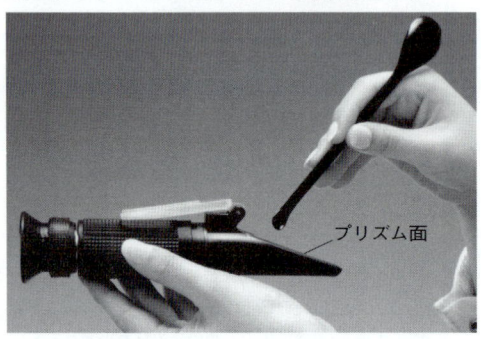 プリズム面	● 尿比重は1日尿量と反比例して変動するため、1日尿量と同時に測定し、1日の飲水量をアセスメントする。 ● 1日の飲水量が少ない時、腎臓は尿を濃縮し水分の排泄を押さえるため、尿比重は高くなる。 ● 1日の飲水量が多い時、尿比重は低くなる。
b）採光板を静かに閉じる。 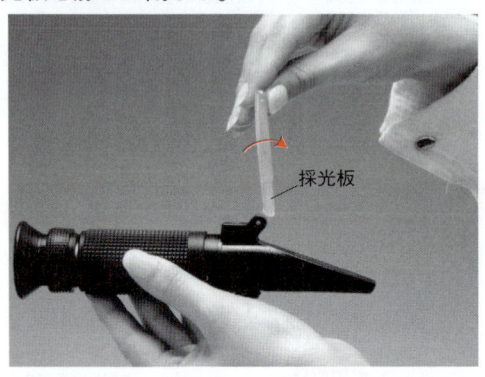 採光板	
c）接眼鏡をのぞき、目盛りを読む。 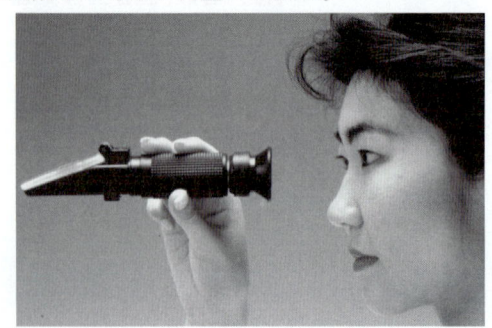 （臨床用屈折計、SUR-JE、アタゴ）	● 変動基準範囲：1.010～1.040 ［接眼鏡の視野］ 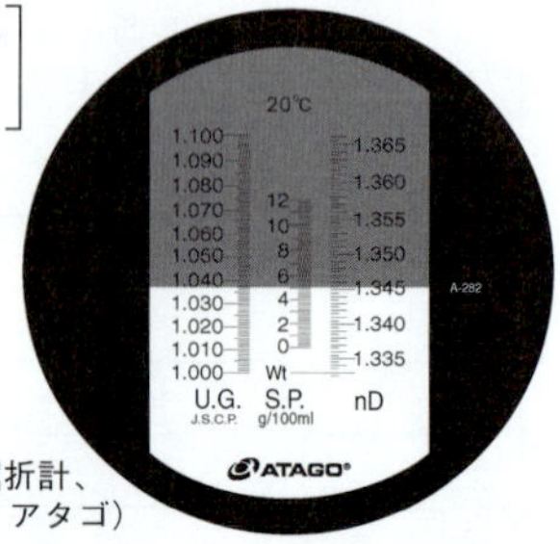 （臨床用屈折計、SUR-JE、アタゴ） ● 2色に色分けされた境界線が尿比重の値を示す指示線であるため、その位置の目盛りを読む。 ● 使用後は、蒸留水で0点に補正する。
④1日尿量と飲水量、尿比重の測定と同時に、浮腫や脱水の徴候の有無、体重の増減についても観察し、正確に記録する。	● 前日と比較しながら評価する。

III 慢性期・回復期のADL支援

3. 睡眠と休息

堀田佐知子

1 睡眠薬

①目的
- 患者からの不眠の訴えが続き、自然な入眠への援助を試みても効果が得られず、患者自身が倦怠感、眠気、頭痛などの身体に症状がある場合には睡眠薬が用いられる。
- 患者の訴えと患者の睡眠状態や日中の様子などについて観察した内容を医師に報告し、睡眠障害の型にあった睡眠薬の指示を受けて与薬する。

②睡眠薬の種類
- 睡眠薬はその化学構造などによりベンゾジアゼピン系、非ベンゾジアゼピン系、バルビツール酸系、非バルビツール酸系に分類される。
- バルビツール酸系、非バルビツール酸系の睡眠薬は副作用が強いことから、臨床では主にベンゾジアゼピン系、非ベンゾジアゼピン系が主に用いられている。また、効果時間によって、超短時間型、短時間型、中時間型、長時間型がある(表Ⅲ-3-1)。

③睡眠薬の副作用
- 睡眠薬の副作用を表Ⅲ-3-2に示した。

④投薬時の注意点
- 薬剤の特徴を知り、患者に説明する。
- 睡眠薬を内服することに抵抗感を感じる患者も多い。睡眠薬は安全であるということを説明しても患者は納得しない場合もある。これは人間の自然な思いである。まずは睡眠薬を飲むのは怖いというその人の思いを受けとめて、睡眠薬の服用の必要性を十分に話し合う必要がある。

表Ⅲ-3-1 わが国で使用されているベンゾジアゼピン系睡眠薬

作用時間	一般名	商品名	臨床用量(mg)	消失半減期(時間)
超短時間作用型	トリアゾラム	ハルシオン	0.125〜0.5	2〜4
	ゾピクロン	アモバン*	7.5〜10	4
	ゾルピデム	マイスリー*	5〜10	2
短時間作用型	エチゾラム	デパス	1〜3	6
	ブロチゾラム	レンドルミン	0.25〜0.5	7
	リルマザホン	リスミー	1〜2	10
	ロルメタゼパム	エバミール、ロラメット	1〜2	10
中間作用型	ニメタゼパム	エリミン	3〜5	21
	フルニトラゼパム	ロヒプノール、サイレース	0.5〜2	24
	エスタゾラム	ユーロジン	1〜4	24
	ニトラゼパム	ベンザリン、ネルボン	5〜10	28
長時間作用型	フルラゼパム	ダルメート、ベノジール	10〜30	65
	ハロキサゾラム	ソメリン	5〜10	85
	クアゼパム	ドラール	15〜30	36

*非ベンゾジアゼピン系睡眠薬
内山真編(2002). 睡眠障害の対応と治療ガイドライン(p.100). じほう. より引用

表Ⅲ-3-2　睡眠薬の副作用

持ち越し効果	薬剤の効果が翌日まで持ち越し日中の眠気、ふらつき、脱力・頭痛、倦怠感などが出現する。作用時間の長い薬で出現しやすい。
薬物依存	一般にベンゾジアゼピン系の睡眠薬は依存性がきわめて低いといわれているが、定期的に長期間服薬し続けると軽度の依存症が出現する。
記憶障害	服薬後から寝つくまでのできごと、睡眠中に起こされた際のできごと、翌朝覚醒してからのできごとなどに対する健忘。
早朝覚醒・日中不安	超短時間作用型や短時間作用型の睡眠薬では早朝に作用がきれて早く目が覚めてしまったり、連用しているときに日中に薬物の効果が消失して不安が増強することがある。
反跳性不眠	睡眠薬を長期にわたり使用した後で急に中断すると、以前よりもさらに強い不眠が出現することがある。服用を中止するときには、医師の指示を受けて、徐々に中止していくことが必要である。
筋弛緩作用	作用時間の長い睡眠薬で比較的強く出現し、ふらつきや転倒の原因となる。
奇異反応	ごくまれに睡眠薬を投与してかえって、不安・緊張が高まり、興奮や攻撃性が増すことがある。

表Ⅲ-3-3　マッサージの部位とポイント

使用するツボ	ポイント
神門（しんもん）：手関節掌側の横紋の内端、豆状骨の上際。 膻中（だんちゅう）：胸骨前面の正中両乳頭間の中央。 肝兪（かんゆ）：第9、10胸椎棘突起間の外側2横指のところ。 百会（ひゃくえ）：頭頂部正中線と耳介の最後部を結んだ線の交点。	●タッチングの効果も期待して行う。患者がリラックスできるように心がける。 ●患者が気持ちのいいと感じる強さで指圧・マッサージする。

- 内服後は、睡眠薬によって睡眠がどのように改善されたか、倦怠感や頭痛などの日中の症状の改善がみられたかなどを確認する。
- 睡眠薬の副作用の出現がないか、十分に観察する。
- 副作用がみられた場合には、患者の安全を確保し、医師に報告し指示を受ける。

2 リラクゼーション

- リラクゼーションとは「くつろぐこと・力を抜くこと・緊張をゆるめること・休養をさす」（中村，2002）とある。睡眠にはリラックスした状態が必要であるため、看護の技術を生かしたリラクゼーションを用い、よりよい睡眠と休息を提供する。
- 不安の増強や恐怖心などといったストレスによって引き起こされる不眠には、特にリラクゼーションが効果的である。
- リラクゼーションには、さまざまな方法があるが、ここでは臨床でよく行われる方法について概説する。

1. マッサージと指圧

①目　的
- 指圧やマッサージで体表にあるつぼを刺激することで患者の自律神経の安定をはかり、心と体をリラックスさせて眠りに導くことを目的とする。

②準　備
- 環境を整える。

③手　順
- マッサージの方法を表Ⅲ-3-3、図Ⅲ-3-1に示す。

図Ⅲ-3-1　不眠へのマッサージのつぼ

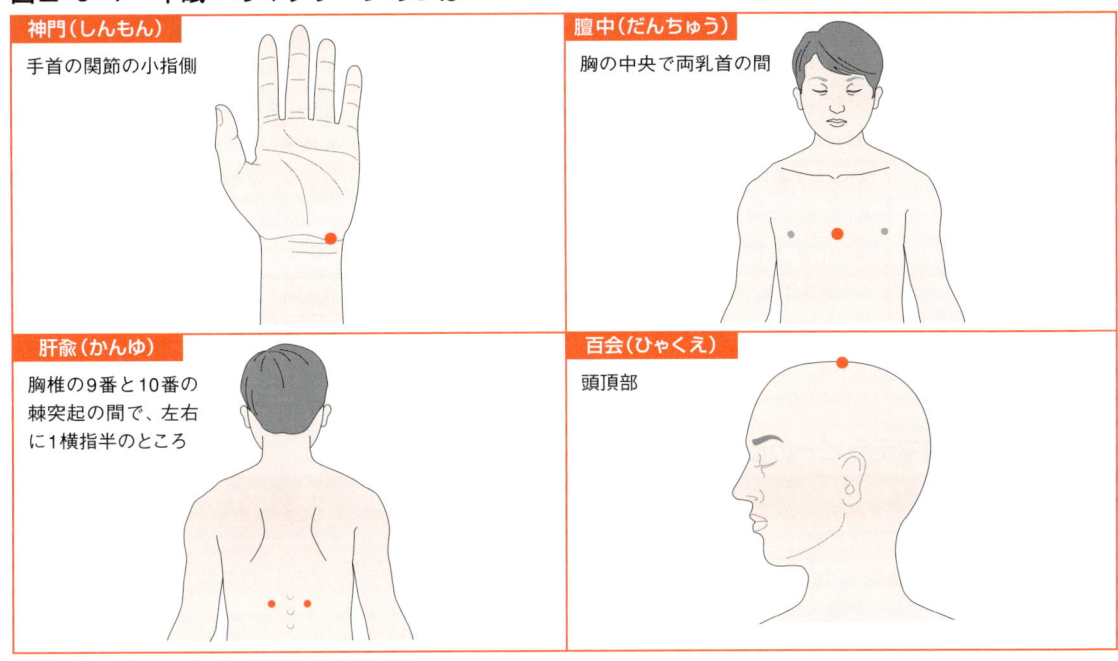

神門（しんもん）
手首の関節の小指側

膻中（だんちゅう）
胸の中央で両乳首の間

肝兪（かんゆ）
胸椎の9番と10番の棘突起の間で、左右に1横指半のところ

百会（ひゃくえ）
頭頂部

2. アロマテラピー

①目　的
- 芳香をもつ植物から抽出した精油（エッセンシャルオイル）の香りを利用して心身のリラクゼーションを図る（精油の種類については**表Ⅲ-3-4参照**）。
- 精油の鎮静効果から睡眠パターンの調節を行うことを目的とする。
- 香りによる効果に加えて、足浴などと併用し、患者へのタッチングの効果も期待できる。

②準　備
- 静かな環境を整える。

③手　順
- アロマテラピーの使用方法を**表Ⅲ-3-5**に示す。

3. 音楽療法

①目　的
- 心地よい音楽や波の音や川のせせらぎのような自然の音を取り入れた音楽を用いて入眠をスムースにすることを目的として行う。

②注意事項
- それぞれの嗜好や年齢など個人差があることを考慮する。大部屋で用いる場合はすべての人が心地よいと感じない場合は行わないこと。

4. 呼吸法

①目　的
- 呼吸によって気持ちを鎮めリラックスさせ、緊張をほぐし自律神経系機能の調整をはかりスムースに入眠できるようにすることを目的として行う。

②準　備
- 環境：静かな環境を整える。
- 姿勢：楽な姿勢で行う。仰向けの場合は腹筋の緊張をとるために膝を立てて行う。

③手　順
- 呼吸法の手順を**表Ⅲ-3-6**に示す。

表Ⅲ-3-4　精油の種類と特徴

精油名	主な作用	注意点
ラベンダー	鎮静作用、神経の緊張を緩和	禁：妊娠初期
ゼラニウム	感情のバランスをとる	まれに皮膚刺激
ベルガモット	精神の高揚と鎮静作用、不安の緩和	光感作
グレープフルーツ	ストレスの緩和、幸福感を与える	光感作、食欲増進
ローズウッド	精神的疲労の緩和、気持ちを明るくする	
サンダルウッド	鎮静作用、緊張の緩和、乾燥肌によい	
マジョラム	強い鎮静作用、孤独・悲嘆・緊張の緩和	血圧降下作用
オレンジ	弱い鎮静作用、不安・ストレスの緩和	食欲増進作用

高谷真由美（1998）．夜、眠れない患者への看護―アロマテラピーのリラクセーション効果とよりよい睡眠のための援助．看護技術，44(12)，34．より引用

表Ⅲ-3-5　アロマテラピーの使用方法

使用方法	確認事項とポイント
経気道的吸入 ①**直接吸入**：最も簡便で効果が早い方法である。ティッシュペーパーやコットンに精油を1～2滴滴下し、それらを枕元に置いておく。 ②**芳香浴**：電気式アロマポット、噴霧器などを用いて広範囲に香りを満たし、香りを自然に吸入する。多床室では、すべての人が心地よいと感じる香りでなければ使用すべきではない。	●精油は成分表示のあるものを使用するのが望ましい。 ●香りの強さに注意する。 ●アレルギーや禁忌に注意する。 ●精油のなかには妊娠中は使わないほうがよいものや、強い作用があるものがあるので、わからない時には専門家にアドバイスを受けることが望ましい。
経皮的吸入 ①**マッサージ**：精油をオリーブオイル、ホホバオイルなどで1～3％に薄めて、マッサージをしながら皮膚に塗布する。精油によっては、刺激が強くマッサージには適さないものもあるので注意する。 ②**部分浴、全身浴**：足浴や手浴、また入浴の際に、精油を少量の無水エタノール、蜂蜜、または乳液と混合し、湯によく混ぜてから使用する。	●香りは個人の好みによるところが大きいため、多床室で用いる場合には十分に注意する。

表Ⅲ-3-6　呼吸法の手順

手　順	確認事項とポイント
①1～2回の深呼吸を行う。 ②息を吸う時にほのかな香りをかいでいるのを想像するように吸う。腹部に意識を集中する。 ③吸気後、「1、2」と数えながら、いったん息をとめる。 ④呼気時には口をすぼめて細く長く吐き出す。	●過換気を起こさないように注意する。 ●吸気より呼気を長くするように指導する。 ●④の時には、息を吐きながら緊張を逃すようにと伝えるとより効果的である。

表Ⅲ-3-7　漸進的筋弛緩法の手順

手　順	確認事項とポイント
●指導者の声に合わせて以下の順で行う。 ・トレーナーは受講者に"緊張"と声をかけて筋群を緊張させ、"リラックス"という声で緊張を解くように指示する。緊張をしているのは7秒間である。 ・利き手側の手と前腕：固い握りこぶしを作りそのままにしなさい。 ・利き手側の上腕（二頭筋）：いすのひじかけに肘を押し付けなさい。 ・利き手と反対側の腕に対しても、同様の指示をくり返す。 ・前額部の筋肉：できる限り高く眉を上げなさい。 ・顔の中央の筋肉（ほお、鼻、目）：目を細め、鼻にしわをよせなさい。 ・顔の下側とあご：歯をかみ合わせて、口を横に広げなさい。 ・首：あごの先を胸の方に引きなさい。ただし、胸につけてはいけません。 ・胸、肩、上背部：深く息を吸い込んで止め、肩甲骨を後ろに引きなさい。 ・腹部：お腹をひっこめて、それをかばうようにしなさい。 ・利き足側の大腿：足を上げて、外側にまっすぐ伸ばしなさい。 ・利き足側のふくらはぎ：つま先を上に向ける。 ・利き足側の足：つま先を下に向けなさい。この時にケイレンが起きやすいので緊張させるのは5秒以内にする。ケイレンが起きるようであれば、これは飛ばしてもよい。 ・利き足と反対側の下肢に対しても、同様の指示をくり返す。	●空腹時、満腹時を避ける。 ●排泄はすませてから行う。 ●意気込みすぎないように促す。

Snyder, M.(1994)／尾崎フサ子、早川和生(1996)．段階的リラクセーション．尾崎フサ子監訳，看護独自の介入─広がるサイエンスと技術(p.78)．メディカ出版．より引用

5. 漸進的筋弛緩法

●漸進的筋弛緩療法（progressive muscle relaxation：PMR）とは一連の筋群を徐々に緊張させ、引き続き弛緩させることである（Snyder, 1994／尾崎・早川, 1996）。
●高度なストレスを軽減させ、また高度なストレスの発生を予防する技法として広く用いられている技法である。

①目　的
●さまざまな緊張から、入眠できない患者に対して身体の緊張を解きスムースな入眠へと導くことを目的として行う。

②必要準備
●静かな環境を整える。
●居心地のよい楽な姿勢が保てる椅子やベッドで行う。
●気がかりなことは忘れて、今はリラックスしようと決めて行うよう伝える。
●気持ちを自分の身体の中に向ける。

③方　法
●漸進的筋弛緩法の手順を**表Ⅲ-3-7**に示す（Snyder, 1994／尾崎・早川, 1996）。

6. 自律訓練法

●自律訓練法とはドイツの精神医学者、シュルツ（Schultz, J. H.）によって1932年につくられた心身の緊張緩和法である。特定な手足の重量感と温感の自己暗示を繰り返すことによってリラクゼーション効果を自分で引き出せるようにつくられている（佐々木, 1984）。

①目　的
●段階的に自己暗示を繰り返し、リラックスした状態をつくり出せるようにし、心身の緊張をやわらげることで睡眠を促すことを目的として行う。

②準　備
●集中できる静かな場所を整える。

表Ⅲ-3-8　自律訓練法の手順

手　順	確認事項とポイント
①背景公式（安静練習）：気持ちが落ち着いている ②第1公式（四肢重感公式）：両手・両足がとても重たい ③第2公式（四肢温感公式）：両手両足がとても温かい ④第3公式（心臓鼓動公式）：心臓が静かに規則正しく打っている ⑤第4公式（呼吸調整公式）：楽に呼吸している ⑥第5公式（腹部温感公式）：おなかが温かい ⑦第6公式（額部冷感公式）：額が気持ちよく涼しい 消去動作：両手の開閉運動→両肘の屈伸運動→大きく背伸び→深呼吸	●無理に落ち着けようとしない。 ●利き側から始める。 ●利き側から始める。 ●心疾患の人は避ける。 ●消化器系疾患や妊婦はこの練習を避ける。 ●「涼しい」を「冷たい」としてはいけない。 ●訓練後、起きる場合は脱力感やめまいなどが生じることがあるので必ず消去動作を行う。 ●練習中に眠ってしまってもかまわない。

- 空腹時を避け、排泄はすませておく。
- 姿勢は仰臥位、安楽椅子に座った姿勢などがあるが、本人が楽な姿勢で行う。
- 衣服は温めておく。

③手　順
- 自律訓練法の手順を表Ⅲ-3-8に示す。

3 寝具と環境整備

- 睡眠は病気をもつ人にとって非常に重要であるにもかかわらず、病院という環境は睡眠にとってはあまり適切な場所であるとはいえない。しかし、ちょっとした配慮や工夫で環境を変えれば解決できる問題がある。
- 環境を変えることは、看護師としてアプローチしやすい部分である。このような状況を認識した上で環境を整備し、よりよい睡眠が提供できるように努めることが重要である。

①寝　具
- 寝具は、よりよい睡眠をとる上で大変重要なものである。睡眠中の不感蒸泄や発汗などによって身体から排出される水分は寝具に吸湿されていく。
- 最適な寝床の気候は温度32～34℃、湿度45～55％程度といわれている（表Ⅲ-3-9）。

②温度・湿度
- 暑すぎる環境や、寒さをしのぎながらの状態では、よい睡眠はとれない。睡眠は深部体温に深くかかわりがあり、深部体温は気温の変化に連関している。夕方から夜にかけて気温が下がるのに並行して体温が低くなり、睡眠に導かれる（表Ⅲ-3-10）。
- 昼夜の温度差が小さい環境では入眠が困難になると考えられる（粂・高橋・尾崎・若村, 2005）。寝室温度は、冬は15℃前後、夏は25～26℃、また春・秋では20℃前後が理想的な温度とされている（谷口，2005）。

③騒　音
- 病棟内では、医療機器のアラーム音や、ナースコール、看護師の巡視時の足音、患者のいびき、話し声など、さまざまな騒音がある（表Ⅲ-3-11）。
- 入院患者でストレスが強く、睡眠が浅い患者の場合はそのような騒音のために容易に覚醒してしまう可能性がある。
- 看護師の配慮で、騒音は減少させることができる。

表Ⅲ-3-9　寝具選択の基準

基　準	注意事項
掛け寝具 ・睡眠中は身体の産熱量が減少し、体温が低下しやすくなるため保温性が必要である。 ・睡眠中は体温調節によって発汗するため十分な吸湿性が必要である。 ・人は1晩のうちに約20回前後の寝返りをうつため、掛け寝具には体の動きに沿う軽さやフィット感が必要である。	●病院の寝具は定期的にメンテナンスする必要がある。 ●患者の状態に合わせて小枕などを工夫する。 ●長期臥床の患者の場合、寝具と身体とが密着した状態が続き局所的に湿潤状態となり褥瘡を招きやすいので、体位変換時には寝具内の空気を放散させることが必要である。
敷き寝具 ・寝返りをうちやすく、適当な体位を保てる硬さが必要である。 ・汗や不感蒸泄などを吸湿しやすく、かつ透湿しやすい素材が望ましい。	
まくら ・寝姿勢が安定する高さ、頸部のS字カーブを保てる硬さと寝返りに対応できるだけの幅が必要である。	

表Ⅲ-3-10　温度・湿度の基準

基　準	注意事項
・昼夜の温度差をつくる（夏場のクーラーの温度を下げすぎない）。 ・気流の流れに注意する（夏場は同じ温度でも気流があると涼しく感じる。冬場は少しの気流でも寒く感じるので、防御する）。 ・ベッドの位置での温湿度の格差に注意する。	●多床室では寝具やカーテンなどで個別に対応する。 ●ドアの開閉には留意する。

表Ⅲ-3-11　騒音の基準

基　準	注意事項
・病室のドアを閉める。 ・電話や医療機器のアラーム音の音量を下げる。 ・医療機器のアラームが鳴らないように、事前にできることはすませておく。 ・予測できる事態があれば事前に準備しておく。 ・できるだけ音を立てないように歩く。	●患者の異常には気づけるように注意しておく。

④光
●睡眠と光はかかわりが大きい。朝に太陽の光を浴びることで体内時計がリセットされる。
●入院中はベッド上で過ごすことが多くなり、必然的に光を浴びる機会が減少し、1日中ほとんど同じ照度の中で生活するという変化に乏しい光環境での生活になってしまう。また、構造上の問題で、日が入る部屋と入らない部屋がある（表Ⅲ-3-12）。

表Ⅲ-3-12　光の基準

基　準	注意事項
・健康的な睡眠を導くために日中必要な光照度は2,500ルクスが目安である。 ・体内時計をリセットするために、午前中のできるだけ早い時間に光を浴びる。 ・昼間はできるだけカーテンを開け、外の明かりが入るようにする。 ・夜間に明るすぎる照明を浴びないように室内環境に配慮し、また巡視時や処置時には不要な照明で照らさないようにする。 ・動ける患者は日中には戸外に出てもらう。 ・寝たきりの患者は電灯を日中もつけておくなどの工夫を行う。	●ベッドの配置による格差に注意する。

〈文献〉

粂和彦・高橋正也・尾崎章子・若村智子(2005)．もう眠剤だけに頼らない！―患者さんの睡眠の質を高める17のケア．看護学雑誌，69(5)，447-456．

中村美知子(2002)．リラクゼーション．和田攻・南裕子・小峰光博編，看護大事典(p.2789)．医学書院．

佐々木雄二(1984)．自律訓練法の実際―心身の健康のために．創元社．

Snyder, M.(1994)／尾崎フサ子・早川和生(1996)．呼吸法．看護独自の介入―広がるサイエンスと技術(pp.99-105)．メディカ出版．

Snyder, M.(1994)／尾崎フサ子・早川和生(1996)．漸進的筋弛緩法．看護独自の介入―広がるサイエンスと技術(pp.30-52)．メディカ出版．

Snyder, M., Lindquist, R.(1998)／野島良子・冨川孝子監訳(1999)．心とからだの調和を生むケア―看護に使う28の補助的・代替的療法(pp.1-11)．へるす出版．

谷田恵子(2003)．代替療法のエビデンス―芳香療法(アロマセラピー)．臨牀看護，29(13)，2044-2054．

高谷真由美(1998)．夜、眠れない患者への看護―アロマテラピーのリラクセーション効果とよりよい睡眠のための援助．看護技術，44(12)，33-37．

高谷真由美(1998)．夜、眠れない患者への看護―段落的リラクセーション．看護技術，44(12)，70-88．

谷口充孝監修(2005)．患者さんの疑問に答えるＱ＆Ａ―不眠症と睡眠薬．フジメディカル出版．

寺沢捷年・津田昌樹編(2002)．絵でみる指圧・マッサージ，JJNスペシャル45(pp.75-77)．医学書院．

柳奈津子・小板橋喜久代(2001)．呼吸法．荒川唱子・小板橋喜久代編，看護にいかすリラクセーション技法―ホリスティックアプローチ(pp.18-29)．医学書院．

III 慢性期・回復期のADL支援

4. 清 潔

奥野信行／米田昭子／曽根晶子

A. 清 拭

● 清拭とは、「風呂に入り、体を洗う」という活動が健康に関連する何らかの原因によって、できない場合に、全身、あるいは部分的に拭いて皮膚の汚れを取り除くことである。

①目 的
● 慢性期や回復期の患者に対する清拭の目的としては、表III-4-1のようなことが挙げられる。

②必要物品
● 温湯（65〜70℃）の入った清潔バケツ、汚水用バケツ、ベースン2つ、大ピッチャー（温湯の温度調節用の水が入ったもの）、小ピッチャー（温湯をバケツからベースンに入れるために使用）、タオルケット1枚、バスタオル1枚、ウォッシュクロス2枚、石鹸、湯温計、ガーゼ（陰部用）、膿盆、ゴム手袋。これらをワゴンに載せて準備する。

③手 順
● 慢性期や回復期の患者の場合、どの程度、自分自身で行うことが可能なのかを見極め、実施していく必要がある。
● 実際には、慢性期・回復期の患者のほとんどが、部分的にでも自分でできる場合がほとんどであるが、ここでは、石鹸を用いた基本的な全身清拭の場合を中心に説明する（表III-4-2）。

（奥野信行）

〈文献〉
日野原重明総監修（2001）．基礎看護技術マニュアル（II）—臨床看護技術編．ナーシング・マニュアル15．学研．
加藤圭子・深田美香（2000）．日常生活のケアを測定する—生活行動援助の発展をめざして—全身清拭援助時の安楽を測定する試み，冷感，爽快感，疲労感と影響する要因について．臨牀看護，26(12)，1861-1868．
三上れつ・小松万喜子（2005）．演習・実習に役立つ基礎看護技術—根拠に基づいた実践をめざして，基礎看護学．ヌーヴェルヒロカワ．
中村久美子・今留忍・谷口珠実他（2000）．清拭時の摩擦方向が四肢の循環に及ぼす影響について．月刊ナーシング，20(9)，148-153．
西原直子・柳澤美保（2002）．新人ナース看護技術スキルアップとトラブル解決—生活行動の援助技術．看護技術，48(5)，466-469．
岡田淳子（2002）．清潔ケアのエビデンス—入浴・清拭．臨牀看護，28(13)，1959-1970．
滝内隆子・大島弓子（2001）．看護技術のからだのしくみ 清拭．クリニカルスタディ，22(1)，53-59．
谷村恵美子（2003）．医療安全からみた看護技術：新人ナースのためのガイド—清潔の援助．看護技術，49(5)，381-389．

表III-4-1 慢性期や回復期の患者に対する清拭の目的

患者にとって	・皮膚の表面に付着している汚れを拭き取り除去することにより、皮膚の生理機能を正常に保つ。 ・血液循環を促進し、新陳代謝を高める。 ・気分を爽快にすることによって、健康感を高め、活動意欲や回復意欲を促す。 ・その人の品位やその人らしさが保持され、円滑な対人関係によい影響をもたらす。 ・筋肉や関節を動かすことによって、日常生活活動に関する身体機能の維持・回復を促す。
看護師にとって	・皮膚をはじめとした全身状態の観察を行う機会になる。 ・入浴を行う上での疾患に関連した留意点に関する教育的支援の場になる。 ・言語的・非言語的コミュニケーションの機会となり、患者との信頼関係の形成につながる。

表Ⅲ-4-2　清拭の手順

手　順	確認事項とポイント
1　全身清拭実施前の準備	
1．援助者の準備をする ①援助するにあたって自分の爪が伸びていないか確認し、処理する。 ②腕時計や手につけてあるアクセサリー類をはずす。 ③手を洗う。	●患者の皮膚に直接触れる援助であるため、損傷を与えないように爪をきちんと切り、指輪や腕時計など手に付いている物もはずす。
2．患者の準備をする ①必要時バイタルサインを測定し、患者の状態の確認（体調や気分など）を行う。 ②患者に清拭の援助内容（いつ、どこで、どのような方法で、どのくらいの時間で行うのか）を説明し、同意を得る。 ③清拭の実施途中に尿意が出現することのないよう、排尿をすませておいてもらう。	
3．清拭をするための環境を整える ①すきま風や部屋の温度（24±2℃）に留意し、必要時、窓を閉めて空調を調節する。 ②プライバシーに配慮し、羞恥心をやわらげるためにカーテンやスクリーンをベッド周囲に設ける。 ③ベッドのストッパーが、しっかりと止まっていることを確認する。 ④ベッドの高さを調節し、必要物品を乗せたワゴンをベッドサイドに配置する。	**Point!** ベッドの高さは、患者の身体が援助者のウエストライン〜股関節の間15cm以内の範囲にあると腰の負担が少ない。また、ワゴンの位置は、動線を考え、効率的な作業域を確保する。患者と援助者の身体をできるだけ近づけて仕事をすると、援助者の筋の緊張も疲労も少ない。
4．患者の寝衣を脱衣する ①患者にタオルケットをかけ、もとの掛け物を足下に折りたたむ。 ②援助しやすいように患者を水平移動で援助者側に引き寄せる。 ③肌が不必要に露出しないようにタオルケットの下で患者の寝衣、下着を取る。	●通常は、寝衣の帯をほどき、手前の袖から脱いでもらう。片麻痺のある患者の場合は、患側の上肢の筋肉や骨・関節に負担がかからないように健側から脱いでもらい、患側から着てもらう。
2　全身清拭の実施	
1．温湯の準備 ①清潔バケツに入っている温湯を小ピッチャーでくみ出し、ベースンに入れる。 ②湯の入ったベースンの中にウオッシュクロスを入れておく。なお、ベースンに入れた温湯は50〜55℃を保つように適宜温湯をつぎ足すか、または入れ替える。	

表Ⅲ-4-2　つづき

手　順	確認事項とポイント

2．患者の身体を拭く

●顔の拭き方
①目頭〜目尻へ（1回拭くごとに、タオルの面をかえる）→ひたい→頬→鼻→口のまわり→耳の順に拭く（図Ⅲ-4-1）。

●上肢の拭き方
①一方の上肢をタオルケットから出して、バスタオルの片側を下に敷き、残った部分で上肢を覆う。
②清潔バケツに入っている温湯をピッチャーでくみ出し、もう1つのベースンに入れる。ベースン内の温湯の温度を50〜55℃に調節し、その中にもう1枚のウオッシュクロスと石鹸を入れて温めておく。
③ベースンの温湯に浸しておいたウオッシュクロスを、手早く手に巻く。
④肘を下から支え、前腕、上腕を末梢から中枢の方向へと拭く（図Ⅲ-4-2）。
⑤拭いた後、バスタオルで皮膚を覆う。
⑥温湯に入れて温めておいた石鹸をタオルにつけ、反対側の手で泡立てる。
⑦石鹸の付いたタオルで同じ部分を露出して拭き、その後バスタオルで再度覆う。
⑧同じ部分を露出し、もう一つの温湯の入ったベースンのタオルを用いて石鹸を十分に拭き取る。

図Ⅲ-4-2　上腕の拭き方

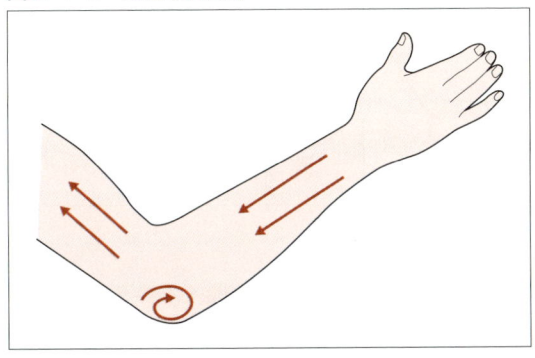

●胸部の拭き方（図Ⅲ-4-3）
①タオルケットの上から胸腹部にバスタオルをかけた後、肌の不必要な露出に注意しながら、その下のタオルケットを腹部側に下ろす。
②バスタオルを折り返し、胸部を露出して、拭いてゆく。乳房は、形態に丸く沿って拭く。
③以下は、上肢の⑤〜⑧と同様の手順。

●腹部の拭き方
①胸腹部にかけてあるバスタオルを頭側に折り返し、腹部を出して、へそを中心に結腸の走行に"「の」"の字に拭く（図Ⅲ-4-4）。
②以下は、上肢の⑤〜⑧と同様の手順。

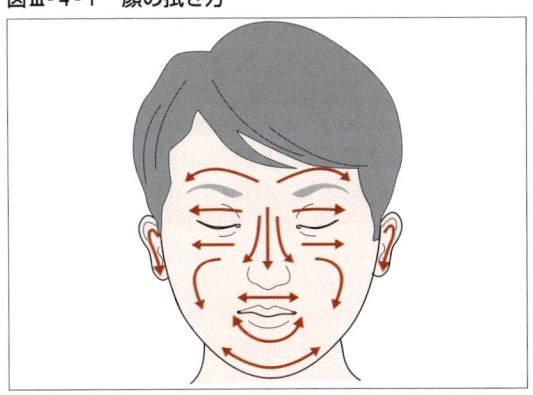

図Ⅲ-4-1　顔の拭き方

Point! このときタオルの端が垂れ下がっていると、その部分の温度が冷えて、患者の皮膚に当てた時に冷感を与えてしまうので注意する。

Point! 患者の好みや皮膚の状態などから適切な石鹸やシャンプー、リンスを選択する

図Ⅲ-4-3　胸部の拭き方

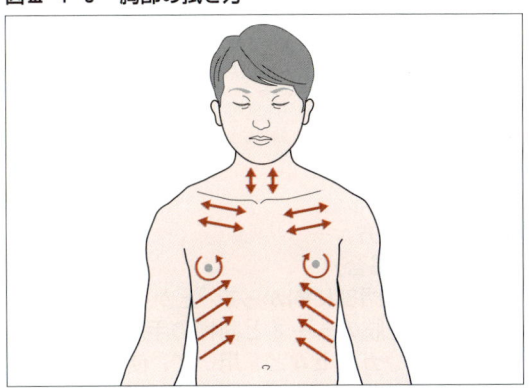

図Ⅲ-4-4　腹部の拭き方

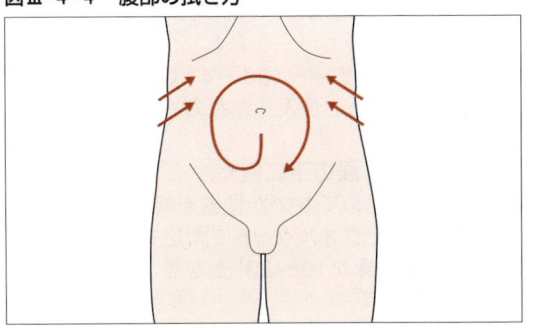

表Ⅲ-4-2　つづき

手　順	確認事項とポイント
●下肢の拭き方（図Ⅲ-4-5） ①一方の足をタオルケットから出して、バスタオルの片方を下肢の下に敷き、残りで下肢を覆う。 ②膝を支えて、大腿～下腿～足部へと拭く。 ③以下は、上肢の⑤～⑧と同様の手順。 ④他方の下肢を同様に拭く。 ●背部・殿部の拭き方（図Ⅲ-4-6） ①患者に体の向き（体位）を横向き（側臥位）になってもらう。 ②バスタオルの片方を患者の下側に差し込むように入れ、残りで寝衣の上から背部・殿部を覆う。 ③患者にかけていたバスタオルを降ろして、背部を拭く。 ④以下は、上肢の⑤～⑧と同様の手順にて進める。 ⑤殿部を出し、筋の走行に外から内側に向けて拭く。 ⑥以下は、上肢の⑤～⑧と同様の手順。	図Ⅲ-4-5　肢の拭き方 **Point!** 背部は冷気を最も感じやすい部位なので、保温に注意する。 図Ⅲ-4-6　背部と殿部の拭き方
●陰部の拭き方 〈陰部清拭の場合〉 ①上部から肛門部に向かって、上から下に拭く。 ②以下は、上肢の⑤～⑧と同様の手順。なお、陰部清拭は、ガーゼなどを用いて、使用したものを他の部位に用いないようにする。 〈陰部洗浄の場合〉 ①陰部洗浄を行う場合は、バスタオル、防水シーツ、便器（便器カバーを含む）、洗浄用ボトルまたは、小ピッチャー（38～41℃程度の微温湯1000～1500mLが入ったもの）を追加して準備する。 ②防水シーツを腰の下に敷く。 ③あらかじめ温めておいた便器を挿入する。 ④バスタオルとタオルケットで両足をくるむ。 ⑤患者の上半身が10～20°上がるようにベッドを調整する。	**Point!** 陰部の清拭は、特に羞恥心を伴うため、可能であれば患者自身に行ってもらう。その場合、最後に再度、手指の清拭、または手浴を行い、手指の清潔を保つ。 ●患者の自立度や体型を考慮して適切な便器を選択する。また、便器を挿入する際に、患者が殿部を挙上することが難しい場合には、安全・安楽を考えて看護師2人で実施することが望ましい。

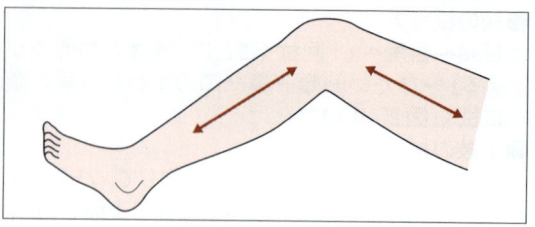

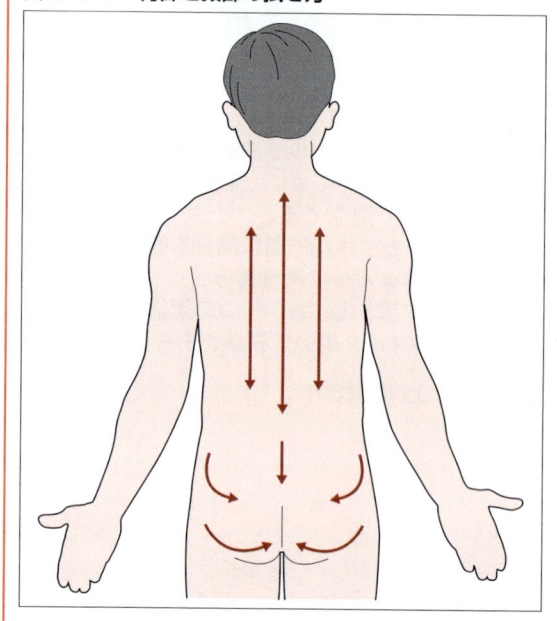

表Ⅲ-4-2 つづき

手　順	確認事項とポイント
⑥湯が腹部や腰部に流れないように恥骨に沿ってガーゼを置く。 ⑦ガーゼに石鹸をつけ、泡立てる。 ⑧外陰部に微温湯をかける。 ・男性の場合：ペニスを陰嚢の間、会陰部、亀頭部にくまなく微温湯をかける。 ・女性の場合：指で陰唇を開いて、上から微温湯をかける。 ⑧泡立てた石鹸の付いたガーゼで、恥骨部から肛門周囲まで拭く。 ⑨新しいガーゼを用いて、陰部に微温湯をかけながら石鹸を洗い流す。 ⑩乾いたガーゼで殿部、陰部の水分を十分に拭き取る。 ⑪便器をはずし、防水シートを除去する。 ●寝衣を整える ①仰臥位になってもらい、寝衣の前を合わせて整え帯を結ぶ。	●患者に微温湯をかける直前に、必ず湯の温度を確認する。 ●陰部の粘膜は機械的な刺激に弱いので、強くこすらず、やさしく拭くようにする。
3　全身清拭の実施後	
1．患者の状態を確認し、環境を整える ①患者に気分の不良など、健康状態に変化がないかを確認する。 ②ベッドの高さをもとの高さにもどす。また、ベッド周りが使用した温湯で濡れていないかを確認する。濡れている場合は、きちんと拭き取る。	

B. 入浴介助

●入浴介助とは、「風呂に入り、体を洗う」という活動が、何らかの障害によって自分でできない人に対して、入浴に関連した行為をそばに付き添って援助することである。

①目　的
●慢性期や回復期の患者に対する入浴介助の目的としては表Ⅲ-4-3のようなことが挙げられる。

②必要物品
●**患者用**：洗面器、石鹸、シャンプー、リンス、バスタオル、フェイスタオル、清潔な衣類、湯温計。
●**援助者用**：防水エプロン、長靴、手袋（援助者の手にキズがある場合）。

③手　順
●慢性期や回復期の患者の場合、患者のそばに付き添い介助するか、あるいは見守りを行うかは、患者がどの程度セルフケアを行うことが可能なのかを患者の状態からアセスメントして判断する必要がある（表Ⅲ-4-4）。

(奥野信行)

〈文献〉
三上れつ・小松万喜子(2005)．演習・実習に役立つ基礎看護技術―根拠に基づいた実践をめざして，基礎看護学 第2版．ヌーヴェルヒロカワ．
大河原千鶴子・河合千恵子・金井和子編(1998)．基礎看護技術マニュアル(Ⅱ)―ナーシング・マニュアル14 臨床看護技術編．学習研究社．
志村和子・坂井美千子・出井和子(1983)．入浴の生体への影響　体

温・心拍数・血圧・酸素消費量の変化．看護, 35(9), 45-53.
杉山聡子・伊藤幸子(1992)．清潔保持の生理的変化と安全な方法．臨牀看護, 18(12), 1733-1739.
寺町優子(1997)．心臓ナーシング―臨床看護学エッセンス．医学書院．
寺町優子(1998)．安全な入浴ケアのための生理学的判断指標と入浴援助基準―心筋梗塞患者の場合を中心に．看護学雑誌, 62(8), 715-721.

表Ⅲ-4-3　慢性期や回復期の患者に対する入浴介助の目的

患者にとって	・皮膚の表面に付着している汚れを洗い流すことにより、皮膚の生理機能を正常に保つ。 ・血液循環を促進し、新陳代謝を高める。 ・気分を爽快にすることによって、健康感を高め、活動意欲や回復意欲を促す。 ・その人の品位やその人らしさが保持され、円滑な対人関係によい影響をもたらす。 ・筋肉や関節を動かすことによって、身体機能の維持・回復を促す。
看護師にとって	・患者の皮膚をはじめとした全身状態の観察を行う機会になる。 ・入浴を行う上での疾患に関連した留意点に関する教育的支援の場になる。 ・言語的・非言語的コミュニケーションの機会となり、患者との信頼関係の形成につながる。

表Ⅲ-4-4　入浴介助の手順

手　順	確認事項とポイント
1　入浴介助前の準備	
1．患者の準備をする ①必要時バイタルサインを測定し、患者の状態の確認（体調や気分など）を行う。 ②患者に入浴介助の内容（いつ、どこで、どのような方法で、どのくらい時間で行うのか）を説明し、同意を得る。 ③排泄の有無を確認する。	●入浴は、温熱効果によって全身の代謝を亢進させるため、循環器系への影響が大きく、体力も消耗しやすい。したがって、心疾患をもつ患者をはじめ、入浴という活動が患者に負担を与える可能性が考えられる場合、入浴前の患者の身体面の観察を十分に行う。 ●病室から出歩いた後や食事をした後にすぐ入浴するというような、負担のかかる活動が重なることを避けるように配慮する必要がある。
2．脱衣室・浴室の環境を整える ①すきま風や部屋の温度（24±2℃）に留意し、窓を閉めて空調を調節する。 ②石鹸などが残って床が滑りやすくなっていないか、その他、転倒の危険性を念頭において浴室内の環境を整える。 ③シャワーをはじめとする給湯の温度（40～42℃）やナースコールなど浴室の設備が正常に働いているかを確認する。 ④浴槽の湯の温度を39～40℃になるように調節する。	●寒さで末梢血管が収縮することによる急激な血圧変動を防ぐ。 ●高温浴では心負荷が増大するため、42℃以上の高温は避け、ぬるめの湯での入浴が望ましい。
2　入浴介助の実施	
1．患者の脱衣を介助する ①患者を脱衣所に誘導する。 ②脱衣の介助を行う。	
2．浴室に入ることを介助する ①そばに付き添って、浴室に入る。 ②患者の体位を安定させるために浴室用の椅子に座ってもらう。	

表Ⅲ-4-4　つづき

手　順	確認事項とポイント
3．体・頭を洗うことを介助する ①湯の温度を確認してから患者の足先にかけ、患者自身にも湯の温度を確認してもらう。 ②足→下肢→体幹の順で湯をかけていく。 ③体・頭髪を洗う。また、石鹸やシャンプーが皮膚に残らないように十分すすぐ。 ④タオルを湯ですすぎ、体や頭髪の水分を拭き取る。	●広げたタオルを肩に当てて、その上から湯をかけると保温効果がある。 ●患者の好みや皮膚の状態などから適切な石鹸やシャンプー、リンスを選択する。
4．浴槽に入ることを介助する ①患者のそばに付き添い、浴槽に入る介助をする。 ②浴槽の湯につかる（図Ⅲ-4-7）。 図Ⅲ-4-7　浴槽につかる 横隔膜が押し上げられることによる呼吸運動の抑制 静脈還流の増加による心負荷↑ 水圧 （浴槽に首までつかることによって全人的な負担が起こる） ③患者の体が温まったら、浴槽の縁や手すりを持ち、ゆっくり立ち上がってもらって、浴槽を出る。 ④患者の体位を安定させるために浴用の椅子に座ってもらう。 ⑤湯ですすいだタオルで、患者の体や頭髪の水分を拭き取る。 ⑥バスタオルで体を覆い、そばに付き添って脱衣室に向かう。	●高齢者の場合は、若年者に比べて浴槽への出入りなど、移動動作がスムーズでないために循環器系に負担がかかりやすいことに注意する必要がある。 ●首までつかる全身浴の場合には、水圧の影響から、静脈還流量が増えることによる心臓への負担や、呼吸運動の抑制による呼吸機能への負担が生じる。そのため、心疾患や呼吸器疾患を持つ患者の場合、心臓や呼吸への影響の少ない半身浴が望ましい（寺町, 1998）。 ●半身浴で肩が寒く感じる場合は、タオルを肩にかけるなどの保温のための工夫を行う。 ●高齢者や起立性低血圧症の患者では、急に立ち上がることによって血圧低下を生じる場合があるので、注意が必要である。
5．患者の着衣を介助する ①バスタオルで体や頭髪の水分を十分に拭き取る。 ②着衣の介助を行う。 ③そばに付き添って、病室にもどる。	
3　入浴介助の実施後	
1．患者の状態を観察し、入浴後のケアを行う ①患者に気分の不良など、健康状態に変化がないかを確認する。 ②必要時、髪を乾かしたり、手足の爪を切るなどの援助を行う。	●糖尿病や閉塞性動脈硬化症では、末梢血流障害や神経障害、易感染性を伴い、わずかなキズでも潰瘍への進展・増悪から壊疽につながる危険性がある。そのため、患者の身体の末梢部分を十分観察するとともに、入浴後に皮膚や爪のケアを行うことが重要である。

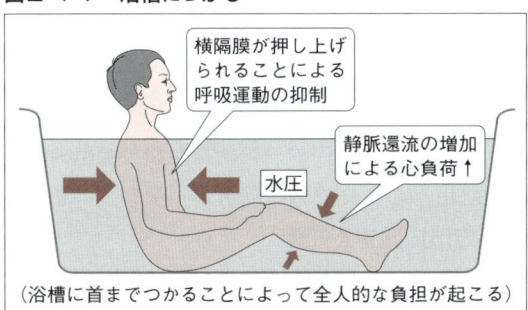

C. 口腔ケア

①看護技術における口腔ケアの意味

- 口腔ケアは、単に歯磨き、含嗽などによる口腔内の保清をするケアではなく、口腔衛生を維持し、食べる、話す、呼吸を整えるなど全身の状態を調整できるように働きかける看護ケアである。
- 脳卒中などでADLが低下し、臥床していることが多くなった患者の場合、誤嚥性肺炎、感染性心内膜炎など致死的な感染症の予防にもつながる。
- 誤嚥性肺炎の起炎菌を含む口腔内汚染物が取り除かれ、刺激によって唾液の分泌が促進され、口腔自浄作用が強化される。その結果、口腔内微生物は減少し、微生物叢は改善される。そのため、誤嚥したとしても、重篤な感染症を引き起こす可能性が減少する。
- 循環器障害では、動脈硬化は微生物感染が引き金となる炎症性疾患としても捉えられるようになってきた(奥田,2005)。
- 歯周病の細菌は血液中に入り込み、心臓弁膜では細菌性心内膜炎を起す可能性があり、動脈内壁に付着し動脈硬化を助長する。
- 糖尿病では、骨格筋細胞や脂肪細胞における糖取り込みを阻害する。そのため、血糖コントロールが悪化するといわれている。
- 発熱、骨粗鬆症、妊娠トラブルなどにも歯周病原性菌内毒素が原因として影響しているといわれている。

②患者にとって口腔ケアが必要な理由

- 口腔ケアは、う蝕や歯周疾患の予防や治療だけでなく、誤嚥性肺炎などの全身性感染症の予防、運動・知覚神経系のリハビリテーションの効果なども期待ができる。
- 感染症などに影響する歯垢(プラーク)は、バイオフィルムで、薬剤も内部に到達しにくく、強固に付着しているため自然にはとれない(図

図Ⅲ-4-8 バイオフィルムの模式図

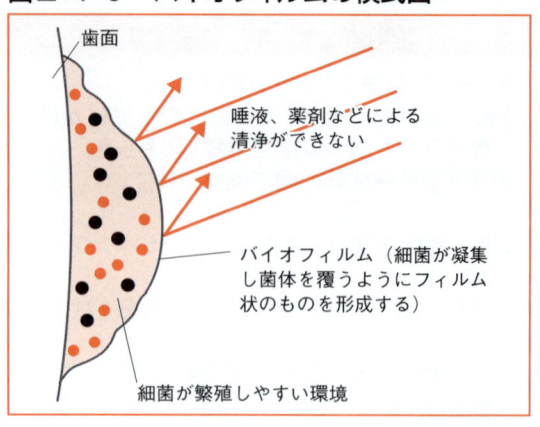

Ⅲ-4-8)。

③口腔ケアの方法

a)口腔ケアの方法の選択・決定

- 口腔内を観察しアセスメントする。
- 患者さんの状態を把握する(疾患名、急性期、回復期、慢性期、ターミナル期など疾患の状態、ADL、これまでの口腔ケア・歯磨きの習慣)。

b)方法に関する知識

- 口腔ケアの基本は、歯垢(プラーク)をとることである。
- 歯垢はバイオフィルムなので、殺菌、消毒薬などによる化学的清掃単独では効果が少なく、歯ブラシなどを使った機械的清掃によっての除去が効果的である。
- 食後3〜20分間で口の中のpHが低下しエナメル質の脱灰が進行するため、毎食後3分以内、3分間を目安とするブラッシングが推奨されている(道重,2003)。

④口腔ケアの実施

- 看護師が実施する口腔ケアと、患者さんができるように看護師が教育的に働きかける口腔ケアとがある(表Ⅲ-4-5)。

⑤反応をとらえる

- 口腔ケアの実施中および、実施を継続することによる口腔内の変化を患者さんが見て、反応(言葉や表情、行為)するのをとらえる。

表Ⅲ-4-5　口腔ケアの手順

看護師が実施する口腔ケア：患者さんや家族と協働して

目　的	●口腔ケアが必要な理由を説明し、協働して行っていくための理解を得る。 ●方法を提案し了解を得る。変更箇所があれば話し合い検討していく。 ●必要物品準備の協力を得る。値段などの提示、使用数を伝える。
必要物品	●手鏡、口腔ケア用スポンジブラシ（方向性を気にすることなく使用でき、粘膜を傷つける可能性が低い）、舌ブラシ、電動歯ブラシ（ヘッドが小さいもの）、コップ（または水のみ）、タオル、ガーグルベースン、ディスポーザブル手袋、マスク。
体　位	●患者：坐位、あるいは臥位。 ●看護師：口腔内が見えやすい位置に立つ。
手　順	①自分で観察することが可能であれば、手鏡を渡し、口腔内を観る ことを促す。 ②含嗽薬（重曹水など）浸した口腔ケアスポンジにて口腔粘膜の汚れを擦り取る。 ・スポンジを乾燥したまま使用すると粘膜を創つける可能性があるので十分に水分を吸収させる。 ・スポンジは、効果的に拭き取るために回転させながら使う。 ③舌ブラシで舌の奥から手前へ10回程度軽く（50g程度の力）こすり、舌苔を擦り取る。 ④電動歯ブラシで歯面を清掃しプラークを除去する。粘膜も必要に応じて清掃する。円形の方向での制約がなく、高速で動く回転式の電動歯ブラシの活用が普通の歯ブラシよりも時間と効果を考えると有効である。 ⑤含嗽薬によるうがいを、口腔内に遊離した口腔微生物を排出するために行う。自分で含嗽が困難な場合には、口をすすぐための給水装置や吸引器が必要となる。 ⑥手鏡で、ケアの終了した口腔内を観察してもらう。 ⑦口唇には、ワセリンやリップクリームを塗布する。 ⑧実施した看護師は手洗いを十分に行う。

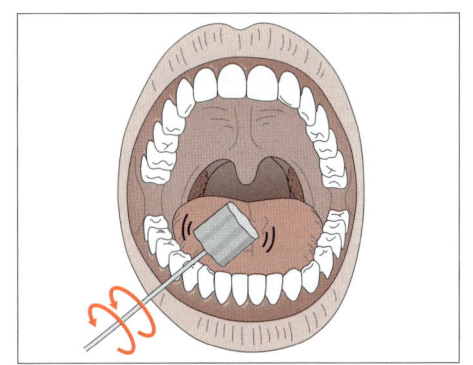

スポンジブラシによる口腔ケア（回転させながら用いる）

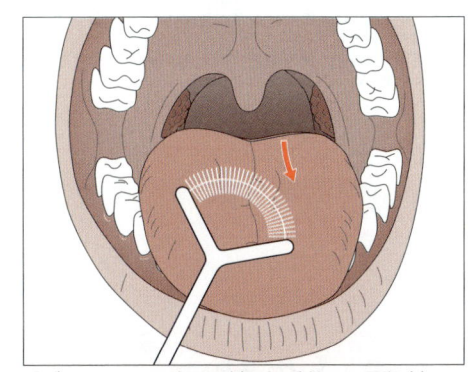

舌ブラシによる口腔ケア（奥から手前へ10回程度）

患者ができるように看護師が教育的に働きかける口腔ケア

目　的	●口腔ケアが必要な理由を説明する。 ●これまでの口腔ケア（歯磨き）の習慣を知り、生活の中で、実施可能なものを話し合って一緒に決めていく。 ●必要物品の説明と準備の協力を得る。
必要物品	●手鏡、歯ブラシ（ヘッドが小さいもの、軟らかめ）、コップ、タオル。
体　位	●坐位
手　順	①手鏡を渡し、口腔内の観察を促す。 ②歯ブラシにて歯面を清掃しプラークを除去するよう指導する。

表Ⅲ-4-5 つづき

	・鉛筆を持つように歯ブラシを持ち、歯と歯肉の境目に毛先を当てて、歯ブラシを小さく振動させるようにしてブラシを移動する。 ・1〜2本ずつ磨くように指導する。 ・水だけの歯磨きで十分だが、歯磨剤を使用する場合は小豆大程度の少量にして、歯磨きの仕上げに使用することなどを提案する。 ③水道水（抗菌性のある洗口剤）での含嗽を促す。口腔内に遊離した口腔微生物を排出するために行う。 ④手鏡で、ケアの終了した口腔内を観察するのを促す。 ⑤定期的な歯科受診をするようにアドバイスする。

⑥評　価
- 口腔ケアによって、口腔内がどのように変化したのか、患者の反応を観察し、記録する。
- 今後、患者の生活へ新たに口腔ケアを取り入れていくことができるか、清潔が保てているか、全身状態（発熱、感染、血糖値など）の改善が得られているかの視点で評価する。

（米田昭子）

〈文献〉
角保徳（2005）．エビデンスでする摂食・嚥下トレーニング－トレーニングから栄養管理まで，口腔ケアの具体的方法と誤嚥性肺炎の予防．BRAIN NURSING, 21（8），839-844．
道重文子（2003）．エビデンスが変えたケア3 口腔ケア．月刊ナーシング，23（1），42-48．
奥田克爾（2005）．健康破綻に関わる口腔内バイオフィルム．日本医師会雑誌，58（3），225-234．

D. フットケア

1 フットケアとは

- フットケアとは、①足のアセスメント、②足浴、③爪の切り方と爪ヤスリの方法、④靴下と靴の選び方、⑤日常生活の工夫などを実施しながら教育することである。

①糖尿病とフットケア
- 糖尿病患者の足病変は、高齢糖尿病患者の増加、動脈硬化や糖尿病性神経障害、糖尿病性腎障害による血液透析や糖尿病性網膜症による視力障害など重症者の増加とともに年々増加している。
- 糖尿病性足病変の主な原因は、糖尿病による神経障害、血管障害、易感染性であり、軽症の足病変から感染を起こして壊疽へと進展し、下肢切断手術に至る場合も多い。
- いったん発症した糖尿病患者の足病変は、糖尿病患者の身体的な生活の質を阻害するだけでなく、長期的な治療費の負担や失職など、社会・経済的な負担も招くことになる。
- 看護師は、糖尿病患者へ早期より糖尿病性足病変の予防や改善や再発防止のためにフットケアを行う必要がある。

②フットケアの効果（図Ⅲ-4-9）
- フットケアは、看護師が患者の身体に直接触れるケアである。患者も足は他人に見せにくいものであり、このケアを通じて患者と人間関係を形成することが容易となる。
- フットケアは、患者が足のアセスメントによって自分の足病変の状態を実感し、自分の身体への関心が高まり、フットケアそのものの重要性を認識する。
- 患者が看護師からフットケアを受け、よくなっていく身体を体験することで、これまでの自分なりのフットケアを振り返る機会となり、自分の足病変の状態に応じたフットケアを新たに習得する。
- 患者が自分で新たに習得したフットケアを行うことで、足病変の予防や改善や再発防止につながり、よくなっていく身体を体験することで療養への動機づけとなる。

図Ⅲ-4-9 フットケアの効果

患者
- 身体への関心が高まる
- フットケアの重要性を認識
- 自分なりのフットケアを振り返る
- 新しくフットケアを習得
- 良くなった身体を体験

人間関係の形成
療養への動機づけ

看護師
- 患者の身体に直接触れる
- 患者の足をアセスメントする
- 患者へ足浴・爪きり・爪やすりを行う
- 患者へ靴や靴下の選び方・日常生活の工夫を教育する

表Ⅲ-4-6 フットケアの目的

①清潔を保持する
②末梢循環の促進
③足病変の早期発見と予防
④足病変の改善や再発防止
⑤副交感神経の優位とリラクゼーション
⑥療養への動機づけ

表Ⅲ-4-7 足のアセスメント項目

皮膚障害の有無／部位	発赤、乾燥、白癬、水泡、湿疹、皮膚剥離、外傷、潰瘍、その他
知覚障害の有無／部位	触圧覚、触覚、痛覚、足趾のしびれ、その他
変形障害の有無／部位	胼胝（べんち）、鶏眼、爪肥厚、陥入爪、外反母趾、内反小趾、その他
血流障害の有無／部位	両足背動脈触知（良好・微弱・無・左右差）、両後頸骨動脈触知（良好・微弱・無・左右差）、冷感、間歇性跛行、浮腫、皮膚色の異常（無・チアノーゼ・赤色化）、足の脱毛、喫煙（有：　本／日・無）、その他
足病変の既往の有無／部位	足病変の時期、原因、治療

③フットケアの目的

● フットケアの目的を**表Ⅲ-4-6**に示した。

2 フットケアの方法

1. 足のアセスメント

①目　的

● 足のアセスメントは**表Ⅲ-4-7**に示すような項目を見るために行う。

②必要物品（図Ⅲ-4-10〜13）

● 両足の表・裏、足趾の間、爪、側面の5箇所をみるためのスタンド式の指拡大鏡と凹面鏡、触覚をみるための筆、痛覚をみるための安全ピン、足の裏の触圧覚をみるためのSemmes-Weinstein monofilament（SWM）の5.07（10g）、振動覚をみるためのC-128の音叉計、膝立位でアキレス腱反射をみるための打鍵器。

③方　法

● 足のアセスメントの方法を**表Ⅲ-4-8**に示す。

図Ⅲ-4-10 足の表・裏・爪・指の間・側面を観察

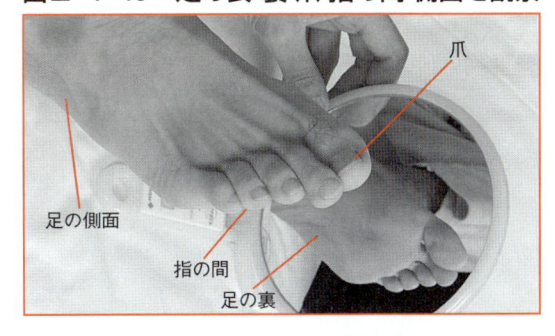

爪
足の側面
指の間
足の裏

図Ⅲ-4-11 スタンド式の鏡（拡大鏡と凹面鏡つき）

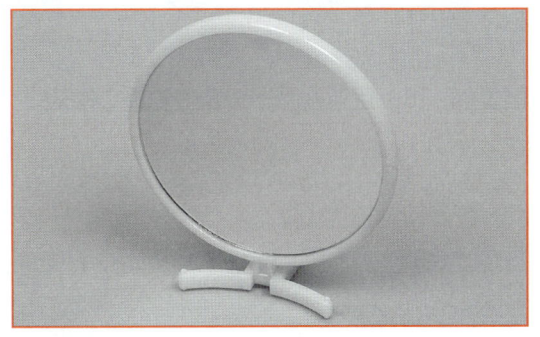

図Ⅲ-4-12 知覚障害をみるための必要物品

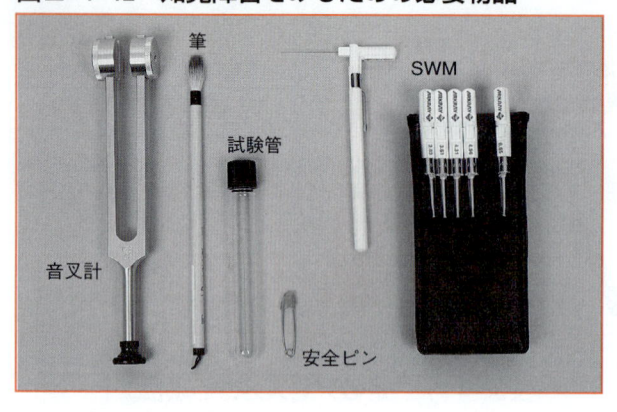

図Ⅲ-4-13 アキレス腱反射をみるための打鍵器

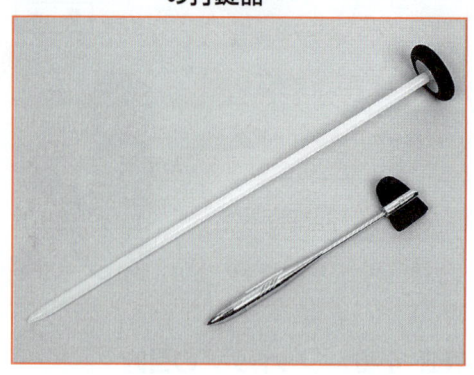

表Ⅲ-4-8 足のアセスメントの方法

①知覚障害の有無の一つで、触圧覚の有無の見方	Semmes-Weinstein monofilament (SWM) の5.07 (圧力換算値10g) 以上の感覚障害は、神経障害が高度で足病変にリスクが高いとされている (図Ⅲ-4-14、15)。
	患者に目をあけた状態でSWMを手の甲に当て、痛みがないことと、当てた感覚を体験して安心してもらう。
	患者に目を閉じてもらい、両足の皮膚3箇所にSWMを直角に当てて離す (約2秒間)。
	潰瘍部や胼胝や角化などに当てない。
	患者にSWMを当て「何か当たっていますか」と尋ね「はい・いいえ」で答えてもらう。
	同じ場所で2回繰り返し、1回はSWMを当てずに (偽テスト)「何か当たっていますか」と尋ね、「はい／いいえ」で答えてもらう (1つの部位について合計3回の質問となる)。
	患者が正しく3回の実施のうち2回を答えられれば、防護のための知覚は存在し、答えられなければ防護のための知覚が欠如していることになり、足潰瘍を起こすリスクがあると考える。
②血流障害の有無の一つで、両足背動脈と両後頸骨動脈触知の見方	両足背動脈と両後頸骨動脈に看護師の第2・3・4指の指先を軽く当て、動脈の触知の有無を良好・微弱・無・左右差をみる (図Ⅲ-4-16)。

International Warking Group of the Diabetic Foot (1999)／内村功・渥美義仁監訳 (2000). インターナショナル・コンセンサス糖尿病足病変 付録 糖尿病足病変の管理と予防に関するプラクティカル・ガイドライン (p.13). 医歯薬出版. より一部改変して引用

図Ⅲ-4-14 触圧覚をみるためのSWMの当てる部位

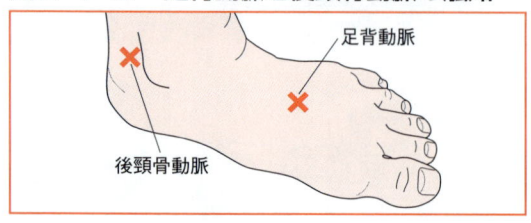

図Ⅲ-4-15 触圧覚をみるためのSWMの当て方

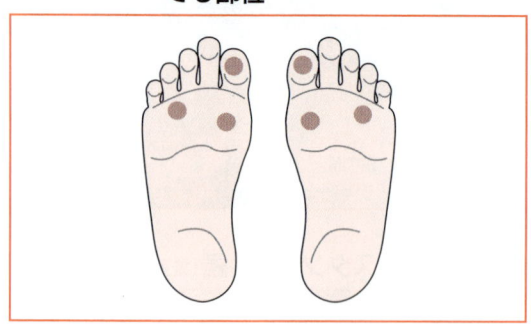

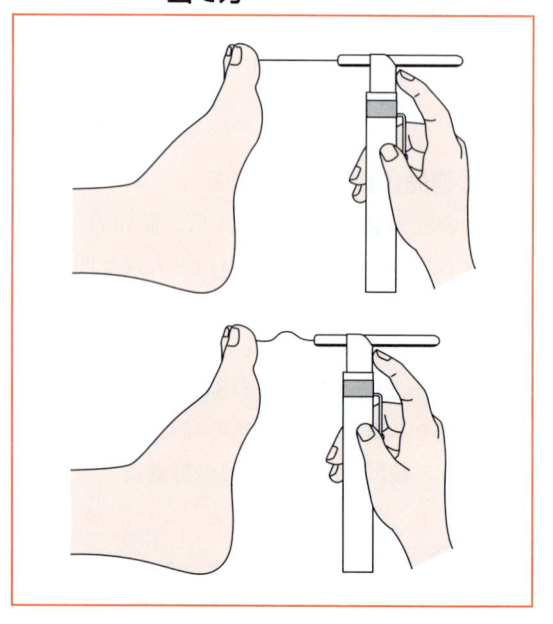

図Ⅲ-4-16 足背動脈と後頸骨動脈の触知

図Ⅲ-4-17　足浴用の両足が入る四角いバケツ

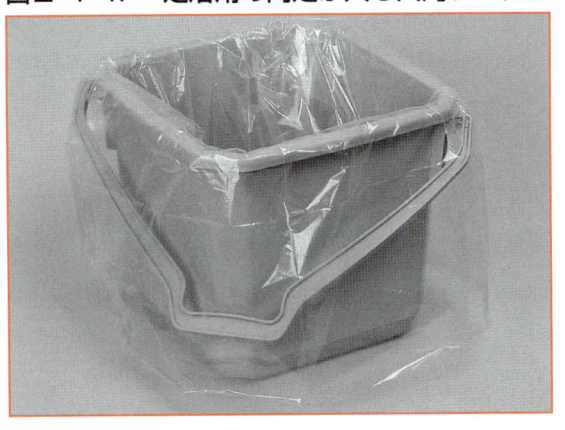

図Ⅲ-4-18　足浴の道具

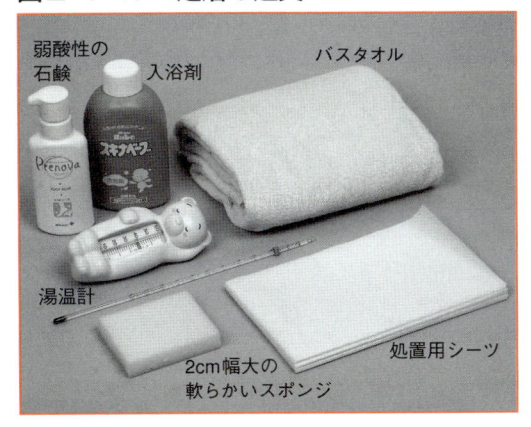

表Ⅲ-4-9　足浴の手順

手　順	確認事項とポイント
①膝下2／3がつかるくらいの深めのバケツに、40℃（人肌程度）で10分間つける。片足ずつでもよい。	●保湿・保温効果のある入浴剤を入れてもよい。 **Point!** 皮膚の乾燥やひび割れのあるときは足浴を短時間にし、40℃で5分間前後つける。皮膚をふやけ過ぎないようにすることが大切である。
②足先から膝下までゆっくり円を書くようにマッサージしながら、足趾の間もよく洗い、弱酸性の石鹸にて軟らかいスポンジを使ってゆっくりとていねいに洗う。	●軽石や化繊性のタオルなど刺激の強いものは使わない。
③足浴後には、柔らかいタオルで水気をよく拭き取り、よく乾燥させる。	●特に足趾の間はていねいに拭き、よく乾燥させることが大切である。
④白癬の抗真菌剤の軟膏は、足浴後など皮膚が浸軟化状態の時に片方の足に1cmぐらいの量で、白癬部位に薄くのばし擦り込む。	
⑤角化部位には、角質軟化剤をマッサージしながら塗る。	●角質軟化剤は白癬部位には塗らない。

2. 足浴の方法

①必要物品（図Ⅲ-4-17、18）

●膝下2／3が浸かるくらいの深めのバケツ、湯温計、弱酸性の石鹸、軟らかいスポンジ、保湿・保温効果のある入浴剤、足を拭くためのバスタオル、足台、バケツの中に敷くためのビニール袋（他感染防止のため）、処置用シーツ。

②手　順

●足浴の手順を**表Ⅲ-4-9**に示す。

3. 爪の切り方とヤスリのかけ方

①必要物品（図Ⅲ-4-19）

●ニッパー爪切り、爪ヤスリ（普通の爪ヤスリ・巻き爪用の爪ヤスリ）。

②手　順

●手順を**表Ⅲ-4-10**、**図Ⅲ-4-20**に示す。

4. 靴下と靴の選び方（図Ⅲ-4-21、22）

●望ましい靴下と望ましい紐靴の説明手順を**表Ⅲ-4-11**に示す。

図Ⅲ-4-19　爪切りと爪ヤスリ

- ニッパー型爪切り
- 普通の爪切り
- 巻き爪用の爪ヤスリ
- 普通の爪ヤスリ

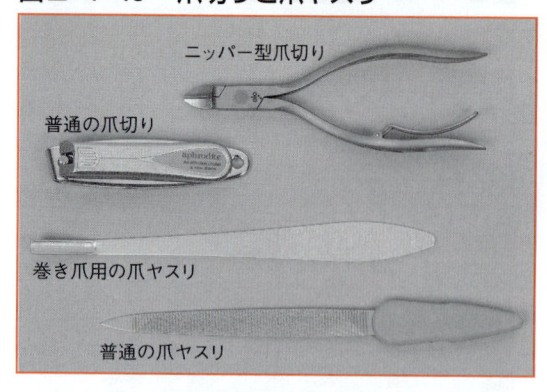

表Ⅲ-4-10　爪の切り方とヤスリのかけ方の手順

① ニッパー型爪切りを用いて、爪と皮膚と同じ高さになるように横にストレートカットする。
② ニッパー型爪切りや爪切りで深爪しない。
③ 爪の両端は、陥入爪になりやすいので両端を切り落とさず、爪ヤスリで丸くヤスリをかける。
④ 爪ヤスリは、爪に対して直角に当て一方向にかける。

図Ⅲ-4-20　爪ヤスリの当て方

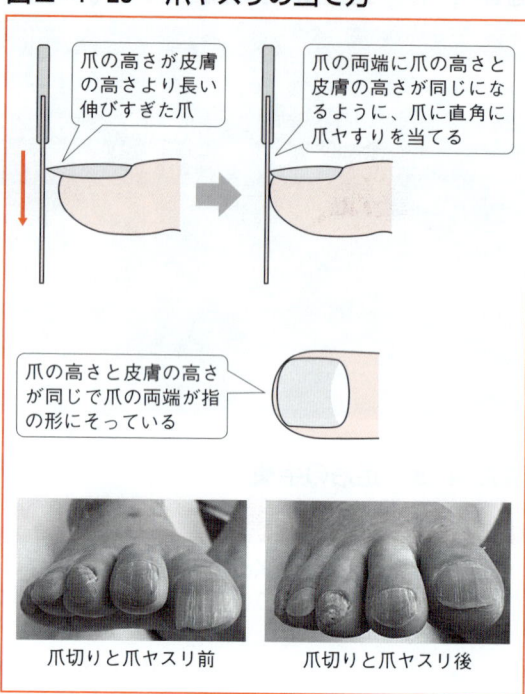

- 爪の高さが皮膚の高さより長い伸びすぎた爪
- 爪の両端に爪の高さと皮膚の高さが同じになるように、爪に直角に爪ヤすりを当てる
- 爪の高さと皮膚の高さが同じで爪の両端が指の形にそっている
- 爪切りと爪ヤスリ前
- 爪切りと爪ヤスリ後

表Ⅲ-4-11　望ましい靴下と望ましい紐靴の説明手順

望ましい靴下の説明手順
① 素足は避けて屋内外にかかわらず靴下を履く。
② 自分の足のサイズに合った物を選ぶ。
③ 清潔な物に毎日はき替える。
④ 通気性・保湿性・保温性のある物を選ぶ。
⑤ ゴムのきつい物や重ね履きはしない。

望ましい靴の説明手順
① できるだけ紐靴を選ぶ。
② 自分の正しい足のサイズに合った、靴底のクッション性の高い物で、場合によっては中敷をしいてもよい。
③ つま先にゆとり（1～1.5cm程度）があって、足の指が靴の中で動くものがよい。
④ 靴地は軟らかくて軽いものがよい。
⑤ 踵は硬くて足首にピッタリと合ったものがよい。
⑥ ヒールの高さは2cmまでの高さのものがよい。
⑦ 靴を履く時は、必ず小石やゴミが入ってないか異物を確認する。
⑧ 靴を履く時には、足先を上げて踵をつき先ず踵に足を入れてから紐を結ぶ。新しい靴は、旅行時に履きおろさず、まず1回に10分程度で近所を歩くなど1カ月以上の履き慣らしに十分時間をかける。
⑨ 健康サンダル（いぼいぼの付いたもの）やスリッパのようなものは、脱げやすいのでかえってタコができやすくなる。できるだけ履かないようにする。

図Ⅲ-4-21　望ましい靴下

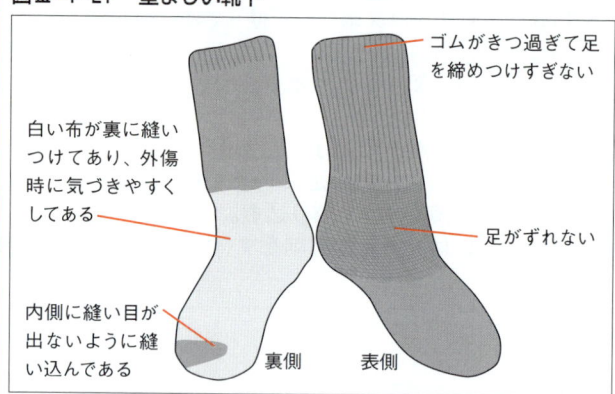

- ゴムがきつ過ぎて足を締めつけすぎない
- 白い布が裏に縫いつけてあり、外傷時に気づきやすくしてある
- 足がずれない
- 内側に縫い目が出ないように縫い込んである
- 裏側
- 表側

図Ⅲ-4-22　望ましい靴

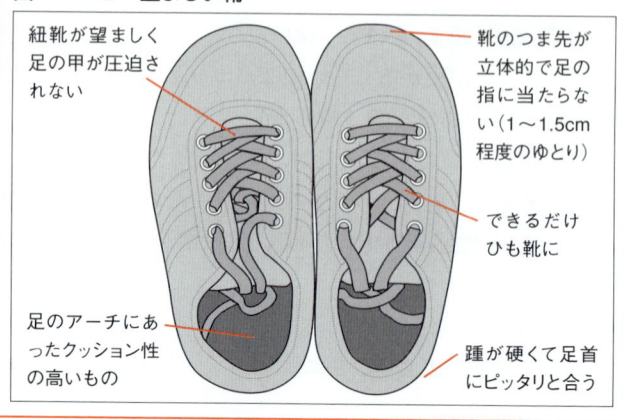

- 紐靴が望ましく足の甲が圧迫されない
- 靴のつま先が立体的で足の指に当たらない（1～1.5cm程度のゆとり）
- できるだけひも靴に
- 足のアーチにあったクッション性の高いもの
- 踵が硬くて足首にピッタリと合う

表Ⅲ-4-12　日常生活上の工夫

①足をていねいに観察する	皮膚の状態（皮膚の色・乾燥・切り傷・水疱・胼胝・鶏眼・まめ・靴ずれ）を観察する。手鏡やスタンド式鏡を使って、足底・足趾の間も観察する。
	視力障害のある場合は、家族に依頼する。
②火傷の予防	入浴時にお湯の温度を必ず湯温計で確認する（40～42℃以下）。
	携帯用カイロ・湯たんぽ・電気あんかなどの暖房器具は、足が冷えても直接皮膚に当てないで布にくるみ、できるだけ足から遠ざけて寝具のみを温める。
③足のトラブル時の手当て	ケガに気づいたら、市販の消毒薬で消毒し、清潔なガーゼで覆うなど応急処置をする。
	ケガの治りが悪い場合や、手当てに困ったらできるだけ早く病院へ行く。
	鶏眼や胼胝は、自分で爪切りやハサミで切ったり、市販の角質治療のための軟膏などを使用しない。
④禁煙	動脈硬化を促進するなど血流が悪くなるので禁止する。

5. 日常生活の工夫

● 日常生活上の工夫を表Ⅲ-4-12に示す。

（曽根晶子）

〈文献〉
伊波早苗（2001）．フットケア！②糖尿病ケアにみる看護の専門性．看護技術，47(6)，22-27．
International Warking Group of the Diabetic Foot（1999）／内村功・渥美義仁監訳（2000）．インターナショナル・コンセンサス糖尿病足病変 付録 糖尿病足病変の管理と予防に関するプラクティカル・ガイドライン（p.13）．医歯薬出版．
金澤泰徳監修（1999）．イラスト糖尿病対症ケア．文光堂．
新城孝道（2000）．糖尿病のフットケア．医歯薬出版．

III 慢性期・回復期のADL支援

5. 運 動

元木絵美

- 慢性期・回復期の患者には、障害に伴う身体機能に合わせた新しい日常生活動作の工夫が必要となる。また、治療や障害のために長期臥床、寡動状態になると廃用症候群を発症する可能性もある。
- 廃用症候群は、運動機能においては関節可動域の制限や筋力低下、骨萎縮（骨粗鬆症）などの障害をもたらし、その他、呼吸器や心血管系の疾患、褥瘡などを合併すると、さらにリハビリテーションの妨げとなり悪循環を呈することになるため予防が重要である。

1 身体計測（上下肢長・四肢周径）

①目 的
- 運動機能の障害や左右の四肢長差がある場合、筋萎縮や跛行など身体機能に変化が生じる。手術やリハビリテーションなどの治療効果の判断や、疾患の進行度を評価するために身体計測を行う。

②必要物品
- メジャー。

③測定方法
- 測定方法を**表Ⅲ-5-1**に示す。

2 関節可動域の測定と関節可動域訓練

①目 的
- 各関節の可動域（range of motion：ROM）を調べることで、関節疾患の有無や関節運動を阻害している要因を確認することができる。
- ROMの測定は関節機能（安定性、柔軟性、筋緊張）を評価することでもあり、ADLの評価にもなる。
- 関節可動域訓練は、ROMの維持ばかりではなく、局所循環を改善させたり、関節の運動感覚を回復させるなどの効果も期待できる。

②必要物品
- 角度計（ゴニオメータ）。

③測定・評価方法
- 関節可動域の測定方法を**表Ⅲ-5-2**に示す。
- 関節可動域訓練の手順を**表Ⅲ-5-3**に示す。

3 筋力の測定（徒手筋力テスト、MMT）と筋力強化運動

①目 的
- 徒手筋力テスト（manual muscle testing：MMT）では個々の筋肉の収縮力を検査する。このテストは、筋力だけではなく筋力を発現するために必要な骨や関節・神経の状態も知ることができ、治療やリハビリテーションの訓練方法の指標となる。
- 筋力強化運動は、ROM訓練と同じく、残存機能の維持や機能回復・廃用症候群予防に効果がある。

②測定・評価方法
- MMTの方法を**表Ⅲ-5-5**に示す。
- 筋力強化運動の手順を**表Ⅲ-5-6**に示す。

表Ⅲ-5-1　身体測定の手順

手　順	確認事項とポイント
①メジャーを準備し、患者が臥床でき、衣服が脱げる環境を整備する。 ②体表の測定点間の距離を計測する。 　a）上肢長 　　肩峰（肩甲骨上外側端）と橈骨茎状突起（橈骨の遠位端）の距離を測定する（図Ⅲ-5-1）。 　b）下肢長の測定 　　2つの計測方法があり、一般的には棘果長を測定する。 　・棘果長（spina malleolar distance：SMD）：上腸骨骨棘と足関節内踝の距離（図Ⅲ-5-2） 　・転子果長（trochanter malleolar distance：TMD）：大転子と脛骨外踝の距離（図Ⅲ-5-3） 　c）四肢周径の測定 ●測定位置 　・上腕：上腕二等筋筋腹の中央 　・前腕：周径が最大となる部分 　・大腿：膝蓋骨上縁の上10cmの部分 　・下腿：周径が最大となる部分	●衣服の厚さで測定値に誤差が生じるのでできる限り衣服は脱ぐ。 図Ⅲ-5-1　上肢長 **Point!**　下肢測定時は、患者に臥床位をとってもらい、骨盤が垂平位であることと両下肢が平行伸展位であることを確認してから計測する。 図Ⅲ-5-2　下肢長（SMD） 図Ⅲ-5-3　下肢長（TMD）
③測定値は0.5cm単位で記録し、評価を行う。 　・四肢長は左右差を比較評価する。 　・四肢周径で筋萎縮の評価を行う場合は、左右差が1cm以上あれば有意な筋萎縮と考える。 　・腫脹や腫瘍の大きさは、前回測定値と比較し評価する。 ④患者に測定値や状態を伝える。	

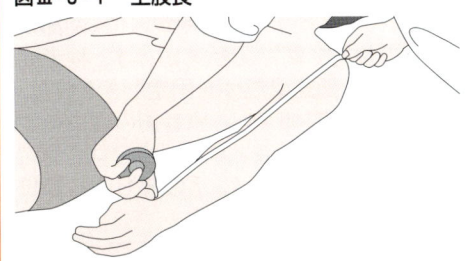

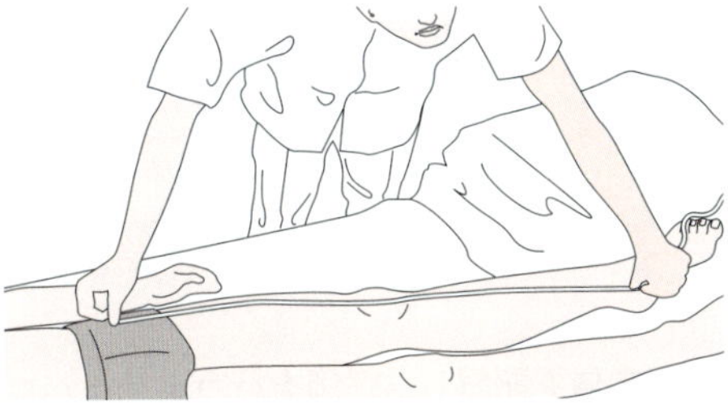

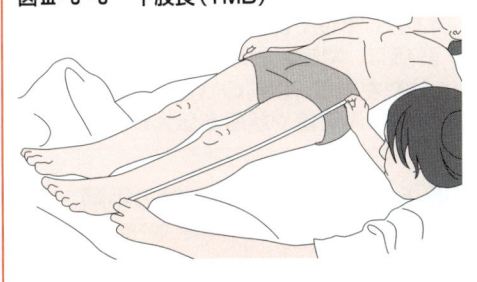

4 その他よく使われる理学的検査および徴候

●その他よく使われる理学的検査を表Ⅲ-5-8に示す。

表Ⅲ-5-2　関節可動域測定の手順

手　順	確認事項とポイント
①測定する関節の大きさに合う角度計（ゴニオメータ）と、関節運動を妨げず関節を露出できる環境を準備できる。 ②測定する関節を十分露出する。測定開始時の肢位は、基本的測定肢位（関節が0°の位置で関節運動を妨げず、検者が末梢側の関節構成体を固定できる肢位）にする（表Ⅲ-5-4）。患者側の理由によって基本的肢位がとれない場合は、測定肢位を記録しておき、その後も同じ肢位で測定できるようにする。 ゴニオメータのアームは関節の体幹側構成体（基本軸）と末梢側構成体（移動軸）にそれぞれ平行に当てる（図Ⅲ-5-4）。自動運動域と他動運動域を区別して測定する。 ④測定値を記録し、評価を行う。 ・測定値は、関節運動開始肢位と最終肢位を5°単位で記録する。 ・評価は、関節可動域評価基準（表Ⅲ-5-4）や左右差、以前の状態と比較する。 ⑤患者に測定値や状態を伝える。	●患者に無理な力を入れたり、指示以外の運動を行わないように説明し、協力を得る。 **Point!** ゴニオメータの選び方：ゴニオメータのアームの長さが、関節構成体に平行に当てやすい長さのものを選ぶ。 図Ⅲ-5-4　肘関節屈曲の測定 ・前腕は回外位（手掌が天井を向く）とし、上腕下にタオルを敷いて肘関節を完全伸展位にする。 ・肩峰、上腕骨外側上顆、橈骨頭、橈骨茎状突起を指標にアームを当てる。 ●測定前に測定したい関節の自動運動を見ておき、およその可動域を確認してから測定する。 ●ROM（range of motion）には、自分の力で動かしうる（自動運動）関節可動域と、外的な力で動かされる（他動運動）関節可動域の2種類がある。一般的に、関節可動域とは、筋力の影響を受けない他動運動の関節可動域を指す。 **Point!** 測定時に関節を動かした時の痛みや違和感も患者の言葉通りに記録しておく。

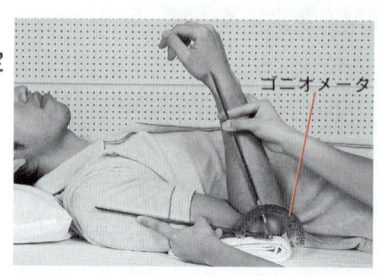

表Ⅲ-5-3　関節可動域訓練の手順

手　順	確認事項とポイント
①関節運動の目的や方法について患者に説明を行い、同意を得る。 ②患者の全身状態や筋緊張状態をみて、実施可能と判断できれば、患者の衣類や寝具を整え、はずれる危険のある点滴ラインやドレーン、心電図モニター、人工呼吸器などの医療機器の確認をする。 ③健側から運動を開始し、次に患側を行う。できるだけ患者本人の力で関節を動かすよう声をかけながら可動範囲全域にわたってゆっくりと動かす。患者の反応を見ながら、疾患や既往歴に合わせて過負荷とならないよう注意する。各関節5〜10回を1日1〜2セット実施する。 ④最終可動域まで動かした時の、関節の抵抗感や異常音、痛みの有無を確認する。また、運動後の全身状態も観察する。	**Point!** 関節の動かし方 ・一方の手で動かしたい関節の体幹側を固定し、もう一方の手でその末梢側を動かす。ゆっくりと動かし、筋をリラックスさせて可動域全域を動かす。 ・関節の抵抗がない範囲から始め少しずつ運動域を拡げていく。患者が痛みを訴えたら、それ以上運動域を拡げない。 ・弛緩性麻痺患者の肩関節運動は、関節脱臼を起こしやすい。医師・理学療法士の指示にしたがう。

表Ⅲ-5-4 関節可動域表示表（日本整形外科学会・日本リハビリテーション医学会，1994）

部位名	運動方向		参考可動域角度	基本軸	移動軸	測定肢位および注意点	参考図
頸部 cervical spines	屈曲（前屈）flexion		60	肩峰を通る床への垂直線	外耳孔と頭頂を結ぶ線	頭部体幹の側面で行う 原則として腰掛け座位とする	
	伸展（後屈）extension		50				
	回旋 rotation	左回旋	60	両側の肩峰を結ぶ線への垂直線	鼻梁と後頭結節を結ぶ線	腰掛け座位で行う	
		右回旋	60				
	側屈 lateral bending	左側屈	50	第7頸椎棘突起と第1仙椎の棘突起を結ぶ線	頭頂と第7頸椎棘突起を結ぶ線	体幹の背面で行う 腰掛け座位とする	
		右側屈	50				
胸腰部 thoracic and lumbar spines	屈曲（前屈）flexion		45	仙骨後面	第1胸椎棘突起と第5腰椎棘突起を結ぶ線	体幹側面より行う 立位、腰掛け座位または側臥位で行う 股関節の運動が入らないように行う	
	伸展（後屈）extension		30				
	回旋 rotation	左回旋	40	両側の後上腸骨棘を結ぶ線	両側の肩峰を結ぶ線	座位で骨盤を固定して行う	
		右回旋	40				
	側屈 lateral bending	左側屈	50	ヤコビー（Jacoby）線の中点に立てた垂直線	第1胸椎棘突起と第5腰椎棘突起を結ぶ線	体幹の背面で行う 腰掛け座位または立位で行う	
		右側屈	50				
肩甲骨 shoulder girdle	屈曲（前屈）flexion		20	両側の肩峰を結ぶ線	頭頂と肩峰を結ぶ線		
	伸展（後屈）extension		20				
	挙上 elevation		20	両側の肩峰を結ぶ線	肩峰と胸骨上縁を結ぶ線	背面から測定する	
	引き下げ（下制）depression		10				
肩 shoulder（肩甲帯の動きを含む）	屈曲（前方挙上）forward flexion		180	肩峰を通る床への垂直線（立位または座位）	上腕骨	前腕は中間位とする 体幹が動かないように固定する 脊柱が前後屈しないように注意する	
	伸展（後方挙上）backward extension		50				
	外転（側方挙上）abduction		180	肩峰を通る床への垂直線（立位または座位）	上腕骨	体幹の側屈が起こらないように90°以上になったら前腕を回外することを原則とする	
	内転 adduction		0				

表Ⅲ-5-4　つづき

部位名	運動方向	参考可動域角度	基本軸	移動軸	測定肢位および注意点	参　考　図
肩 shoulder（肩甲帯の動きを含む）	外旋 external rotation	60	肘を通る前額面への垂直線	尺骨	上腕を体幹に接して、肘関節を前方90°に屈曲した肢位で行う 前腕は中間位とする	
	内旋 internal rotation	80				
	水平屈曲 horizontal flexion (horizontal adduction)	135	肩峰を通る矢状面への垂直線	上腕骨	肩関節を90°外転位とする	
	水平伸展 horizontal extension (horizontal abduction)	30				
肘 elbow	屈曲 flexion	145	上腕骨	橈骨	前腕は回外位とする	
	伸展 extension	5				
前腕 fore arm	回内 pronation	90	上腕骨	手指を伸展した手掌面	肩の回旋が入らないように肘を90°に屈曲する	
	回外 supination	90				
手 wrist	屈曲（掌屈） flexion (palmar flexion)	90	橈骨	第2中手骨	前腕は中間位とする	
	伸展（背屈） extension (dorsi flexion)	70				
	橈屈 radial devition	25	前腕の中央線	第3中手骨	前腕を回内位で行う	
	尺屈 ulnar devition	55				
母指 thumb	橈側外転 radial abduction	60	示指（橈骨の延長上）	母指	運動は手掌面とする 以下の手指の運動は、原則として手指の背側に角度計を当てる	
	尺側内転 ulnar adduction	0				
	掌側外転 palmar abduction	90			運動は手掌面に直角な面とする	
	掌側内転 palmar adduction	0				
	屈曲（MCP） flexion	60	第1中手骨	第1基節骨		
	伸展（MCP） extension	10				

表Ⅲ-5-4 つづき

部位名	運動方向	参考可動域角度	基本軸	移動軸	測定肢位および注意点	参 考 図
母指 thumb	屈曲（IP）flexion	80	第1基節骨	第1末節骨		
	伸展（IP）extension	10				
指 fingers	屈曲（MCP）flexion	90	第2～5中手骨	第2～5基節骨		
	伸展（MCP）extension	45				
	屈曲（PIP）flexion	100	第2～5基節骨	第2～5中節骨		
	伸展（PIP）extension	0				
	屈曲（DIP）flexion	80	第2～5中節骨	第2～5末節骨	DIPは10°の過伸展をとりうる	
	伸展（DIP）extension	0				
	外転 abduction		第3中手骨延長線	第2、4、5指軸	中指の運動は橈側外転、尺側外転とする	
	内転 abduction					
股 hip	屈曲 flexion	125	体幹と平行な線	大腿骨（大転子と大腿骨外顆の中心を結ぶ線）	骨盤と脊柱を十分に固定する 屈曲は背臥位、膝屈曲位で行う 伸展は腹臥位、膝伸展位で行う	
	伸展 extension	15				
	外転 abduction	45	両側の上前腸骨棘を結ぶ線への垂直線	大腿骨中央線（上前腸骨棘より膝蓋骨中心を結ぶ線）	背臥位で骨盤を固定する 下肢は外旋しないようにする 内転の場合は、反対側の下肢を屈曲挙上してその下を通して内転させる	
	内転 adduction	20				
	外旋 external rotation	45	膝蓋骨より下ろした垂直線	下腿中央線（膝蓋骨中心より足関節内外果中央を結ぶ線）	背臥位で、股関節と膝関節を90°屈曲位にして行う 骨盤の代償を少なくする	
	内旋 internal rotation	45				
膝 knee	屈曲 flexion	130	大腿骨	腓骨（腓骨頭と外果を結ぶ線）	屈曲は股関節を屈曲位で行う	
	伸展 extension	0				
足 ankle	屈曲（底屈）flexion (plantar flexion)	45	腓骨への垂直線	第5中足骨	膝関節を屈曲位で行う	
	伸展（背屈）extension (dorsiflexion)	20				

表Ⅲ-5-4 つづき

部位名	運動方向	参考可動域角度	基本軸	移動軸	測定肢位および注意点	参 考 図
足部 foot	外がえし eversion	20	下腿軸への垂直線	足底面	膝関節を屈曲位で行う	
	内がえし inversion	30				
	外転 abduction	10	第1、第2中足骨の間の中央線	同左	足底で足の外縁または内縁で行うこともある	
	内転 adduction	20				
母指（趾） great toe	屈曲（MTP） flexion	35	第1中足骨	第1基節骨		
	伸展（MTP） extension	60				
	屈曲（IP） flexion	60	第1基節骨	第1末節骨		
	伸展（IP） extension	0				
足指 toes	屈曲（MTP） flexion	35	第2～5中足骨	第2～5基節骨		
	伸展（MTP） extension	40				
	屈曲（PIP） flexion	35	第2～5基節骨	第2～5中節骨		
	伸展（PIP） extension	0				
	屈曲（DIP） flexion	50	第2～5中節骨	第2～5末節骨		
	伸展（DIP） extension	0				

表Ⅲ-5-5 徒手筋力テスト（MMT）の手順

手　順	確認事項とポイント
①患者が臥床できる環境を整備する。 ②それぞれの筋力評価に合わせた関節の自動運動（表Ⅲ-5-8）を患者に行ってもらう。 ・重力に抗して自動運動が可能であれば、徒手的に抵抗を加えていく。抵抗を加える方向は、検査したい筋の運動方向と正反対に加える。 ③テストの結果は6段階（表Ⅲ-5-7）で評価する。 ④患者に評価内容を伝える。	●患者に無理な力を入れたり、指示以外の運動を行わないように説明し、協力を得る。 **Point!** 運動により筋力を評価するので、関節に著しい拘縮がある場合は評価できない。 **Point!** 6段階の数そのものに意味はない（4は5の80％の力ではない）ので、必ず左右両側のテストを行い、左右差・以前との比較により評価する。

表Ⅲ-5-6　筋力強化運動の手順

手　順	確認事項とポイント
①筋力強化運動の目的や方法について患者に説明を行い、同意を得る。 ②患者の全身状態を観察し、運動が可能であれば、運動ができるよう患者の衣類や寝具、点滴ラインやドレーンを整える。 ③患者の筋力やROM、疾患、既往歴に応じて運動の種類と運動の回数を決定する。 例）中殿筋強化運動 図Ⅲ-5-5　介助運動 ・両手で足関節下方と大腿部下方を支え股関節の外転運動を行う。 図Ⅲ-5-6　自動運動 例）大腿四頭筋強化運動 図Ⅲ-5-7　大腿四頭筋セッティング運動 膝窩をベッドに押さえつけるように説明する。 ・患者には、仰臥位となり、踵部を床につけたまま、膝窩部を床に5〜10秒間押さえつけるよう説明する（膝窩部にタオルを丸めて置くと意識しやすい）。看護師は大腿四頭筋が収縮することを手で触れて確認する。 ④運動後、全身状態の観察と、痛みの有無を確認する。	**Point!**　筋力強化運動の種類を決定するためには、運動の様式と筋収縮の様式を理解する必要がある。 〈運動の様式〉 ●筋力低下が著しく（MMT 1レベル）、重力に抗して運動ができない患者には介助運動（図Ⅲ-5-5）を選択する。 ●MMT 2レベルの患者には、介助しながら運動を行う自動介助運動を選択する。 ●患者自身が重力に抗して運動ができる（MMT 3レベル）場合には自動運動（図Ⅲ-5-6）を選択する。 ●最も負荷が強いのは、重錘やセラバンド（ゴムの伸縮性を利用したトレーニングバンド）、援助者の徒手抵抗を運動時に加える抵抗運動である。MMT 4以上の患者に行う。 〈筋収縮の様式〉 ●大腿四頭筋セッティング運動（図Ⅲ-5-7）は筋肉の長さを一定に保ったまま運動する等尺性筋収縮運動である。関節運動を伴わないので炎症などにより痛みがあり関節運動を制限されている場合や、関節拘縮を起こしている患者に有効である。 ●膝伸展挙上運動（図Ⅲ-5-8）は、筋肉の長さを一定に保ったまま筋収縮運動をする等張性筋収縮運動である。 図Ⅲ-5-8　膝伸展挙上運動

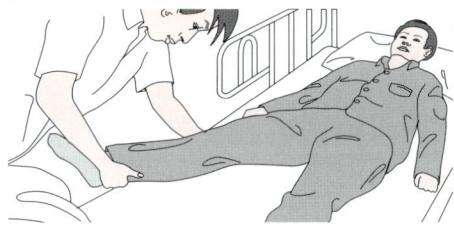

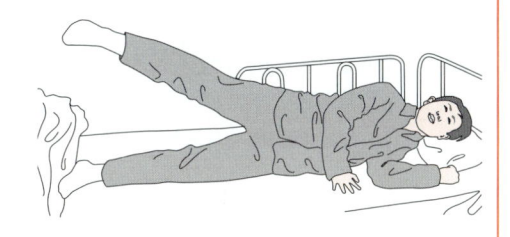

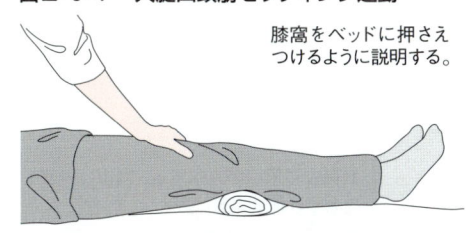

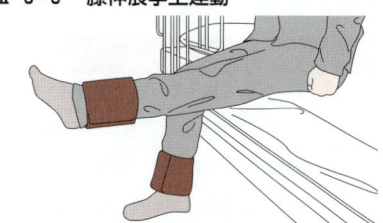

図Ⅲ-5-8　主な筋の筋力評価方法

➡：徒手的に抵抗を加える方向

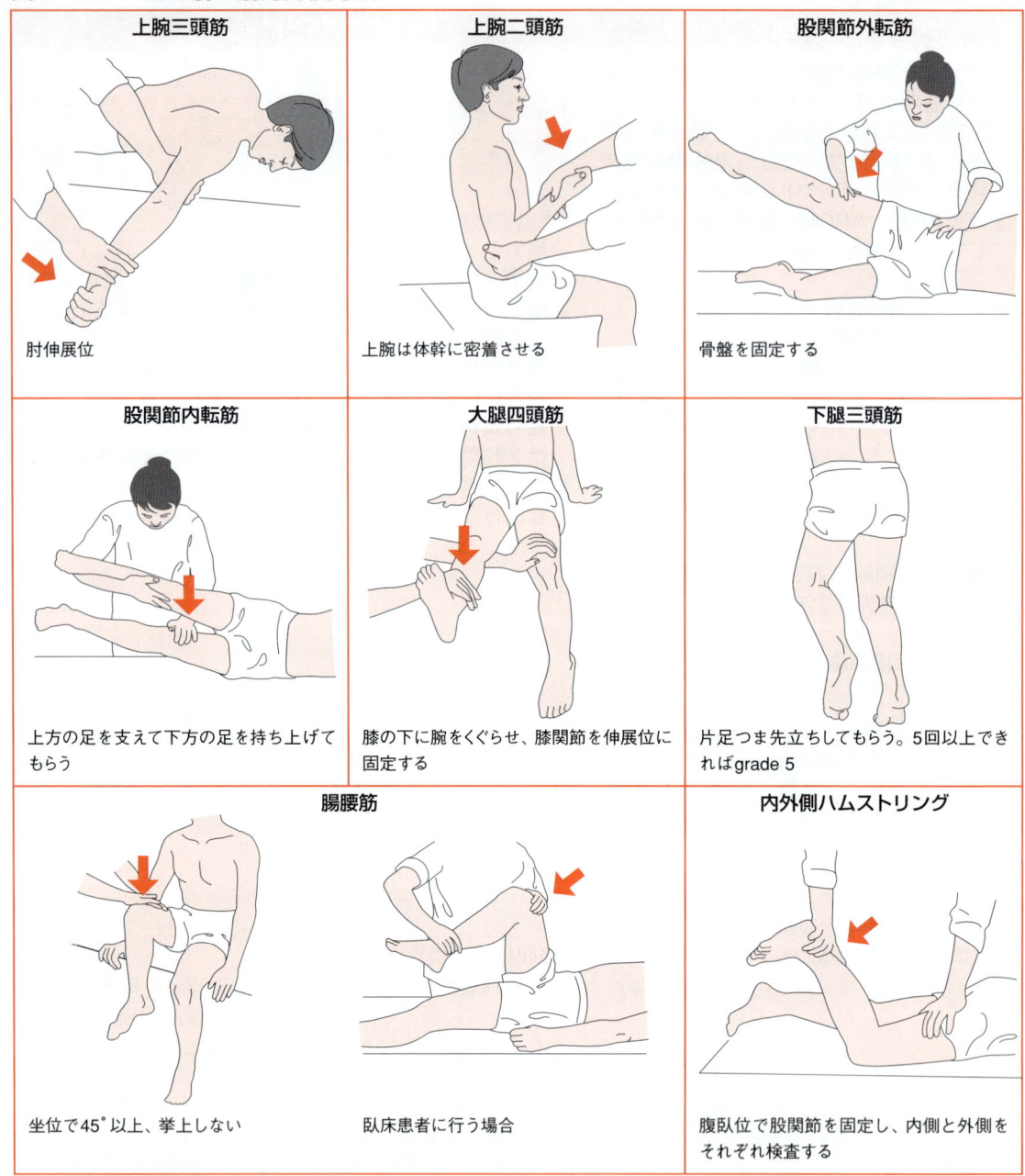

上腕三頭筋	上腕二頭筋	股関節外転筋
肘伸展位	上腕は体幹に密着させる	骨盤を固定する
股関節内転筋	大腿四頭筋	下腿三頭筋
上方の足を支えて下方の足を持ち上げてもらう	膝の下に腕をくぐらせ、膝関節を伸展位に固定する	片足つま先立ちしてもらう。5回以上できればgrade 5
腸腰筋		内外側ハムストリング
坐位で45°以上、挙上しない	臥床患者に行う場合	腹臥位で股関節を固定し、内側と外側をそれぞれ検査する

表Ⅲ-5-7　筋力判定基準

	表示法	意味
5	Normal（N）	強い抵抗を加えても正常範囲まで動く。
4	Good（G）	いくらか抵抗を加えてもなお正常範囲まで動く。
3	Fair（F）	抵抗を加えなければ、重力に打ちかって正常範囲まで動く。
2	Poor（P）	重力による抵抗が加わらない肢位では、正常範囲までの運動ができる。
1	Trace（T）	関節は動かないが、筋の収縮が認められる。
0	Zero（活動なし）	筋の収縮も全く認められない（筋力1と筋力0との判断は困難で、正確には筋電図を用いる必要がある）。

それぞれの段階の中間を表現するために、4＋や4－と細かく分類する方法もある。

表Ⅲ-5-8　その他よく使われる理学的検査および徴候

テスト名	検査方法	評価方法とポイント
SLRテスト （straight leg raising test）	患者を仰臥位とし、患者の踵部を支持する。膝関節は伸展位このまま股関節を屈曲させる。	● 70°以下の挙上範囲で、坐骨神経に沿って、腰殿部〜大腿後面・下腿に放散性の痛みが出れば陽性と判断する。椎間板ヘルニアなどにより第4〜5腰神経（L4〜5）、第5腰神経〜第1仙骨神経（L5-S1）が圧迫を受けていると考えられる。 ● 股関節屈曲可動域に制限があればハムストリング（大腿後面の膝屈曲筋）の短縮がある。 ● 患者を仰臥位とし、股関節・膝関節を90°屈曲させてから膝関節を伸展させるラセーグテスト（Lasegue test）でも神経圧迫を確認できる。
大腿神経伸展テスト	患者を腹臥位、検査側の膝関節を90°屈曲位とし、下腿を上に引き上げるようにして股関節を伸展させる。	● 大腿神経にそった痛みが出る場合は、陽性と判断する。L3〜4など上位腰椎での椎間板ヘルニアが疑われる。
トーマステスト （Thomas test）	患者を仰臥位とし、健側の股関節を屈曲させて、大腿を体幹に近づける。その時、検者は患者の腰椎の下に手をおいて、腰椎前彎が消失することを確認する。	● 股関節の屈曲・伸展運動は腰椎の前彎により代償されている。 ● 健側の股関節を屈曲させた時に患側の股関節屈曲が起これば（大腿部が浮いてくる）、股関節が屈曲拘縮を起こしていると判断できる。
トレンデレンブルグ徴候 （Trendelenburg sign）	両脚立位後、患側片脚立位を行ってもらう。	● 健側の骨盤が低下し、重心をとるために患側の肩が低下する。 ● 先天性股関節脱臼、変形性股関節症など中殿筋や股関節外転筋の筋力低下によって生じる。

5 ADL評価

①目　的
- 日常生活動作（activities of daily living：ADL）が患者の日々の生活をどの程度満たしているか、満たしていないならその困難の具体的な内容を調べる。
- 動作に加え、その他の身体的な所見や環境条件を統合して困難の原因を推測し、患者の援助に活用する。

②評価方法
- 評価に含まれる項目は、起居移動状態（ベッドからの起き上がりや立ち上がり動作・車椅子への移乗動作・立位保持機能・階段昇降・跛行・杖などの使用状況を含む歩行状態・歩行距離）、更衣、整容、入浴、食事、排泄動作、コミュニケーションなどがある。
- 評価基準はさまざまであるが、一般的に「自力でできる」「他人や補助具の助けを要する」「できない」で評価を行い、さらにそれを点数化し継続評価に生かす場合もある。
- 評価の際には、「実際にしているADL」と「できるADL」を区別して評価し、環境条件や精神状態を統合して、看護援助を考えなければならない。
- 現在使用されているADL評価法には、PULSES、Katz index of ADL、Kenny-Self Care Evaluationなどがあり、国際的によく用いられているものには、Barthel indexや記憶・理解能力や問題解決能力の測定項目も含み介護量の測定を目的としている機能的自立度評価法FIM（functional independence measure）などがある。評価目的・方法はさまざまであるので、目的に合わせて選択する必要がある。

〈文献〉
日野原重明・井村裕夫監修（2001）．運動器疾患．看護のための最新医学講座 第18巻．中山書店．
片田重彦・吉沢英造・矢部裕他（1997）．整形外科手術後療法ハンドブック 改訂第3版．南江堂．
Norkin,C.C., White,D.J.（1995）／木村哲彦監訳（2002）．関節可動域測定法―可動域測定の手引き 改訂第2版．共同医書出版社．
寺山和雄・辻陽雄監修（1999）．標準整形外科学 第7版．医学書院．
山内裕雄監修（1993）．骨・関節・疾患患者の看護．成人看護学 10．メヂカルフレンド社．

III 慢性期・回復期のADL支援

6. 移 動

元木絵美

1 車椅子

- 車椅子は、駆動方法によって分類すると後輪駆動式、前輪駆動式、片手駆動式、電動式など、さまざまなタイプがある。その他にも疾患や用途に合わせて、重心が後方にずらしてある下肢切断用車椅子や、各競技に合ったスポーツ用車椅子などもある。
- 車椅子は、患者の歩行機能を代替するものであるので、患者の機能や家屋の条件に合わせて医師が処方し製作される場合が多い。しかしここでは、一般的に医療施設でよく使用されている標準型車椅子について基本的な知識と技術を紹介する。

①車椅子に求められる機能
- 患者の移動能力を代替すること。
- 長時間にわたる坐位姿勢を適切に保持すること。

②標準型車椅子の構造と調整のポイント
- 可能な限り障害に合わせた車椅子を選択することや、患者に合わせて車椅子を調整することが患者の生活の質を高め、安全を守るために必要である。
- 背もたれの一部・アームレスト・フットレスト・フットプレートなどは取りはずしや折りたたみ、調整が可能なものが多く、それら車椅子の機能も患者に合わせて利用する。
- 標準型車椅子の構造を図Ⅲ-6-1に示した。
- 標準型車椅子の調整の方法を表Ⅲ-6-1に示した。

③看護のポイント
- 患者が安全に日常生活動作を行う上で、車椅子での坐位姿勢を適切に保持すること、移乗動作(トランスファー)が安全に行えることが重要である。
- ここでは、車椅子での坐位姿勢の保持とトランスファーのポイントについて説明する(表Ⅲ-6-2、3)。

図Ⅲ-6-1 標準型車椅子の構造

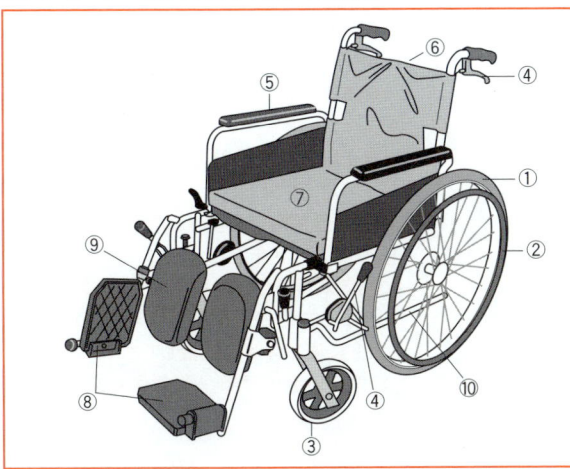

①駆動輪
②ハンドリム
③自在輪(キャスター)
④ブレーキ
⑤アームレスト
⑥背もたれ(バックレスト)
⑦座(シート)
⑧フットレスト
⑨レッグレスト
⑩ティッピングレバー

表Ⅲ-6-1　標準型車椅子の調整の方法

部　位	調整のポイント
①シートの幅	患者の殿部や大転子部が圧迫されないよう、側面に手のひらが入るくらいの幅のものを選択する。
②シートの奥行き	大腿部後面全体で体重を支持できるよう、適切な奥行きのものを選択する。奥行きが短いと体重の支持が坐骨に集中し、褥瘡の原因となる。長いと膝裏にシートの前端が当たり、姿勢が崩れる。長い場合は背あてパッドを入れて調整する。
③シートの高さ	シートの高さにより身体と駆動輪の関係（手とハンドリムの位置関係）が変化するので、駆動能力に影響がある。座面用のクッションを利用すれば、ある程度の調整が可能。
④フットレストの高さ	フットレストの調整や、座面用クッションを使用し、足底部と下腿がフットプレートとフットレストで全体的に支えられているように調整する。 フットレストと地面の隙間は約5cm確保する。 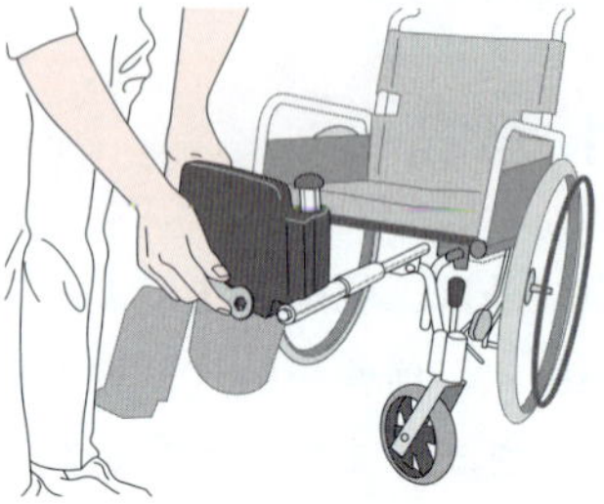 レッグパイプの下端にあるボルトをゆるめて調整
⑤アームレストの高さ	駆動時じゃまにならず肘関節を90°屈曲してアームレストに置ける高さが適切。高すぎると肩が持ち上がる。

＊タイヤの空気圧が低いと駆動性が悪くなるほかブレーキの効きも不十分となり危険である。その他にも、シートの清掃やボルトのゆるみを点検するなど車椅子のメンテナンスは半年に1回は必ず行う。

表Ⅲ-6-2　車椅子での適切な坐位保持の手順

手　順	確認事項とポイント
①患者の姿勢が崩れてきた場合には、看護者が患者の両脇に後方より両手を差し込み、患者に組んでもらった両腕を引っ張り上げるようにして患者の姿勢を修正する（図Ⅲ-6-2）。または、両手で患者のズボンを後ろへ引き上げ、骨盤を後方へ移動する。 ②体幹が傾いてしまう場合には、傾くほうにクッションを挟み、姿勢の保持を行う。 ③過度な肥満やるいそう、亀背などがある場合、長時間車椅子に接触している骨突出部（大転子部・坐骨部など）に褥瘡を生じる危険性が高い。患者の皮膚に発赤が生じる前に除圧介助やプッシュアップ（図Ⅲ-6-3）を行う。 図Ⅲ-6-2　姿勢修正 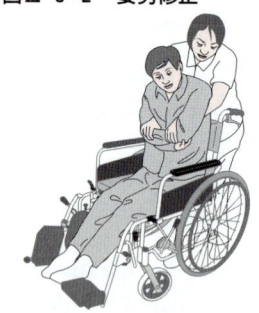 図Ⅲ-6-3　プッシュアップ 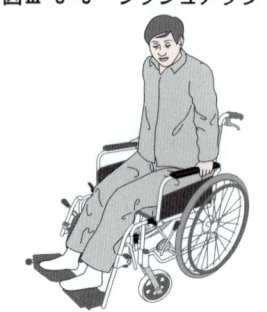	●**適切な坐位姿勢**：上肢はアームレストに、下肢はフットレストに置いた状態で、体幹の傾きがなく、殿部から左右の大腿後面全体で体重を支えることできている姿勢。 **Point!**　車椅子使用に向けてベッドサイドでできる訓練 （1）坐位バランス保持に必要な腹直筋や背筋、上下肢の筋の筋協調性を養う訓練 　①殿部の重心移動（前後、左右） 　②上肢挙上運動 　③体幹自動運動（足先をつかむ、後ろを振り返るなどの前後・左右への屈曲・捻転運動） 　＊普通型の車椅子は、重心が中央にくるようになっている。特に対麻痺患者が前かがみなど体重を前方にかけ過ぎると、車椅子が前に転倒するので注意する。 　④プッシュアップ（両手でアームレストを支え腕の力で殿部を浮かせる） （2）車椅子使用時に必要な動作に慣れる訓練 　①フットレストを上げる 　＊対麻痺の場合、両手で右大腿部を持ち上げて左側の大腿部に乗せる。深くシートに座り体幹を屈曲して右手で右フットレストを上げる。反対側も同様に行う。 　②ブレーキ操作

表Ⅲ-6-3　ベッドから車椅子へのトランスファーの手順

手　順	確認事項とポイント
1　ベッドに対して車椅子を30°につける移乗方法	
片麻痺患者が自力移乗する場合や、筋力が低下している患者が介助下で移乗する場合、対麻痺患者でも両上肢に体を支えられる筋力がある場合は、この方法で移乗を行う。 ①フットレストが可動式の車椅子を用意し、ベッドに対し30°の位置に設置する。 ②看護師は患者が立ち上がる前に、ベッド上端坐位で患者の両足底が床に着くようベッドの高さを調整する。車椅子は、両方のフットレストを上げ、両サイドのブレーキがかかっていることを確認する。 ③ベッド上端坐位の状態で、ベッド柵と身体から遠いほうのアームレストを支え、立ち上がる（図Ⅲ-6-4）。 ④その場で足踏みをするように体幹を90°方向転換し、シートに座る。	●片麻痺患者や整形外科手術後など、関節可動域の制限や筋力低下がある患者の場合は、非麻痺側、筋力の強いほうのベッドサイドに車椅子をつける。 ●看護師は、患者の障害に合わせて、部分介助や全介助を行う。 ［膝折れなど筋力低下を認める場合］ 　看護師は患者の前に立ち、患者の腰部を支える。一方の足はベッドへ、もう一方の足は車椅子に向けて、患者の重心を前に移動させるようにして立ち上がりと方向転換を介助する（図Ⅲ-6-5）。

図Ⅲ-6-4　アームレストを利用しての移乗

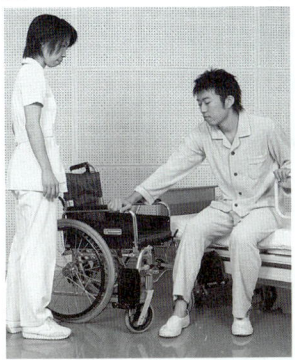

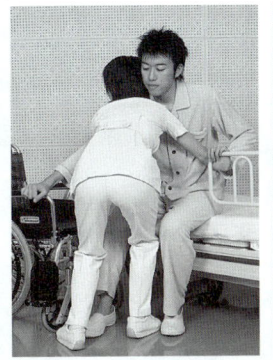

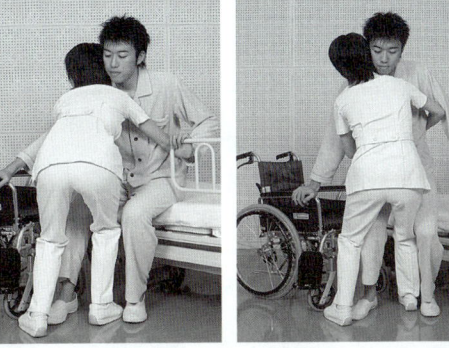

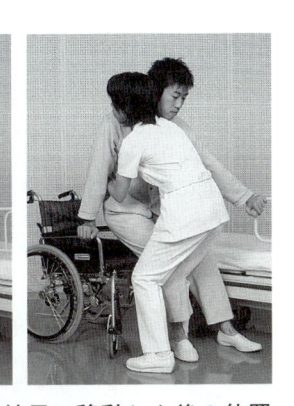

はじめに身体から遠いほうのアームレストを持って立ち上がれば、起立した状態でアームレストを持ち替える必要がなく、安全に移動できる。対麻痺患者の場合、両手で体を支え、プッシュアップで車椅子に移る。	●患者の足の位置は車椅子に移動した後の位置を考えて、右足を前方に出し軽度内転位とし、左足は後方へ引いておく（図Ⅲ-6-6）。

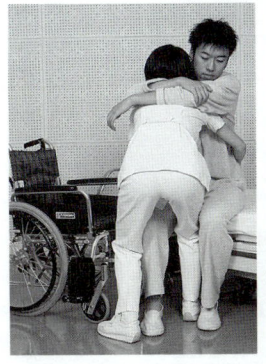

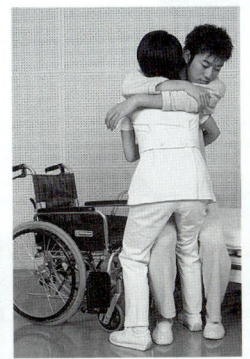

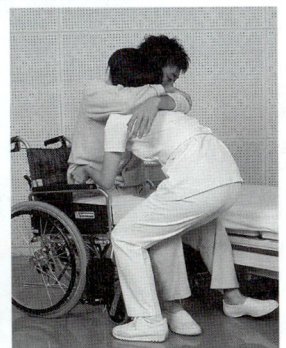

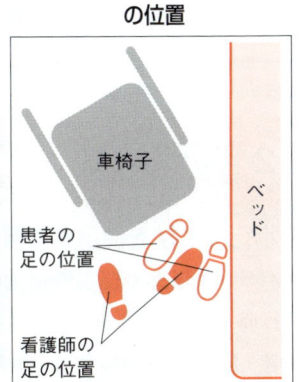

図Ⅲ-6-6　ベッドから車椅子に介助する時の足の位置

図Ⅲ-6-5　筋力低下を認める患者の場合：患者の両腕は看護師の肩へ

⑤座ってからフットレストをおろし、足部を置く。

表Ⅲ-6-3 つづき

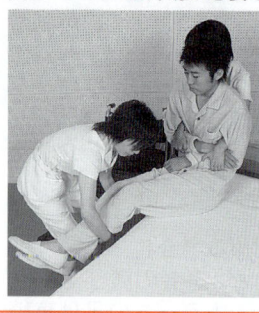

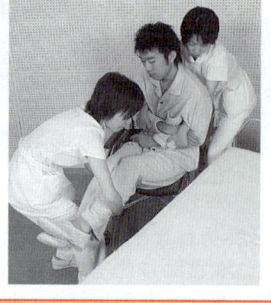

手　順	確認事項とポイント
図Ⅲ-6-7　全介助が必要な場合	[患者の体重や障害により全介助が必要な場合] 2人の看護師で介助する。車椅子はベッドと平行につけ、フットレスト、アームレストを上げておく。1人の看護師は患者の後方腋窩部から手を差し込み患者の前腕を持って上半身を抱える。もう1人は患者の前に立ち、下肢を抱え、かけ声に合わせて車椅子へ移動する（図Ⅲ-6-7）。

2　ベッドに対し車椅子を90°につける移乗方法

対麻痺患者に適した移動方法である。
① フットレストとレッグレストが可動式のタイプの車椅子を用意し、ベッドに対し90°の位置に設置する。また、ベッドと車椅子は同じ高さにする（図Ⅲ-6-8）。
② 看護師は、患者が移動する前にフットレストとレッグレスト上げ、両サイドのブレーキがかかっていることを確認する。
③ ベッド上で長坐位の状態から、プッシュアップで方向転換し、後ろ向きに車椅子に移乗する（図Ⅲ-6-9）。
④ 完全に殿部がシートへ移ってからブレーキを解除し、少しずつ後方へ車椅子を移動させ、片足ずつ下肢をベッドからおろす。
⑤ 両足がおろせたら、フットプレートに足部を置く。

図Ⅲ-6-8　ベッドと車椅子の位置

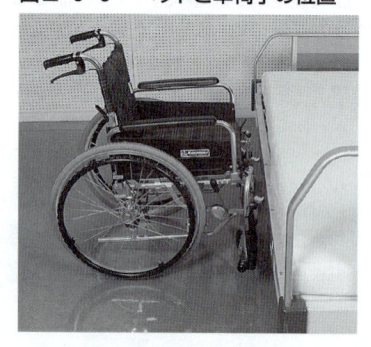

図Ⅲ-6-9　プッシュアップでの移動

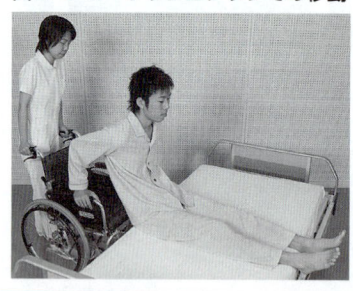

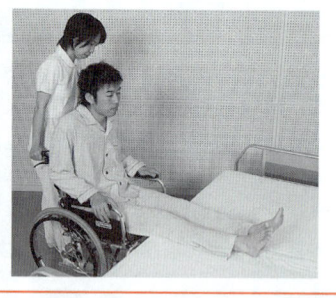

2 歩行器と杖

①歩行器や杖を使用する目的

- バランス障害や協調性運動の障害などによる歩行時の不安定性をカバーする。
- 骨・関節疾患の場合は、患部への負担を軽減させる。
- 歩行器や杖の安定性は、T字杖→松葉杖→歩行器の順に増し、患者の身体機能に応じて使い分ける。

②方　法

- 歩行器と杖の使用方法を表Ⅲ-6-4に示す。

〈文献〉
加倉井周一・初山泰弘（1991）．補装具．リハビリテーション医学講座 第8巻．医歯薬出版．
松澤正監修（2000）．移動補助具—杖・歩行器・車いす．金原出版．
Peter A., Jean M., Chesney D.（1994）／日本リハビリテーション工学協会（2001）．車いすの選び方．医書院．

表Ⅲ-6-4　歩行器と杖の使用方法

手　順	看護のポイント
1　歩行器 ①患者の身体に合わせて高さを調整する。 ・四点歩行器：グリップが立位で大転子部の高さになるよう調整する。 ・四輪歩行車：患者の肩関節屈伸（0°の状態）・回旋0°、肘関節90°で、前腕が歩行車における高さに調整する。低すぎると、患者の体が前傾姿勢となってしまうので注意する。 ②起立時に転倒しやすいので、ブレーキが付いている四輪歩行車の場合は、立ち上がる前にブレーキがかかっていることを確認する。または、ベッド柵など固定されているものを利用して立ち上がるよう指導する。 ③歩行器は左右対称に持ち、前腕部全体で支えるように歩行する。身体と歩行器が近すぎると、重心が偏りバランスを崩して後方へ転倒するので、身体と歩行器は約20cmくらいの隙間を保つ。 ④歩行器の歩行介助を行う場合、看護師は患者の後ろに立ち、腰部を両手で支える。	【歩行器の種類】 ●四点歩行器 持ち上げて前に進む型と中央に可動継手があり、左右フレームを交互に前に出す型がある。キャスター付きの歩行車に比べて安定性が高いが歩行スピードは落ちる。歩行器を動かすために上肢筋力が必要。 ●四輪歩行車 歩行器にキャスターが付いたもの。押して歩く。 ●手押し車 コンパクトであり、収納バックや座席が取り付けられている。シルバーカーやショッピングカーなど屋外で使用するものが多い。
2　杖・クラッチ ①患者の身体機能に合わせた杖を選択し、常用している靴を履いて杖の高さを調整する。杖は健側で使用するのが基本である。 ・ロフストランドクラッチ：前腕カフは、肘関節の屈曲を妨げない位置（肘関節から3cm下方）とし、グリップは立位で大転子部の高さに調整する。 ・多点杖、T字杖：グリップの高さは、立位で大転子部の高さに調整する。 ・松葉杖：腋窩部に松葉杖を挟んだ時、腋窩から3横指程度の隙間ができる高さに調整する。グリップは、肘関節を軽度屈曲（約30°）した状態で持ち手が握れる高さ（大転子部の高さ）にする（図Ⅲ-6-10）。	**Point!** 杖歩行を行う前に、患者の疾患や障害の程度を把握する。 ●体幹・下肢・上肢の筋力の程度や左右差（筋力はMMT4以上が望ましいが、左右差がある場合は、健側MMT5・患側MMT3以上）麻痺や知覚異常、関節拘縮（股関節は屈曲20°以内・内外旋と内外転10°以内。膝関節は屈曲20°以内ならば可能である。） ●その他、心肺機能や脳機能障害の場合は理解力や状況判断能力も確認する。

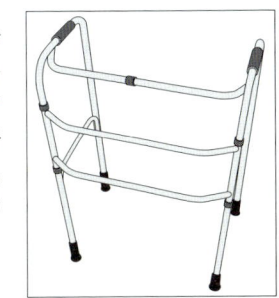

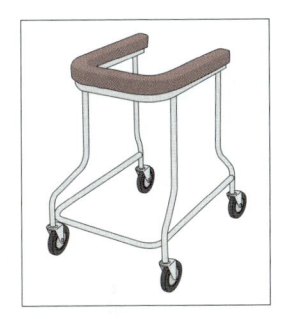

表Ⅲ-6-4 つづき

手順	看護のポイント
図Ⅲ-6-10 杖の調整 （大転子／T字杖／松葉杖） ②杖歩行は、3動作歩行と2動作歩行に分けられる。 ・3動作歩行：一般的には杖→患側下肢→健側下肢の順に前に出す。 　常に2点で体重を支えるため2動作歩行に比べて安定性が高い。 ・2動作歩行：杖と患側下肢→健側下肢の順に前に出す。 ③平地歩行が安定すれば、患者の生活環境に合わせて階段昇降や段差の訓練を開始する。 【杖歩行での昇段】 段を上がる体重移動時、健側でバランスを保てるよう先に健側下肢をあげる。 ・3動作：健側下肢→杖→患側下肢の順に段を上がる（図Ⅲ-6-13）。 ・2動作：健側下肢→杖と患側下肢を同時に上げる。 【杖歩行での降段】 段を降りる体重移動時、健側でバランスを保ちながら踏ん張れるように健側をおろすのは後。 ・3動作：杖→患側下肢→健側下肢の順にバランスを取りながら段を降りる（図Ⅲ-6-14）。 ・2動作：杖と患側下肢を同時におろし、最後に健側下肢をおろす。	【杖の種類】 ●クラッチ ・手と床面、腋窩または肘の3点で支持するタイプ（ロフストランドクラッチ、カナディアンクラッチ、オルソクラッチ、松葉杖、図Ⅲ-6-11） ・ロフストランドクラッチ：ある程度上肢筋力があり、体幹のバランスがとれる患者に使用する。前腕にカフがついておりグリップを放しても杖を保持できる。 ・松葉杖：歩行時に患部にかかる荷重を完全免荷あるいは、加減（部分荷重）することができる。 図Ⅲ-6-11 クラッチの種類 ロフストランドクラッチ（前腕支え／グリップ）　オルソクラッチ（胸当て／グリップ）　カナディアンクラッチ（上腕支え／グリップ） ●杖 ・手と床面の2点で支持するタイプ（単脚杖、多脚杖、オフセット杖、図Ⅲ-6-12）。 ・多脚杖：杖の先が3脚と4脚のものがある。T字杖に比べて安定性が高い。 ・オフセット杖：支柱上部が彎曲しており、グリップの中央部が支柱の延長上にある。グリップに加えた力が垂直に伝わるので安定性が高い。 図Ⅲ-6-12 杖の種類 三脚杖　四脚杖　オフセット杖 **Point!** 片麻痺でバランスが悪い患者が昇段する場合、杖と健側下肢を先に上げ、バランスを取りながら患側下肢を上げる方法もある。

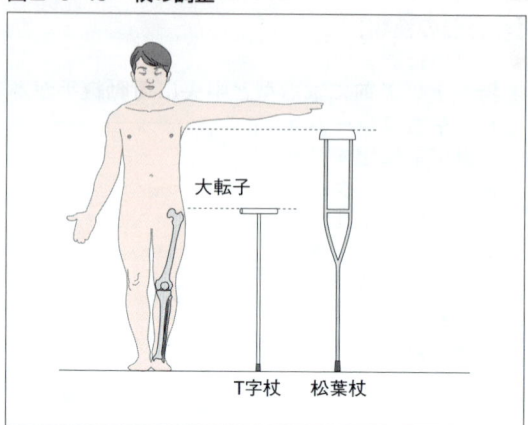

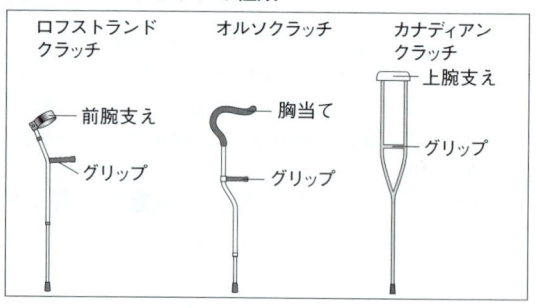

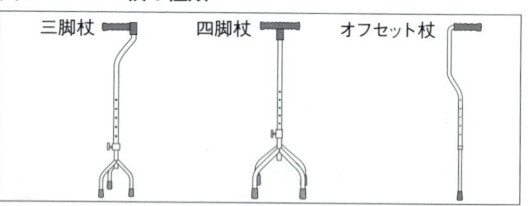

図Ⅲ-6-13 片麻痺患者の階段昇段
健側下肢のみ1段上げる → 杖を上げる → 患側下肢を上げる

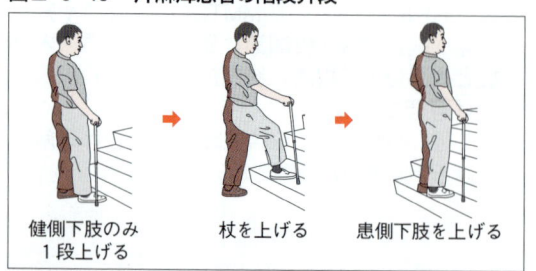

図Ⅲ-6-14 片麻痺患者の階段降段
杖を下ろす → 患側下肢を下ろす → 健側下肢を下ろす

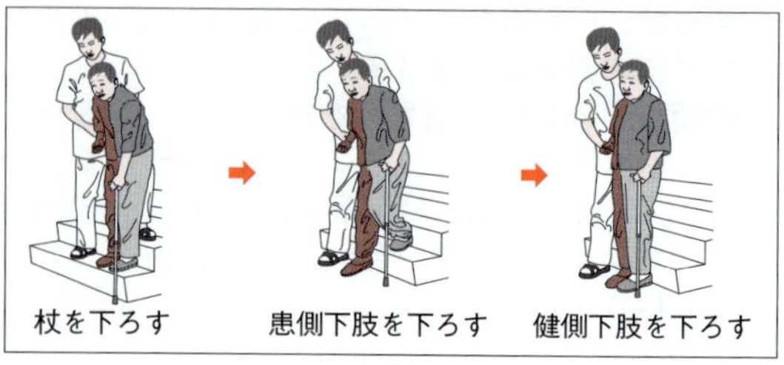

III 慢性期・回復期のADL支援

7. 装具・自助具

元木絵美

1 装具

①目 的
- 装具を装着することで、関節変形の予防・矯正の他、関節運動の補助、関節にかかる荷重免除、関節異常運動の制限を行う。
- 装具は、麻痺性疾患、神経筋疾患、骨関節疾患において使用される。
- 治療やリハビリテーションのために装具を用いることを装具療法という。

②装具の処方の手順
- 装具処方の手順を**表Ⅲ-7-1**に示す。

③装具の種類
- 分類にはいくつかある（**表Ⅲ-7-2**）。装着部位で分類すると、上肢装具、下肢装具、体幹装具に分けられる。ここでは、よく使用される下肢装具、体幹装具について使用時のポイントを説明する。

a）短下肢装具
- 下腿から足底部に装着し、足関節の動きを制限したり、支持性を高める装具である。
- 足部や足関節の変形（尖足、内反足、外反扁平足）、末梢神経麻痺（腓骨神経麻痺、脛骨神経麻痺、座骨神経麻痺）、第3〜5腰椎（L3〜5）レベルの対麻痺、下腿骨折の場合に処方される。
- 素材は、金属支柱とプラスチック製がある。プ

表Ⅲ-7-1 装具処方の手順

手 順	確認事項とポイント
①医師は、患者の疾患と障害の進行や回復状況を踏まえた上で、装具の装着目的と装着期間を明確にし、装具処方を行う。 ②医師の処方を受け、義肢装具士が患者の採寸・採型を行い、仮装具を作成する。 ③仮合わせと適合判定をする。	● 患者自身がどのような装具を作成することになるのか理解できるように、図や写真を用いて具体的に説明を行う。 **Point!** 装着時適合判定を行う。 ・関節運動時装具がずれることはないか、幅・長さは適切か、バンドの位置などの装具機能性を確認する。 ・装着時の過度な圧迫による疼痛や骨突出部の発赤、循環障害や神経障害の有無などがないか患者の状態を確認する。
④本装具完成。 ⑤その後も定期的にチェックする。	● 患者に、正しい装着方法、使用期間、皮膚の発赤や褥瘡などの危険性について説明を行う。 ● 装具が患者の機能障害を補う目的を果たしているかを評価するためには、医師・義肢装具士のみではなく、理学療法士・作業療法士・看護師など他職種が装具の使用目的、使用方法を理解し、各専門的立場から検討していく必要がある。

表Ⅲ-7-2　装具の分類

法制度的分類	目的的分類	機能的分類	部位分類
治療用	固定	動的	上肢
更生用	矯正	静的	体幹
	予防		下肢
	免荷		
	治療用		
	生活用		
	訓練用		

日本義肢装具学会監修，加倉井周一編(2003)．装具学 第3版(p.1)．医歯薬出版．より一部改変して引用

図Ⅲ-7-1　短下肢装具

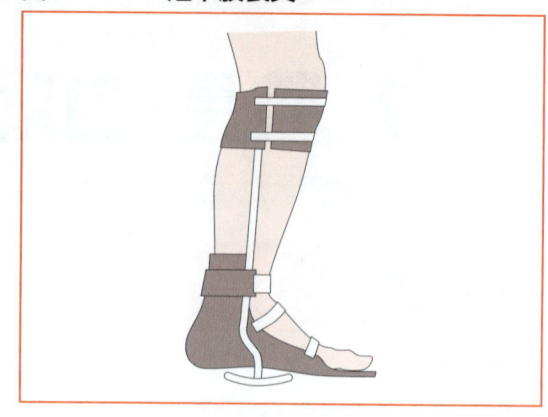

プラスチック製短下肢装具は、軽い、錆びない、装具の上に靴を履きやすいなどの利点があるが、採型後角度調整が行えず、破損時の修理も困難である。

● 形状は制限する運動の種類に応じて多様で、その患者に応じて選択される。両側支柱付き短下肢装具が標準的であるが、その他にも片側支柱、後方支柱、螺旋状支柱がある。またPTP短下肢装具（図Ⅲ-7-1）は、膝蓋靱帯部で体重を支える装具で、足関節部の免荷ができる。プラスチック製装具においては、麻痺の痙性が強い場合は足関節部の固定力を強くするため踵を十分覆うように作成する。麻痺性下垂足の状態では装具がたわむようにアキレス腱部を細く作成する。

● 装着の手順を表Ⅲ-7-3に示す。

表Ⅲ-7-3　プラスチック製短下肢装具の装着の手順

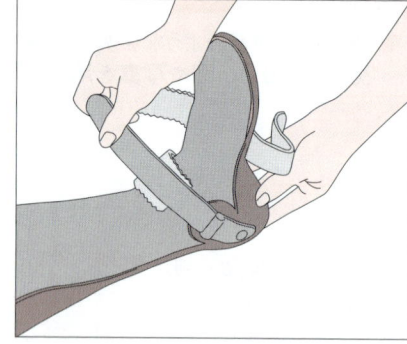

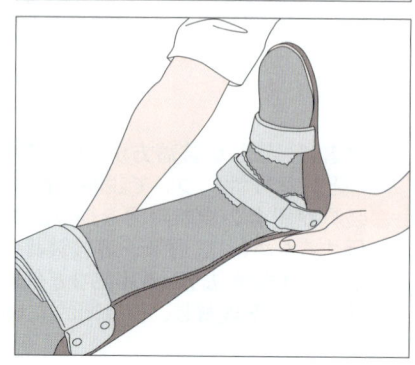

手　順	確認事項とポイント
①装着前に、装具があたる部分に発赤や皮膚損傷がないか確認する。 ②踵部がきちんと装具の奥まで入っていることを確認し、足関節部のベルトから締める。その後上下のベルトを締める。 ③足指が屈曲し足と装具の間に指を巻き込んでいないか、装具がずれないか確認する。 ④装具除去時にも、ベルトや装具が当たっていた部分に、発赤や擦り傷などの皮膚損傷がないか確認する。	**Point!** 患者は運動障害と同時に知覚障害もきたしている場合が多いので装具装着前に必ず皮膚の状態を確認する。 ● 吸汗性が乏しく褥瘡を生じる可能性が高いので注意が必要である。 ● 下図は後面支柱式のプラスチック製短下肢装具。

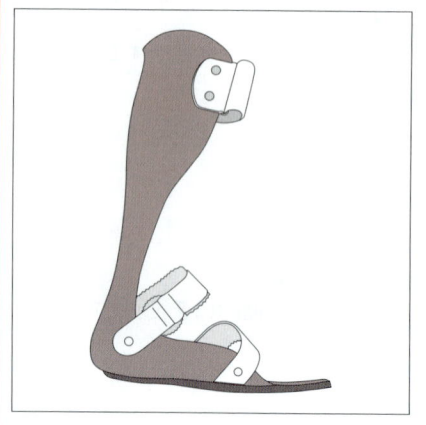

図Ⅲ-7-2 頸椎カラー

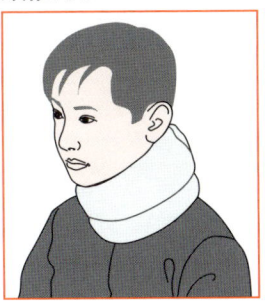

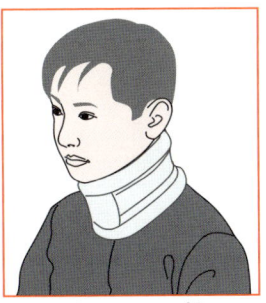

スポンジ製　　ポリエチレン製

図Ⅲ-7-3 フィラデルフィアカラー

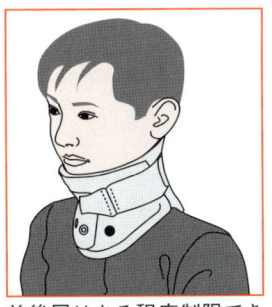

前後屈はある程度制限できるが、側屈、回旋運動はあまり制限できない。

図Ⅲ-7-4 ソミーブレース

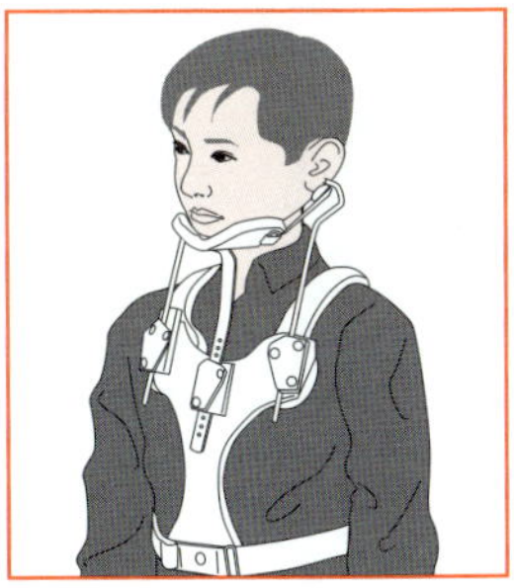

頸椎の前後屈、側屈、回旋運動を制限できる。

b）頸椎装具（CO）

- 頸椎の動きを制限する装具である。
- **頸椎カラー**：スポンジやポリエチレン製で、頸椎捻挫時などに安静目的に使用される場合が多く、頸椎の運動制限効果は低い（図Ⅲ-7-2）。
- **フィラデルフィアカラー**：下顎の固定を強化したものである（図Ⅲ-7-3）。
- **ソミーブレース（sterno-occipital mandibular immobilizer brace：SOMI brace）**：フィラデルフィアカラーに支柱をつけて胸骨、後頭骨、下顎骨を固定する。固定制も高く、仰臥位で装着が可能である（図Ⅲ-7-4）。
- 装着の手順を表Ⅲ-7-4に示す。

表Ⅲ-7-4　フィラデルフィアカラーの装着の手順

手　順	確認事項とポイント
〈看護者の介助で装着する方法〉 ①側臥位になる方に枕を置く。この枕は、患者の肩幅に合わせ、側臥位となった時頸椎が側屈しない高さに調整しておく。 ②仰臥位の患者の前顎部に前側のカラーをあてる。両手で患者の頭部とカラーを固定し、頸椎を捻転しないように側臥位にする。 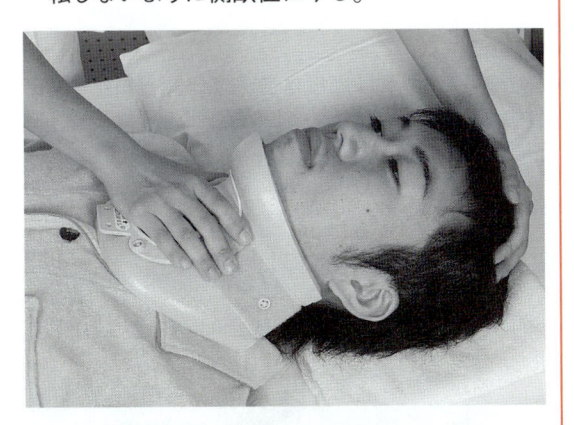	**Point!** カラーが常に当たる後頭隆起部に皮膚損傷がないか、顎部に痛みがないかを確認する。
③患者の後方から後側のカラーをあて、マジックテープで固定する。②と同じ要領で患者を仰臥位にもどす。	

Ⅲ　慢性期・回復期のＡＤＬ支援

表Ⅲ-7-4 つづき

手　順	確認事項とポイント
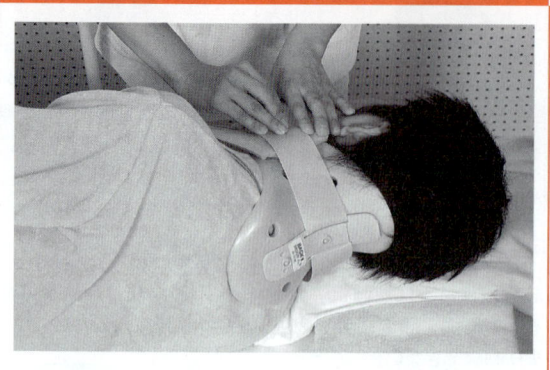 ④仰臥位に戻ってから、カラーの位置を確認し、両サイドのマジックテープで前後のカラーをしっかり固定し直す。 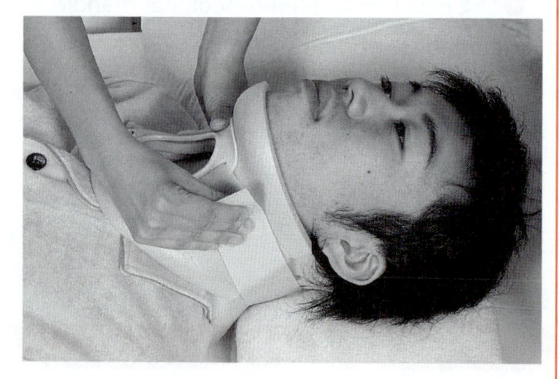 ⑤患者を坐位とし、前後のカラーが、顎部（前）と後頭隆起部（後）に正しく当たり、支えていることを確認する。	
〈患者が自分で装着する方法〉 ①仰臥位の状態で前顎部に前側のカラーを当て、側臥位になる。 ②前部カラーを保持しながら、電動ベッドやベッド柵を利用し端座位となる。 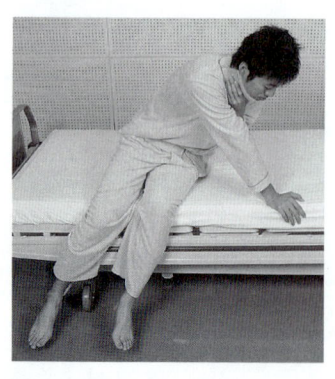 ③後側カラーを反対の手で装着し、マジックテープで前後のカラーを固定する。	●立て鏡があれば患者は自分で確認しながらマジックテープを留めることができる。 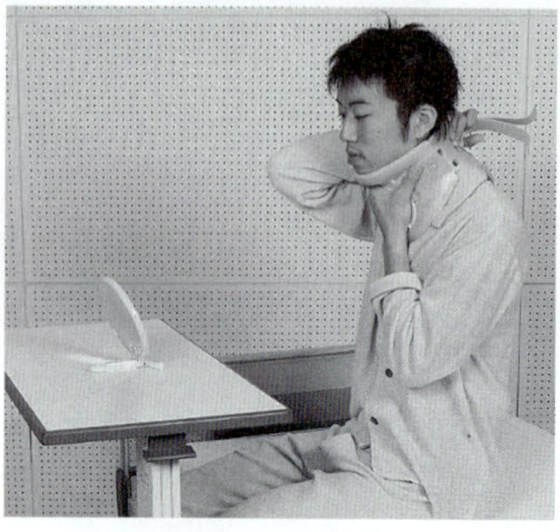

c）腰仙椎装具（LSO）

- 腰椎と腸仙骨関節の動きを制限する装具である。
- 腰椎疾患の保存的治療や、手術後の椎体の安静を目的として使用される。最もよく使用されているのは、ナイロンメッシュ生地に金属バネで縦方向の支柱をつけた軟性コルセット（ダーメンコルセット、図Ⅲ-7-5）である。その他、腰椎の不安定性の高い疾患や化膿性脊椎炎、脊椎カリエスなどしっかりとした骨癒合が必要な疾患には、縦横両方向に金属支柱がついた硬性コルセット（図Ⅲ-7-6）が使用される。
- 軟性コルセット（ダーメンコルセット）の装着の手順を表Ⅲ-7-5に示す。

図Ⅲ-7-5　ダーメンコルセット

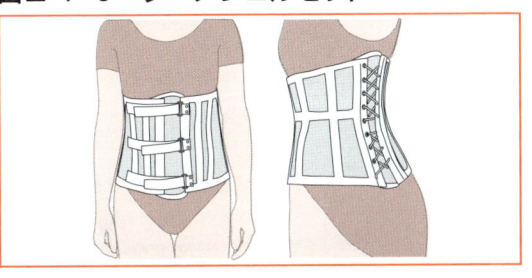

図Ⅲ-7-6　硬性コルセット

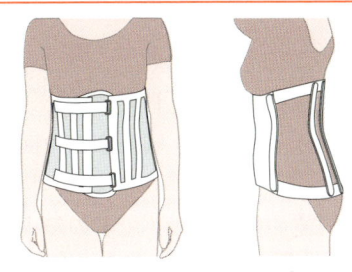

ナイト型
2本の後方支柱と2本の側方支柱がついており、腰椎部の前後屈、側屈を制限する。

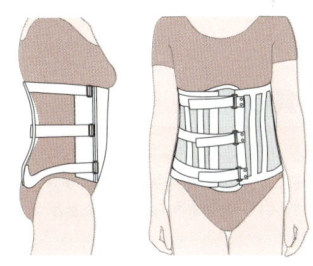

チェアバック型
2本の後方支柱がついており、腰椎部の前後屈を制限する。

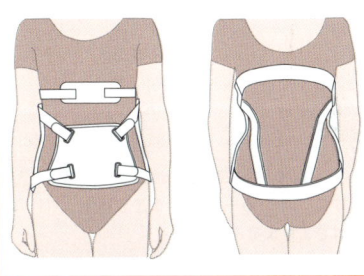

ウイリアムス型
2本の側方支柱と2本の斜側方支柱がついており、腰椎部の後屈、側屈を制限する。

表Ⅲ-7-5　軟性コルセット（ダーメンコルセット）の装着の手順

手　順	確認事項とポイント
①患者の背部と殿部を支え、腰椎を捻転しないように患者を側臥位にする。 ②コルセットの中心線を椎体にあわせて当て、下半分のコルセットをできるだけ患者の腋に差し込む。 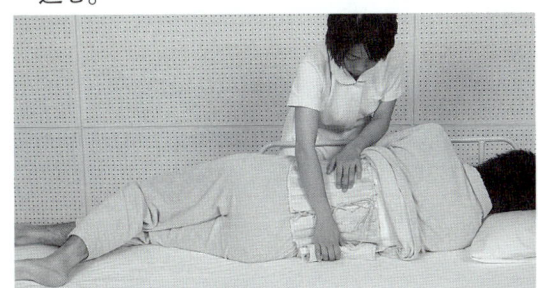 ③患者を①と同じ要領で仰臥位に戻し、コルセットが正しい位置（コルセット下端が上前腸骨棘にかかる位置）に装着できていることを確認し、ベルトを締める。 ④坐位後、再びコルセットが正しい位置に装着できているか確認し、適宜ベルトを締め直す。	●ダーメンコルセットは、装着により腹腔内圧を上昇させ、腰椎にかかる縦方向の力を補強することで支持性を高める装具である。身体にぴったり合っていることが重要である。体重や体型が変化したときは、ひもを締め直すなどメンテナンスを行う。 ●ダーメンコルセットの運動制限効果は低いが、保温や心理的効果もある。 ●ヒップアップが可能な患者には、両膝をたててもらい、殿部を挙上してもらった時にコルセットを敷き込む方法でもよい。 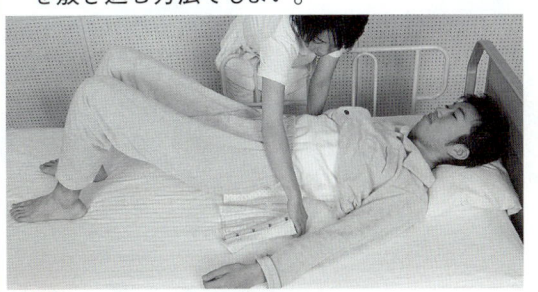 **Point！** ベルト式のコルセットの場合、下ベルト→上ベルト→中ベルトの順に少しずつ締めていく。

Ⅲ　慢性期・回復期のＡＤＬ支援

2 自助具

- 患者のセルフケアの自立は、日常生活を送るために重要なばかりでなく、闘病意欲や回復意欲につながる。
- セルフケアの自立のためには、患者の障害された機能回復を図るだけではなく、身体機能を活かした日常生活動作の工夫が必要である。

表Ⅲ-7-6に、起居移動、更衣、食事のそれぞれにおいて、身体機能を補助する道具の使用方法を紹介する。

〈文献〉
日本義肢装具学会監修, 加倉井周一編(2003). 装具学 第3版. 医歯薬出版.
尾岸恵三子・足立悦子(2003). 関節リウマチのある患者の看護相談室. 医歯薬出版.

表Ⅲ-7-6 自助具の使用方法と種類

	自助具の使用方法	自助具の種類
1. 起居移動	①起き上がりが困難な場合には、タオルなどをベッドにくくりつけ、引っ張るようにして起き上がる。	
2. 更衣	①物を取る・更衣時に手が届かない場合、リーチャーを利用する。ハンガーの針金などを利用して作る場合も多く、形はさまざまである。	リーチャー
	②靴下がはけない場合は、ソックスエイドを利用する。人工股関節術後の患者などでも脱臼予防を目的に使用する場合がある。	ソックスエイド
	③手指の巧緻性の低下によりボタンがかけられない場合、ボタンエイドが便利である。	ボタンエイド
3. 食事	①箸やスプーンが握りにくい場合は、バネ付き箸を利用する他、柄にタオルを巻いて太くして握りやすくする。ホルダー付きのスプーンやフォークを利用する。	バネ付き箸
	②スプーンなどが口に届かない場合は、長柄や角度をつけた物を利用してみる。	角度付き長柄スプーン
	③食べ物をすくいやすいように壁が工夫された皿や皿を固定する滑り止めマットもある。	

III 慢性期・回復期のADL支援

8. 褥瘡予防

石橋千夏

- 褥瘡とは「持続的な圧迫によって発生する皮膚および皮下組織の損傷のすべて」(大原, 1999)であり, 褥瘡の要因には持続的な圧迫に関連する可動性や活動性, 知覚など以外にも湿潤や摩擦, 栄養や循環の状態が影響する。
- 褥瘡の状態を, 入院時や手術時, ADLの悪化時にアセスメントし, 褥瘡のリスク群, ハイリスク群を洗い出す。これによりスキンチェックをはじめとする看護計画へ早期につなげていくことができる。

1 アセスメント

①リスクアセスメント

- 臨床での褥瘡予防は, 従来は各病棟で取り組まれていた。多くは受持ち看護師を中心に立案された看護計画にのっとり, 病棟所属看護師が交替でかかわるものであった。2002年「褥瘡対策未実施減算」を含む医科診療報酬改定が行われ, 褥瘡対策チームをおくこと, 褥瘡対策に関する診療計画を作成すること, 必要なマットレスを選択・使用する体制を整えて褥瘡対策を実施することが減算を免れるために必要となった。そのため, 近年は病院単位で医師, 看護師, 栄養士などで構成される褥瘡対策チームを組織し, 病棟ラウンドなどを通して各病棟でのケアに助言する体制が多くとられている。
- 褥瘡が局所の問題だけではないことから栄養対策チーム (nutrition support team : NST) と協働する体制をとっている病院もある。
- 現在わが国で使われているリスクアセスメントスケールには, ブレーデンスケール, K式スケール, 厚生労働省の褥瘡対策に関する診療計画書などがある。

a) ブレーデンスケール

- ブレーデンスケールは, 褥瘡発生の要因を圧迫と組織耐久性の低下と捉え, それらを次のような6項目で採点して評価する。
- 知覚の認知(1点:全く知覚なし, 2点:重度の障害あり, 3点:軽度の障害あり, 4点:障害なし)。
- 湿潤(1点:常に湿っている, 2点:たいてい湿っている, 3点:時々湿っている, 4点:めったに湿っていない)。
- 活動性(1点:臥床, 2点:坐位可能, 3点:時々坐位可能, 4点:歩行可能)。
- 可動性(1点:全く体動なし, 2点:非常に限られる, 3点:やや限られる, 4点:自由に体動する)。
- 栄養状態(1点:不良, 2点:やや不良, 3点:良好, 4点:非常に良好)。
- 摩擦とずれ(1点:問題あり, 2点:潜在的に問題あり, 3点:問題なし)。
- 合計点数は6〜23点の範囲となり点数が低いほど褥瘡発生リスクが高いとされる。褥瘡発生のリスクを示唆する合計点数は,「比較的看護力の大きい病院では14点, 看護力の小さい施設では17点を目安にすることが妥当」(大桑・真田, 2003)とされる。

b) K式スケール

- ブレーデンスケールの内容が質的で煩雑なことや特異度の低さといった問題点を踏まえ, 金沢大学の真田らが開発したのがK式スケールである(図Ⅲ-8-1)。
- K式スケールでは, 前段階要因と引き金要因を2段階に分け, 当てはまる項目を各1点として合計点で評価する。点数が高いほど褥瘡発

図Ⅲ-8-1　K式スケール（金沢大学式褥瘡発生予測スケール）

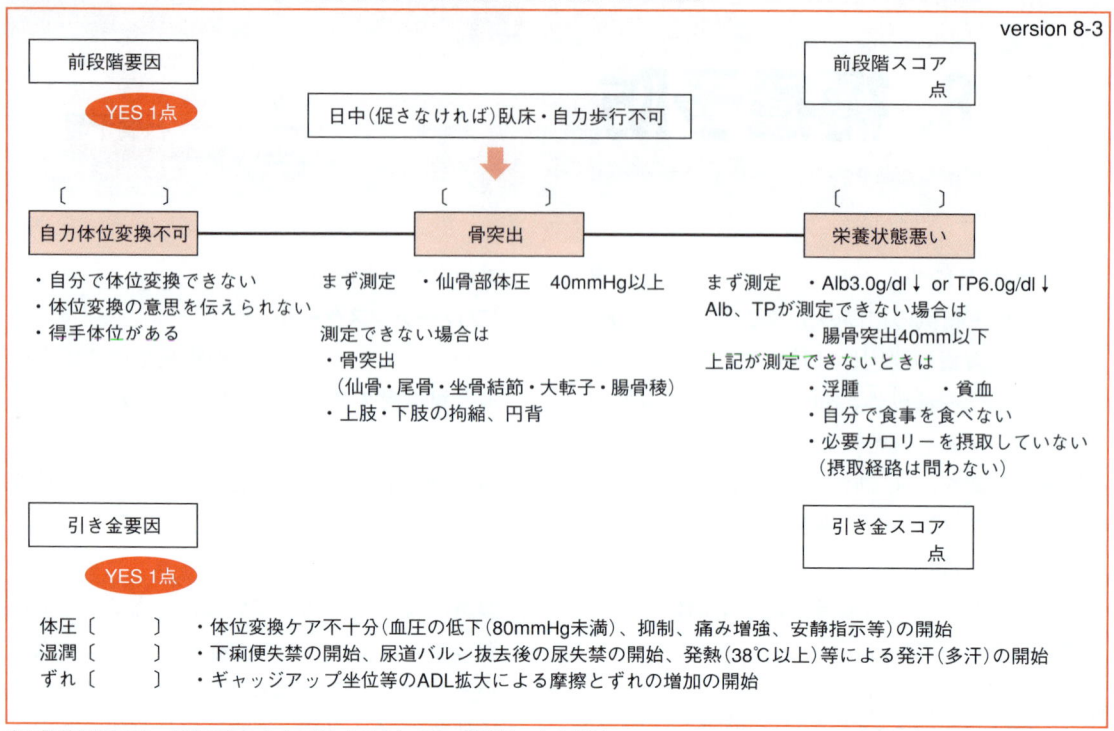

version 8-3

前段階要因		前段階スコア 点
YES 1点	日中（促さなければ）臥床・自力歩行不可	

自力体位変換不可	骨突出	栄養状態悪い
・自分で体位変換できない ・体位変換の意思を伝えられない ・得手体位がある	まず測定　・仙骨部体圧　40mmHg以上 測定できない場合は ・骨突出 　（仙骨・尾骨・坐骨結節・大転子・腸骨稜） ・上肢・下肢の拘縮、円背	まず測定　・Alb3.0g/dl↓ or TP6.0g/dl↓ Alb、TPが測定できない場合は ・腸骨突出40mm以下 上記が測定できないときは ・浮腫　　　　・貧血 ・自分で食事を食べない ・必要カロリーを摂取していない 　（摂取経路は問わない）

引き金要因		引き金スコア 点
YES 1点		

体圧〔　　〕　・体位変換ケア不十分（血圧の低下（80mmHg未満）、抑制、痛み増強、安静指示等）の開始
湿潤〔　　〕　・下痢便失禁の開始、尿道バルン抜去後の尿失禁の開始、発熱（38℃以上）等による発汗（多汗）の開始
ずれ〔　　〕　・ギャッジアップ坐位等のADL拡大による摩擦とずれの増加の開始

真田弘美編（2002）．褥瘡対策のすべてがわかる本（p.29）．照林社．より引用

生リスクが高いとされる。

②皮膚の観察

- 褥瘡とは一定の場所に一定以上の圧力が加わることで阻血性壊死が生じて発生する皮膚潰瘍である。そのため体位によって身体の下になり、骨突出があり、重量比の高い部分が褥瘡になりやすい。
- 臥床時では仙骨部の他、肩甲部、大転子部、外果部などに発生しやすい。
- 皮膚の発赤には褥瘡以外にも、おむつかぶれなどの皮膚障害や、圧迫による発赤でも反応性充血によるものもある。このような観察は排泄のケアや清潔のケア、寝衣を整える際などにあわせて行えるが、術後、持続硬膜外鎮痛薬注入を行っているなどハイリスクの場合は、体位変換ごとに観察を行う。

2 体圧分散寝具

- 褥瘡予防にはその要因の1つとなる骨突出部分の体圧をできるだけ分散させることが重要である。その方法には体位変換があるが、患者自身で体位変換が難しい場合や知覚の認知に問題がある場合、体圧分散寝具が必要となる（図Ⅲ-8-2）。
- 体圧分散寝具には様々な種類があるが、使用方法から見ると、①特殊ベッド、②交換マットレス、③上敷きマットレス、④リバーシブルマットレス（両面が使用でき患者の状態によって使い分ける）に、素材では、①エア、②ウォーター、③ウレタンフォーム、④ゲル・ゴム、⑤ハイブリッド（2種類以上の素材を組み合わせる）に分類される。それぞれに徐圧効果やや管理のしやすさ、価格に長短がある。
- 体圧分散寝具は、患者に自力体位変換能力が

あるなら安定感を重視した素材を、そうでなければ体圧分散力によって選択する。また患者が日常生活でどの程度ギャッジアップするかでもさらに選択する（図Ⅲ-8-3）。
- 自力での体位変換が可能な患者にエアマットレスを使用すると、身体がマットレスに沈み込んでかえって可動性を阻害しかねないので注意する。
- 体圧分散寝具を用いている場合も定期的な体位変換とスキンチェックは併用する。
- エアマットレス使用時には、底づきがないかチェックするなど、効果的に除圧が図れているかの確認が重要である。

図Ⅲ-8-2　臥位時の体圧分散ケア基準

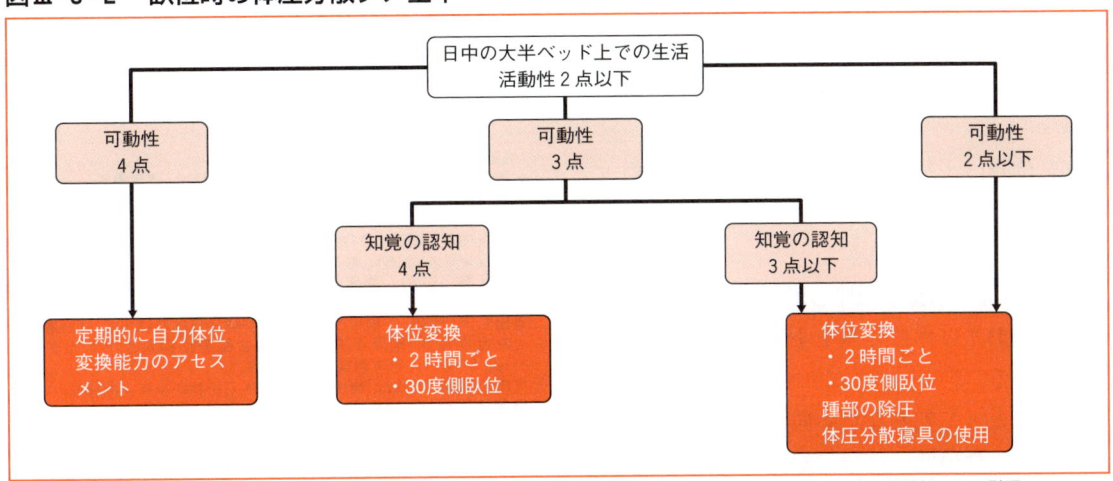

```
                    日中の大半ベッド上での生活
                       活動性2点以下
          ┌───────────────┼───────────────┐
      可動性4点          可動性3点          可動性2点以下
          │          ┌────┴────┐              │
          │      知覚の認知    知覚の認知         │
          │        4点         3点以下          │
          │          │           │             │
     定期的に自力体位   体位変換      体位変換
     変換能力のアセス   ・2時間ごと   ・2時間ごと
     メント           ・30度側臥位  ・30度側臥位
                                  踵部の除圧
                                  体圧分散寝具の使用
```

真田弘美（1998）．褥瘡の予防．厚生省老人保健福祉局老人保健課監修，褥瘡の予防・治療ガイドライン（p.15）．照林社．より引用

図Ⅲ-8-3　体圧分散（寝具選択基準）

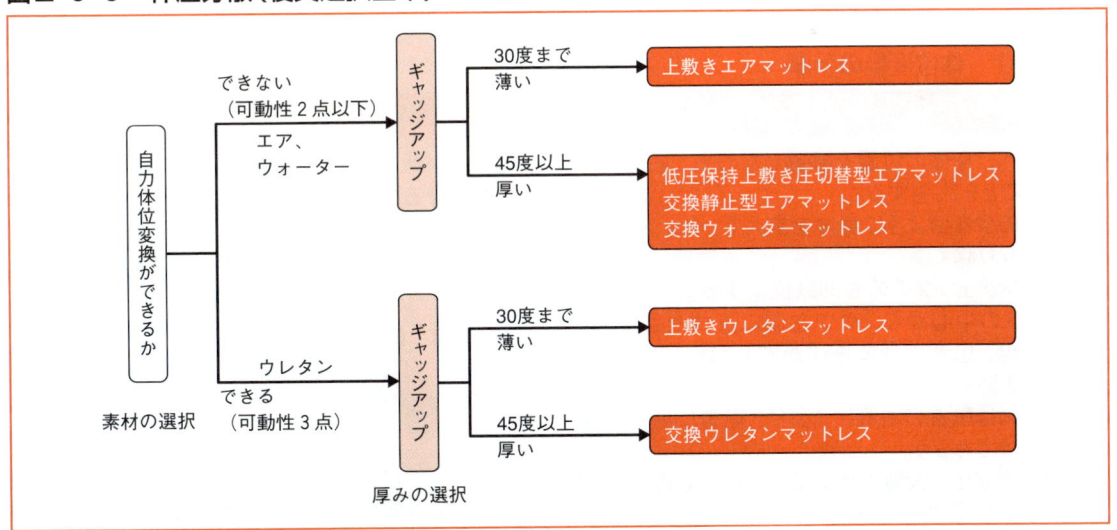

```
                     できない
                    （可動性2点以下）          30度まで
                     エア、      ギャッジ     薄い       上敷きエアマットレス
                     ウォーター   アップ
  自力体位                                   45度以上    低圧保持上敷き圧切替型エアマットレス
  変換が                                     厚い        交換静止型エアマットレス
  できるか                                               交換ウォーターマットレス
                     ウレタン                30度まで
                     できる      ギャッジ    薄い        上敷きウレタンマットレス
                    （可動性3点）  アップ
                                            45度以上    交換ウレタンマットレス
   素材の選択                                 厚い
                                  厚みの選択
```

真田弘美（1998）．褥瘡の予防．厚生省老人保健福祉局老人保健課監修，褥瘡の予防・治療ガイドライン（p.17）．照林社．より引用

3 体位変換

● 通常の可動性の場合、就寝中でも15分毎程度の体位変換を無意識に行っているという。ブレーデンスケールやK式スケールで自力での体位変換が難しいとされる場合は、その運動を看護師による体位変換で補う必要がある。

①骨突出部の体圧を分散できる体位

● 体圧の集中が起こりやすい骨突出部には褥瘡が発生しやすいので、体位変換時の角度に注意する。
● 側臥位時には大転子や腸骨の骨突出に考慮して30°側臥位がよいとされている（図Ⅲ-8-4）。

②同一部位に体圧が集中し続けることを避ける

● 2時間おきに体位変換をすることが原則とされている。
● 患者にとって安楽なため同一の体位になる場合や可動性の低い場合、知覚に問題があるなどの場合はさらに体圧分散寝具との併用が必要となる。

図Ⅲ-8-4 体位変換時の体幹の角度

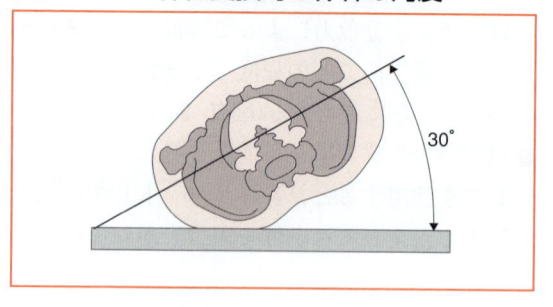

③体位変換の方法（右側臥位への変換の場合）

● 右側臥位への体位変換の手順を表Ⅲ-8-1に示す。

〈文献〉
大原国章（1999）：褥瘡の理解．日本看護協会 認定看護師制度委員会 創傷ケア基準検討会編著，褥創ケアガイダンス（pp.29-37）．日本看護協会出版会．
大桑麻由美・真田弘美（2003）：褥瘡スクリーニングのために．月刊ナーシング，23（5），6-17．
真田弘美（1998）．褥瘡の予防．厚生省老人保健福祉局老人保健課監修，褥瘡の予防・治療ガイドライン（pp.8-36）．照林社．
真田弘美（1999）．物理的な負荷の管理．日本看護協会 認定看護師制度委員会 創傷ケア基準検討会編著，褥創ケアガイダンス（pp.51-67）．日本看護協会出版会．
真田弘美編（2002）．褥瘡対策のすべてがわかる本．照林社．
須釜淳子・村山志津子・真田弘美（2004）：看護面からみた褥瘡予防―皮膚の観察とリスクアセスメント．Medical Rehabilitation 38（pp.31-38）．全日本病院出版会．
田中マキ子（2003）．体圧分散マットレスの重要性．Progress in Medicine，23（10），2482-2488．
田中マキ子（2003）．体位変換．Expert Nurse，19（11），65-67．
徳永恵子・塚田貴子・只浦寛子（2003）．キネスティック概念を応用した体位変換技術．Progress in Medicine，23（10），2527-2532．

表Ⅲ-8-1 体位変換の手順

手　順	確認事項とポイント
①患者へ、身体の位置を移動したのち、右向きになることを説明する。 ②摩擦の少ないように身体を支えて、クッションなどを取り除く。 ③スキンチェックののち仰臥位にする。 ④ベッドの中心から、やや左側に身体を寄せる。その際、患者の身体を浮かすようにして摩擦やずれを防ぐ。 ⑤看護師は患者の右側にまわり、患者に顔を右側に向けてもらう。 ⑥左膝を立て、大腿を支えるようにして骨盤を回転させる（図Ⅲ-8-6）。 ⑦骨盤とともに上半身も回転してくるので、頭部を保持し、枕の位置を調整する。 ⑧寝衣のよれがないか確認して背部、下肢をクッションで支える。右肩の位置を調整する。 ⑨踵の除圧をする場合は、円座は使用せず、下腿全体をクッションで支える。	● 可動性が低い患者の場合、患者の身体の位置を移動させる際には看護師2人で行う。 ● バスタオルは、移動時には便利だが、しわになりやすく、背部の湿度が上昇しやすいため使用しない。 図Ⅲ-8-6 体位変換

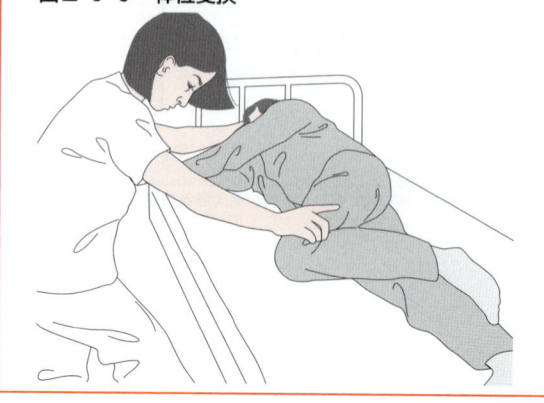

III 慢性期・回復期のADL支援

9. 意識障害による転倒・転落防止

得居みのり

- 入院中の患者の転倒・転落事故は、骨折や外傷性くも膜下出血、急性硬膜下血腫などの二次的な障害につながる危険性が高い。
- 転倒・転落事故の原因としては、様々なものが考えられるが、なかでも意識障害（昏睡、嗜眠、傾眠、せん妄など）を生じている患者、特に、せん妄を起こしている患者では転倒・転落事故を起こしやすい。
- せん妄とは「脳機能の失調によって起こる、注意の障害を伴った軽い意識のくもり（意識混濁）を基盤とする症候群」と定義され、認知機能障害、精神運動の障害、睡眠・覚醒リズム障害を同時に示す。
- せん妄の症状は多様で、強い失見当識、不安、恐れ、活発な錯覚、幻覚、妄想を伴い、しばしば精神運動興奮をきたし、急性に経過する。幻覚は幻視が多いが、幻聴や幻触もまれではない。
- 転倒・転落防止には、早期に適切な意識障害の種類や状態のアセスメントと安全管理を行うことが重要となる。

1 アセスメント

①目 的
- 意識障害の原因や状態を評価する。
- 転倒・転落のリスクを評価する。

②評価ツール
- 意識障害の程度をジャパンコーマスケール、グラスゴーコーマスケールなどの評価ツールによって観察し評価する。

・ジャパンコーマスケール（Japan Coma Scale：JCS）：日本で主に使用される意識障害の深度（意識レベル）分類。覚醒度によって3段階に分け、それぞれ3段階あることから、3-3-9度方式とも呼ばれる（**表Ⅲ-9-1**）。

・グラスゴーコーマスケール（Glasgow Coma Scale：GCS）：世界的に広く使用されている意識障害の評価分類スケール。日本では主に脳神経外科領域で用いられることが多い。開眼（E）・言語（V）・運動（M）の3分野に分けて記録する。記述は、「E○点、V○点、M○点、合計○点」と表現される。正常は15点満点で、深昏睡は3点である。点数は小さいほど重症である（**表Ⅲ-9-2**）。

- せん妄の評価ツールを用いて、せん妄の有無の評価を行う（**表Ⅲ-9-3**）。
- 転倒・転落のアセスメント・スコアシート（各病院の転倒・転落事故に関するインシデントレポートや統計分析シートから、項目ごとに事故発生率を出して作成したもの）などを用いて転倒・転落のリスクを評価する（**表Ⅲ-9-4～6**）。

③手 順
- 転倒・転落評価の手順を**表Ⅲ-9-7**に示す。

2 ベッドの管理

①目 的
- ベッド周囲の環境を整え、転落・転落事故を防止する。
- 必要時、転倒・転落を予防し早期発見・対処

表Ⅲ-9-1　ジャパンコーマスケール（Japan Coma Scale：JCS）

反応状態		点数
Ⅰ　刺激しなくても覚醒している 　　（1桁の点数で表現）	意識鮮明 大体清明だが、今ひとつはっきりしない 見当識障害がある 名前、生年月日が言えない	0 1（Ⅰ-1） 2（Ⅰ-2） 3（Ⅰ-3）
Ⅱ　刺激すると覚醒する、刺激をやめると眠り込む 　　（2桁の点数で表現）	普通の呼びかけで容易に開眼する 大きな声、または、体を揺すると開眼する 呼びかけを繰り返すとかろうじて開眼する	10（Ⅱ-10） 20（Ⅱ-20） 30（Ⅱ-30）
Ⅲ　刺激をしても覚醒しない 　　（3桁の点数で表現）	痛み刺激に払いのける動作をする 痛み刺激に手足を動かしたり、顔をしかめたりする 痛み刺激にまったく反応しない	100（Ⅲ-100） 200（Ⅲ-200） 300（Ⅲ-300）

※R：不穏、I：失禁、A：自発性喪失

するための物品を使用する。

②必要物品
- 低床ベッド、畳、ベッド柵、スイングバー（図Ⅲ-9-1）など、患者の状態に応じたベッドを提供する。
- 必要に応じて赤外線センサー（図Ⅲ-9-2）、ベッド用離床センサー（図Ⅲ-9-3）、ベッドサイドマットセンサー（図Ⅲ-9-4）、クリップセンサー（図Ⅲ-9-5）などを用いる。また、トイレセンサー（図Ⅲ-9-6）、車椅子センサー（図Ⅲ-9-7）などの使用も検討する。

③手　順
- ベッド周囲の管理の手順を**表Ⅲ-9-8**に示す。
- 安全に起居動作が行えるようにベッド周囲の環境を整える。
- 患者の行動、症状に合わせて適切な安全管理物品の利用を使用する。

3 病室の環境整備

①目　的
- 病室の環境を整え、転倒・転落事故を防止する

②環境整備のポイント
- 物品の配置などで、つまずきやすい状態、すべりやすい状態をつくらないように工夫する。
- 適切な照明を使用する。
- 高さのあったポータブルトイレ、ポータブルトイレ用マットなどを準備する。

③手　順
- 病室の環境整備の手順を**表Ⅲ-9-9**に示す。

〈文献〉
一瀬邦弘・太田喜久子・堀川直史監修（2002）．せん妄―すぐに見つけて！すぐに対応！．ナーシング・フォーカス・シリーズ．照林社．
日本看護協会編（1999）．組織で取り組む医療事故防止―看護管理者のためのリスクマネジメントガイドライン．ガイドライン集（pp.31-32）．日本看護協会．

表Ⅲ-9-2　グラスゴーコーマスケール（Glasgow Coma Scale：GCS）

機　能	反応状態	点　数
開眼（E：eye opening）	自発的に開眼	4
	呼びかけで開眼	3
	痛み刺激で開眼	2
	痛み刺激でも開眼しない	1
言葉（V：verbal response）	正常に会話	5
	つじつまが合わない・混乱した会話	4
	でたらめで会話にならない	3
	うめき声などだけで言葉にならない	2
	言葉を出さない	1
運動（M：motor response）	言われたとおり四肢を動かす	6
	痛み刺激を手で払いのける	5
	痛み刺激に四肢を引っ込める	4
	痛み刺激に肘を曲げるだけ	3
	痛み刺激に腕を伸ばすだけ	2
	動かさない	1

表Ⅲ-9-3　せん妄をアセスメントするためのツール

分　類		スケール	評価方法
質問形式	言語コミュニケーションが可能な場合	改訂長谷川式簡易知能評価スケール	口頭による質問で、年齢、日付、場所などの見当識、単語の記憶や物の呼び名、計算などの能力を調べる。
		MMSE（mini-mental state examination）	日付、場所、記憶、文章理解、図形把握などを調べる。
	言語コミュニケーションが不可能な場合	注意力スクリーニングテスト	聴覚（文字）や視覚（絵）により注意力、記憶力を調べる。
観察形式		ニーチャム混乱・錯乱スケール	認知・情報処理、行動、生理学的コントロールについて評価する。
		SOADスコア	睡眠・覚醒リズムの障害、見当識障害、体動・言動の異常、要求・訴えの過多・過小を評価する。
せん妄の診断		せん妄評価尺度	
		DSM-Ⅳ診断基準	

表Ⅲ-9-4　転倒・転落アセスメント・スコアシートの作成

転倒・転落事故に関するインシデントレポート・事故報告書や、統計分析用シートから、項目毎に事故発生率（一定期間内に、転倒転落事故を起こした者の内、任意の項目が発生した割合）を出す。そして、項目毎に事故発生率からスコア化し、「アセスメント・スコアシート」を開発する。このシートを用いて、入院時と事故発生率の高い日を選び、全患者を対象にチェックする。評価スコアの合計から「転倒転落の危険度」を分類し、危険度毎の転倒転落事故防止対策がチェックした時点から速やかに実行できるようになる。この評価スコアや、危険度の基準、対策の内容は定期的な見直しをする必要がある。

事故発生率とスコア基準
20～30％　…………1点
50％前後　…………2点
70％前後　…………3点
90～100％　………4点
※事故発生率に経験則を加味

危険度と評価スコアの合計
危険度Ⅰ（0～5点）　……転倒・転落を起こす可能性がある。
危険度Ⅱ（6～15点）　…………転倒・転落を起こしやすい。
危険度Ⅲ（16点以上）　……………転倒・転落を良く起こす。

日本看護協会編（1999）．組織で取りくむ医療事故防止—看護管理者のためのリスクマネジメントガイドライン．ガイドライン集（pp.31-32）．日本看護協会．より許可を得て転載

表Ⅲ-9-5　転倒・転落アセスメント・スコアシート（例）

性別：M　F
評価スコアの合計
危険度1（0～5点）…転倒・転落を起こす可能性がある
危険度2（6～10点）………転倒・転落を起こしやすい
危険度3（11～17点）………転倒・転落をよく起こす
＊病棟管理日誌へ記載する

評価月日（下記★参照）	評価合計	危険度	看護師サイン
月　　日			
月　　日			
月　　日			

項目		チェックポイント	患者評価 入院時		／		／	
A	年齢	□60歳以上　　　　　□9歳以下	0	1	0	1	0	1
B	既往歴	□（　／　）転倒転落したことがある □（　／　）意識消失したことがある（失神・痙攣・起立性低血圧等の既往がある）	0	3	0	3	0	3
C	感覚	□（　／　）視野・視力障害がある（日常生活に支障がある） □（　／　）聴力障害がある	0	3	0	3	0	3
D	活動領域	□（　／　）麻痺やしびれがある □（　／　）四肢に拘縮・変形・欠損部位がある □（　／　）平衡バランスが悪い・ふらつきがある □（　／　）足腰の弱りがある □（　／　）車椅子・杖・歩行器を使用している □（　／　）移動の介助が必要である ＊JCS300等で転倒転落の危険がないと判断される時はチェックしない	0	2	0	2	0	2
E	認識力	□（　／　）せん妄・不穏行動がある □（　／　）判断力の低下がある □（　／　）理解力の低下がある □（　／　）記憶力の低下があり、再学習が困難である □（　／　）自分の運動能力を理解していない □（　／　）適切に看護師への依頼ができない（遠慮も含む）	0	5	0	5	0	5
F	薬剤	□（　／　）睡眠安定剤　　　□（　／　）降圧利尿剤 □（　／　）鎮痛剤・解熱剤　□（　／　）浣腸・緩下剤 □（　／　）麻薬剤　　　　　□（　／　）抗パーキンソン剤 □（　／　）化学療法　　　　□（　／　）抗痙攣剤	0	2	0	2	0	2
G	排泄	□（　／　）尿・便失禁がある □（　／　）尿意・便意がいつもある □（　／　）トイレ介助が必要 □（　／　）夜間トイレに行く □（　／　）ポータブルトイレを使用している	0	1	0	1	0	1
備考		□（　／　）						

★1：査定は入院当日、再評価は転棟時、1週間後（70歳以上は3日以内）、病状変化時（手術当日・安静度変更時）、転倒転落事故発生時、薬剤開始時変更に行い看護計画につなげる
★2：あてはまる項目□をチェックする。チェックした日付を（　／　）に入れる
★3：各項目をチェックし、患者評価の点数を○で囲む（チェックは1つでも複数でも点数は加算されない）
★4：評価合計によって危険度を1～3に分類し、危険度2以上は新標準看護計画の立案・評価を行い事故防止に努める
★5：アセスメントをした看護師のサインを記入する
★6：備考欄にはA～G以外で、転倒・転落に関連した情報を記載し、新標準看護計画に反映させる
★7：転倒転落した際は、カンファレンス等を実施し、情報の共有と事故防止の強化に努める

横浜市立市民病院、2004年改訂．より許可を得て転載

表Ⅲ-9-6 転倒・転落の危険防止対策

	危険度Ⅰ	危険度Ⅱ	危険度Ⅲ
患者の観察	1. ADLの評価、自立度を把握する。 2. 排泄の頻度、時間などのパターンのアセスメント及び男女のフィジカルアセスメントを加味した状態把握をする。 3. 鎮痛剤、睡眠剤などの服用後はその影響をアセスメントする。	危険度Ⅰに加えて 1. ADLに変化がないか観察する。 2. 全身状態の把握から起こりうる認識力の変化などを予測する。	危険度Ⅱに加えて 1. 医師を含めたチーム全体で連携して、観察できるよう協力を得る。
環境整備	1. シフトが替わる毎に担当者は以下のチェックをする。 ①ベッドの高さ、ストッパー固定の確認。 ②ベッド柵及びその効果の確認。 ③ベッド周囲の障害物の確認整理。 ④ナースコール、ポータブルトイレの適切な位置の確認。 2. 患者の身の周り、床頭台に必要なものの確認と整理。	危険度Ⅰに加えて 1. 患者の安全を確認できるよう照明の工夫。 2. 注意マークなどで、他のメンバーの関心を引く工夫をする。 3. オーバーテーブル、点滴スタンドは、可動性のないものと交換する。 4. 離床センサーマットなどの使用を検討する。	危険度Ⅱに加えて 1. ナースステーションに近い観察の目が行き届く部屋への転室。 2. ベッド周囲にマットや枕などで打撲のショックをやわらげる工夫を行う。 3. 必要時は床敷きマットにする。 4. ベッド柵を患者が外さないように頻回な観察を行う。
指導・援助	1. 排泄パターンに基づいた、誘導。 2. 適切な衣類、履き物の選択の指導。 3. ベッド、周辺の器具、装置、ナースコールなどの使用方法の説明。 4. 日中の離床を促し、昼夜のリズムを付ける。 5. 家族、チームメンバーと事故の危険を共有し、理解を得る。	危険度Ⅰに加えて 1. ナースコールには素早く対応する。 2. 患者に理解できるよう相手のペースにあわせた十分な説明を行う。 3. 患者歩行時の歩き方などの指導と見守り。 4. 正しいトランスファー技術で介助する。 5. 頻回な巡視行う。	危険度Ⅱに加えて 1. 車椅子乗車時は、ずり落ちないように見守る。また、滑りにくいメッシュのマットを活用する。

横浜市立市民病院 作成より 一部改変
日本看護協会編(1999). 組織で取りくむ医療事故防止―看護管理者のためのリスクマネジメントガイドライン. ガイドライン集(pp.31-32). 日本看護協会. より許可を得て転載

表Ⅲ-9-7 転倒・転落評価の手順

手　順	確認事項とポイント
①患者の疾患の種類や治療によって意識障害の現れ方は異なるため、疾患、症状、処置の内容等を確認する。 ②意識障害の程度を確認する。	●ジャパンコーマスケール(JCS、表Ⅲ-9-1)、グラスゴーコーマスケール(GCS、表Ⅲ-9-2)を用いて行う。
③せん妄の有無を確認する	●せん妄のスクリーニング・ツール(表Ⅲ-9-3)を使用する。高齢者、認知症疾患の患者では特に注意が必要。
④転倒・転落のリスクをアセスメントする。	●転倒・転落アセスメント・スコアシート(表Ⅲ-9-4)を用いる。
⑤患者の歩行状態、排泄状態、履物、衣類、行動パターンなどを把握し、介入方法を検討する。	

図Ⅲ-9-1 スイングバー

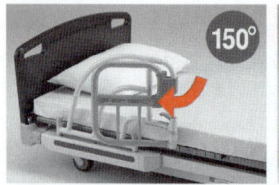

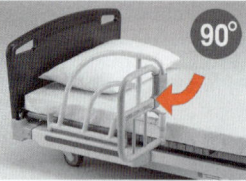

アームが開き、移乗や立ち上がり動作の時に安全性を保てる。(パラマウントベッド)

図Ⅲ-9-2 赤外線センサー

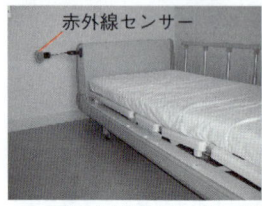

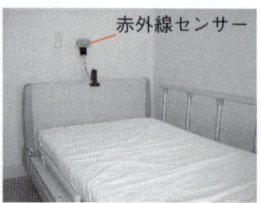

ベッドに赤外線センサーを取り付け、感知範囲に入るとナースコールなどで知らせる。(メディカルプロジェクト)

図Ⅲ-9-3 ベッド用離床センサー

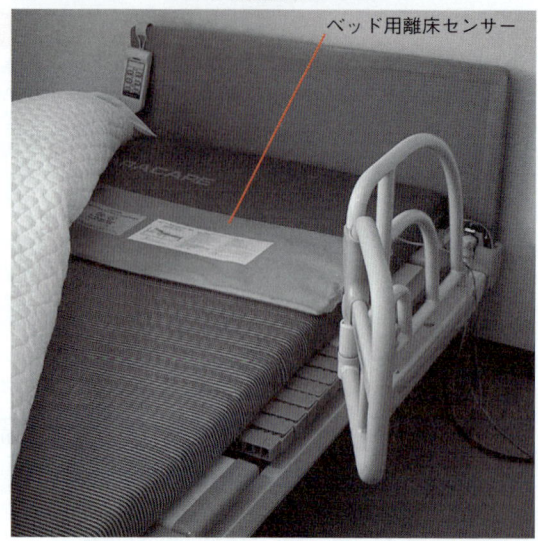

マットレスの下か上にセンサーを置き、離れるとナースコールなどで知らせる。(メディカルプロジェクト)

図Ⅲ-9-4 ベッドサイドマットセンサー

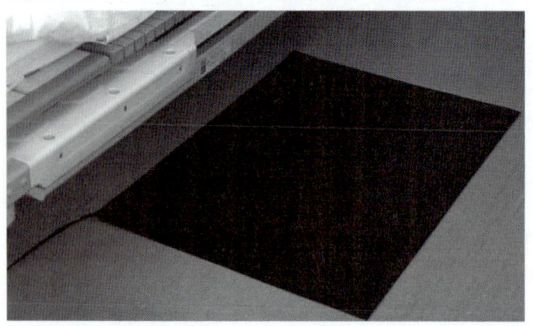

ベッド下にセンサーマットを置き、踏むとナースコールで知らせる。(メディカルプロジェクト)

図Ⅲ-9-5 クリップセンサー

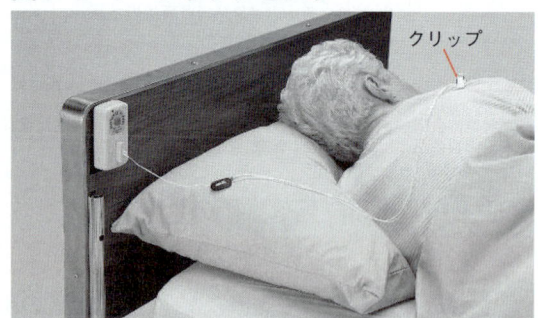

衣類にひもクリップを付け、ひもクリップがはずれるとナースコールなどで知らせる。(メディカルプロジェクト)

図Ⅲ-9-6 トイレセンサー

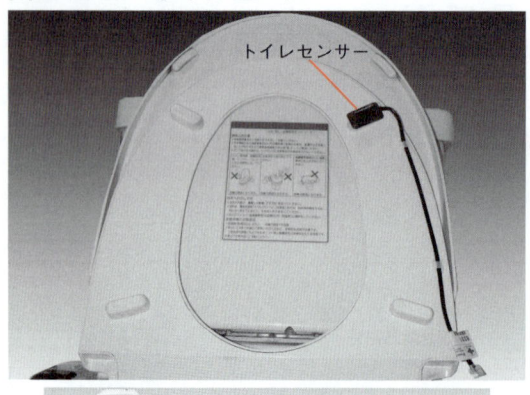

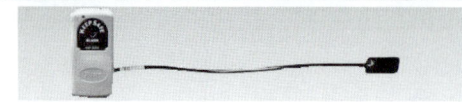

トイレ便座にセンサーを付け、重量がかからなくなるとアラームなどで知らせる。(メディカルプロジェクト)

図Ⅲ-9-7 車椅子センサー

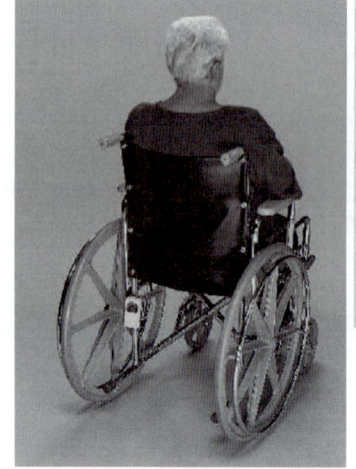

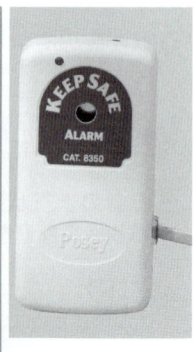

車椅子にセンサーを付け、重量がかからなくなるとアラームなどで知らせる。(メディカルプロジェクト)

表Ⅲ-9-8　ベッド周囲の管理の手順

手　順	確認事項とポイント
①転倒・転落のリスクをアセスメントする。	●表Ⅲ-9-5を参照。
②ベッドの状態を確認し、患者の状態に合ったものを準備する。	●ベッドの位置の確認とストッパーの固定がされているか。 ●ベッド柵の利用の必要性の確認：使用するタイプ、数、ロックの有無。 ●寝具の調整：シーツのたるみ、掛け布団や包布のたるみ、引っかかりそうな装飾や穴、掛け布団の重さなどを調整する。
③起居動作、歩行状態、行動パターンに合わせてベッドの種類や安全物品を使用する。	●ベッドの高さの確認：低床ベッド、畳などの利用の有無。 ●起居時、支えが必要な場合のスイングバー（図Ⅲ-9-1）の使用。 ●離床センサー（図Ⅲ-9-2〜5）の利用の必要性の確認と、使用する種類の検討。その他のセンサー（図Ⅲ-9-6〜7）の利用の必要性の確認。

表Ⅲ-9-9　病室の環境整備の手順

手　順	確認事項とポイント
①ベッド周りの状況確認、整理・整頓・清掃を行う。	●よく使用する物の位置：よく使用する物は近くに寄せておく。 ●オーバーテーブル、床頭台の位置、ストッパーの位置：もたれた時に動くことがないようにする。 ●履物の位置：履きやすいように揃えておく。 ●床の状態：床頭台の下やポータブルトイレの周りなど、濡れているところがないようにする。
②ベッドから部屋の出入り口までの経路の確認と調整を行う。	●障害物の有無：荷物、花などは足元に置かないようにする。 ●広さ、距離：ベッド位置の調整や交換。 ●床の状態：凹凸の有無、濡れていない状態。
③適切な照度が保たれているか、確認し調整する。	●足元の照度：必要時フットライトの点灯。 ●天井や頭元の照度：明るすぎる照明や暗すぎる証明は避ける。
④室内排泄時の注意をする。	●高さのあったポータブルトイレを準備する。 ●ポータブルトイレとベッドの距離を調整し、必要時、手すりを準備する。 ●ポータブルトイレがすべりやすい場合は、適宜、すべり止めマットを使用する（すべり止めマットにつまずくことがないよう、敷き方に注意する）。

III 慢性期・回復期のADL支援

10. 感染予防

寺地つね子

- 医療の高度化や手術対象患者の高齢化、化学療法の進歩などによって、易感染性患者や高齢患者が増加している。院内でMRSA（メチシリン耐性黄色ブドウ球菌）など薬剤耐性菌も増加しており、患者は限られた空間に密集しているのが現状である。こうした環境において易感染患者では通常は病原性の低い菌であっても感染を起こしやすくなっている。

1 アセスメント

①目 的
- 感染リスク（感染する危険性）と感染拡大の有無に関する評価を行い適切な感染予防策を実践する。

②手 順
- 標準予防策をとったうえで特異的な感染経路別予防策（接触感染、飛沫感染、空気感染）が必要か否かを判断する（表Ⅲ-10-1）。
- 標準予防策と感染経路別予防策では予防できない状況として、易感染性患者と監視を必要とする患者を把握する（表Ⅲ-10-2）。

2 アイソレーション

- アイソレーション（隔離）はケアを通して安全な環境を提供するための手段であり通常の標準予防策では十分な対処ができない場合に、患者、医療従事者、面会者などの間で感染を拡大させないための対策である。

①目 的
- 接触伝播性の強い微生物（多剤耐性菌の感染や定着の場合）に対して、感染の危険のある期間をアイソレーションする。
- 飛沫感染により伝播する微生物に感染または疑いのある患者に対して、感染の危険のある期間をアイソレーションする。
- 空気感染により伝播する微生物に感染または疑いのある患者に対して、感染の危険のある期間をアイソレーションする。
- 易感染性患者に対して病院内の環境、医療従

表Ⅲ-10-1 感染予防策

	標準予防策	すべての患者に対して標準的に行う基本的な感染対策である。汗を除くすべての体液・分泌物・排泄物、血液、粘膜、損傷した皮膚には感染の可能性があるとみなして対応する。院内感染のリスクを減少させるための対策である。
感染経路別予防策	接触感染予防策	接触伝播によって感染リスクが増加している場合
	飛沫感染予防策	咳やくしゃみまたは会話などによって伝播しうる5μm以上の飛沫により伝播する微生物に感染している可能性がある場合
	空気感染予防策	病原体を含む飛沫が気化した後、5μm以下の小粒子となって浮遊し空気流によって広く拡散し感染する可能性がある場合

表Ⅲ-10-2 注意が必要な易感染性患者

- 放射線療法、化学療法、免疫抑制療法などを受けている免疫機能低下の患者
- 外科的処置（治療）を受けている患者
- 高齢者や糖尿病、腎不全などの原疾患をもつ生理機能の低下している患者
- 中心静脈カテーテルや尿道留置カテーテルなどデバイスを治療目的で使用している患者
- 広範囲の熱傷患者や褥瘡のある患者
- 長期間、抗菌薬療法を受けている患者

事者、他の患者からの感染を予防するためにアイソレーションする。
- 感染の拡大を予防し、さらに易感染患者を感染から守るために個室での管理が望ましい。
- 感染予防の基本として標準予防策に加え、特異的な感染経路を示す疾患に対しては感染経路別予防策を追加して行う(表Ⅲ-10-3)。

② 必要物品
- 個室病室、必要に応じて防護具(ガウン、エプロン、手袋、マスク、ゴーグル)など。

③ 手 順
- 3つの感染経路別アイソレーションの手順を表Ⅲ-10-4に示す。

表Ⅲ-10-3　3つの感染経路

接触感染	・直接接触感染と間接接触感染がある。 ・直接接触感染は全身清拭時、体位交換時、オムツ交換時など患者と直接触れるケアで伝播される。 ・間接接触感染は微生物に汚染された、ベッド柵、テーブルなどに接触することで伝播される。
飛沫感染	・病原微生物を含む直径5μm以上の飛沫粒子により起こる。 ・咳やくしゃみ、気管・口腔吸引などで飛んだ飛沫粒子を吸引することで感染する。 ・飛沫が空気中に浮遊することはないので特別な空調管理は不要である。
空気感染	・病原微生物を含む飛沫核が直径5μm以下のものが長時間空中を浮遊し、空気の流れで、伝播する。

表Ⅲ-10-4　感染経路別および易感染患者のアイソレーションの手順

手　順	確認事項とポイント
1　接触感染予防策(MRSA、MDRP、VRE、その他の多剤耐性菌、ノロウイルス、流行性角結膜炎など)	
①個室での対応が望ましい。特に伝播を促進する可能性がある状況(便失禁、尿失禁など)の患者は個室管理する。 ②個室が不足している場合、同じ微生物による感染、または定着している患者または同じような状況の患者を同室にする(コホーティング)。 ③手洗いと手袋、ガウン ・患者の部屋に入る時は手指消毒後に手袋をつけ、退室時は外す。 ・ガウンは患者、環境表面、物品に接触のある場合に着用し、退室時に室内で脱ぐ。ただちに手指消毒する。 ④患者移送は必要な場合のみに制限する。 ⑤患者が使用する血圧計や体温計などはできるだけ専用とする。共用する場合、使用前に消毒する。	●感染対策(接触感染予防策)が必要な患者であることを全スタッフ(看護助手や清掃スタッフなども)に周知させる。また患者、その家族、面会者にも十分説明する。 ●個室が確保できなかった場合、患者間の直接接触の機会を最小限にするためにベッド間でカーテンをひく。 ●他の患者のケアに移る場合、手袋やガウンは交換し手洗いを実行する。
2　飛沫感染予防策(風疹ウイルス、ムンプスウイルス、インフルエンザウイルス、百日咳菌、アデノウイルスなど)	
①原則個室管理とする。 ・個室のドアは開けたままでよい。 ②個室が不足している場合は、同じ微生物による感染症患者と同室にする。 ③医療従事者や面会者が患者の1m以内に接近する場合、サージカルマスクを着用する。	●感染対策(飛沫感染予防策)が必要な患者であることを全スタッフ(看護助手や清掃スタッフなども)に周知させる。また患者、その家族、面会者にも十分説明する。 ●同一微生物による感染症患者と同室にできず多床室で管理する場合はパーテーションでしきるか、ベッド間を1〜2m以上離す。 ●風疹、ムンプスのウイルス感染症の場合、患者のケアは抗体を有するものが優先して行う。

表Ⅲ-10-4 つづき

手　順	確認事項とポイント
④患者移送は必要な場合のみに制限する。 ⑤移送の場合は患者にサージカルマスクを着用してもらう。	
3　空気感染予防策（結核菌、麻疹ウイルス、水痘・帯状疱疹ウイルス）	
①空調条件を備えている個室で管理する。 ・周囲の区域に対して陰圧である。 ・1時間に6回〜12回以上換気する。 ・適切な室外排気。 ・個室のドアは常に閉じておく。 ②医療従事者や家族が入室する場合は、空気感染対策ろ過マスク（N95微粒子用マスク）を着用する。 ③患者移送は必要な場合のみに制限する。移送の場合は患者にサージカルマスクを着用してもらう。 ④入室前後は手洗いを徹底する。 ⑤個室が不足している場合は同じ微生物による感染症患者と同室にする。	●感染対策（空気感染予防策）が必要な患者であることを全スタッフ（看護助手や清掃スタッフなども）に周知させる。また患者、その家族、面会者にも十分説明する。 ●患者のケアは水痘、麻疹のウイルス感染症の場合、抗体を有するものが優先して行う。
4　易感染患者に対するアイソレーション	
①易感染患者を収容する個室はヘパフィルターの設備と層流の設備を備えていることが望ましい。 ②この場合の個室の清掃は日常的な清掃で埃をていねいに除去する。床や壁などの消毒は不要である。 ③入室前後の手指衛生（手指消毒）を徹底する。	●標準予防策で対応する。 ●面会者はガウンテクニックや履物交換は不要である。呼吸器感染症に罹患している面会者は面会を禁止する。 ●環境表面の微生物が患者に感染を起こす可能性はほとんどない。 ●呼吸器感染症に罹患しているスタッフの入室を禁止する。

3　うがい（咳嗽）

①目　的

- 喉にいるウイルスが増殖する前に除去または微生物の数を減少させる。
- 外部から体内に進入しようとした塵や埃などの約90％が鼻を通る間に粘膜にとらえられ、そのまま喉に落ちて痰として体外に出る。ウイルスの大部分も鼻でとらえられて喉に向かう。その時、チリやホコリなどの有機物を餌にしてウイルスが増殖する可能性がある。
- ウイルスが増殖すると、粘膜から血管に入り込み、その数が多ければ感染してしまう。喉にいるウイルスが増殖する前に除去しようというのが「うがい」であり、うがいは、あくまでも感染予防である。

②必要物品

- コップ、水道水、必要時うがい薬。
- **うがい薬を使用したほうがよい場合**：のどや口の中に炎症があるとき、扁桃腺や口内炎の治療や予防のとき、風邪やインフルエンザが流行しているとき。

③手　順

- 口すすぎとうがいの手順を**表Ⅲ-10-5**に説明する。
- 患者に実施するときは意識が清明であること、唇が閉じられること、頭を後屈させられること、水を吐き出せられることを確認し実施する。

4　手洗い

- 感染予防に対して一番効果的な対策は手指衛

表Ⅲ-10-5　口すすぎとうがいの手順

手　順	確認事項と根拠
①口すすぎ ・水を含みブクブクと口先をすすぐ。 ②うがい ・口すすぎのあと水を含み、頭を後屈し、ガラガラとのどの奥を洗う。 ・約15秒ほどうがいをして、水を吐き出す。 ・数回繰り返す。	●口中の雑菌の減少 ・薬液を使用した場合、喉に到達する前に薬の効果が半減してしまうので、しっかり口すすぎを行う。 ●呼吸器感染症の予防のため、口内、咽頭、喉頭部分を清潔にする。

生（手洗い、手指消毒）である。
- 手洗いを適切に行うことで、病院などの医療ケア関連の感染を減少させることができる。
- 現在は、従来の流水と石鹸による手洗いを基本とする考え方から、擦式消毒用アルコール製剤を使用した手指消毒が推奨されている。この方法は特別な設備が不必要であり、より実践的な方法である。
- 皮膚の細菌は「一過性微生物」と「常在菌」の2つから成り立っている。
- 一過性微生物は皮膚の表面や爪などに存在し、これは医療従事者が患者に直接接触したり、患者の近くにある周囲の環境から付着しただけで、一時的にごく短時間しか生存できない。それらは日常的手洗いで除去される。病院感染とのかかわりが問題になるのは病原性がある一過性微生物である。
- 常在菌は皮膚の深層に住み着いており除去が困難であるが、通常病原性をもたない。

表Ⅲ-10-6　手洗いの基本原則

- 手指に目に見える汚れがある場合は流水と普通石鹸による手洗いを行う。
- 手指に目に見える汚染が無い場合は、基本的に擦式消毒用アルコール製剤を用いる。
- 患者と接触する前後およびケアや処置の前後、手袋装着の前後に手指消毒または手洗いを行う。

表Ⅲ-10-7　日常的手洗いと衛生学的手洗いを行う場面

日常的手洗い	衛生学的手洗い
汚染および一過性微生物の除去	一過性微生物の除去あるいは常在菌の除去
①通常の診察、ケア（血圧測定、検温、清拭など）の前後 ②配膳の前（食べ物を取り扱うとき） ③手袋をはずしたとき ④清掃後 ⑤排尿、排便の後	①浸襲的処置前 ・中心静脈カテーテル挿入時、導尿カテーテル挿入や末梢カテーテルなど外科的処置を要しない浸襲的医療器具挿入前 ②患者に直接接触する前後 ③体液、排泄物、粘膜、損傷した皮膚、創処置の前後 ④同一患者の汚染部位から清潔部位に移る場合 ⑤患者の周囲の物品に接触した後 ⑥手袋をはずした後

①目　的
- 手指に付着している血液や体液などの有機物による汚染や感染源となる一過性微生物を除去する。
- 適切な方法と手順で行うことで、医療従事者から患者へ、患者から患者への手を介しての病原体の伝播を防ぐ。
- 病原体そのものや感染性を有するすべての血液、体液（汗を除く）、粘膜、損傷した皮膚などからの手指を介しての交差感染を防止する。

②必要物品
- 手洗い：普通石鹸または消毒成分を含有する抗菌性石鹸、ペーパータオル、流水。
- 手指消毒：擦式消毒用アルコール製剤。

③手　順
- 手洗いの基本原則は**表Ⅲ-10-6**に示した。
- 手洗いの種類には、医療行為の目的により日常的手洗い、衛生学的手洗い、手術時手洗いの3種類に分けられる。ここでは、日常的手洗い、衛生学的手洗いを取り上げる（**表Ⅲ-10-7、8**）。

表Ⅲ-10-8　手洗いと手指消毒の手順

手　順	確認事項とポイント
手洗い（日常的手洗い）	
●石鹸と流水（15〜20秒以内） ①流水で手を濡らす。 ②普通石鹸を手にとり、手の全体になじませる。 ③10〜15秒間、両手をよくこすり手指の表面をこすり洗いする。 ④両手の指の間をこすり合わせる。 ⑤手の甲をもう片方の手のひらでこする（両手実施）。 ⑥片方の手をカップ上にして、左右交互に指先で手のひらをこする。 ⑦親指と手掌をねじり洗いする。 ⑧手の側面のこすり洗いをする。 ⑨左右の手首を丁寧にこする。 ⑩流水でよくすすぐ。	●時計や指輪ははずす。 ●センサー式の蛇口でない場合、水道の栓の開閉は肘、または使用したペーパータオルで行う。 ●洗い残しをしやすい場所（母指、指の背面、爪先）は洗浄されにくいため注意する。

表Ⅲ-10-8 つづき

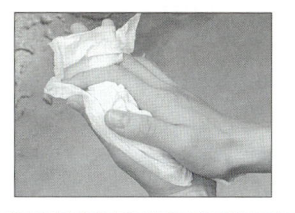

手　順	確認事項とポイント
⑪ペーパータオルで押さえるようにして水分を拭き取る。 ⑫仕様したペーパータオルで蛇口を閉める。	●使い捨てのペーパータオルを使用する。 ●手洗い後は手を完全に乾燥させる。 ●手荒れは荒れた部分に細菌が定着し交差感染の危険が増加するため手荒れ対策（ハンドローションの使用など）を行う。
手指消毒（衛生学的手洗い）	
●手指が目に見えて汚れていない場合は、擦式消毒用アルコール製剤または抗菌性石鹸＋流水で行う。 ●擦式消毒用アルコール製剤を使用した場合 ①擦式消毒用アルコール製剤を手にとる。 ②手をカップ上にして、左右交互に指先と爪にしっかり擦り込む。 ③両手のひらにぬり広げ擦り込む。 ④両手の甲に塗り広げる。 ⑤指の間もしっかり擦り込む。 ⑥親指と手掌をねじり擦り込む。 ⑦手首に擦り込む。	●目に見える汚染がない場合は擦式消毒用アルコール製剤を使用する。 ●目に見える汚染がある場合は流水と石鹸で手洗いをしてから擦式消毒用アルコール製剤を使用し手指消毒する。 ●アルコールは十分な量を用いる（3mL以上）。 ●手指消毒を5～6回繰り返すと手がべたつくため、べたついてきたら流水下での手洗いで、べたつきや汚れを落とす。

表Ⅲ-10-9　マスクの種類と選択の理由

種　類	適　応	選択の理由
サージカルマスク	①血液、体液、分泌物、排泄物などが飛散し飛沫が発生する可能性がある時 ②飛沫感染患者に1m以内に接近する時 ・インフルエンザウイルス ・ムンプスウイルス ・風疹ウイルスなど	・水分を含んだ飛沫の場合、サージカルマスクを選択する。
空気感染対策ろ過マスク（N95微粒子用マスク） ・0.1～0.3μmの微粒子を95％以上除去できる性能を有する。	空気感染対策の必要な患者の病室に入室する。 ・結核菌 ・水痘ウイルス ・麻疹ウイルス	・感染病原体の対象となる微生物の飛沫粒子の水分が蒸発した飛沫核の場合N95微粒子マスクを選択する。 ・ただし、医療従事者が麻疹や水痘などの抗体をすでに保有している場合、患者に接する場合のN95微粒子マスクは必要ない。

5 マスクとガウンテクニック

①目　的

a）マスク

●血液、体液、分泌物、排泄物などが飛散し、飛沫が発生する可能性がある処置やケアから鼻・口腔粘膜を保護する。
●マスクは対象となる微生物の飛沫粒子の大きさにより選択する。
・飛沫感染予防では、サージカルマスクを使用する。
・空気感染予防では、N95微粒子マスクを使用する。

b）ガウンテクニック

●血液、体液、分泌物、排泄物などが飛散し、飛沫が発生する可能性がある処置やケアから白衣や皮膚の汚染を予防する（汚染物や汚染した器材の片づけや洗浄時などの場合も使用する）。

②必要物品

●**マスク**：対象となる微生物の飛沫粒子の大きさにより選択する（**表Ⅲ-10-9**）。血液、体液、分泌物、排泄物などの飛散から口や鼻の周囲

の皮膚汚染を予防する場合(標準予防策)も布マスクや紙マスクよりサージカルマスクのほうが望ましい。
- **ガウン**：撥水性、あるいは防水性のものでディスポーザブル製品の方が望ましい。エプロンタイプとガウンタイプを感染リスクによって使い分けする。

③手　順
- マスクの着脱手順を**表Ⅲ-10-10**に、ガウンの着脱手順を**表Ⅲ-10-11**に示す。

表Ⅲ-10-10　マスクの着脱手順

手　順	確認事項と根拠
1．着用方法 ● サージカルマスク(図Ⅲ-10-1)の着用方法 ① マスクの中央を押さえ紐(ゴム)を耳にかける。 ② 可変式ノーズピース(針金部分)を鼻の形に指で合わせフィットさせる。 ③ マスクの下のほうをもって顎まで覆うように広げる。 図Ⅲ-10-1　サージカルマスク ● N95微粒子用マスク(図Ⅲ-10-2)の着用方法 ① N95微粒子用マスクはいろんな種類があるため選択した製品説明書に従って正しく装着する。 ② N95微粒子用マスクを着用したら汚染区域に入る前にフィットチェックを実施する(図Ⅲ-10-3)。	● 鼻、口、顎を確実に保護できるようにマスクを上下に広げて使用する。 ● 両手でマスク全体を覆い空気の漏れがないかチェックする(図Ⅲ-10-3)。 図Ⅲ-10-2　N95微粒子用マスク 図Ⅲ-10-3　フィットチェック
2．はずし方 ① 押さえ紐(ゴム)を持ってはずす。	● 汚染表面に触れないように注意してはずす。 ● はずした後は直ちに手洗いを行う。

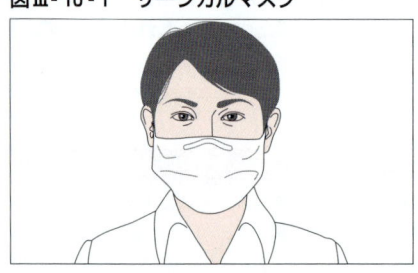

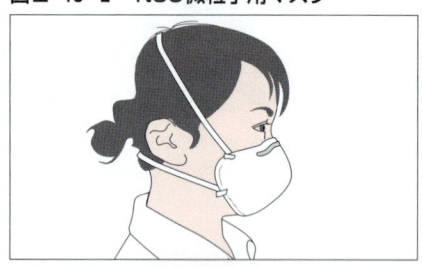

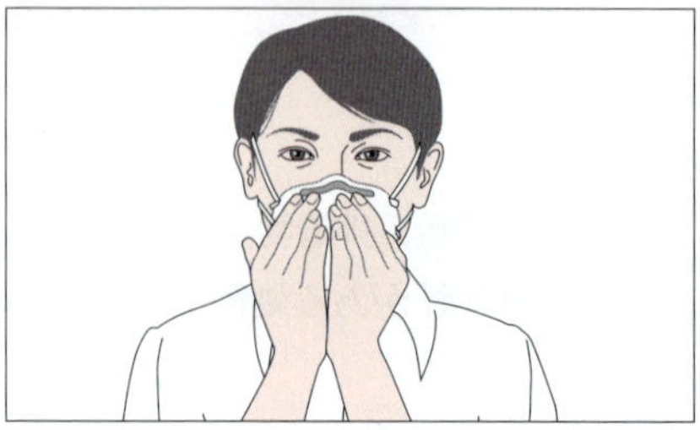

表Ⅲ-10-11　ガウンの着脱手順

手　順	確認事項と根拠
①体にフィットするように紐を調節し着用する（図Ⅲ-10-4）。 ②脱ぐ場合、周囲の環境を汚染させないように汚染された表面を中に折り込むようにして脱ぐ。	●着用したまま不用意に移動しない。 ●使用後は部屋で脱ぎ、その場で廃棄する。 ●脱いだ後は直ちに手指消毒または手洗いを行う。

図Ⅲ-10-4　ディスポーザブルガウン

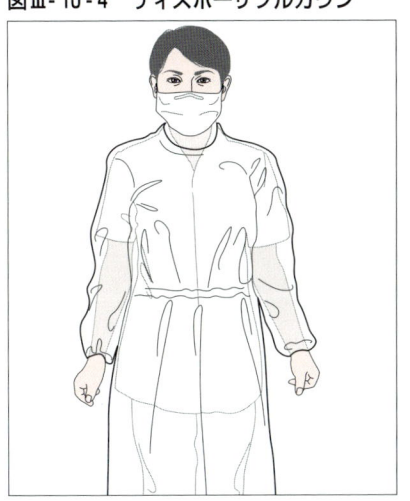

IV

ケーススタディ

● 呼吸機能障害
   1. 慢性閉塞性肺疾患

● 循環機能障害
   2. 心不全

● 栄養摂取・代謝障害
   3. 摂食嚥下障害
   4. クローン病
   5. 肝機能障害
   6. 糖代謝障害（糖尿病）
   7. 脂質・尿酸代謝障害

● 内部環境調節障害
   8. 甲状腺機能亢進症
   9. 体液不均衡
  10. 体温調節機能障害

● 生体防御機能障害
  11. 免疫機能低下
  12. HIV／AIDS

● 感覚機能障害
  13. 感覚機能障害

● 認知機能・
   コミュニケーション障害
  14. 認知症

● 運動機能障害
  15. 関節リウマチ

● 排泄機能障害
  16. 排尿機能障害
  17. 排便機能障害

● 性機能障害
  18. 性機能障害

IV ケーススタディ

呼吸機能障害
1. 慢性閉塞性肺疾患

漆坂真弓

1 慢性閉塞性肺疾患の概要

　慢性呼吸器疾患において代表的な疾患として慢性閉塞性肺疾患（chronic obstructive pulmonary disease：COPD）があげられる。

　慢性閉塞性肺疾患は、有毒な粒子やガスの吸入（例えば、タバコの煙、大気汚染、室内有機燃料煙）によって生じた肺の炎症反応に基づく進行性の気流制限を呈する疾患であり、この気流制限にはさまざまな程度の可逆性を認め、発症と経過が緩やかであり、労作性呼吸困難を生じると定義されている（日本呼吸器学会COPDガイドライン第2版作成委員会，2004）。慢性閉塞性肺疾患として、慢性気管支炎、肺気腫などがあげられる。

　慢性閉塞性肺疾患に罹患する患者は現在増加しており、WHO（世界保健機関）によると1990年世界での死亡原因の6位が慢性閉塞性肺疾患であり、2020年には4位になると予測されている。そのため慢性閉塞性肺疾患への取り組みの必要がいわれている。

2 慢性閉塞性肺疾患の特徴と援助

　慢性閉塞性肺疾患は、長年にわたる喫煙習慣などにより発症する。通常40歳以降に咳嗽、喀痰、労作時呼吸困難などの症状を訴えて発症する。さらに喫煙を続けると症状が進行し、肺の過膨張による胸郭の変形や痩せが著明となり、慢性閉塞性肺疾患の特徴である慢性呼吸不全を呈するようになる。

　慢性閉塞性肺疾患の治療：禁煙、体重減少や痩せを認める場合は栄養指導、呼吸困難を軽減し運動能力をあげるための薬物療法、低酸素血症に対しては酸素療法、呼吸困難の緩和や運動耐容能の改善を目的とする呼吸理学療法。

　酸素療法の適応：動脈血酸素分圧が55mmHg以下、および60mmHg以下で睡眠時あるいは運動負荷時に著しい低酸素血症をきたす場合。

　酸素療法の目的：動脈血酸素分圧の正常化とその維持、低酸素血症による症状の改善。

①症状への対処

　慢性閉塞性肺疾患に特徴的な症状の1つに労作時の呼吸困難があげられる。労作時の呼吸困難があることで活動に対する恐怖心が芽生え、活動量が減る傾向になりがちとなる。活動量が減ることにより体力が落ち、呼吸筋も衰え、それが、さらなる労作時の呼吸困難へとつながっていく。そのため労作時に呼吸困難をきたさないように対処することが必要となる。

　看護師は、呼吸困難を起こさないような活動のし方や休息のとり方、呼吸法の指導のほか、呼吸困難をきたした時の対処のし方（パニックコントロール）について指導を行う。その他、慢性閉塞性肺疾患の症状である、気道の感染に伴う咳嗽や喀痰、呼吸機能低下による右心負荷に伴う動悸や頻脈、下肢の浮腫、二酸化炭素蓄積による頭痛や指先の振戦などの症状のみかたとその対処の方法についても指導していく必要がある。

②酸素療法

　酸素療法導入により低酸素血症が改善されることで、呼吸困難などの症状の改善、食欲の増

進、睡眠時間の延長、活動量の制限の緩和など、生活のさまざまな面において効果がもたらされる。その反面、患者は酸素療法という治療についてさまざまな思いを抱いている。唐津ら（1999）は酸素療法を受けている患者が体験していることに、「社会との接点あるいは他者との関係性を維持していく上で生じる"移動に伴う不自由さ"と"人の中に出ていく不自由さ"」があることを指摘している。また、石津（2001）も、酸素療法導入時は外見に対する抵抗感や羞恥心、家族や同伴者に対する負い目から活動に影響を及ぼし、消極的になる可能性があることを指摘している。

酸素療法の必要性を理解しその治療を自分のこととして受け入れていくには、看護師による支援が不可欠である。看護師は、酸素療法の効果と副作用について説明し、患者が納得して治療を受け入れられるように支援すると共に、患者が安全に正しく酸素供給装置を取り扱うよう指導する。また、酸素供給装置には酸素濃縮装置と液体酸素装置があるため、患者の生活様式や酸素吸入量、取り扱いや管理能力にあったものを選択できるように支援する。

③効率よく酸素を取り入れるための支援

慢性閉塞性肺疾患により、酸素を取り込み全身に供給する能力が低下したとしても、効率よく酸素を取り入れる方法を身につけると、生活の維持・拡大が可能となる。

呼吸法の習得：酸素の消費量が少なく、換気量が多い呼吸法には横隔膜を使った呼吸法や口すぼめ呼吸があるが、これらを習得することにより活動量を安全に増やしたり、呼吸困難を改善するのに効果がある。

適切な運動の継続：運動は体力や呼吸筋の働きを維持し、QOLを向上させる。

排痰の促進：痰が貯留すると気道が閉塞し、呼吸困難が増強するだけでなく、感染症の原因となりやすい。そのため看護師は、痰の性状や量、痰の貯留部位などアセスメントし排痰を促す。また患者自身が痰の量や性状を観察し、自分の身体の状態を把握できるようにも支援する。

表IV-1-1 看護師のアセスメントの視点

検査データ	血液ガス分析、パルスオキシメーターの値
自覚症状	息切れ、動悸、疲労感など
他覚症状	表情、呼吸のし方、呼吸数、チアノーゼの有無など
活動内容	動き方、休息の取り方、日常生活の過ごし方など

薬物療法の継続：呼吸困難などの症状をコントロールし、運動能力をあげるために薬物療法を継続していく必要があり、看護師は薬物療法を安全に継続して行えるよう支援する。

④生活への支援

慢性閉塞性肺疾患患者は、労作時の呼吸困難により日常生活の活動が制限され、これまで行ってきた生活のし方を調整する必要に迫られることが多い。そのため看護師はその人の病状や呼吸状態に合った適切な活動量の範囲内で、生活を維持していけるよう支援する。

適切な活動量の把握：血液ガス分析やパルスオキシメータによる酸素飽和度の値などの検査データや患者の自覚症状（息切れ、動悸、疲労感など）、あるいは看護者が観察した他覚症状（表情、呼吸のし方や呼吸数、チアノーゼの有無など）、患者が行っている活動内容やその動き方、休息の取り入れ方、日常生活の過ごし方などから、低酸素の程度や、どのような時に低酸素になるのかを把握する。そして、その患者にとって労作時呼吸困難をきたさないような適切な活動量を把握する（表IV-1-1）。

生活の調整：看護師は、自宅での患者の生活の様子（1日の過ごし方、活動範囲、習慣、付き合い、家族内や社会における役割、住宅環境など）を把握した上で、酸素消費量の少ない活動の仕方や休息のとり方、生活リズムの調整、住環境の調整、家庭内あるいは社会での役割の変更・調整などについて患者と話し合い、生活の調整を支援していく。

3 事例の展開

A氏、男性、67歳

診断名：慢性閉塞性肺疾患
生活歴：20歳ころから58歳くらいまで20本/日程度の喫煙歴あり

入院までの経過

40歳を過ぎるころから階段昇降時に息切れを感じるようになり、普段から咳や痰も多かった。

58歳の時に健診で肺の異常を指摘され、慢性閉塞性肺疾患と診断されたが、20歳のころから吸っていた煙草を止めた他、特に通院することはなかった。

60歳で退職してから、友人らと釣りや旅行に出かけたり、近所に散歩に出たりして過ごしていた。以前から坂道を歩くとすぐに息が切れてしまう、友人と同じペースで歩いている息が切れてついていけないと自覚するようになったが、加齢によるものとあまり気に留めていなかった。

最近になって、近所の平坦な道を散歩するだけでも息が切れるようになり、家族や友人から、ちょっと歩いただけでも肩を上げ下げして息苦しそうに息をしていると言われたため、病院を受診。在宅酸素療法の導入のため入院することとなった。

入院後の経過

入院時、呼吸機能検査の結果では、VC（肺活量）2.76L、FVC（努力肺活量）1.32Lから空気のとらえこみ現象がみられた。$FEV_{1.0}$%（1秒率）42.4%、%VC 39.5%から混合性の換気障害を認めた。

血液ガス検査(room air：PaO_2 52mmHg、$PaCO_2$ 46mmHg)では低酸素血症が認められたため、安静時1L/分、労作時2L/分のカニューレでの酸素療法が開始された。

現在の病状について、A氏は慢性閉塞性肺疾患という病気によって酸素が身体に十分取り込めないため酸素療法が必要だと説明されてはいたが、本当に酸素療法が必要なほど身体に必要な酸素が不足しているのかと疑っていた。そのためか、排尿時「トイレまでは距離も短いし、すぐにもどってくるから息苦しくなることもないし、これくらいなら大丈夫かなと思って。わざわざ酸素を準備していくのが面倒だよ」と酸素装着せずに動いたり、ベッドで横になっている時、故意に酸素カニューレをはずして息苦しくなるかどうかを試したりしていた。

酸素療法について、A氏は「年も年だし、いろいろ衰えるわな。これまで酸素を使用しないで山にも川にも行ったけど、そりゃあしんどいこともあったし、みんなと一緒のペースではなかなか歩けなかったけど、それなりに動けていたよ。家では何の不自由もなく過ごしていたし、本当に酸素が必要なのかな。酸素をしていたら人目もあるし、あちこち出かけられなくなるんじゃないのか。できれば酸素はしたくない」と話した。

低酸素血症をきたし酸素療法の適応にもかかわらず、酸素療法が自分にとって必要かどうか疑問に思っているA氏にどのような援助が必要か看護ケアを考える。

1. 気になったこととその理由

A氏の酸素療法に対する言動から、看護師としてどのようなことが気がかりになったのか。気になったことを挙げて分析する。

気になったこと❶「年も年だし、いろいろ衰えるわな」と話し、酸素を使用せずにトイレまで動いたり、ベッドで横になっている時に故意に酸素をはずして息苦しくなるかどうか試している。

A氏には、およそ40年に渡る喫煙歴があった。中高年になって息切れや咳や痰などの症状の発症があり、さらに年齢と共に、ゆっくりと症状が進行していることから、A氏は加齢による体力や呼吸機能が衰えたため、動くと息切れや皆と一緒のペースで歩くことが、できなくなっていると捉えていたと考えられる。

さらにA氏は、安静時の動脈血酸素分圧が52mmHgと低く、平坦な道を歩くだけでも息切

れを生じていることから労作時の動脈血酸素分圧は、さらに低下しているものと考えられA氏は「トイレまでは距離も短いし……これくらいなら大丈夫かなと思って」のように、近くへの移動やわずかな時間の労作には、自分には酸素が必要ないと考えていたり、酸素療法が本当に必要なのかと疑問に思っていた。

「すぐにもどってくるから息苦しくなることもない」や「それなりに動けていたよ。家では何の不自由もなく過ごしていた」という話から、労作時の息苦しさを自覚していないと考えられる。

気になったこと❷ 酸素を使用すると人目が気になるなど、外見上の問題や、活動範囲が狭くなることなどを理由に、できれば酸素療法はしたくないと思っている。

A氏は退職後、友人らと旅行や釣りに出かけたり、近所を散歩したりと、何かと外出する機会をもっていた。A氏は酸素療法がこれらの活動や人との接触を妨げるものと捉えていたと考えられる。

「わざわざ酸素を準備していくのが面倒」や「酸素をしていたら人目もあるし、あちこち出かけられなくなるんじゃないのか」という発言からも、酸素をしなければならない生活は不便と考えていたと考えられる。「気になったこと①」と考え合わせると、酸素療法そのものが自分にとって必要な治療なのか疑問に思っていることが考えられる。

2. 関連する情報からアセスメント

気になったことに関連する情報を集め、それらの情報からA氏の状態をアセスメントし、「援助を必要とすること」を導き出す。

気になったこと① に関連する情報とアセスメント

関連する情報

- 40歳ころから階段昇降で息切れを自覚していた。
- 以前から坂道を歩くと息切れがし、友人と同じペースで歩くと息が切れて、ついていくことができなくなり、最近は平坦な道を歩いても息切れを感じるようになった。
- 家族や友人からは、ちょっと歩いただけでも肩を上げ下げして息苦しそうに息をしているといわれた。
- 「年も年だし、衰える」と発言し、息切れは加齢に伴うものと考え、気に留めていなかった。
- 血液ガス検査の結果、室内空気下においてPaO_2 52mmHg、$PaCO_2$ 46mmHgであった。
- 呼吸機能検査の結果、$FEV_{1.0}$ 0.56L、$FEV_{1.0}$% 42.4%、%VC 39.5%と混合性の換気障害を認める。
- 労作時の酸素量が不足すると説明を受けていたが、労作時の息苦しさの自覚はない。
- 安静時1L/分、労作時2L/分のカニューレでの酸素療法が開始されているが、A氏は本当に酸素療法が必要なほど酸素が不足しているのかと疑っている。
- 排尿時「トイレまでは距離も短いし、すぐにもどってくるから息苦しくなることもない」と、酸素を装着せずに動いたり、ベッドで横になっている時に故意に酸素カニューレをはずして息苦しくなるかどうかを試したりしている。
- A氏は自宅での生活について「そりゃあしんどいこともあった……それなりに動けていたよ。家では何の不自由もなく過ごしていた」と話している。

アセスメント

40歳ころから階段昇降時に息切れを感じていたことから、およそ30年前から慢性閉塞性肺疾患が発症し、年齢と共に徐々に進行していったと考えられる。約30年という長期にわたる経過の中で症状が少しずつ進んでいったため、A氏は生活の中で感じる労作時の息切れなどの症状に特に意識を向けることがなかったのかもしれない。そして、その症状の進行は加齢と共に進んでいることから、病気によって症状が生じていると考えるよりも、加齢に伴う身体の衰えのために労作時息切れを生じているとA氏が考えたものと思われる。

そのため実際には坂道や階段昇降時には息切れを感じたり、人と同じペースで歩けないと生活の中で息苦しさを体験しているのだが、それを病気と関連させてとらえてはいない。家族や友人からも、ちょっとした労作によって、肩が上下するほどの呼吸をしていることを指摘されているのだが、自分では労作による呼吸の変化や身体の反応を捉えることができないでいる。低酸素血症のために息切れなどの症状が起きているにもかかわらず、それを病気のために起きていると自覚することができないでいると考えられる。

以上のことから、慢性閉塞性肺疾患とはどのような病気なのか、身体に酸素を取り込む能力や酸素を供給する能力が低下しているとはどのような状態なのか、酸素が不足している時に身体はどのような反応をしているのかについて説明し、A氏の理解を得ていく必要がある。

気になったこと② に関連する情報とアセスメント

関連する情報

・A氏は、酸素療法について「これまで酸素を使用しないで山にも川にも行ったけど、そりゃあしんどいこともあったし、みんなと一緒のペースではなかなか歩けなかったけど、それなりに動けていたよ。家では何の不自由もなく過ごしていたし、本当に酸素が必要なのかな。酸素をしていたら人目もあるし、あちこち出かけられなくなるんじゃないのか。できれば酸素はしたくない」と話している。

アセスメント

酸素療法について「わざわざ酸素を準備していくのが面倒」「酸素をしていたら人目もあるし、あちこち出かけられなくなるんじゃないのか」という発言から、酸素は人目の悪さや活動の制限もしくは生活の縮小を想像させていたのではないかと考えられる。さらに「気になること①」の情報と上記の情報から、A氏は病気や酸素が必要な病状について説明を受けてはいても、息苦しさなどの自覚症状がないためにその必要性を理解したり、実感していないかも知れない。A氏の「それなりに動けていた」「それまで何の不自由もなく過ごしてきた」という発言からもそのように考えられる。そのため酸素療法そのものが自分にとって必要と受けとめられていないかもしれない。

以上のことから酸素療法を行った際に酸素飽和度など身体がどのように変化するのか、活動量がどのように変化するのか、酸素療法の効果について知ることが必要である。

3. ケアプランの立案

「気になったこと」の解釈、判断から、「援助を必要とすること」を導きだした。これをもとにケアプランを考える（表Ⅳ-1-2）。

●**ケアプラン1**：慢性閉塞性肺疾患とはどのような病気なのか、身体に酸素を取り込む能力や酸素を供給する能力が低下しているとはどのような状態なのか、身体の酸素が欠乏している時に身体はどのような反応をしているのかについて知る。

①A氏の日常生活について話を聴く。
・普段の生活の様子をたずね、活動時どのような体験をしていたのかを聴く。
・息が切れたり、しんどいと思ったりした時がどのような状況だったのかを聴く。
・休息をとるタイミングについて聴く。
・家族や友人らと一緒に行動するときに、どのような様子だったのかを聴く。

②労作時に息切れを感じているA氏の身体を一緒にみる。
・パルスオキシメータを装着し、患者とともに歩行し、どのように酸素飽和度や脈拍が変化するのかを確認する。
・どのくらいの運動量によって低酸素血症をきたすのかを確認する。その時にA氏がどのようなことを感じているのか（息づかい、動悸、身体の疲労具合など）をたずねる。
・看護師からみたA氏の様子（表情、呼吸のし方、呼吸筋の使用具合など）を伝え、一緒に確認し

表Ⅳ-1-2 「気になったこと」からケアプランへ

気になったこと	アセスメント	ケアプラン
酸素を使用せずにトイレまで動いたり、ベッドで横になっている時に故意に酸素をはずして息苦しくなるかどうか試している。	慢性閉塞性肺疾患とはどのような病気なのか、酸素を取り込む能力や酸素を供給する能力が低下しているとはどのような状態なのか、酸素が不足している時に身体はどのような反応をしているのかについて説明し、A氏の理解を得ていく必要がある。	慢性閉塞性肺疾患とはどのような病気なのか、身体に酸素を取り込む能力や酸素を供給する能力が低下しているとはどのような状態なのか、身体の酸素が欠乏している時に身体はどのような反応をしているのかについて知る。
外見上の問題や活動範囲が狭くなることなどを理由に、できれば酸素療法はしたくないと思っている。	酸素療法を行った際に酸素飽和度など身体がどのように変化するのか、活動量がどのように変化するのか、酸素療法の効果について知ることが必要である。	酸素療法を行うことで身体がどのように変化し、それに伴う活動への影響を知る。

てみる。
・A氏自身に、自分の脈に触れたり、胸とおなかに手を当てて呼吸のし方を感じてもらう。

③生活の中で、どの程度の活動によって息苦しさなどの症状を体験するのか、A氏と生活場面をみる。
・パルスオキシメータを装着した状態で、洗面や歯磨き、入浴、食事、排泄などの生活場面を通し、酸素飽和度や脈拍がどのように変化するのか確認する。
・どのような動き方や動く量によって、どのように感じるのかを聴く。
・看護師が客観的に観察したA氏の様子を伝え、一緒に確認してみる。

④症状の体験と慢性閉塞性肺疾患の病態を結びつける。
・慢性閉塞性肺疾患の病態について説明し、どのような症状が起きるのかを説明する。
・活動時に体験した息切れなどの症状がなぜ起きるのか、A氏の身体の中で何が起きているのかについて説明する。
・病態とA氏が体験している症状とを結びつけて説明する。

●ケアプラン2：酸素療法を行うことで身体がどのように変化し、それに伴う活動への影響を知る。
①酸素を使用しながら活動した時の身体への変化を、酸素飽和度を測定しながら体験してみる。

・パルスオキシメータを装着し、酸素療法をしながら活動してみて、酸素飽和度や脈拍がどのように変化するのかを患者とともに確認する。その時の活動量や活動のし方について酸素療法をしない時との違いを聴く。
・酸素療法して活動した時、どのような感じか、息づかい、動悸、疲労感などについて聴く。
・看護師からみたA氏の様子（呼吸のし方、呼吸筋の使用、動き方、表情など）について伝え、一緒に確認をしてみる。
・A氏自身が自分の呼吸のし方や呼吸筋の使用具合、脈拍などを自分の身体に触れることで体験してみる。

②酸素療法を行っている時としていない時との、身体の感じ方の違いを聴く。
・酸素療法をしなかった場合と比較し、身体の様子に違いがあったのかを聴く。
・実際に自分の身体に触れてみた結果、酸素療法を使用しなかった場合とどのような違いがあったのかを聴く。

〈文献〉
青木きよ子（2001）．ライフサポートテクノロジーとしての在宅酸素療法の発展と患者のQOL．Quality Nursing, 7(11), 912-920．
日野原重明・井村裕夫監修（2005）．閉塞性肺疾患．看護のための最新医学講座 第2版 (pp.290-299), 中山書店．
石津彩子（2001）．在宅酸素療法を実施している人々の生活管理―療養生活上の取り組みから．Quality Nursing, 7(11), 945-950．
唐津ふさ・高田早苗（1999）．在宅酸素療法を受けている病者が体験している社会的困難とその対処．第19回日本看護科学学会学術集会講演集(pp.148-149)．第19回日本看護科学学会学術集会．
日本呼吸器学会COPDガイドライン第2版作成委員会編（2004）．COPD（慢性閉塞性肺疾患）診断と治療のためのガイドライン 第2版．メディカルレビュー社．
奥宮暁子（1995）．酸素摂取予備力の低下した人への看護．「シリーズ」生活を支える看護生活調整を必要とする人の看護Ⅰ(pp.32-97)．中央法規出版．

IV ケーススタディ

循環機能障害
2. 心不全

仲村直子

1 循環機能障害の概要

　心疾患は、ここ数年、悪性新生物に次いで死因の第2位となっている。これは、食生活の欧米化や交通手段の発達・社会の情報化による運動不足など様々な要因に伴い、動脈硬化性疾患（心筋梗塞や狭心症）が増加しているためと考えられる。

　心筋梗塞や狭心症は突然発症する急性疾患であるが、医療技術の進歩により急性期を乗り切り慢性化するようになってきた。つまり、患者は様々な循環機能障害を抱えて生活をするようになったといえる。

　循環機能障害は、動脈硬化などによる血管の狭窄・閉塞に伴う血流障害、心臓のポンプ機能の失調による心拍出量の減少などから起こると考えられる。

　循環機能障害の中でも、あらゆる心疾患の終末像として現われる"心不全"患者の事例を通して、循環機能障害の症状の特徴・看護のポイントと展開、看護実践の技術について述べる。

2 心不全の特徴と看護のポイント

①心臓には、代償機能が備わっている

　心不全とは、心機能の低下に、水分や塩分の過剰摂取・高血圧・怠薬・感染・ストレス・疲労など、さまざまな要因が加わることで、心臓の代償機能が破綻をきたし、急激な呼吸困難感、心臓の拍動感、倦怠感などの生命を脅かす症状が出現する症候群である。

　心臓の代償機能とは、生命をつかさどる重要な臓器である心臓に何らかの障害（疾患）が起こっても、心拍出量を一定に保とうとするさまざまな反応のことである。心臓の代償機能の働きを表Ⅳ-2-1に示す。

②急性増悪前から身体の変化や症状がみられる

　心不全の場合、心臓の代償機能が働いているうちは、心拍出量が何とか保たれているため、症状を捉えにくく、患者は「急に息ができなくなっ

表Ⅳ-2-1　心臓の代償機能の働き

代償機能	働き	代償機能の破綻
フランク・スターリン（Frank-Starling）の法則（図Ⅳ-2-1）	心機能の低下に加え、心臓に何らかの負荷がかかると、心室の拡大→心筋線維の伸展→拡張期容積・心室充満圧の増加→心収縮力の増大が起こり、必要な心拍出量を維持しようとする。	心拡大が生理的範囲を超えると、心拍出量は低下する。
心肥大	高血圧や弁膜症などでは、血液を駆出しようとする左室壁に過大な圧がかかるため、その圧に対抗しようと心筋細胞の肥大が起こり、心室壁が厚くなって、心収縮力を増し、心拍出量を維持しようとする。	心肥大が長期にわたると、心筋細胞の変性や心筋の繊維化のため、拡張機能が障害され、心拍出量の低下をきたす。
神経体液性因子の活性化	交感神経の活性により、カテコラミンの分泌の増加→心収縮力の増大・心拍数の増加が起こる。心拍数の増加は、1回心拍出量が減少しても1分間心拍出量を維持しようとするためである。	交感神経の活性が続くと、刺激の過剰となり、末梢血管収縮や心筋収縮力の低下を招き、レニン-アンギオテンシン系に作用し、アルドステロンの合成を促進し、水分と塩分の貯留をきたす。

図Ⅳ-2-1　フランク・スターリングの曲線

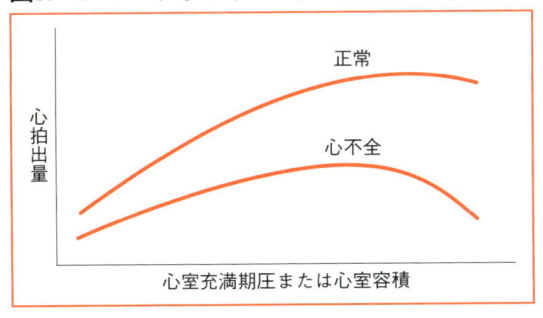

（グラフ：縦軸「心拍出量」、横軸「心室充満期圧または心室容積」、曲線「正常」「心不全」）

た」と突然の悪化を体験するのが特徴である。しかし、実際は心臓の代償機能が働いているうちから、身体的な変化（体重増加や浮腫の出現など）、活動時の息切れ・倦怠感・食欲低下などの症状が出現しているのである。ただ、患者自身もこのような変化をあまり重要な問題と感じていないため、患者は心不全の急性増悪によって食事や排泄、洗面などの清潔行動などの日常生活さえ自分では行なえなくって、はじめて身体的な苦痛と自分ではできないもどかしさや辛さを体験する（心不全の身体所見と症状は表Ⅳ-2-2に示す）。

③心不全は、急性増悪により入退院が繰り返される

心不全は、利尿剤やカテコラミンの投与、安静、水分や塩分のコントロールをすることで、心臓の代償機能はある程度回復し、症状も軽快する。しかし、また何らかの要因が加わることで、代償機能に破綻をきたし、急性増悪が起こる。その度に入退院を繰り返し、心機能は徐々に低下し、心不全が重症化すれば集中治療に伴う医療費の高騰や入院期間の長期化が問題となる。また、患者自身も自己のコントロール感を失い、療養生活を継続することが難しくなる。

④患者に心不全による身体の変化や症状を気づかせることが重要

心不全患者に対する看護のポイントは、ヘルスアセスメントやライフヒストリー法などの技術を用いて、心臓の代償機能により捉えにくい患者の症状を生活の中に浮かび上がらせ、患者が生活調整・自己管理していけるように支援することである。つまり、①現在どのような症状を体験し、苦痛を感じているのかを聴くこと、②患者と共に身体をみることで心臓の代償機能が働いていたこと、身体の変化に気づかせること、③患者がこれまでどのような生活をしてきたのかを聴くことを通して、心不全を起こしやすい心臓との付き合い方を一緒に考えていくことにある。

表Ⅳ-2-2　心不全の身体所見と症状

	身体所見	症状
全身	浮腫（足背、足関節、下腿前面、手背、手指、眼瞼、顔など） 頸静脈の怒張	下肢のだるさ、痛み、冷感、こむら返りのような引きつり、手の握りにくさ、瞼の重さ、眼の開けにくさ
	心拍出量の低下	倦怠感、だるさ、易疲労感（疲れやすさ）、記憶力や集中力の低下、やる気のなさ、末梢冷感
	カテコラミン増加に伴う交感神経活性	不眠
心臓	心拍数の増加、不整脈の出現、心拡大、心尖拍動の左方偏移	早鐘がなるような動悸、拍動感（背中まで響く、横になると強くなる）、脈の跳ぶ感じ
呼吸	肺うっ血、胸水貯留	呼吸困難感、体動時の息切れ、起坐呼吸（横になるより座っているほうが楽）、静脈還流の増加に伴う夜間発作性呼吸困難、咳、泡沫上の痰
消化器	消化管への血流不足、腹水貯留、腸管浮腫	腹部膨満感、悪心、食欲不振、食事摂取量の低下、便秘

3 事例の展開

B氏、男性、56歳

診断名：慢性心不全の急性増悪
職　業：雑誌の元編集者、疾患の進行により退職
既往歴：30歳代半ばに急性心筋梗塞で心臓バイパス手術。53歳の時、不安定狭心症で2度目の心臓バイパス手術を受ける。その後、心不全を繰り返すようになる

入院までの経過

　1週間前に風邪をひき、倦怠感や動いた時に息切れを感じ、咳が治まらず、食欲も低下していた。夜、急に呼吸困難感が出現し、横になっていられなくなったため、救急受診した。
　胸部X線・心エコー検査の結果、心拡大（心胸郭比75％）、肺うっ血、左室駆出率（EF）20％と低下を認め、慢性心不全の急性増悪の診断で入院となった。
　入院時の体重67kg。

入院後の経過

　入院7日目、利尿剤やカテコラミンの投与により心不全は改善し、心臓の仕事量を軽減するためにβ遮断薬の投与が開始された。体重は入院時より5kg減少し、夜間の呼吸困難感は消失していた。しかし、倦怠感や活動時の息切れは残っており、B氏は「心不全ってなんや。心臓の不全なんてあるか」と怒っていた。

1. 気になったこととその理由

気になったこと❶　1週間前から倦怠感、活動時の息切れ、咳、食欲低下などの心不全の症状が出現していた。

　心不全は、心機能の低下に水分や塩分の過剰摂取、高血圧、怠薬、感染、ストレス、疲労などさまざまな要因が加わることで、心臓の代償機能が破綻をきたして起こる（西永，2003）。そのため、心不全を引き起こす誘因を避け、予防していくことが重要となる。
　また、患者は代償機能が破綻し、呼吸困難感や心臓の拍動感、倦怠感などの生命を脅かす症状が出現してから救急受診することが多い。しかし、受診が遅れれば遅れるほど心不全は重症化し、回復に時間を要し、入院が長期化する。
　B氏の場合も1週間前から倦怠感、活動時の息切れ、咳、食欲低下を体験していたが、夜間の呼吸困難感が出現するまで受診できなかった。つまり、B氏は心不全の予防行動がとれていなかった、1週間前からある症状を心不全の症状と捉えることができず受診が遅れた可能性がある。

気になったこと❷　左室駆出率（EF）20％と心機能の低下が著しく、β遮断薬が開始された。

　EFの正常値は60〜70％であり、B氏のEF20％という値は、健常な人の1／3しか心臓が動いていないということを示している。
　β遮断薬は、交感神経の伝達を遮断することで、心収縮力の低下・血圧低下・心拍数の減少などが起こり、心臓の仕事量を減らし、長期的な予後の改善のため投与される。しかし、心収縮力の低下・心拍数の減少により心拍出量が減少し、投与開始時に心不全が再燃する可能性があり、血圧や脈拍数、体重などをみながら、心不全を再燃させないように慎重に、少量から開始される。

気になったこと❸　B氏が「心臓の不全なんてあるか」と怒っている。

　正木（1998）は、心疾患を「増悪・緩解を繰り返す慢性病」と定義し、急性増悪を繰り返しながら、病状が進行していくと述べている。心疾患の終末像である心不全は、まさに増悪と緩解を繰り返しながら、心機能の低下が進行していく病気であるといえる。

B氏は、心不全による入退院を繰り返し、心機能も著しく低下し、日常生活もままならなくなり、怒りが増大している。

2. 関連する情報からのアセスメント

気になったことに関連する情報からアセスメントし、ケアプランを考えてみる(表Ⅳ-2-3)。

気になったこと❶ に関連する情報とアセスメント

関連する情報

- 1週間前に風邪を引いた。
- 1週間前から倦怠感・活動時の息切れ・咳・食欲低下などの症状があった。
- 夜間の呼吸困難感の出現で救急受診していた。
- これまでにも心不全での入院歴がある。

アセスメント

入院の1週間前に風邪を引き、感染による酸素需要量の増加に、低下したB氏の心機能では対応しきれなくなり、心不全が起こったと考えられる。

B氏はこれまでにも心不全のため入院経験があり、心不全の予防行動について指導を受けていたと考えられる。しかし、今回風邪をひき、1週間前から症状があったにもかかわらず、夜間呼吸困難が出現するまで受診ができなかったのは、予防行動や早期受診の必要性を十分理解していなかったためかもしれない。また、倦怠感や食欲不振などの症状を心不全の症状と認識していなかったのかもしれない。

以上のことから、B氏が心不全の病態・症状を理解し、予防行動がとれ、早期受診ができるように援助する必要がある。

気になったこと❷ に関連する情報とアセスメント

関連する情報

- 30代半ばで心筋梗塞発症後、2度の心臓バイパス術。
- 2度目の心臓バイパス手術後、心不全で入退院を繰り返す。
- 心拡大(心胸郭比75％)、肺うっ血、左室駆出率(EF)20％。
- 入院時の体重67kg。入院7日間で体重5kg減少。
- 入院7日目からβ遮断薬の投与開始。

アセスメント

B氏は20年間心臓病をもち、生活してきており、最近では心不全を繰り返すようになっていた。そのため心機能はEF20％と著しく低下し、心拡大(心胸郭比75％)も進んでいた。入院後の薬物療法や安静などで体重は5kg減少し、心不全は改善してきていたが、容易に心不全が増悪する状態にあると考えられた。β遮断薬の投与により、心拍出量が減少し、それに伴う症状(ふらつきや倦怠感など)が出現する可能性がある。またこれらの症状がB氏に薬に対する抵抗感をもたせることも考えられる。

以上のことから、B氏の身体所見や症状を多角的に捉え、心不全の早期発見に努める必要がある。

気になったこと❸ に関連する情報とアセスメント

関連する情報

- 雑誌の元編集者で疾患の進行により退職。
- 体重は減少したが、倦怠感や活動時の息切れは残っていた。

アセスメント

B氏は、30代半ばに心筋梗塞を発症し、心不全を繰り返すようになるまで20年間心臓病と付き合っており、B氏にはこれまでの経験から身につけた、実践している療養法があるはずである。しかし、手持ちの知識や療養法では心不全を予防・コントロールすることができず、病気の進行により雑誌の編集者の仕事も退職することになり、「心臓の不全なんてあるか」という怒りにつながっていると考えられる。

以上のことから、B氏のこれまでの体験や病

表Ⅳ-2-3 「気になったこと」からケアプランへ

気になったこと	アセスメント	ケアプラン
1週間前から倦怠感、活動時の息切れ、咳、食欲低下などの心不全の症状が出現している。	心不全の病態・症状を理解し、予防行動や早期受診ができるように援助する必要がある。	心不全の病態・症状を理解し、予防行動がとれ、早期受診ができる。
左室駆出率（EF）20％と心機能の低下が著しく、β遮断薬が開始された。	容易に心不全が増悪する状態であり、内服による新たな症状の出現が内服薬の抵抗感につながるおそれがある。	患者が自分の身体をみて、身体所見や心不全の症状を捉え、心不全の早期発見に努める。
B氏が「心臓の不全なんてあるか」と怒っている。	手持ちの知識や療養法では心不全を予防・コントロールすることができなくなって、怒りが生じている。	B氏自身が今の心臓と付き合っていく気持ちになれる。

気との付き合い方を聴き、B氏自身が今の心臓と付き合っていく気持ちになれるよう援助する必要がある。

3. ケアプランの立案と実施

●**ケアプラン1**：心不全の病態・症状を理解し、予防行動がとれ早期受診ができる。

①**B氏に急性増悪の体験を聴く**
・1週間前の風邪をひいたときから、受診に至るまでどのような症状が、どんな時にあったのか、その時にどのように対処したのかを聴く。
・心不全の症状と感じていない場合もあるので、具体的に「便秘はありましたか？」「おなかが張った感じはしなかったですか？」と症状を挙げながら聴く。
・これまでの心不全の時の症状と違いがなかったかを聴く。

②**過去の心不全の状況を入院歴（カルテ）やB氏から情報を得る**
・入院時の心不全の重症度、所見、受診時の主訴、受診の経緯、入院期間などの情報をカルテで調べる。
・B氏に過去の心不全について、どんなことがきっかけで心不全になったか、その後、生活に変化があったか、予防行動はとれていたかを聴く。
・心不全の病態や症状をどのように理解しているのかを聴く。

③**体験している症状と身体の変化を結びつけて説明する**
・腹囲の増加は、腹水貯留や腸管浮腫などの現れであり、それにより食欲低下・便秘が起こることを説明する。
・体重の増加は、浮腫の現れであること説明し、実際に浮腫が起こりやすい場所を確認する。
・息切れや呼吸困難感は、肺うっ血や胸水貯留の症状であること、起坐呼吸は、座ることで肺にたまった水が重力で下に移動し、呼吸がしやすくなるために起こることを説明する。
・倦怠感や記憶力・集中力の低下は、心拍出量の低下によって全身の血流や脳血流が保てなくなって起こっていることを説明する。

④**心不全の誘因となること、予防行動の必要性を説明し、早期受診の目安を伝える**
・水分や塩分の過剰摂取、高血圧、怠薬、感染、ストレス、疲労などの心不全の誘因を説明し、当てはまることがないか確認する。
・水分制限は、1日○○mLまでと具体的な数字で提示する。
・寒冷刺激や排便時の怒責をさけること、睡眠不足にならないように休息をしっかりとること、手洗いや咳嗽を行い感染予防に努めることなどを説明する。
・早期受診の目安は、「○○症状が出たらすぐに」「体重○○kg以上になったら受診」というように具体的に示す。

●ケアプラン2：患者が自分の身体をみて、身体所見や心不全の症状を捉え、心不全の早期発見に努める。

①患者と共に身体をみる
・下肢や手の浮腫の有無は、指で押して圧痕が残らないかをみる。
・血圧、脈拍、酸素飽和度などのバイタルサイン、体重、腹囲を測定する。
・ファーラー位もしくは坐位で頸静脈が怒張していないか鏡を使用して見る。
・心尖拍動の位置を確認する（正常は触れない、もしくは左乳頭下部あたりでかすかに触れるが、心不全の場合、心拡大により心尖拍動が左外側に偏移する。わかりにくい場合は左側臥位をとるか、または手を左胸に当てるだけでも強い拍動感を感じることができる）。
・胸部Ｘ線写真をみて、心胸郭比を測定する。
・身体の所見や症状が示す意味を説明する（例：呼吸困難感は、肺に水が貯まり、肺でのガス交換が障害されるために起こるなど）。

②心不全の病態、心臓の代償機能について説明する
・心臓の代償機能について、それが破綻して心不全が起こることを説明する。
・入院後の治療により、体重がいくら減少したか、症状がどのくらい改善したかを聴く。
・患者に心不全が改善してきていることを示すことで、悪くなっていたことに気づかせる。
・現在の心機能について医師からの説明を依頼し、心不全が起こりやすい状態であることを確認する。

③β遮断薬の効果・副作用について説明する
・β遮断薬の必要性・副作用について医師から説明が受けられるように調整する。
・薬剤師に服薬指導を依頼し、確実に内服が行えるように調整する。
・β遮断薬の副作用が出ていないか、血圧・脈拍数を測定し、自覚症状（ふらつきや倦怠感の増強）がないか確認する。

●ケアプラン3：Ｂ氏自身が今の心臓と付き合っていく気持ちになれる。

①Ｂ氏の思い・語りをゆっくりと聴く
・Ｂ氏が話をする内容を否定せずに、そのまま受けとめる姿勢で聴く。
・「心筋梗塞になってからこれまでどのように生活されてきましたか？」と、オープンな質問にして、Ｂ氏が自由に語れるように心がける。
・患者が言葉につまる時には、具体的な症状や、つらかった出来事などについて聴く。
・患者が大切にしているものが何か、これまでどのような療養生活を送ってきたのかを聴く。
・働き盛りの30代半ばで心筋梗塞を発症したＢ氏にとって、心臓病が与えた影響について語ってもらう。
・心臓病の進行により仕事を辞めたときの思いを聴く。
・Ｂ氏が自分のこれまでの病気との付き合い方、体験を語ることで、現在の状況を見つめなおし、自分のおかれている状況の理解を促す。

〈文献〉
日野原重明・井村裕夫監（2000）．看護のための最新医学講座3 循環器疾患．中山書店．
本間美穂・浜めぐみ・柴山久代他（2001）．うっ血性心不全による再入院患者への生活指導のあり方を考える．ハートナーシング，14(2)，141-146．
神谷美佐子（1993）．慢性心不全状態にある患者の看護―看護のかかわりを再考する．医学哲学医学倫理，(11)，61-67．
正木治恵（1998）．慢性病をもつ患者とセルフケアの課題―セルフケアをサポートする看護の役割と専門性とは．看護技術，44(6)，571-576．
西永正典（2003）．心不全のケアは再入院を減らす．medicina，40(10)，1726-1728．
奥宮暁子（1995）．心機能が低下した人への看護．シリーズ生活をささえる看護 生活調整を必要とする人の看護Ⅰ．中央法規．
大友望・石橋みゆき・湯浅美千代他（2000）．慢性心不全患者におけるセルフケアの変化の過程―急性増悪体験に焦点を当てて．第31回日本看護学会論文集―成人看護Ⅱ（pp.258-260）．日本看護協会出版会．

IV ケーススタディ

栄養摂取・代謝障害
3. 摂食嚥下障害

藤田純子

1 摂食嚥下障害の概要

①摂食嚥下障害の機能と構造

摂食嚥下機能は一般に、①先行期、②準備(咀嚼)期、③口腔期、④咽頭期、⑤食道期に分けてとらえられる。各期の機能と特徴的な障害像について表IV-3-1に、嚥下を理解するのに必要な解剖学的構造を図IV-3-1に示す。両者を照らし合わせながら摂食嚥下機能を理解してもらいたい。

表IV-3-1 摂食嚥下機能と各期の障害によって生じる問題

期	機能	この期間の障害によって生じる主な問題
①先行期	食欲を感じ、食物を認知し、食物を口に運ぶ期間である。	意識レベルの低下や、高次脳機能障害のために認知機能障害があると、空腹感を感じなかったり、食物を認識できなかったり、食事に注意を向けられなかったりする。また麻痺があると、体幹の支持が不十分で、食事に適した姿勢を保つことができなかったり、食器を持ち、食物を口に運ぶための上肢の動作にも支障をきたす。
②準備(咀嚼)期	食物を口でとらえ、口を閉じて食物を咀嚼し、食塊を形成する期間である。咀嚼運動と唾液によって食物が一塊になる。	麻痺により口唇閉鎖ができなければ食物を口腔内に保持することができず、食べこぼす。または逆に食物がそのまま咽頭に流入し誤嚥を招く。これらの現象は液体を嚥下する時に顕著となる。咀嚼筋や舌の運動障害、廃用性の顎の拘縮等があれば咀嚼が不十分となり、食塊を形成することができない。また、唾液の分泌が少なく、口腔内が乾燥していると、食物に粘りが出ず、やはり食塊が形成できない。
③口腔期	口腔にあった食塊が中咽頭に送り込まれるまでの期間である。食塊は舌と軟口蓋ではさまれ(舌口蓋閉鎖)、舌の運動で送り込まれる。	舌の運動障害があると、なかなか食塊を中咽頭に送り込むことができない。舌口蓋閉鎖不全の場合は、逆に食物がだらだらと咽頭に流入し誤嚥の原因となる。また、義歯の不適合による咬合不全などで下顎の固定が安定しない場合も食塊を送り込みにくくなる。
④咽頭期	食塊が咽頭から食道入口部に送られるまでの期間である。食塊が咽頭後壁にある感覚受容器を刺激すると即座に嚥下反射が起こる。つまり咽頭期は口腔期までとは異なり、不随意運動である。喉頭蓋によって気管が閉鎖され、食物が気道に侵入しないようになっている(嚥下反射は約0.5秒の間に起こる複雑な運動の連続によって成り立っているが、そのメカニズムの詳細については成書を参考のこと)。	嚥下反射の中枢は、上位中枢が大脳皮質に、下位中枢が延髄に存在する。したがって大脳皮質や延髄が障害されると、嚥下反射にかかわる筋群の動きが鈍化し、次のようなことが起こる。 ・嚥下反射が遅延して、食物が咽頭に達しても嚥下反射が起こらない(遅れる)ので、食物が気管に流入しやすい。 ・舌口蓋閉鎖不全や鼻咽腔閉鎖不全によって咽頭内に陰圧(嚥下圧)がかかりにくくなるために、嚥下後も梨状窩や喉頭蓋谷に食物が残り、呼吸再開後にそれを誤嚥する。
⑤食道期	食道から胃に食塊を送り込む時期である。食塊が食道入口部に達すると、輪状咽頭筋が弛緩して食道に食塊が流れ込み、食道の蠕動運動によって、食塊が下方へ移動する。すると輪状咽頭筋は収縮して食物の逆流を防ぐ。その後、嚥下にかかわった筋群がもとの位置に戻り、呼吸が再開される。	輪状咽頭筋の弛緩不全があると、食塊が食道に入らない。逆に収縮不全があると食物の逆流が起こり、すでに呼吸が再開されようとしているため、誤嚥につながりやすい。また、食道の通過障害がある場合も、食物の逆流が起こりやすい。

図Ⅳ-3-1　嚥下の解剖学的構造

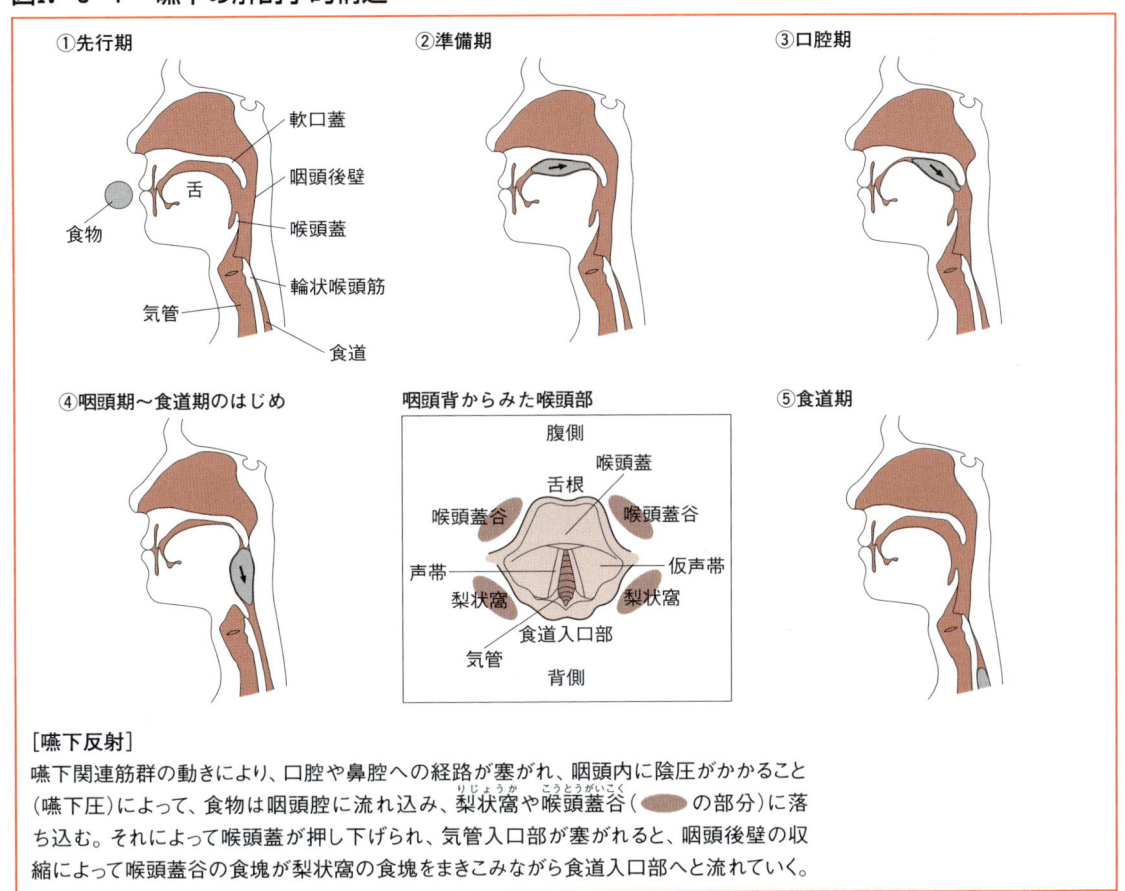

①先行期／②準備期／③口腔期／④咽頭期～食道期のはじめ／咽頭背からみた喉頭部／⑤食道期

（図中ラベル）軟口蓋、舌、食物、咽頭後壁、喉頭蓋、輪状喉頭筋、気管、食道、腹側、舌根、喉頭蓋、喉頭蓋谷、声帯、仮声帯、梨状窩、食道入口部、気管、背側

[嚥下反射]
嚥下関連筋群の動きにより、口腔や鼻腔への経路が塞がれ、咽頭内に陰圧がかかること（嚥下圧）によって、食物は咽頭腔に流れ込み、梨状窩や喉頭蓋谷（■の部分）に落ち込む。それによって喉頭蓋が押し下げられ、気管入口部が塞がれると、咽頭後壁の収縮によって喉頭蓋谷の食塊が梨状窩の食塊をまきこみながら食道入口部へと流れていく。

②摂食嚥下障害患者の特徴と看護援助

摂食嚥下障害は脳血管疾患や神経筋疾患、頭頸部の悪性腫瘍、糖尿性神経障害などで起こる。

「食べる」という基本的な欲求を容易に満たせない摂食嚥下障害患者は、自分が急激に弱ってしまうと感じる人も多い。摂食嚥下障害のある患者の看護においては、食べられないということが、その人にとってどのような意味をもつのかを考えながら、患者が安全に食し、かつ再び食の楽しみをもてるよう援助することが重要であると考える。

摂食嚥下障害患者への看護においては、摂食嚥下機能の適切なアセスメントと適切な摂食嚥下の介助が最も重要である。アセスメントを誤ったり、不適切な介助をすると、誤嚥から肺炎をきたし、それを繰り返すと経口摂取を断念せざるを得なくなる場合もある。

最終的に摂食嚥下機能のレベルが低くとどまる人もいるが、そのなかでも最大限の改善が図れるよう、誤嚥に慎重になりつつも、摂食嚥下機能の改善のため積極的に援助する必要がある。

また、摂食嚥下リハビリテーションにかかわる他職種とも連携し、情報・知識を共有することが重要である。摂食嚥下リハビリテーションには、食物を用いないで行う間接訓練と、食物を用いる直接訓練があるが、その詳細については、リハビリテーション領域の成書に任せる。

リハビリテーションでは、ある段階で機能回復が停滞することもあるが、そういう時こそ、それぞれの専門性を発揮し合い、リハビリテーションの内容を見なおすことが必要となる。看護の役割は、日常生活を援助するなかで摂食嚥下障害の改善にアプローチすることであると考える。

❷ 事例の展開

C氏、男性、65歳

診断名：パーキンソン病
職　業：無職（薬物療法をしながら、定年まで会社に勤めた）
家族構成：妻（61歳）、長男（36歳）、長男の嫁（31歳）、孫（7歳、3歳）

入院までの経過

　55歳でパーキンソン病を発症。薬物療法によってADLは自立した状態で生活してきたが、約10か月前からすくみ足、小刻み歩行などがみられるようになり、ADLに支障をきたすようになったため、外来で薬物療法の調整をしていた。
　しかし、新しく飲み始めた薬の副作用によって妄想が生じるようになり、「毒が入っている」と言って服薬や食事を拒否することが増え、症状はさらに悪化した。家族が介助しても食事も服薬も、まったくできない状態が数日続き、意識レベルが低下したため、救急搬送され緊急入院となった。

入院後の経過

　39℃台の高熱、血圧の低下、乏尿、意識レベルの低下などがみられ、まったくの無動状態で、パーキンソン病の悪性症候群と考えられた。まず、血圧の維持のために昇圧剤、脱水の改善を図るために大量の補液と共に利尿剤が投与された。また、無動・筋固縮状態を改善するために抗パーキンソン病薬の静脈内点滴投与が行われた。
　入院翌日には開眼し、小さな声で話すようになったが、表情は仮面様で、口先でボソボソと話す感じであった。手指もわずかに動かせるようになった。時折、妄想がみられ、看護師が点滴の管理をしていると「毒を入れてるんでしょう」という言動があった。常に妄想にとらわれているわけではないようだったが、食べたいという訴えはなかった。
　脱水傾向で唾液の分泌が少ないせいもあり、咽頭での唾液の貯留音はなく、唾液によるむせはみられず、呼吸音は清明で、経皮的動脈血酸素飽和度も96〜98％を推移していた。口腔内は脱水のために乾燥しており、数日経口摂取をしていないことも影響して舌苔が発生していたが、無動・筋固縮状態で開口が困難なため、なかなか十分なケアができずにいた。
　数日で循環動態が安定し、昇圧剤の投与の必要がなくなり、水分出納も安定して、悪性症候群は脱したとされた。そこで、栄養状態の改善を目的にTPN（中心静脈栄養）が開始された。
　この時点での栄養状態は、総蛋白5.9g/dL、アルブミン2.9g/dL、血清ヘモグロビン9.7g/dLという状態だった。栄養状態の改善をみながら、TPNは経管栄養に移行する計画となった。また、経口摂取をめざし、摂食嚥下リハビリテーションを開始した。無動・筋固縮状態で、関節の拘縮がひどく、頸部はやや後屈して拘縮をきたしていたので、まずベッドサイドで理学療法士による関節可動域訓練を始めることになった。

　C氏はパーキンソン病の無動・筋固縮状態によって、摂食嚥下機能に障害をきたしていると考えられる。この事例の各期別の看護援助について考える。

1. 各期のアセスメント

①先行期

・抗パーキンソン病薬の副作用で妄想があり、食欲自体を喪失している。また、現状を正確に認識できず、食事をすることが認識できなかったり、食欲を感じられなかったりする可能性がある。

・服薬を拒否し、無動・筋固縮症状が進行したことによって、四肢の動きは手指を動かす程度となり、関節拘縮もあり、摂食動作には困難が伴う。

・初期治療により、バイタルサインは安定しているが、栄養状態は低くとどまり、抵抗力が低く、感染症をきたしやすい状態にある。

②準備期

- 顔面表情筋の動きが乏しく、声が小さいことから、嚥下関連筋群や舌の動きも乏しいと考えられ、食塊形成困難が予想される。
- 脱水であったため、口腔内は乾燥傾向である。数日間食物を摂取していなかったことから、唾液の分泌が少なく、口腔内は乾燥しており食塊形成困難が予想される。

③口腔期

- 顔面表情筋の動きの乏しさや声の小ささから、嚥下関連筋郡や舌の動きが不十分であることが考えられ、食塊の咽頭への送り込みを阻害すると予想される。

④咽頭期

- パーキンソン病は大脳基底核黒質線条体の変性疾患であり、嚥下反射には大脳皮質と大脳基底核のやりとりも密接に関連しているので、嚥下反射が起こりにくかったり、遅延する可能性がある。

⑤食道期

- 無動・筋固縮の影響で安楽な体位が整えられていない場合、腹部に圧迫が加わるなどして胃食道逆流などを起こすおそれがある。

⑥誤嚥の可能性

- 無動・筋固縮症状がまだ強く、頸部も後屈気味に拘縮しているため、安定した坐位や頸部前屈位をとることが困難で、誤嚥をきたしやすい。
- 声が小さいことから、深呼吸ができていないと考えられる。したがって咳嗽力は弱いと考えられ、誤嚥した物を自己の喀出することが難しい可能性がある。
- 咽頭での唾液や分泌物の貯留音はなく、呼吸音も清明であるが、まだ無動・筋固縮症状が強いことを考えると、むせのない唾液誤嚥を起こしている可能性がある。しかも、脱水であったため、口腔内は唾液による自浄作用に乏しく、開口困難のために口腔ケアも十分できていない状態では、細菌が繁殖した唾液を誤嚥し、誤嚥性肺炎をきたすおそれがある。

2. 各期におけるケアプランの立案

　医師や言語聴覚士、理学療法士、作業療法士、栄養士らとチームを組み、患者の摂食嚥下機能について、諸検査を含む総合的なアセスメントを行なう。摂食嚥下リハビリテーションの計画もチームで立てる。

　アセスメントの結果、直接訓練が可能と判断されれば、ゼリーなど嚥下しやすい食物で経口摂取を開始する。はじめは誤嚥しても肺炎につながりにくいとされる、お茶（糖分を含まないもので作られた）ゼリーなどを使用する。直接訓練ができなくても、早期から間接訓練を行い、摂食嚥下機能の改善を図り、経口摂取をめざす。

①先行期

- 妄想を改善するため、投薬内容を調整する医師に妄想の状態を報告する。
- 抗パーキンソン病薬の効果出現時間帯にリハビリテーションを行えるようリハビリテーションスタッフと調整する。四肢および頸部の拘縮の改善、関節可動域の拡大、坐位保持訓練、摂食動作の訓練等をする。
- 直接訓練開始時は、ギャッジアップ30°、頸部前屈位とし、誤嚥を防止する。安楽な姿勢が保てるよう、クッションなどを利用する。

②準備期・口腔期

- 食前に嚥下体操を行い、肩から頸部のリラクゼーション、顎・嚥下関連筋群・舌の運動を行い（図Ⅳ-3-2）、口腔期の機能の向上を図る。
- 口腔内を清浄にするための口腔ケアを、嚥下関連筋群のマッサージ、口腔内・舌の刺激、唾液腺の刺激、味覚刺激、開口訓練としても捉え、食前に行って食塊の形成と送り込みの改善を図る。
- 発声（歌など）を促して、嚥下関連筋群の筋力を改善する。

図Ⅳ-3-2　嚥下体操（特に食べる前に行う）

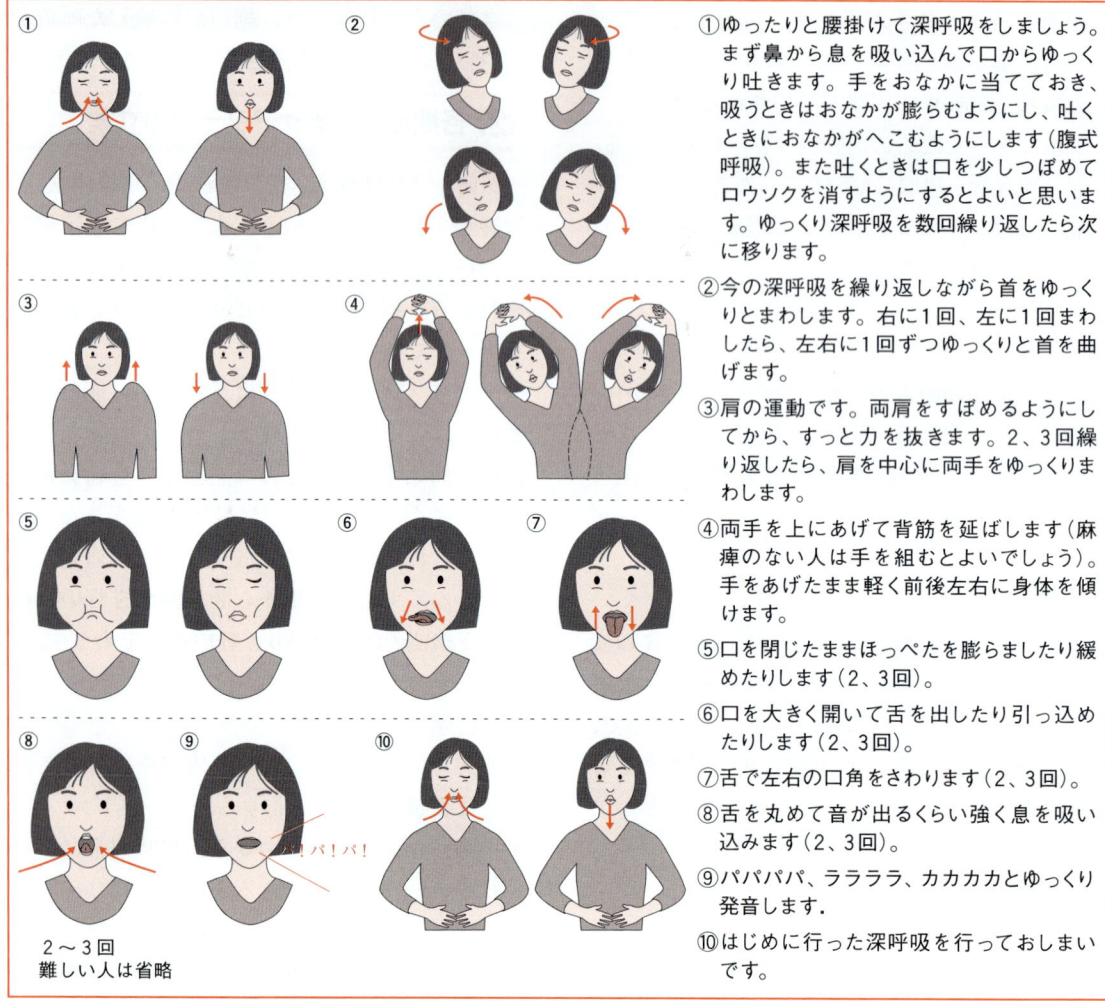

① ゆったりと腰掛けて深呼吸をしましょう。まず鼻から息を吸い込んで口からゆっくり吐きます。手をおなかに当てておき、吸うときはおなかが膨らむようにし、吐くときにおなかがへこむようにします（腹式呼吸）。また吐くときは口を少しつぼめてロウソクを消すようにするとよいと思います。ゆっくり深呼吸を数回繰り返したら次に移ります。

② 今の深呼吸を繰り返しながら首をゆっくりとまわします。右に1回、左に1回まわしたら、左右に1回ずつゆっくりと首を曲げます。

③ 肩の運動です。両肩をすぼめるようにしてから、すっと力を抜きます。2、3回繰り返したら、肩を中心に両手をゆっくりまわします。

④ 両手を上にあげて背筋を延ばします（麻痺のない人は手を組むとよいでしょう）。手をあげたまま軽く前後左右に身体を傾けます。

⑤ 口を閉じたままほっぺたを膨らましたり緩めたりします（2、3回）。

⑥ 口を大きく開いて舌を出したり引っ込めたりします（2、3回）。

⑦ 舌で左右の口角をさわります（2、3回）。

⑧ 舌を丸めて音が出るくらい強く息を吸い込みます（2、3回）。

⑨ パパパパ、ララララ、カカカカとゆっくり発音します。

⑩ はじめに行った深呼吸を行っておしまいです。

2～3回
難しい人は省略

藤島一郎（1998）．脳卒中の摂食・嚥下障害 第2版（p.216）．医歯薬出版．より許可を得て転載

- 医師や言語聴覚士、栄養士と相談し、適切な食物形態を選択する。食塊形成困難が予想されるので、訓練開始食はゼリーになると考えられる。
- 咽頭への食塊の送り込みが不十分なら、90°坐位よりもむしろベッドを倒し、重力で食塊が咽頭に流れ込むようにする。ただし、頸部は前屈させる。
- 義歯は日中常時装着し、義歯の不適合を起こさない。

③咽頭期

- 咽頭のアイスマッサージ（図Ⅳ-3-3参照）を行い、嚥下反射を誘発する。
- 一口量を多すぎず、少なすぎず、適切に調整し、咽頭ではっきりとした知覚刺激を受けて、嚥下反射が誘発されるようにする。

④食道期

- 胃食道逆流が起こらないよう、食後2時間はギャッジアップを保ち、安楽な姿勢を調整する。

⑤誤嚥防止

- 経口摂取後には口腔ケアを行ない、食物残渣を取り除き、誤嚥を防ぐ。食後に唾液などの不顕性誤嚥（むせのない誤嚥）があっても、口腔内に細菌の繁殖がなければ肺炎をきたしにくいので、そのためにも口腔ケアを行う。抗

図Ⅳ-3-3　嚥下反射を誘発する刺激部位
　　　　　（アイスマッサージ）

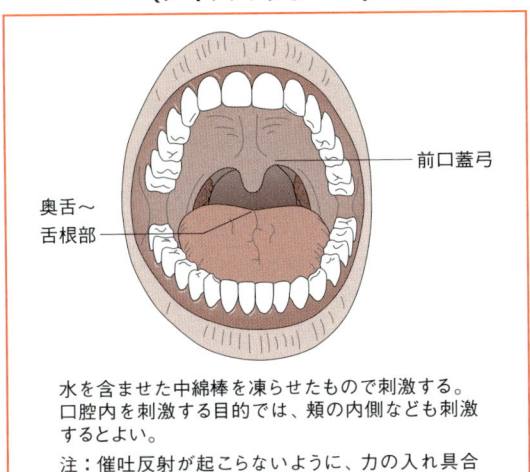

- 前口蓋弓
- 奥舌〜舌根部

水を含ませた中綿棒を凍らせたもので刺激する。
口腔内を刺激する目的では、頬の内側なども刺激するとよい。
注：催吐反射が起こらないように、力の入れ具合に注意する。

パーキンソン病薬の効果発現時間は比較的開口が容易なので、この時に徹底的な口腔ケアを行なう。
- 深呼吸をしたのち、強い咳をすることによって喀痰する練習をする。直接訓練時、むせがあれば咳嗽を促して、咽頭貯留物の喀出を図る。
- 直接訓練時、嚥下が起こったかどうかを喉頭挙上によって確認する（表Ⅳ-3-2）。
- 直接訓練時、口腔内食物残渣がないか、一口ずつ確認する。視診で確認しづらい咽頭での食物の貯留は、発声してもらい、ガラガラという食物の貯留音がないか確認し、音がすれば、咳嗽で喀出するか吸引する。
- 咽頭に食物が残留しやすい場合は、食物とゼリーを交互に嚥下してもらうと、貯留物がゼリーと一緒に食道へ流れ込み、嚥下できる（交互嚥下）。または、何回か嚥下を繰り返してもらうと、貯留物が解消する（複数回嚥下）。
- 口腔ケア・経口摂取を行い、脱水も改善してくると、唾液の分泌が増え、それを誤嚥する可能性がある。経口摂取の時間以外にむせていないか観察し、誤嚥があるようなら、誤嚥をきたしにくい体位（側臥位など）、頸部の位置に調整する。
- 口から食べないことを心配し、家族がC氏に食べさせてしまうことも考えられるので、家族に誤嚥の危険性を説明し、徐々に訓練していくことを理解してもらう。

⑦全身状態の管理
- 経口摂取は誤嚥しないよう無理のない範囲にとどめる。足らない分の栄養・水分は中心静脈栄養の続行、または経管栄養への変更によって補い、栄養状態を早期に改善し、全身状態の安定を図ることが摂食嚥下機能の改善にもつながる。
- 誤嚥の徴候があれば経口摂取を停止し、原因を追究して間接訓練からやり直す。肺炎をきたした場合は、医師と協力して、まず肺炎の改善に努める。

3　看護援助のポイント

摂食嚥下障害のある患者への看護援助時の技術のポイントとしては、①アセスメント技術、②日常生活援助技術、③リスク管理技術に分けて考えることができる。それぞれの具体的内容については表Ⅳ-3-3〜4に示す。

〈文献〉
浅田美江・小山珠美（2005）．経口摂取開始後の安全を支えるケア．看護学雑誌，69(9)，905-916．
藤島一郎（1998）．脳卒中の摂食・嚥下障害 第2版(p.216)．医歯薬出版．
本多知行他（1998）．全身への配慮．小椋脩・清水充子・谷本啓二他編，嚥下障害の臨床—リハビリテーションの考え方と実際(pp.189-205)．医歯薬出版．
岩本俊彦他（2002）．嚥下のメカニズムとその病態．BRAIN NURSING，18(3)，10-16．
鎌倉やよい（2004）．高齢者の摂食・嚥下障害ケア．Quality Nursing，10(6)，529-534．
小島千枝子（2005）．直接嚥下訓練とは．BRAIN NURSING，21(6)，625-634．
小山珠美（2005）．摂食・嚥下障害を有する患者の援助③—食事援助の実際と合併症予防．BRAIN NURSING，21(11)，1158-1163．
三石敬之（2005）．間接嚥下訓練．BRAIN NURSING，21(5)，526-533．
中村純子（2005）．摂食・嚥下リハビリテーション．BRAIN NURSING，21(11)，1125-1131．
清水充子他（1998）．摂食・嚥下機能（解剖と生理）とその障害．小椋脩・清水充子・谷本啓二他編，嚥下障害の臨床—リハビリテーションの考え方と実際(pp.10-37)．医歯薬出版．
清水充子他（1998）．嚥下障害の各期における直接訓練．小椋脩・清水充子・谷本啓二他編，嚥下障害の臨床—リハビリテーションの考え方と実際(pp.235-276)．医歯薬出版．
清水充子・溝尻源太郎（2005）．脳卒中回復期の嚥下訓練とリスク管理．看護学雑誌，69(9)，893-904．
田中秀幸他（2005）．摂食・嚥下障害の病態．BRAIN NURSING，21(2)，155-161．
角谷直彦・根本理英子（2005）．摂食・嚥下障害．看護技術，51(9)，397-401．

表Ⅳ-3-2 摂食嚥下障害のアセスメント技術のポイント

アセスメントする項目		アセスメントの意義とポイント
全身状態	バイタルサイン	バイタルサインを安定させることがまず先決であり、バイタルサインが安定していないのに積極的な摂食嚥下訓練をすることは患者にとって負担でしかない。口腔ケアなどの間接的なアプローチのみ開始する。
	栄養状態	低栄養状態では疾病の回復力や抵抗力の低下が起こるため、まず経口摂取以外の手段(経静脈・経管)で低栄養を改善することが摂食嚥下訓練より先行する。BMI・総蛋白・血清アルブミン・血清鉄などの値で判断する。
	水分出納	循環動態の安定を判断するために水分出納をチェックする。まず水分出納のバランスの正常化が摂食嚥下訓練に先行する。
	呼吸状態	呼吸と嚥下は協調運動なので、呼吸が安定していないと嚥下することは困難である。下記のポイントを観察しながら、呼吸が安定しない間は口腔ケアなどの実践可能な間接訓練のみとする。 ・喘鳴や呼吸の減弱、痰の貯留、聴診による呼吸音の変化がないか。肺炎をきたしていれば、その治療が優先される。 ・排痰があれば、その量や性状はどうか。深呼吸をした後、強い咳嗽ができ、痰を喀出する力があるか。それとも吸引が必要なのか。肺炎をきたしていれば、その治療が優先される。唾液誤嚥があれば、食物の誤嚥の可能性も高まる。
	疾患の治療状況・病状	原疾患の治療状況や病態を把握し、現時点でどの段階からの摂食嚥下訓練なら可能か判断し、医師・言語聴覚士らと相談して訓練を計画する。
意識レベル・認知機能	意識レベル	意識レベルが低いと、食べることを認識できず、嚥下機能を評価することは困難である。意識が清明になるまでは誤嚥防止のため、直接訓練は避け、間接訓練のうち可能なものを行なう。間接訓練自体が刺激となって意識レベルを上げる可能性もある。併せて意識障害を改善するアプローチも必要である。
	高次脳機能障害の有無	半側空間無視・注意障害・失行などの高次脳機能障害があると、食への集中や食物の認知など先行期に問題が生じる。高次脳機能障害へのアプローチと併せて、摂食嚥下障害へのアプローチを考える必要がある。
運動機能	上肢の麻痺の有無・程度	上肢の麻痺はどの部位にどの程度みられるか。摂食に関わる上肢の動作(食器を持つ・食物を口へ運ぶなど)がどの程度可能か。
	頸部の安定性	嚥下に関与する筋は主に頸部にある。頸部の不安定さは嚥下運動に影響する。特に頸部後屈位は誤嚥をきたしやすい。
	体幹の支持性	食事の際に安定した体位をとるための体幹の支持性があるか(体が傾いたりしないか)どうか。体の傾きは頸部にも影響し、嚥下運動を妨げる。
摂食嚥下機能	顔面麻痺の症状	口腔内の知覚が低下し、麻痺側に食物が残留する。また、口唇の閉鎖不全があると、流涎や食べこぼしなどが起こり、口腔内に食物や飲物を保持できない。
	舌の偏位／運動性	舌は麻痺側と反対側に偏位する。麻痺側の舌の動きは低下するので、食塊の形成や送り込みに影響を及ぼし、麻痺側に食物が残留する。
	喉頭挙上の状態	喉頭隆起・舌骨の動きの触診によって嚥下が起こる時の喉頭挙上を確認することで、嚥下反射の遅延や不十分な喉頭挙上などを確認し、誤嚥のリスクをアセスメントする。
	発語の明瞭さ	発語に用いる筋肉と嚥下に用いる筋肉には共通部分があるので、発語が不明瞭であると嚥下関連筋群の動きも低下している可能性があり、準備期〜口腔期の障害を予測できる。
	声の大きさ	声が小さいのは、十分な吸気がなく、呼気が弱いか、声帯の麻痺があるためである。嚥下には十分な吸気の後、嚥下性無呼吸(嚥下反射時)があり、呼気が続く形が最も安全であるが、嚥下運動の途中で呼気が再開されるなど、嚥下と呼吸が協調しない場合、誤嚥しやすい。
	鼻に抜ける声の有無	声が鼻に抜ける(特に、ば・ぱ・た行)のは、嚥下関連筋群の動きの低下による鼻咽腔閉鎖不全と考えられ、口腔期から咽頭期にかけて鼻腔への食物の逆流が起こる可能性がある。
	むせ、湿性嗄声の有無(唾液の誤嚥)	経口摂取時以外でむせがみられると、唾液誤嚥の可能性がある。口腔内麻痺側の知覚低下などで、嚥下反射が起こるまでに唾液が咽頭に流れ込んでしまい、むせる。少量ずつ、むせずに誤嚥している場合もある。唾液誤嚥は誤嚥性肺炎につながりやすく、また食物の嚥下も困難であることが予測される。また、湿性嗄声(ゼロゼロと痰が絡んだような声)やgargle voice(ガラガラとうがいをしているような声)があると、咽頭に食物や唾液、痰が貯留していることを示し、呼吸が再開される時に誤嚥につながりやすい。
口腔機能	義歯の適合性	嚥下を起こすためには下顎が安定していることが必要だが、義歯がないと上下の歯が咬合せず、下顎が安定しない。義歯が合っていることは咀嚼のためにも嚥下のためにも重要である。準備期から咽頭期にかけて重要なことである。
	口腔内の乾燥・舌苔の有無	絶食の状態になると唾液が分泌されず、口腔内が乾燥し、舌苔が発生する。その状態は細菌の温床であり、誤嚥性肺炎につながることもある。また、このような状態は食塊の形成や送り込みを妨げる。

表Ⅳ-3-3　摂食嚥下障害患者に対する日常生活援助技術のポイント

		各期の障害を改善・補助するための援助技術とその目的	具体的方法
先行期	環境設定	●リラックスして食事できる環境をつくる。 ●従来の食の好みなどを活用し、食べる意欲をもってもらう。 ●食事に注意を向けられない場合、食事に集中できる環境をつくる。	●食事場面に適さない物は除去する。明るい照明や他患者との和やかな空間をつくる。 ●患者の好きな食べ物などを、現在の嚥下の状態で食べられる形態に調理し、提供する。 ●テレビを消したり、個室に近い環境をつくる。
先行期	用具の選択	●患者の状態にあった食器などの選択によって、食事動作の自立をサポートする。	●リハビリテーションが可能であれば、作業療法士らと相談して、その人が使いやすいように改良した食器などを提供できるようにする。 ●高次脳機能障害がある場合の援助については、本書の「意識・活動ケア：認知」(p.112)の項を参照。 ●介助して食べている場合でも、患者が食物を口に取り込みやすいスプーンの大きさや深さを工夫する。
準備期・口腔期	体位の調整	●嚥下しやすく、誤嚥しにくい体位をつくる。直接訓練の開始時には30°仰臥位頸部前屈位から始め、その姿勢での嚥下が確実になれば次は45°、60°……90°というように、徐々に角度を上げていく。 ・直接訓練の開始時には30°仰臥位頸部前屈姿勢が推奨されている。仰臥位になると、気管が上で食道が下になり、解剖学的にみて食物は食道へ流入しやすくなる。さらに頸部を前屈させて咽頭と気管に角度をつけると、食物が気管に流入しにくくなり、頸部の嚥下関連筋群もリラックスして動きやすくなり、嚥下に有利に働く。また、30°仰臥位という角度は、90°坐位よりも全身の筋肉をリラックスさせ、安楽な姿勢を保つことができるので、座ることに疲れて訓練を中断するということも少なくなる。	●ベッドの頭側をギャッジアップする時は、下肢側もギャッジアップするかクッションなどを入れて軽く膝を曲げ、殿部が下肢側にずれないようにし、安楽な姿勢が保てるようにする。体幹が安定しない場合は、上肢の動きを妨げない程度に腋窩にクッションなどを入れて安定させる。 ●90°坐位をとることは可能だが、食物の送り込みが困難な場合はむしろベッドを倒し、重力によって食物が口腔から咽頭へ送り込まれるようにする。頸部は前屈位がとれるよう枕などを調整する。 ●90°坐位はとれるが前傾姿勢が強くなってしまう場合(パーキンソン病など)は、上肢の動きを妨げないように注意しつつ、体幹が安定するように固定帯などを用いて調整する。 ●頸部前屈位は、肩から頭部にかけて枕・クッション・タオルなどで、やわらかく包み込むようにしてつくる。 ●看護師が立ったまま食事の介助をすると、患者の顎が上がり、誤嚥しやすくなるので、必ず座って患者と目の高さを合わせて介助する。
準備期・口腔期	口腔ケア	●口腔内を清浄化し、唾液分泌を促し、嚥下機能を改善する。 ●万が一、唾液誤嚥があっても、肺炎を起こすリスクを低くできるよう、口腔内細菌の繁殖を予防する。 ●嚥下関連筋群のこわばりを解し、開口と咀嚼・嚥下運動を促す。	●手指による唾液腺・歯肉のマッサージによって唾液分泌を促進する。 ●歯ブラシによるプラークの除去、スポンジブラシなどを使った舌苔の除去、スポンジブラシ・ガーゼなどを使用した口蓋・頬粘膜に付着する分泌物の除去を行なう。 ●頬粘膜のマッサージによって嚥下関連筋群のこわばりを除去する。
準備期・口腔期	アイスマッサージ(図Ⅳ-3-3)	●口腔内を冷刺激し、口腔内の知覚を改善する。	●水を含ませて凍らせた綿棒で口腔内を刺激する。ただし、催吐反射を起こすと患者に不快を与え、患者がアイスマッサージを拒否するようになりやすいので、力の入れ具合に注意する。
準備期・口腔期	嚥下体操(図Ⅳ-3-2)	●嚥下関連筋群の運動を改善する。「ぱ・た・か」という発声練習は、「ぱ」は口唇閉鎖、「た」は舌尖部の挙上・硬口蓋との閉鎖(準備期の運動)、「か」は奥舌の挙上(口腔期の運動)の訓練になる。	●食事の前に嚥下体操を行う。 ●嚥下訓練時にかかわらず、発声(会話や歌など)の機会を増やすと嚥下関連筋群の運動になる。

表Ⅳ-3-3　つづき

	各期の障害を改善・補助するための援助技術とその目的	具体的方法
準備期・口腔期	食物形態の選択	●患者の摂食嚥下機能のどの部分がどの程度障害されているかによって、嚥下しやすく誤嚥しにくい食物形態を選択する。 ・訓練開始食はゼラチンゼリーである。咀嚼や食塊形成困難があっても一塊のまま咽頭に送り込まれやすく、適当な温度で溶け始めるので窒息の危険が少ない。一般にゼリー食→ミキサー食→軟菜食へと段階を上げていく。近年では口腔内でバラバラになりやすいきざみ食は避けられ、一口大にやわらかく煮たものや、きざんであってもつなぎを入れて一塊になるような食事（ソフト食）が作られている。この食物形態は、弱いながらも咀嚼を促すことができ、咀嚼すること自体が刺激となり、脳機能を活性化させる。	●実際の摂食場面を医師・言語聴覚士・理学療法士らと共に見て、皆で嚥下の状態をアセスメントし、嚥下機能の回復の程度によって、徐々に食物形態の段階を上げ、リハビリをすすめていく。 ●水分には増粘剤などを使ってとろみをつけることによって、口腔内で保持しやすいようにする。増粘剤はとろみが安定するまで数分かかり、指定された量以上に入れると、粘度が高くなりすぎ、窒息のリスクがあるため、作成時は注意する。飲むゼリー状になったものを水分補給に患者に飲んでもらうことも多いが、容器からスプーンに出して、一口ずつ嚥下してもらうようにする。
	嚥下方法・介助方法の選択	●患者の摂食嚥下機能のどの部分がどの程度障害されているかによって、食事介助方法・嚥下方法を検討し、誤嚥を防止する。 ●高次脳機能障害などがあると、まだ口腔内に食物が残っているのに、さらに食べようとすることがあり、むせや誤嚥の原因となる。このような場合、食事動作が自立していても、声をかけるなどして食事のペースづくりを援助することが必要である。	●一口量が多すぎると1回で嚥下できず、咽頭に残留して誤嚥の原因となり、少なすぎると嚥下運動が起こりにくい。ティースプーン1杯程度から、その人の嚥下しやすい量を調整していく。 ●口唇閉鎖不全がある場合は、食物を口に入れた後、介助者が患者の口唇を閉めるように手でアシストする。 ●片麻痺があり、口腔内半側の舌の動きや知覚の低下がある場合は、健側に食物を入れるように介助する。さらに、健側を下にした側臥位をとると食物は健側に流れ込みやすく、頸部を患側に回旋すると患側の咽頭腔が狭まり、食物が健側を通りやすくなる。 ●食物の送り込みが困難な場合は、できるだけ舌の奥のほうに食物を入れるように介助すると、咽頭への送り込みを補助できる。スプーンを口から抜く時に、スプーンを上口蓋にそって上方へ抜くようにすると、食物は舌と上口蓋の間に挟まる形となり、口腔期の食物の送り込み機能を助ける。 ●喉頭挙上や口腔内食物残渣の有無を見て、嚥下したことを確認してから、次に食べるものを口へ運ぶように介助する。また、食事動作が自立していても、「今、口の中にあるものを先に飲み込んでしまいましょう」「ゆっくり味わってくださいね」などと声をかけて、一口ずつ確実に嚥下する意識をもってもらう。
	内服介助	●誤嚥せずに確実に薬剤を服用する。	●スプーンでゼリーをスライス状にすくい、その中央に錠剤を縦に差し込み、それを奥舌に入れて飲み込んでもらう。錠剤をゼリーの上に乗せたり、崩したゼリーの中に混ぜると、薬とゼリーが分離し、錠剤が口腔・咽頭に残留してしまう（千坂・蜂須賀，2005）。
咽頭期	嚥下反射の誘発	●嚥下反射が起こりやすくなるよう、嚥下反射を誘発する訓練をする。	●水を含ませた中綿棒を凍らせたもので、舌根部や前口蓋弓（図Ⅳ-3-3）を刺激し、嚥下反射を誘発する。食事前を中心に1日数回、1回10～20回程度行なう。 ●甲状軟骨から下顎下面へ、指で皮膚を上下に摩擦する。口の中に食べものが入っているのになかなか嚥下運動が起こらない患者にこの手技を行うと下顎の上下運動と舌の前後上下運動が起こり、食物の押しつぶしと送り込みに続いて嚥下が起こることがある（塩谷，1998）。間接訓練として行い、空嚥下を促すのもよい。
食道期	体位の調整	●胃食道逆流およびその際の吐物による誤嚥を防止する。	●食後2時間程度、約60°以上の坐位を保つ。体幹が倒れたり、殿部が下肢側へずれて腹部が圧迫されたりすると、胃の内容物が逆流することも考えられるので、枕・クッションなどで安楽な姿勢を保てるよう工夫する。

表IV-3-4　摂食嚥下障害患者に対するリスク管理技術のポイント

目的	援助技術	具体的方法と意義
誤嚥・窒息の防止	体位の調整・頸部の安定	●頸部後屈は誤嚥のリスクが高いので、肩から頸部・頭部まで全体を包むようにして前屈位にできるよう、クッションやタオルを使って工夫する。 ●普段から坐位をとる機会を増やし、頸部、体幹の支持性を高めていく。
	深呼吸、咳嗽、排痰の練習	●できれば深呼吸がしやすい坐位で、深呼吸・咳嗽を練習して咳嗽力を高め、排痰する練習をする。
	think swallow	●まず今から食べるということを意識してもらう。咀嚼・嚥下に集中してもらえるよう周囲の環境を整える。また、嚥下途中で声を出して誤嚥しないよう、嚥下が終了するまで声をかけない。
	一口量の設定	●一口量が多すぎると食物が咽頭に残留し、呼吸再開時にそれを誤嚥する可能性があるため、一口量はティースプーン1杯程度から調整していく。
	食物形態の選択	●その人の現在の嚥下状態に適した食物形態を他職種と共にアセスメントし、選択する。口腔内でバラバラになるもの（きざみだもの）、パサパサしたもの（パンなど）、粘度の低いまたは高すぎる水分などは摂取させないよう、家族が持ち込む食事などにも注意する。
	食物の安定性の維持	●温度によって性質が変化する食物には注意する。 ・ゼリーは溶けてくると固形の部分と水分に分かれるので、水分を除去したものを口に入れるようにする。また、ゼリーのカップを冷水に浸けておくと変質しにくい。 ・おかゆは温度が下がったり、海苔などを混ぜたりすると、水分が多くなって、とろみがなくなり、水分と米粒が口腔内で分離して誤嚥しやすくなるので、適温で何も混ぜずに提供するのが望ましい。また、ミキサーにかけると、温度の低下に伴って粘度が高くなり、窒息の原因となるので、おかゆはミキサーにかけない。
	食事中のむせの観察	●むせがあれば、誤嚥または誤嚥しかかっていると考え、さらに咳嗽を促したり、以下に示す方法を用い、誤嚥したものを喀出させる。
	●複数回嚥下（空嚥下）	・1回で嚥下しきれず、咽頭に残留した食物を、複数回にわたって空嚥下（唾液をのむように嚥下運動を行なう）を繰り返すことによって残留物を解消する。
	●交互嚥下	・咽頭に食物が残留しやすい場合、食物とゼリーを交互に嚥下すると、ゼリーのなめらかさによって残留物が引き込まれるように食道へ流入し、残留物が解消される。
	●うなずき嚥下	・うなずいて下を見るように、顎を引いて嚥下する。舌根が後方に移動して喉頭蓋谷が狭くなり、喉頭蓋谷にある残留物が押し出される。続いて空嚥下をすると、押し出された残留物を嚥下することができる。
	●横向き嚥下	・患側に頸部を回旋して嚥下すると、患側の梨状窩が狭くなり、梨状窩から押し出された残留物は、健側の梨状窩を通って嚥下される。
	●息こらえ嚥下	・鼻から息を吸って止め、嚥下し、息を吐く。声門閉鎖が強化されるため、気道に食物が流入しにくい。
	発声による咽頭の食物残留の確認	●嚥下のあと、発声を促し、ガラガラという食物残留音がすれば、まず咳嗽を促し、むせがみられた時と同様の方法によって咽頭残留物を除去する。
	口腔内食物残渣の確認と除去（口腔ケア）	●口腔内に食物残渣の多い場合（特に半側空間無視や口腔内の知覚低下がある場合に多い）、一口ごとに開口してもらい、残渣の有無をチェックし、再嚥下を促すか、舌の麻痺などで食物の送り込みが困難な場合はガーゼを巻いた手指などで除去する。
	食事のペーシング	●介助で食事している場合、喉頭挙上の触診や口腔内残渣の視診を行ったり、発声を促して、咽頭での食物残留がないこと、確実に嚥下したことを確認後、次に進む。食事動作が自立している場合でも、口腔内に食物が残っているのにさらに食べようとして誤嚥することがあるので、声をかけて適切なペースで食事できるよう促す。
	呼吸状態のモニタリング	●経皮的動脈血酸素飽和度（SpO_2）測定・視診・適宜の聴診をとおして、食事によって呼吸が乱れていないか観察する。SpO_2低下時、喘鳴出現時など呼吸悪化時はすみやかに食事を中止し、体位はギャッジアップしたまま口腔内の食物を取り除き、吸引などを行なって排痰をはかり、呼吸状態の回復に努める。
	食事時間の制限	●食事時間が長くなり疲れてくると嚥下運動が緩慢になり、誤嚥しやすいため、食事は30〜40分程度にとどめる。
	食後の坐位保持	●胃食道逆流による吐物の誤嚥防止のため、食後2時間程度、ベッドを約60°以上ギャッジアップしておく。
	患者・家族への説明	●誤嚥や誤嚥による肺炎を起こす可能性を説明し、患者ひとりで、または家族とだけで摂食しないよう指導する。 ●高次脳機能障害など上記の説明を理解できない状態にある時には、食物を患者のそばに置かないようにする。
感染防止	バイタルサインの観察	●発熱・痰の増加・呼吸音の変化など誤嚥性肺炎の徴候がみられたら、すみやかに医師に報告し、指示によっては経口摂取を中止し、肺炎の治療を優先する。経口摂取を中止する場合でも、間接訓練のうち可能なものは続ける。
	栄養状態の管理	●摂食嚥下障害の患者が初めから経口摂取のみで必要な栄養を摂取することは困難なので、不足する栄養・水分は別の方法（経静脈・経管）によって補助し、全身状態の悪化・易感染状態を招かないように注意する。
	食事前後の口腔ケア	●唾液誤嚥があっても肺炎を回避できるよう口腔内細菌の繁殖を予防する。
	排痰の援助	●咳嗽力が弱く、喀痰が難しい場合は、体位ドレナージ・吸引などを行って排痰を促進し、感染に至らないようにする。

Ⅳ ケーススタディ

栄養摂取・代謝障害：消化・吸収障害
4. クローン病

片岡優実

１ クローン病の概要

クローン病は炎症性腸疾患の１つである。原因不明の難病で、何らかの因子によって消化管（主に腸管）に炎症を生じる病気である（図Ⅳ-4-1）。
完治できる根本的治療法はなく、再燃と緩解を繰り返す慢性疾患で、以下のような特徴がある。

- **好発年齢**：10歳代後半から20歳代
- **病変部位**：多くは小腸や大腸、もしくはその両方に出現する。特に小腸に病変がある場合は、消化吸収障害を起こしやすい。また、炎症により腸管の病変部から血漿蛋白の漏出も起こるため、栄養障害が著しくなる。
- **症状**：下痢、腹痛、発熱が３大症状である。下痢や腹痛に伴い、栄養摂取量が減少する。炎症によりエネルギー消費が亢進する。炎症などの病変により腸管の機能が低下し、消化吸収機能が低下する。つまり、クローン病の炎症が再燃すると、体重が減少し、低蛋白栄養状態となる。

主症状として下痢や腹痛を起こすため、栄養摂取が減少すると共に、胃腸の消化吸収機能の低下もきたしやすい。また、炎症による代謝が亢進し、エネルギー消費の増大も伴って、栄養状態の悪化を招く。

治療においては、腸管の安静を図りつつ、栄養を十分に補給することがポイントとなる。腸の状態に適した栄養補給の方法を選択し、腸の機能を低下させないよう、患者自身で自己管理できるように指導・教育していくことが看護のポイントである。

図Ⅳ-4-1 クローン病の病変

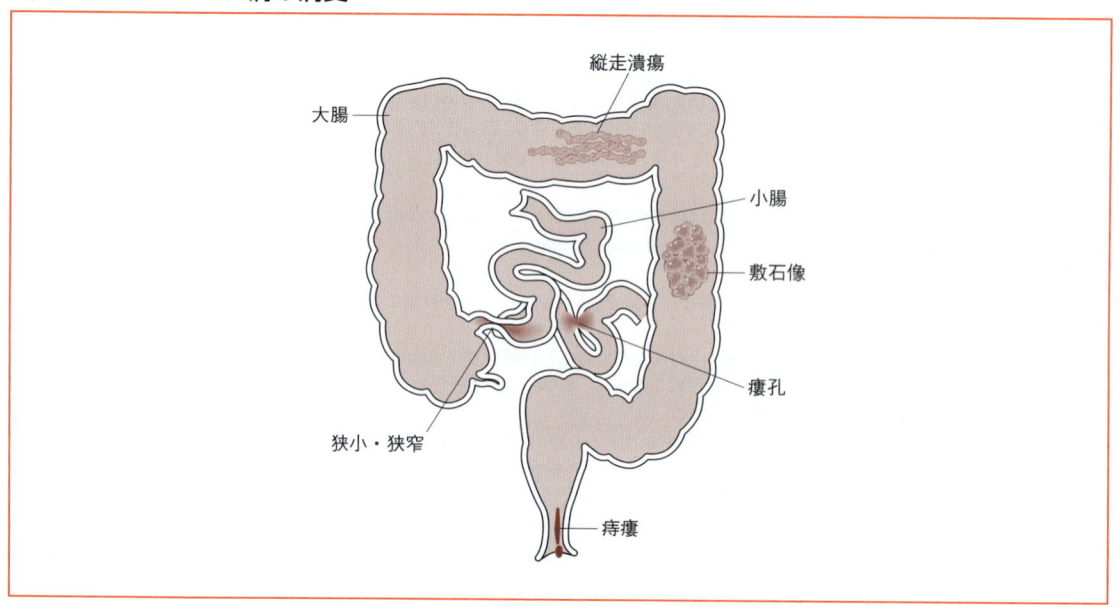

（図：大腸・小腸の模式図。縦走潰瘍、小腸、敷石像、瘻孔、狭小・狭窄、痔瘻の位置が示されている）

2 事例の展開

D氏、男性、21歳

診断名：クローン病
職　業：大学生
身長172cm、体重51.0kg、BMI＝17.0（標準18.5～25）
（理想体重：$(1.72m)^2 \times 22 = 65.1kg$）

入院までの経過

1年ほど前から、腹痛、下痢がときどきあり、食事摂取量も少しずつ減っていたが、大学生活は普通に送っていた。しかし、3か月ほど前から下痢が悪化し、1日に5～6回もの水様便があり、右下腹部痛も続くようになった。血便はなかった。

体重がこの3か月で5kg減少した。また、37℃台の微熱が続き、ここ1週間では37℃台後半が続いている。

倦怠感も強く、大学の講義も休むようになってしまい精密検査目的で入院となった。

1. 情報収集とアセスメント

①小腸造影、および大腸内視鏡検査より

上行結腸から回腸末端の回盲部にかけて敷石様の病変（cobble stone）と縦走潰瘍を認め、横行結腸、S状結腸にも縦走潰瘍を認め、クローン病と診断された。

②栄養に関する情報とアセスメント

- 体重の変化：3か月で5kg減少。
- 食事摂取量の変化：1年ほど前から減少。
- 消化器症状：下痢、腹痛。
- 血液検査データ：表Ⅳ-4-1。

③栄養アセスメント

- 栄養摂取状況より：食事摂取量が減少しており、加えて下痢があるため十分吸収されていないことが考えられる。
- 血液検査データより：総蛋白、アルブミンが低値で低蛋白状態、総コレステロールも低値で、貧血もあり、低栄養状態である。炎症反応（血沈・CRP）が亢進している。発熱あり、代謝が亢進し、体力の消耗となる。
- 病歴より：体重が3か月で5kg減少、BMIも17.0とやせの域にあり、栄養不良の状態である。

2. 各期におけるケアプランの立案

炎症が劇症化しているとき（入院中）は、完全静脈栄養（total parenteral nutrition：TPN）により、栄養状態の改善を図る。さらに絶食にして腸管の安静を保ち、炎症の鎮静を図ることが第一の目標となる。

次の段階では、D氏が下痢や腹痛などの症状から、クローン病の病状を自分でアセスメントし、病状に適した栄養療法を施行できるようになることを目標とする。

今回はじめて入院したD氏はクローン病に必要な成分栄養（elemental diet：ED）療法を自己管理できるようになること、下痢や腹痛の症状をアセスメントできることが必要である。

さらに退院後は、よりよい栄養状態を保持し、炎症の再燃を起こさないで過ごせるようになることが目標となる。

①炎症の劇症時

a）目　標

- 栄養状態を改善し、早期にクローン病の緩解導入を図る。
- 炎症が劇症化している時は、絶食にして腸管の安静を図りながら、輸液による栄養投与により、栄養状態の改善を図る。

表Ⅳ-4-1　血液検査データ

検査項目	測定値	基準値	検査項目	測定値	基準値
白血球	12400mm³	3300～9000	GOT（AST）	32 IU/L	10～40
赤血球	375×10⁴/mm³	430～570×10⁴	GPT（ALT）	33 IU/L	5～45
ヘマトクリット	34%	39.7～52.4	γ-GPT	36 IU/L	80以下
ヘモグロビン	11.5g/dL	13.5～17.5	BUN	21mg/dL	8～23
血小板	48.6×10⁴/mm³	14～34×10⁴	クレアチニン	0.9mg/dL	0.61～1.04
総蛋白	5.4g/dL	6.7～8.3	総コレステロール	89mg/dL	120～219
アルブミン	2.9g/dL	3.8～5.3	トリグリセライド	93mg/dL	30～149
総ビリルビン	1.0mg/dL	0.2～1.1	空腹時血糖	88mg/dL	71～110
直接ビリルビン	0.9mg/dL	0.2～1.1	血沈	33mm/h	2～10
アルカリフォスファターゼ	305 IU/L	100～325	CRP	3.7mg/dL	0.3以下
LDH	236 IU/L	120～240			

b）観　察
・栄養アセスメントデータを把握し、栄養状態をアセスメントする。

c）指　導
・できるだけ安静にして、エネルギーの消費を増大させないように努める。

②緩解導入期

a）目　標
・状態に適した成分栄養療法を実施することができる。
・はじめは100％成分栄養剤で摂取する。その後、腸の消化吸収力の回復に応じて食事療法とのバランスを調整する。

●必要栄養量の目安の算定
・成分栄養の必要量は1日あたり30kcal/理想体重1 kcal で計算する。
・D氏の場合＝30（kcal）×65（kg）＝1950kcal＝6～7パック（エレンタール・1パック＝300kcal）。

●注意点（成分栄養剤投与開始時のスケジュールについて）
・高浸透圧性の下痢を予防するために、0.5kcal/mLで調整する。600～1000 kcal/日から開始する（不足する分は、輸液により補給する）。
・その後、投与量、濃度を漸増させ、1～2週間程度で6～7パックへ増量する（表Ⅳ-4-2）。
・経鼻チューブによる成分栄養療法を行う（p.92

表Ⅳ-4-2　エレンタール投与スケジュール

溶液の調剤 （パック＝溶液量mL）	濃度 kcal／mL	投与エネルギー kcal
1 → 600	0.5	300
2 → 900	0.75	600
3 → 900	1	900
4 → 1200	1	1200
5 → 1500	1	1500
6 → 1800	1	1800
7 → 2100	1	2100

兵庫医科大学病院消化器内科

の経管栄養法を参照）。

b）具体的方法
　はじめから一度の多量の成分栄養を摂取することは困難である。そこで、低濃度で少量の成分栄養から始め、下痢・腹痛などの症状をみながら徐々に1日の必要エネルギー量に増やしていく。表Ⅳ-4-2を参考に1段階に2日程度かけ、次の段階に増量する。
　この時に、下痢・腹痛・吐き気・腹部膨満感がないか、注意しながらすすめていく。投与速度は、80～100mL/時間とする。

c）食事療法の調整
　腸の状態に合わせて成分栄養療法と食事療法のバランスを調整することができる（退院後の生活において＝退院指導も含む）。

●成分栄養療法：慣れてきたら、速度をさらに

図Ⅳ-4-2　クローン病における消化吸収力と栄養療法の選択

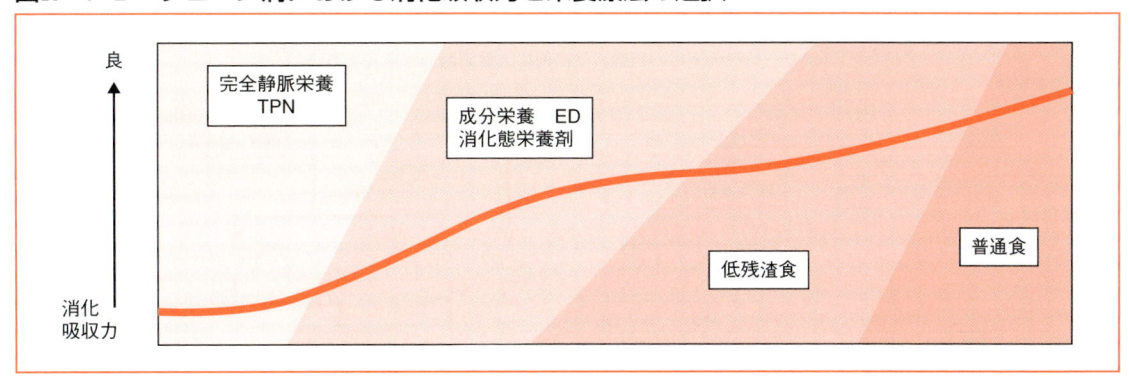

良 ↑
完全静脈栄養 TPN
成分栄養　ED 消化態栄養剤
低残渣食
普通食
消化吸収力

図Ⅳ-4-3　スライド方式に基づく在宅成分経腸栄養法（松枝ら）

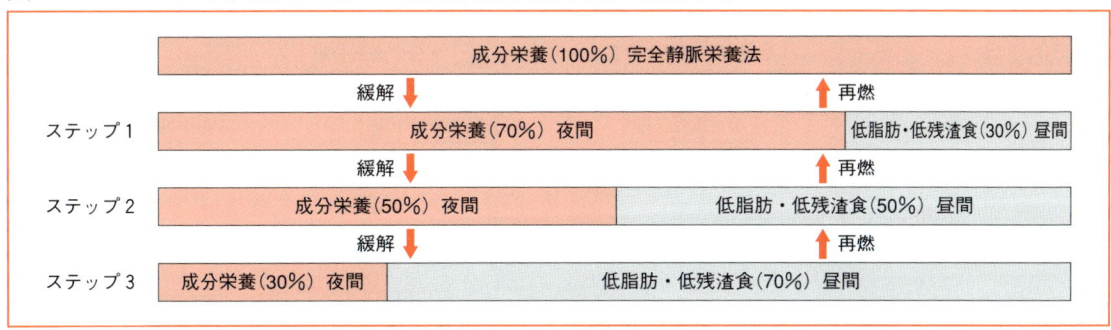

	成分栄養（100％）完全静脈栄養法	
	緩解 ↓　　　　　　　　　　　↑再燃	
ステップ1	成分栄養（70％）夜間	低脂肪・低残渣食（30％）昼間
	緩解 ↓　　　　　　　　　　　↑再燃	
ステップ2	成分栄養（50％）夜間	低脂肪・低残渣食（50％）昼間
	緩解 ↓　　　　　　　　　　　↑再燃	
ステップ3	成分栄養（30％）夜間	低脂肪・低残渣食（70％）昼間

正田良介・松枝啓（2003）．経腸成分栄養法の臨床的意義―その問題点と対策．医療，57（2），114．より一部改変して引用

アップして効率よく摂取できるようにする。調子のよい時で最高150mL/時で投与しても下痢しないといわれている。しかし、どの程度で下痢を起こすかは個人差がある。

まず、5mL/時ずつアップして、下痢や腹満感、腸蠕動に注意しながら、自分の腸が吸収できる最高速度をさがしてみることをすすめる。コツは、調子のよいときを選んでアップしてみること、一気に速度アップするのは避けて、5mL/時を2～3日くらいのペースでアップすることである。

●**食事療法**：腸の状態が改善してきたら食事摂取を開始する。

食事療法のポイントは腸に負担をかけないことであり、消化に時間がかかるものを避けると同時に量を多くとりすぎないことである。また明らかにクローン病の炎症を引き起こす食品は特定されていないが、動物性の脂については可能性が高いといわれている。

どの程度食べても大丈夫なのか、何を食べても大丈夫かは、非常に個人差がある。腸の炎症の程度や範囲が一人ひとり異なること、また体調のよしあしは日々変化するのと同様に、腸の状態も変化するためである。そのため、明確な量や食品が限定できるわけではなく、いかに腸の状態に適した栄養を摂取することができるかが、再燃を起こさないポイントといえる（**図Ⅳ-4-2参照**）。

③緩解維持のための栄養療法のポイント

成分栄養剤の投与に慣れてきても、調子の悪い時（下痢がひどくなった時、腹痛が激しい時、腸蠕動が激しく続く時、腹部膨満感が続く時など）は、②にもどって、腸に負担をかけないように食事量を減らして、エレンタールを多くすることが、再入院しないコツである。再燃と緩解を繰り返すので栄養療法の調整の目安を**図Ⅳ-4-3**に示す。

図Ⅳ-4-4　クローン病における下痢の発生機序

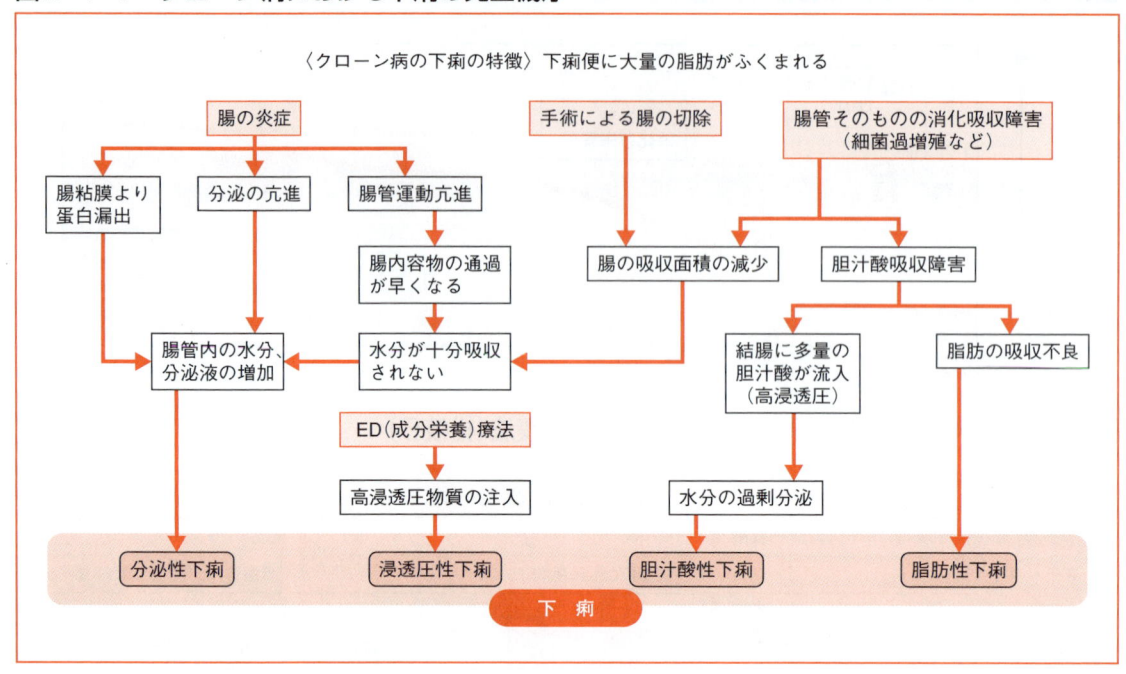

〈クローン病の下痢の特徴〉下痢便に大量の脂肪がふくまれる

```
腸の炎症                         手術による腸の切除    腸管そのものの消化吸収障害
                                                    （細菌過増殖など）

腸粘膜より   分泌の亢進   腸管運動亢進
蛋白漏出                                 腸の吸収面積の減少    胆汁酸吸収障害
                     腸内容物の通過
                     が早くなる
         腸管内の水分、  水分が十分吸収              結腸に多量の    脂肪の吸収不良
         分泌液の増加   されない                  胆汁酸が流入
                                              （高浸透圧）
                  ED（成分栄養）療法
                  高浸透圧物質の注入              水分の過剰分泌

  分泌性下痢      浸透圧性下痢           胆汁酸性下痢         脂肪性下痢

                          下　痢
```

また、食べすぎて調子が悪くなったり、風邪をひいたり、寝不足で疲れがたまっていたりすると、腸の消化吸収力が衰える。このような状態の時に無理にエレンタールを入れても、かえって腸に負担をかけることになる。そこで、速度をゆっくりにする、濃度を薄くするなどの調整をする。

3 クローン病の栄養療法の指導

①クローン病の栄養療法

a）成分栄養療法

第一選択は成分栄養療法である。クローン病の炎症の原因ではないかと考えられる脂肪分が少ないこと、蛋白質がアミノ酸に分解された状態の栄養剤なので、炎症の抗原となりにくいためである。

必要量は、1日30kcal/体重1kg投与すると、再燃を予防できるといわれている。

b）食事療法

消化吸収に時間がかかるものを避ける。例えば、繊維の多いもの、硬いもの、他には、炎症の原因と思われる動物性の脂肪は避ける。

また、量をとり過ぎないことも重要である。食べる時には、よくかんで、かみくだくことにより、腸の消化吸収を助けることを意識するとよい。1口30回かむのが目安である。

②観察・アセスメント

a）炎症状態

・血液検査より：CRP、白血球、血小板の値。

b）栄養状態

・体重は、患者自身が意識して測ることをすすめる。体重の増減は栄養状態のバロメーターである。

・血液検査より：総蛋白、コレステロール値。

c）腹部の状態

・下痢の状態に注意を払う（図Ⅳ-4-4）。

〈文献〉
正田良介・松枝啓（2003）．経腸成分栄養法の臨床的意義―その問題点と対策．医療，57(2)，114．

IV ケーススタディ

栄養摂取・代謝障害
5. 肝機能障害

片岡千明

1 肝機能障害とC型慢性肝炎の概要

①肝機能障害

肝機能障害とは、肝臓が本来もつ機能を果たすことができなくなり、さまざまな症状が生じる状態である。

肝細胞減少の原因には、中毒性やうっ血性、アルコール性、ウイルス性、腫瘍などがあり、肝細胞が変性や壊死に陥る。アルコール性肝障害やウイルス性肝炎は、細胞の壊死が徐々に起こり、残存肝細胞が代償機能を果たすため、症状がなかなか現れず「肝臓は沈黙の臓器」と呼ばれている。

しかし、慢性の肝機能障害は不可逆性のため、長期的には残存肝細胞が増生し不規則な結節(偽小葉)をつくり、壊死した肝細胞の後に繊維性の結合組織が増殖し、肝硬変に至る(図Ⅳ-5-1)。

ここでは、肝硬変、肝がんへの進行率が高いC型慢性肝炎を取り上げる。

②C型慢性肝炎の特徴

a)定 義

「慢性肝炎とは、6か月以上の肝機能障害とウイルス感染が持続している状態」(第18回犬山シンポジウム,1993)。

b)疫 学

わが国の慢性肝炎のほとんどがB型、C型ウイルス感染で、C型が約70％を占め、ウイルス持続感染者(HCVキャリア)は、150万人と推計される。

C型慢性肝炎は、炎症の持続により肝の繊維化が起こり、肝硬変や肝がんへ高率に進展する。

c)診 断

自覚症状が乏しいため、血液検査が指標となる(HCV-RNA量、膠質反応やγグロブリンの上昇、アルブミンや血小板の減少)。

d)治 療

肝庇護療法と抗ウイルス療法の2つに大別される(表Ⅳ-5-1)。

治療目的は、HCV(C型肝炎ウイルス)を完全に排除し、肝炎の進行、がんの発症を抑制することと、HCVが排除できなくてもアミナーゼ値(AST、ALT)を正常化させ肝炎の進行を抑制することである(田中,2004)。

・**肝庇護療法**：多くの民間薬には、エビデンスが得られていないものもあり、エビデンスの

図Ⅳ-5-1 肝硬変による肝細胞の変化の模式図

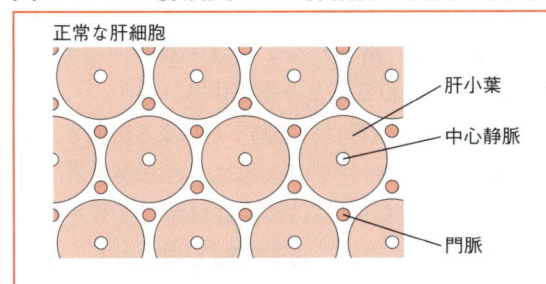

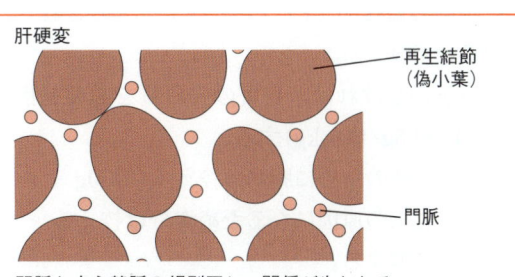

正常な肝細胞 — 肝小葉／中心静脈／門脈

肝硬変 — 再生結節(偽小葉)／門脈
門脈と中心静脈の規則正しい関係が失われる

表Ⅳ-5-1　C型慢性肝炎治療

肝庇護療法	肝炎の鎮静化、肝繊維化の進展抑制をする	グリチルリチン製剤（強力ネオミノファーゲン®C）	
		ウルソデオキシコール酸（ウルソ®）	
		瀉血療法	
		インターフェロン少量長期療法	
抗ウイルス療法	ウイルスを排除し、肝炎の治癒を促す	インターフェロン（IFN）単独	24週かそれ以上
		IFN＋リバビリン（レベトール®）併用	24週
		ペグ・IFN（ペガシス®）単独	48週
		ペグ・IFN＋リバビリン併用	

表Ⅳ-5-2　インターフェロンの副作用

時期	副作用の種類
初期の副作用（治療開始後2週間以内）	悪寒・発熱・頭痛・関節痛・筋肉痛・全身の倦怠感・皮膚病変・白血球や血小板の減少
中期の副作用（治療開始後2週間～2か月）	抑うつ症状（気分の落ち込み）・情緒不安定・不安感・不眠・食欲不振・嘔気
後期の副作用（治療開始後2か月以降）	脱毛・間質性肺炎・眼底出血・自己免疫性疾患（慢性関節リウマチ）

得られている強力ネオミノファーゲン®Cとウルソデオキシコール酸がよく使用される。瀉血療法（徐鉄療法）は、貧血状態を作ることでトランスアミナーゼ値（AST/ALT）を低下させる。

・**抗ウイルス療法**：インターフェロンが代表的な治療薬である。リバビリンとの併用療法やペグ・インターフェロンが近年導入され、治療効果を上げている（表Ⅳ-5-2）。

③C型慢性肝炎患者の看護

C型慢性肝炎は自覚症状がない場合が多く、患者が意識的に取り組まないと療養生活を送ることは難しい。

C型慢性肝炎は長期的な治療が必要であり、看護師は患者が自分の病気を理解し、生活を再調整していけるようサポートすることが大切である。

a）食事指導

- 肝細胞の修復のため、栄養バランスのとれた食事を指導する。
- 肝不全がなければ、良質の蛋白質を必要量摂取（1～1.5g/体重kg）する。
- 脂肪肝予防のために脂肪は控える（約50g/日）。
- 浮腫や腹水の原因になるため塩分は控える。
- 禁酒を指導する。
- 急性肝炎、肝硬変など障害の進展度により食事の調整が必要である。患者の肝機能を把握し、そのつど患者に具体的に提示する。

b）休息と活動

- 安静は筋肉運動に使われる血流を最小限にし、肝細胞の再生を促進する。身体の活動量が増加すると、肝血流量は減少する。
- 肝血流量は健康な成人で安静時1～1.5L/分であるが、肝機能障害により肝血流量は減少する。
- 肝臓の血流量は、臥位から立位になると30～40％減少し、運動によって50％以上減少する。
- 運動が開始されると肝血流量の減少がはじまり、運動が中止されると時間の経過と共に肝血流量は徐々に増加し、安静時肝血流量へと回復する。
- 食後は消化管に血流が集中し、肝血流量は減少する。そのため食後は30分～1時間の休息（できれば臥床）が必要である。
- 1日8時間以上の睡眠をとり、規則正しい生活を送るよう指導する。
- 入浴は熱い湯・長湯を避けて短時間（15～20分）にとどめることを指導する。
- 必要以上の安静は、運動不足による肥満と、肥満による脂肪肝を引き起こすことがある。適度な運動が望ましいが、肝機能によりその程度は異なるため、必ず医師と相談の上、患者に適した運動内容と量を提示する。

表Ⅳ-5-3　トランスアミナーゼ値からみた慢性肝疾患患者の休息と活動の目安

トランスアミナーゼ値	安静度
100KU以下	通常の日常生活は可能。ただし重労働は避ける。
100〜200KU	軽度の運動によってもトランスアミナーゼ値が安定している場合には、軽作業は可能。ただし残業や出張などの長期で継続的な活動は避ける。トランスアミナーゼ値の変動が大きい場合には、自宅で安静とする。
200〜300KU	自覚症状がなければ自宅で安静として経過観察する。
300KU以上	入院し、精査する。

・血清トランスアミナーゼ値の増加は、肝機能障害の程度に比例する。トランスアミナーゼ値からみた休息と活動の目安を表Ⅳ-5-3に示す。

c）感染予防

・HCVの感染経路は血液であるが皮膚に付いても感染しない。医療者は針刺し事故に注意する。
・カミソリや歯ブラシは他者と共有しない。
・外傷や鼻血などの血液に触れる際、介助者自身に傷がないか確認する。血液が付着した物は流水でよく流すかしっかり包み破棄する。
・食器、洗濯、入浴は個別にする必要はない。
・適切な感染予防により、普通の日常生活が送れることを、患者自身と共に家族へも教育を行う。

d）社会資源の紹介

慢性肝炎患者は、周囲の人の知識不足から、社会的偏見や差別により、社会的疎外を感じている場合がある。患者同士の交流や相談の場として患者会活動の情報提供を行う。

また、長期的な治療のため仕事を辞めたり変更する患者も多く、治療内容によっては治療費が自費になることもあるため、高額医療制度や高額医療貸付制度、確定申告での医療費控除の申請など十分な社会資源の情報を提供する。

e）心理的変化

患者の多くが、①将来がんに進行するかもしれないという不安を抱えている、②外来受診で肝臓の状態を知ることで不安の軽減を図っている、③病状が進行しないように活動しすぎず、健康全般に配慮している（浅井，2004）。

看護師は、心理的不安を理解し、生活をどのように調整できるか患者と共に考える必要がある。また、C型肝炎が明らかになった直後の患者は、ウイルスに感染したことが、どういうことなのかわからず、ショックを受けていることも多い。

2　事例の展開

E氏、男性、50歳

診断名：慢性活動性肝炎

入院までの経過

10年前から職場検診で肝機能障害を指摘されていたが放置、今回も肝機能障害を指摘されたため、精査目的で受診する。
検査・診断：受診時AST 59、ALT 71、HCV抗体（＋）、HCVサブタイプ1b型[*1]、HCV-RNA 0.75 Meq/mL[*2]、肝生検で高度な慢性活動性肝炎と診断。
今回IFNα剤を8週間連続投与、その後週3回16週間投与となる。

[*1]：サブタイプ1b型は2a.2bよりIFNの著効率が低い。　[*2]：ウイルス量が少ないと著効率は高い。

1. ケアプランの立案

●**ケアプラン1**：患者の心身の状態を理解する。
・E氏は症状はないが、高度な慢性活動性の肝炎であり、肝硬変へ進行する可能性も高い。看護師が検査データをもとに患者がその身体の状態を理解するように説明する。
・肝炎である身体の状態を理解できるように、触診打診の技術を用いながら肝臓の見方を患者にも伝えていく。
・E氏は、診断に伴う心理的ショックや予後への不安、仕事や経済的問題について、将来への不安を抱えている可能性があるため、心配などを、ゆっくり聞く。

●**ケアプラン2**：肝臓を守る生活をともに考える。

●**ケアプラン3**：患者がスムーズにインターフェロン療法を受けられるように支援する。
・インターフェロン(IFN)療法の副作用には、初期にインフルエンザ様症状、中期には食欲不振や精神症状(抑うつ)が出現(表Ⅳ-3-2)するため、副作用への対応が重要になってくる(最近開発されたペグ・インターフェロンでは、初期のインフルエンザ症状が抑えられるように改善されている)。

①インフルエンザ症状への対処
・発熱は頻発であり、体力が消耗しないように、解熱鎮痛剤を早めに使用する。1週間程度で落ち着くことを説明し、治療継続の意欲を支えていく。
・発熱がみられなくても関節痛・筋肉痛が生じることがあることを事前に患者に伝え、早めに報告してもらい鎮痛剤を使用する。

②白血球・血小板の減少
・治療開始後3～4週間目に最も減少する。治療を継続していても値は回復するが、減少が著しければ中断となる。
・白血球の減少は免疫力の低下をきたすため、うがい手洗いを励行する。
・血小板の減少は出血傾向となるため皮下出血・鼻出血・歯肉出血に注意する(やわらかい歯ブラシの使用)。また出血時の血液付着物の取り扱いについて説明を行う。

③脱　毛
・治療開始後3～4か月で出現するが、脱毛が多くなる程度であること、治療終了後6か月程度で元にもどることを説明する。

④精神症状
・うつ症状が最も多い。初期症状は不眠・のどの渇き・めまい・動悸などで、うつ症状に気づきにくい。症状が見られれば専門科受診する。

⑤その他
・その他に、眼の網膜に白斑が生じたり、甲状腺の機能異常や糖尿病・高脂血症が見られることがあるため、血液検査データや身体症状に注意する。

3 看護援助のポイント

次のような技術が重要である。
①心身を理解する技術
　検査データの見方・ヘルスアセスメント・患者の体験を聴く。
②患者の生活を調整する技術
　肝機能状態に適した、食事、活動と休息、社会参加を具体的に調整する。
③治療を中断することなく、継続できるよう支援する技術
　外来受診継続の調整・経済的問題への介入・治療に伴う副作用への対処・心理的支え。

〈文献〉
明木歳恵(2006). 慢性肝疾患患者の看護. 池田健次・宗村美江子編, JNNスペシャル No.79 実践肝疾患ケア(pp.164-173), 医学書院.
藤沢洌(1989). 慢性肝炎の管理と治療. 高久史麿監修, COMMON DISEASE SERIES No.9 肝炎(pp.105-112), 南江堂.
飯島敏彦(1994). 慢性肝疾患患者の運動時の肝血流と運動許容量. 山崎元編, 実践スポーツクリニック 慢性疾患と運動―QOL向上の具体策(pp.150-154), 文光堂.

IV ケーススタディ

栄養摂取・代謝障害
6. 糖代謝障害（糖尿病）

上野聡子

1 糖尿病の概要

　糖尿病では、インスリン分泌量の低下、インスリン作用の低下により、血糖調整機構に破綻をきたす。

　糖尿病は、1型糖尿病、2型糖尿病、その他の特定の機序・疾患によるもの、妊娠糖尿病に分類されている。1型糖尿病は、膵ランゲルハンス島β細胞の破壊・消失が起こり、インスリン分泌が低下することで発症する。2型糖尿病は、遺伝因子に加え、過食（高脂肪食）、運動不足、肥満、ストレスなどの環境因子が加わって発症する。

　そのため、1型糖尿病はインスリン治療が、2型糖尿病は食事・運動などの生活習慣改善が重要な治療となる。

2 糖尿病患者の特徴

①長期的なケアが必要である

　感染症などの急性疾患は短期間で治癒する。しかし、糖尿病は慢性疾患であり、発症してから一生疾患とつき合っていかなければならない。そのため糖尿病患者は、急性疾患患者のように治療のみに集中することができず、社会生活を営みながら疾患とつき合っていくことが必要となってくる。そのため、身体的安定を得るためには時間を要し、身体にあった療養生活が見出せるよう患者のペースにあわせた援助が必要となる。

②生活調整が必要である。

　糖尿病の治療は、食事療法、運動療法、薬物療法である。糖尿病患者は、生活習慣の中から形成された食生活を、糖尿病の食事療法の観点から見なおすことが迫られる。また、食事を共にする家族に協力を得ることや、社会交流の手段である会食の機会を制限するなどの生活調整が必要となってくる。現代は車社会となり運動不足となっている生活から、日常生活の中で運動の機会を見出し、新たな運動習慣を身につけていかなければならない。

　薬物療法の中でもインスリン療法は、インスリン投与時間や場所の確保が必要となる。また、低血糖時には補食ができる雰囲気など、仕事をしている糖尿病患者にとって職場の協力を求めるなどの調整が必要となってくる。

　このように、糖尿病患者は治療を行うために、社会生活を含めた生活調整を求められている。そのため、糖尿病患者の生活をとらえ、身体にあった治療が継続できるよう支援することが必要となってくる。

③自覚症状が乏しい

　糖尿病の症状（口渇、多尿、易疲労感など）は、糖尿病の初期にはどの患者にもみられるものであるが、放置していても生活への大きな支障とならない。糖尿病患者は、検診などで指摘されても放置することがあり、合併症が併発してから病院を訪れる人もある。そのため、患者の身体状態をアセスメントして身体の変化がわかるように説明することが重要である。

④合併症の予防が目標となる

　糖尿病には、大血管合併症（脳梗塞、心筋梗塞、閉塞性動脈硬化症など）と細小血管合併症（糖尿

病性神経障害、糖尿病性網膜症、糖尿病性腎症）を生じる可能性がある。これらの合併症が生じると、糖尿病患者の生活の質（QOL）が低下し、治療による制約も大きくなってくる。

しかし、血糖値を正常域にコントロールすることで、合併症の発症・進展が抑制されることが明らかになっている。そのため、合併症の予防や悪化防止に向けて、糖尿病患者と共に正常域をめざした血糖コントロールを行っていく必要がある。

3 事例の展開

F氏、男性、40歳

診断名：2型糖尿病
職　業：会社員
家族構成：妻（38歳）と子ども2人（10歳と7歳）の4人暮らし

入院までの経過

母親が糖尿病のため、糖尿病について独自で学習し、健康には気をつけて生活をしていた。そのため、今まで病気をすることなく過ごせていた。

仕事は状況によって忙しさが異なり、忙しい時は夜中に帰宅することや、出張が多い生活をしていた。このような仕事が忙しい状況が数か月間続き、現在は仕事が落ち着いたころであった。

最近数か月で約10kgの体重減少、口渇、多飲、多尿、倦怠感、易疲労感が出現し、近医を受診する。高血糖を指摘され、入院加療を勧められて紹介入院となる。

入院時の状態

身長170cm、体重80kg、BMI 27.68、随時血糖値747mg/dL、HbA$_1$c 10％、尿ケトン＋、尿糖3＋。

F氏は、今まで病気をしたこともなく、健康には気をつけて生活していた。しかし、糖尿病の症状が出現し、病院受診してかなりの高血糖を指摘されて入院することになった。F氏にはどのような援助が必要か、病棟看護師としてケアプランを考える。

1. 気になったこととその理由

高血糖を指摘されて入院となったF氏の情報から、病棟看護師として気になったことを挙げ、どうして気になったかについて分析する。

気になったこと① 受診時の血糖値がかなり高値であり、体重減少および尿ケトンが出ている。

インスリンの不足や抵抗性が著しくなると、グルコースからの脂肪合成が障害される一方、脂肪が分解されて脂肪酸となる。このため、脂肪組織の減少に伴い体重が減少し、血液中の脂肪酸が増量する。この脂肪酸は、グルコースの代用エネルギーとして利用されるが、その代謝産物としてケトン体がつくられる。F氏の急激な体重減少および「尿ケトン＋」という症状は、インスリンの作用不足によりグルコースが利用できず、身体内の脂肪を利用してエネルギーとしていることがわかる。このようなF氏のインスリン作用不足の状態を改善するためには、インスリン治療が必要となってくる。

インスリンの絶対的欠乏状態は1型糖尿病患者にみられる身体状態であり、1型糖尿病患者の身体はインスリン分泌が欠乏しているためインスリン治療を一生涯継続していかなければならない。

2型糖尿病も、F氏のようなインスリン作用不足に陥ることがあり、グルコースの過剰摂取による急激な高血糖によりインスリンの分泌低下

および作用不足が起こり、さらなる高血糖を起こしてしまうブドウ糖毒性の状態がある。

この場合は、ブドウ糖毒性を解除するためにインスリン治療が行われ、血糖値改善後には食事療法および運動療法による治療で血糖コントロールが行えるようになることが多い。そのため、F氏のインスリン作用不足状態はどちらからくるものなのかを把握して、F氏の今後の療養を共に考えていく必要がある。

気になったこと❷ 健康に気をつけて生活をしていたにもかかわらず、糖尿病を発症した。

F氏は、母親が糖尿病であることから、糖尿病について勉強しており、健康にも気をつけて生活していた。しかし、糖尿病の症状が出現し、糖尿病を指摘されて入院となっている。このような突然の糖尿病発症のため、病気の受け入れがなされていない可能性がある。

気になったこと❸ 仕事によって生活状態が大きく変わる。

F氏は仕事上の忙しさによって、仕事が夜中までなることや、出張を多く行っている。仕事の忙しさによって生活状況が大きく変わるため、生活調整が必要な糖尿病治療がうまく取り入れられない可能性がある。

2. 関連する情報からアセスメント

気になったことに関連する情報を集め、それらの情報からF氏の状態をアセスメントし、「援助を必要とすること」を導き出す。

気になったこと❶ に関連する情報とアセスメント

関連する情報

- 入院中の検査で1型糖尿病との鑑別がなされ、自己抗体(抗GAD抗体など)が陰性のため2型糖尿病と診断される。
- 肥満指数(BMI)が27.68のため、肥満傾向である。
- 仕事が忙しく、栄養ドリンクを常用していた。

アセスメント

入院後の検査結果から、1型糖尿病ではなく2型糖尿病であるとの診断がなされた。そのため、ブドウ糖毒性が解除されるまでのインスリン治療継続への援助と共に、退院後に食事療法および運動療法が継続されるよう援助することが重要である。

気になったこと❷ に関連する情報とアセスメント

関連する情報

- 母親が糖尿病のため、糖尿病について独自で学習し、健康に気をつけて生活をしていた。
- 妻より「普段より糖尿病にすごく気をつけている人で、家族にもうるさく言っていた」との情報が得られた。
- 入院後から始まったインスリン治療について、「入院中の治療だから」と話し、自己注射指導を行うことができない。

アセスメント

F氏にとって身近な存在である母親が糖尿病であることから、糖尿病について学習して健康に気をつけて生活していた。そして、自分が学習したことを家族にも伝えて、家族の健康にも気にかけて生活していた。そのようなF氏が、予防に努めていた糖尿病になったことで、病気を受け入れることができず必要な治療が受け入れられない状況にある。

必要な治療が継続されるためには、F氏の病気の受け入れを支援し、身体状態にあった治療が継続していけるよう援助する必要がある。

気になったこと❸ に関連する情報とアセスメント

関連する情報

- 仕事が忙しい時は、仕事が夜中までかかることや、出張が多くなる時がある。
- 仕事が忙しい時でも、夕食は家で食べている。
- 出張中の食事は外食になってしまう。

表Ⅳ-6-1 「気になったこと」からケアプランへ

気になったこと	アセスメント	ケアプラン
仕事によって生活状況が大きく変わる。	仕事が忙しい時と落ち着いている時の療養について共に計画を立てていく援助が必要である。	食事療法および運動療法が行えるように生活調整を行える。
健康に気をつけて生活していたにもかかわらず、糖尿病を発症した。	必要な治療が行えるように、病気が受け入れられるための援助をする必要がある。	F氏が病気を受け入れられる。
受診時の血糖値がかなり高値であり、体重減少および尿ケトンが出ている。	ブドウ糖毒性が解除されるまでインスリン治療が行えるように、インスリン自己注射手技の習得のための援助をする必要がある。	インスリン自己注射が可能になる。

アセスメント

普段は健康を気づかった食生活が行えているが、仕事が忙しくなると夜遅い食事や間食の摂取、外食によるカロリーの高い食事になってしまう。糖尿病の食事療法が継続できるように、仕事が忙しい時の生活を振り返り具体的に計画を立てていく援助が必要である。

3. ケアプランの立案

「気になったこと」の解釈、判断から、「援助を必要とすること」を導きだした。これをもとにケアプランを考える（表Ⅳ-6-1）。

●**ケアプラン1**：F氏が糖尿病を受け入れられる。
①F氏が糖尿病をどのようにとらえているかについて確認する。
・F氏が健康について気をつけようと思ったきっかけである母親の糖尿病の療養について話を聴き、F氏の糖尿病のイメージ、病気の理解、今まで行ってきた療養法について把握する。
・F氏が糖尿病についてどのように思っているかを把握するために、F氏の話すことについて否定や非難をすることなしに自由に語ってもらう。このような姿勢で話を聴くことによって、F氏の糖尿病に対する思いを理解し共有する。
②F氏が療養生活への自信を取りもどせるように援助する。
・F氏の今までの生活を振り返り療養生活を組み立てていくという負担を軽減するために、F氏の今後の療養生活について共に考えていきたいことを伝えて、看護師はF氏の療養生活を支援する役割を担っていくことを伝える。
・F氏が今まで健康のために療養を行ってきた気持ちを評価して返し、今後も糖尿病の身体状態にあった療養法を行えるように療養生活への自信が回復できるよう援助する。

●**ケアプラン2**：F氏に現在の身体状態を理解してもらう。
①F氏の身体状況を説明する。
・F氏が症状（体重減少、口渇、多飲、多尿、倦怠感、易疲労感など）をどのように捉えているかについて聴く。
・体重減少は、インスリンの作用が不足しているために糖をエネルギーとして使うことができず、身体に蓄えている脂肪を使ってエネルギーとしている結果であることを説明する。
・インスリン作用不足の状態では、臓器の代謝異常を起こしてエネルギー不足や筋肉の活動能が低下するために倦怠感、易疲労感が生じることを説明する。
・高血糖下では尿から糖が排出されるために尿の量が増え、身体が脱水状態となるために口渇につながることを説明する。

●**ケアプラン3**：食事療法が行えるように生活調整を行える。
①入院前の仕事が忙しい時と落ち着いている日

の過ごし方を把握する。
・仕事が忙しい時と落ち着いている時の1日をどのように使っているかについて把握するために、朝起きてから寝るまでの行動について時間を明らかにしながらF氏と共に書き出す。

②入院前の食生活について確認する。
・食事時間を確認し、食事の回数、食事から食事までの時間を把握する。
・各食事の具体的な内容を書き出していき、摂取エネルギー量や食事のバランスが適切かを判断する。

③退院後も食事療法が継続できるよう対策を考える。
・仕事が忙しい時でも食事が3食でき、なるべく食事から食事までの時間が長くなり過ぎないようにするための対策をF氏と共に考える（仕事時間の調整、弁当の利用、宅配食の利用など）。
・把握した食事内容をもとに、摂取エネルギーの調整方法やバランスのよい食事のし方を伝える。可能な限り具体的な量を示し（フードモデルや食品交換表の利用）献立の提案をする。
・外食時の注意点（バランスを考えたメニューの選択や必要エネルギー以上の食品は残すことも1つの方法であること）について説明し、外食時にもなるべく食事療法が行えるよう説明する。

●**ケアプラン4**：運動療法が生活に取り入れられるよう生活調整が行える。
①退院後も運動療法が行えるよう対策を考える。
・「ケアプラン3」の①で把握した1日の過ごし方をもとに、生活の中で運動ができる時間をF氏と共に考える。
・忙しい日でも運動ができるように、日常生活の中で運動量を増やす方法（階段の利用、会社への行き帰りの歩行距離を延ばすなど）を提案する。

●**ケアプラン5**：インスリン自己注射が可能になる。
①インスリン治療に関心が向くよう援助する。
・F氏のインスリン作用不足の身体状態を改善するためにインスリン治療が行われており、エネルギー代謝がうまくできるようになるまでインスリン治療の継続が必要であることを説明する。

②インスリン投与時間を確認する。
・「ケアプラン3」の①で把握した1日の過ごし方をもとに、インスリン投与が適切な時間に行えるかを確認する。

③インスリン自己注射手技を説明する。
・インスリン自己注射手技について注射練習台を用いて実際に行いながら一通り説明する。
・F氏と共にインスリン自己注射手技を実際に行う。
・F氏がデモ機でインスリン自己注射手技が一通りできるようになったら、実際の投与時間にインスリン自己注射を行う。
・手技が確実に行えるようになるまで、インスリン投与時には看護師が立ち会ってインスリン自己注射を行う（p.131を参照）。

＊

F氏の現在の状況と情報から、必要と思われる援助について述べた。糖尿病患者は、生活調整を行いながら療養を組み立てていく。そのため、入院中に計画した療養がうまくいかないことが多々あり、適宜確認しながら支援していくことが必要となってくる。

〈文献〉
福西勇夫・秋本倫子（1999）．糖尿病患者への心理学的アプローチ．学習研究社．
日本糖尿病学会編（2001）．糖尿病療養指導の手びき．南江堂．
日本糖尿病学会編（2004）．糖尿病治療ガイド．文光堂．
日本糖尿病療養指導士認定機構編（2004）．日本糖尿病療養指導士受験ガイドブック2004．メディカルレビュー社．
西崎統・石澤晋編（2000）．JJNスペシャル新・糖尿病ナーシング．医学書院．
奥宮暁子（1999）．生活調整を必要とする人の看護I．中央法規出版．
Strauss, A.L.（1984）／南裕子監訳（1987）．慢性疾患を生きるケア―クオリティ・ライフの接点．医学書院．

IV ケーススタディ

栄養摂取・代謝障害
7. 脂質・尿酸代謝障害

馬場敦子

1 脂質・尿酸代謝障害の概要

①症 状

a）症状が乏しく、早期の治療開始および治療の継続が困難である

症状もなく、何ら生活に支障を感じていないにもかかわらず当たり前となっている生活を変えなければならない難しさがある。そのため、健康診断などで指摘を受けても受診に結びつかなかったり、受診が中断されやすい。

b）動脈硬化性疾患の予防が治療の目的となる

高脂血症では、冠動脈疾患の有無やLDL-C以外の冠危険因子数などにより脂質管理目標値が定められている（表Ⅳ-7-1）。

高尿酸血症の治療の目的は、体組織への尿酸（塩）沈着による痛風関節炎や腎障害などを予防することである。高尿酸血症を冠動脈疾患の危険因子とするには議論があるが、その関連性は指摘されている。

c）生活習慣、特に食習慣、運動習慣の改善が治療の中心となる

高脂血症や高尿酸血症の発症には、生活習慣が強く関連している。他の生活習慣病を合併している場合も多い。特に高トリグリセリド血症、低HDL血症は、内臓脂肪蓄積を基盤とした多危険因子合併病態であるメタボリックシンドロームの診断項目に含まれている。

②脂質・尿酸代謝障害の看護のポイント

a）生活習慣の改善支援を行う

"標準体重×25〜30（kcal）の摂取エネルギー量とする" "50％最大酸素摂取量（50％強度）の有酸素運動を毎日20分行う" などの基準が設定されている。これらをもとに、生活のどこをどのように変える必要があるかをアセスメントする。基準はあくまで目安であり、患者のできそうなところから改善を促がしていく。関連する他職種

表Ⅳ-7-1 患者カテゴリー別管理目標値

患者カテゴリー			脂質管理目標値（mg/dL）				その他の冠危険因子の管理		
	冠動脈疾患*	LDL-C以外の主要冠危険因子**	TC	LDL-C	HDL-C	TG	高血圧	糖尿病	喫 煙
A	なし	0	＜240	＜160	≧40	≧150	高血圧学会のガイドラインによる	糖尿病学会のガイドラインによる	禁 煙
B1		1	＜220	＜140					
B2		2	＜220	＜140					
B3		3	＜200	＜120					
B4		4以上	＜200	＜120					
C	あり		＜180	＜100					

＊冠動脈疾患とは、確定診断された心筋梗塞、狭心症とする。
＊＊LDL-C以外の主要冠危険因子加齢（男性≧45歳、女性≧55歳）、高血圧、糖尿病（耐糖能異常を含む）、喫煙、冠動脈疾患の家族歴、低HDL-C血症（＜40 mg/dL）

・原則としてLDL-C値で評価し、TC値は参考値とする。
・脂質管理は先ずライフスタイルの改善から始める。
・脳梗塞、閉塞性動脈硬化症の合併はB4扱いとする。
・糖尿病があれば他に危険因子がなくともB3とする。
・家族性高コレステロール血症は別に考慮する。

日本動脈硬化学会

表IV-7-2　セルフケアを獲得するプロセス

セルフケアの獲得段階	説明
医師の指示を忠実に実行してみる時期：コンプライアンス段階	人は自分の病気をよくしたいと思うものなので、医師から言われたことを多少の困難があっても実行する。
いろいろ試してみる時期：自己実験の段階	医師の指示通りの療養法では、体調や生活に不都合が生じ、自分に合った方法をいろいろ試し始める。また、どの程度なら自分の体が大丈夫なのかを試してみる。医療者からみれば、指示に従っていないとみなされてしまう。
自分にあった方法を見出し安定する時期：セルフケア獲得の段階	自分に合った方法を見出すまでの期間は、人によってさまざまである。

中西睦子（1991）．慢性病患者の看護．からだの科学，増刊8，93-97．をもとに作成

とも連携する。運動開始前には、メディカルチェックを受けておくことが大切である。

b）生活習慣を変容する患者の試行錯誤のプロセスに添う

生活習慣を変えていくのは患者自身であること、生活習慣の変容はとても困難であることをまず理解しておく。知識を与えたり、重大な合併症を引き起こすという脅威を与えれば生活習慣が変わるという単純なものではない。患者はさまざまなこととの折り合いをつけながら、新たな生活習慣を身につけていく。そのプロセスにおいては失敗もあり、なおかつ長い時間が必要である（表IV-7-2）。また生活や身体の変化に応じて、自分の身体にあった生活を何度も身につけ直さなければならない。したがって、一度指導すれば終わりではなく、そのような長い試行錯誤のプロセスに添う看護が必要となる。

c）外来での看護が中心となる

高脂血症、高尿酸血症のみで入院することはまれであり、外来での看護が重要となる。外来では限られた時間のなかで信頼関係を築くこと、および情報収集、アセスメント、ケアプランの作成と実行といった一連の看護過程を同時に行うことが求められる。

ここでは、外来での看護を紹介する。

2 事例の展開

G氏、男性、54歳

診断名：高脂血症（高トリグリセリド血症）、高尿酸血症、脂肪肝
職　業：スーパーの宣伝部長
家族構成：妻と2人の娘の4人暮らし
現病歴：数年前よりトリグリセリドと尿酸値の上昇を指摘されていたが未受診

これまでの経過

今回、肝機能の上昇を指摘され初めて受診する。検査の結果、高脂血症（高トリグリセリド血症）、高尿酸血症、脂肪肝との診断であり、アプリノール1錠が処方されていた（表IV-7-3参照）。
身長167cm、体重70.5kg、BMI 25.3、ウエスト85cm。

1．ケアプランの立案と実施

●**ケアプラン1**：身体計測や観察を行いながら、これまでの生活、療養状況を聴き理解する。できるだけ患者の自由な語りを促す。

「若いころは山歩きが好きで、休日よく行っていた。今は体を動かすことがまったくない。以前は景気がよかったし、よく飲みに出かけ、た

表Ⅳ-7-3　G氏の血液データの経過

	来院時	翌月	約半年後	約10か月後	約1年半後
T-cho	154	176	187	181	167
HDL-cho	65.5	58.3	68.2	51.5	44.6
TG	228	165	304	132	189
UA	9.0	8.0	9.6	7.6	6.0
GOT	46	47	51	35	22
GPT	53	72	72	57	36
γ-GTP	526	446	704	230	73

らふく飲んだり食べたりしていた。肉が大好きだった。でも歳をとるにつれ、脂ものは食べる気がしなくなってきた。お酒の飲み方も変わってきた。景気も悪いし、飲みに出かけることは減り、毎晩家で飲んでいる。売れ行きがよくないのでストレスが溜まる。ストレスが溜まると、ついつい飲む量が増えてしまう」

●ケアプラン2：検査データ、測定・観察結果をもとに、体の状態がイメージできるよう説明する。

G氏に対しては、次のようなことを説明する。
・体に入った脂肪を肝臓では処理しきれなくなり、血管や肝臓の中に溢れて溜まっている状態であること。
・内臓型肥満であり、内臓脂肪から分泌される物質により糖尿病などの他の生活習慣病も発症し、より動脈硬化が進行する可能性が高いこと。
・γ-GTPが高いということは、アルコールによって肝臓が壊されていること。G氏の肝臓はフル回転でアルコールや脂肪を処理している状態であること。
・まだ肝臓に余力のあるうちに肝臓を楽にしてあげたい。それが生活習慣を見なおすという意味であり、余力がなくなってからでは、生活を変えても肝臓は元にはもどれなくなること。
・肝臓が弱っている時は、G氏も疲れやすく、元気に働くことができないこと。

G氏は、「だから最近何もする気がなかったのかな。今ならまだ正常にもどるのかなぁ？」と関心を示し始めた。

●ケアプラン3：体や生活への関心が高まってきたところで、食事や運動などの生活行動を聴いていき、改善が必要な生活習慣を明確にしていく。

G氏の標準体重は70.5kgなので、適正エネルギーは、1763～2115kcalである。栄養指導では、1日の摂取エネルギーは約2650kcal、炭水化物に偏った食事であること、1日の必要エネルギーの大半を夕食で摂取しており、しかもその大半がアルコールによるものであると指摘されていた（表Ⅳ-7-4参照）。

●ケアプラン4：改善が必要な生活習慣について説明し、改善方法を提案し、実行できそうな改善策を一緒に考えていく。

アルコールの減量とバランスのよい食事、特に野菜類の摂取が必要である。また、活動を増すことが必要である。栄養士の指導とも合わせ、以下の点を提案する。
・脂肪分やアルコールを処理する肝臓の負担を減らす、脂肪やプリン体の蓄積を予防するために、今よりもアルコールを減量する、または休肝日をつくる。
・脂肪分の排泄を促し、尿酸による尿の酸性化を軽減する作用のある野菜を摂取する。
・尿中尿酸濃度を低下させるため、アルコール以外に水分を1L/日摂取する。
・通勤時は、50％強度の脈拍を目安に歩く。

禁酒あるいは減酒が優先課題であるが、G氏は「今以上のアルコールの減量は難しい。でも他のことはできそう」。また「なんだか仕事ばかり

表Ⅳ-7-4　G氏の生活行動と主観的な生活

生活行動	主観的な生活
〈平均的な1日の食事〉 朝食：パンとコーヒー。 昼食：職場の食堂。定食やサラダなどもあるが、うどんとおにぎりや、カレー、丼物を選びがち。 夕食：アルコールを飲みながら、おかずをつまんでいる。 アルコール：以前はビールを500mL缶2本/日と焼酎。最近は焼酎2合/日を目標にしているが、ついつい飲んでしまう。最後にお茶漬けでご飯を1杯食べる。遅くても22時ごろには食べている。	朝は無理やり食べている感じ。 昼は、仕事の合間にとりあえず満腹にしているという感じ。夕食だけがゆっくり食べることができる。 夕食時は仕事から解放されてホッとする反面、明日のことを考えると気が滅入る。 仕事のストレスがたまるとお酒の量が増えてしまう。
仕事はデスクワークが中心で、売り場を歩く程度。 自宅から駅までは、徒歩約15分。 休日はパソコンをしたり、テレビを見たりして過ごしている。	若いころは山登りをしたりと活動的なほうだったが、最近では、休日はボーッとしていたいと思ってしまう。

で面白くない生活に思えてきた。できれば休日に山登りを再開したい」と話した。

● ケアプラン5：試行錯誤のプロセスに添う。

「どのような療養生活であったのかを聴く」「改善できたことは認め、できなかったことはできる方法がないか一緒に考える」「検査データをもとに、どのように体が変化しているかを説明する」「体にあった生活方法を提案し、一緒に考える」といった看護を繰り返し行っていく。

翌月のG氏は、「アルコール以外のことは続いている。内服の効果もあると思うが、値が少しよくなっていたので、このままがんばりたい」ということであった。

しかしその後約半年間、薬だけを取りにくる状態が続き、血液データも再び悪化。久々に相談室にこられたG氏によると、「アルコールは増えていたが、その他のことは継続できていた。値がよくないのがわかっているから受診しにくかった」とのことであった。未受診を責めず、継続できたことを認め、肝臓に余力のある間にアルコールとのつき合いを考えたいことを確認し合った。

数か月後、「先月からアルコールをやめてみた。そしたら値がよくなってきた。まだ肝臓は大丈夫なのだと思った。でもまったく飲まないのは辛いので、また飲もうと思っている。だけど体を壊しては意味がないので、週に1〜2日は休肝日にして、焼酎1〜2合/日にしたいと思う」

と報告にこられた。

3 看護援助のポイント

①生活行動だけでなく、患者の主観的な生活を理解する。

人は主観的な生活の中で日々を過ごしている。この主観的な生活の折り合いをつけていかなければ、生活行動は変わらない。

②いきなり生活習慣改善の指導を行わない。

何度も指導を受けている場合も多く、いきなり指導を行うと「またか……」と耳を傾けてはくれない。

看護師との相互作用の過程で、患者自身が自分の身体や生活を理解し、療養行動を選択していけるようにする。

看護師が具体的な療養行動の目標を設定し、その目標に患者が従うよう説明、指導を行っても意味がない。患者が主観的な生活や療養行動を実行する困難さを看護師に語り、看護師が説明や提案を行う過程の中で、次第に患者は自分で選択しけるようになる。

〈文献〉
高尿酸血症・痛風の治療ガイドライン作成委員会編（2002）．高尿酸血症・痛風の治療ガイドライン：ダイジェスト版．日本痛風・核酸代謝学会．
日本動脈硬化学会編（2002）．動脈硬化性疾患診療ガイドライン2002年版．日本動脈硬化学会．
日本動脈硬化学会編（2004）．高脂血症治療ガイド．日本動脈硬化学会．

IV ケーススタディ

内部環境調節障害：内分泌機能障害
8. 甲状腺機能亢進症

添田百合子

　内分泌系は、ホルモンを調節することにより、身体の内部環境を整えるように働いている。うまく働いている時には、その作用に気づくことはないが、いったん内分泌系に障害が起こると、何らかの症状が出現し、生活に支障をきたすようになる。

　ここでは、内部環境調節障害である内分泌機能障害の中から、甲状腺機能亢進症を取り上げ、その代表的な疾患のひとつであるバセドウ病とその看護について述べる。

1 甲状腺機能亢進症の概要

　甲状腺ホルモンは、身体の代謝維持にかかわるホルモンである。

　甲状腺機能亢進症は、甲状腺ホルモンの調節機能がうまくいかないことによって起こり、心身にさまざまな変化が現れ、人間関係などの日常生活に支障をきたすこともある（図Ⅳ-8-1）。

　甲状腺機能亢進症の看護では、現れた心身の変化を知り、起こっている変化（症状）とその意味を理解し観察しながら、起こっている変化（症状）に適切に対処していくこと（症状マネジメント）がポイントとなる。

　急性期には、心身の安静を保持し、治療の経過や治療の副作用をみていく。また、不安などの精神的な側面へのケアも行う。

　回復期や慢性期では、治療の経過をみながら、身体状況の観察を行い、症状に対処していけるように援助する。

　治療を開始すると症状が改善してくるが、治療を継続する（中断しない）ように注意を促し、急性増悪をきたす要因の除去に努めることも必要である。これは治療の経過の中で、治療の副作

図Ⅳ-8-1　甲状腺機能亢進症の症状

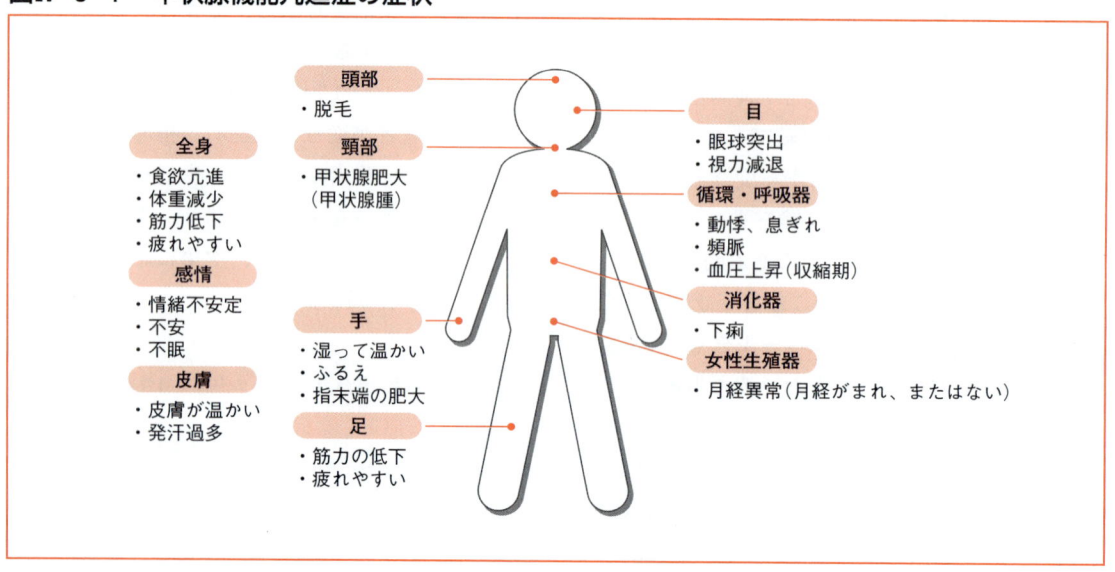

全身
・食欲亢進
・体重減少
・筋力低下
・疲れやすい

感情
・情緒不安定
・不安
・不眠

皮膚
・皮膚が温かい
・発汗過多

頭部
・脱毛

頸部
・甲状腺肥大（甲状腺腫）

手
・湿って温かい
・ふるえ
・指末端の肥大

足
・筋力の低下
・疲れやすい

目
・眼球突出
・視力減退

循環・呼吸器
・動悸、息ぎれ
・頻脈
・血圧上昇（収縮期）

消化器
・下痢

女性生殖器
・月経異常（月経がまれ、またはない）

用や合併症が起こる可能性もあり、また何らかの悪化要因が加わることで急性増悪をきたし、生命に危険を及ぼす事態になる（甲状腺クリーゼ）こともあるためである。

　増悪の要因には、外科的手術、感染症、抗甲状腺治療薬の急な中止、精神的なショック、妊娠や糖尿病ケトアシドーシスなどがある。そのため、これらの悪化要因を取り除くことようにすることが必要になる。

2 疾患・症状の特徴

　甲状腺機能亢進症では、甲状腺ホルモンの産生および分泌が亢進して、血液中の甲状腺ホルモンの濃度が高くなることにより、心身に多彩な変化が現れる。

　甲状腺機能亢進症をきたす疾患には、甲状腺組織の障害である「亜急性甲状腺炎」や、腫瘍性病変から甲状腺ホルモンが産生される「機能性結節性甲状腺腫」などがあるが、ほとんどは甲状腺にある甲状腺刺激ホルモン受容体が自己抗体によって起こる「バセドウ病」である。男女比では１：４～５で女性に多く、特に思春期や若い世代に多くみられる。

　バセドウ病ではメルセブルグ（Merseburg）の３主徴（甲状腺腫、眼球突出、頻脈）がみられる。内科的治療は１年以上必要で多くは寛解する。

　治療の中断、身体的・精神的ストレスなどの悪化要因が加わると急性増悪して、生命の危機状態を引き起こす（甲状腺クリーゼ）こともある。

　治療の基本は、機能亢進している状態を改善することにある。つまり、亢進している甲状腺ホルモンの産生を阻止し、過剰な甲状腺ホルモンの作用を抑制することである。抗甲状腺治療薬を用いる「薬物療法」を中心に、病態に応じて「放射線療法」が行われる。

　内科的治療で寛解が困難な場合は「手術療法」が行われることもある。

3 事例の展開

Hさん、女性、38歳

診断名：甲状腺機能亢進症（バセドウ病）
職　業：食品店のパート販売員
性　格：明るい性格で人づきあいがよい
家族構成：夫、息子（中学３年生）との３人暮らし
既往歴：特になし

入院時の経過

　半年くらい前から、倦怠感が出現し、徐々に体重減少がみられた。
　３か月くらい前に「頸の腫れ」に気づき、近医を受診したところ甲状腺の異常を指摘され、当院を紹介される。
　診察の結果、甲状腺機能亢進症と診断され、入院治療となる（表Ⅳ-8-1）。
　治療方針：薬物療法（抗甲状腺薬）により甲状腺機能をコントロールする。

表Ⅳ-8-1　Hさんの初診時のデータ

体温：37.4℃、脈拍：110回／分
血圧：156／84mmHg
身長：154cm
体重：以前は55kgであったが49kgまで減少した
FT4：14.8ng/dL、FT3：12pg/dL
TSH：0.24μU/dL、総コレステロール：122mg/dL
肺機能、肝機能、腎機能、電解質には問題はない

表Ⅳ-8-2 「気になったこと」からケアプランへ

気になったこと	アセスメント	ケアプラン
甲状腺腫脹、発汗過多、体温・血圧が上昇、食欲亢進・多飲、体重減少、易疲労、不眠があり、背中に汗疹があるのを意識していない。	甲状腺機能亢進により直接起こっている症状と、そこからセルフケアの不足などにより二次的に発生している症状があるが、理解されていない。	甲状腺機能亢進症と自分の身体に現れている変化（症状）を理解する。
「バセドウ病」がどのような病気なのか、自分はどうすればいいのか、今後どうなっていくのかよくわからないと「不安」になっている。	病気の理解の不足に関連して不安が起きている。	症状への対処の方法がわかりケアできる。
最近、人から「やつれたね」といわれたり、甲状腺腫脹をみて「どうしたの？」などといわれるので嫌な思いをしている。	家族や周囲の理解の不足がある。	家族が甲状腺機能亢進症を知り、家族ができるサポートを考えることができる。
急にイライラして、周囲の人にきつい態度をとって対人関係はぎくしゃくしている。		
仕事のあと疲れて夕食の支度がつらいので横になることが習慣となり、家族から「だらだらして。また寝てる」などといわれ傷ついている。		

1. 情報収集により気になったこと

入院時に、初診時の検査データを確認し、健康状態のアセスメントを行った。日頃の生活の中で感じた身体の変化についてたずね、語ってもらった。また、Hさんの病気体験を聴きながら、一緒に身体をみていった。その結果、次のようなことがわかった。

気になったこと❶　身体的側面

甲状腺機能亢進（FT4、FT3の上昇、TSHの低下）により起こっていると考えられる症状として、①甲状腺腫脹、②発汗過多、③体温・血圧が上昇、④食欲亢進・多飲、⑤体重減少、⑥易疲労、⑦不眠がある。

看護師が、一般的な機能亢進症の所見や症状を手がかりに問いかけ、頭部から足へと順に身体をみていくと、Hさんはあまり意識していなかったが、⑧背中に汗疹があることがわかった。Hさんは、汗をかいても着替えたりせず、そのままにしていたという。

気になったこと❷　心理社会的側面

問いかけていくなかで、①最近、人から「やつれたね」といわれたり、甲状腺腫脹をみて「どうしたの？」などといわれ嫌な思いをしていること、②急にイライラして、周囲の人にきつい態度をとり対人関係がぎくしゃくしていること、③仕事のあと疲れて夕食の支度がつらいので横になることが習慣となり、家族から「だらだらして、また寝てる」などといわれ傷ついていることもわかった。

また、④Hさんは、「バセドウ病」がどのような病気なのか、自分はどうすればいいのか、今後どうなっていくのかよくわからないと「不安」になっていることがわかった。

2. アセスメント

Hさんは、現在、甲状腺機能亢進症による複数の症状が出現し生活に支障をきたしている。

Hさんが抱えている問題には、①甲状腺機能亢進により直接起こっているもの（例えば、甲状腺腫脹、発汗過多、イライラなど）、②そこからセルフケアの不足などにより二次的に発生しているもの（例えば、背部の汗疹）、③Hさん自身の病気の理解の不足に関連して起こっているもの（例えば、バセドウ病がどんな病気かわからず不安）、④家族や周囲の理解の不足によるもの（例

えば、「だらだらして、また寝てる」といわれ傷つく）がある。

問題の焦点は、Hさんと家族の甲状腺機能亢進症という疾患とそこから起こってくる身体の変化への理解の不足および症状へのケアの不足にあると考えた。

以上のことから、看護の方向性として、Hさんが、①甲状腺機能亢進症とそこから起こってくる身体の変化を理解できるように援助すること、②症状が起こるメカニズムを理解して、悪化を防ぎ、起こった場合は適切に病気に対処できるように援助すること（症状マネジメント）、③家族のサポートも得られるように、家族にも働きかけていくこととした（表Ⅳ-8-2）。

3. ケアプランの立案と実施

Hさんと相談し、以下のようなケアプラン（看護計画）を立案し実施した。

●ケアプラン1：甲状腺機能亢進症と自分の身体に現れている変化（症状）を理解する。

①甲状腺機能亢進症についてHさんの理解していることを聴き、質問を受ける。
②Hさんの自覚症状を聴いて、身体に現れている症状を一緒にみて確認する。
③医学的知識を用いて、甲状腺機能亢進症の病態と症状が起こる仕組みを伝える。
④Hさんの理解を確認し、Hさんの質問に答えたり、捉えていることを聴きながら、必要に応じて知識を提供する。

実施と結果

Hさんは、自分の病気がわからないために、今後どうなるのかと不安になり、気が滅入っているという。看護師はHさんの体験を聞きながら、つらい体験に理解を示し、投げかけられる問いに答えていった。そのことによってHさんは、甲状腺機能亢進症とはどんな病気なのかを知り、「よく汗をかく」「イライラする」「つかれやすい」「不眠」などが、甲状腺機能亢進症の症状であったことを理解していった。

また、「甲状腺の腫れ」「やせ」「疲れやすく、す

ぐ横になる」ということについても、いろいろ言われてつらい気分になったが、「これも甲状腺機能亢進症の症状で、治療をすればよくなるということがわかってよかった」「治療をやっていこうと思えた」「安心した」と言い、ほっとした表情をみせた。

●ケアプラン2：症状への対処の方法がわかりケアできる。

①Hさんの体調の変化・症状を聴き、一緒に身体をみて確認する。
②身体の観察の方法を伝える。
③症状に対して対処してきたことがあるか、ある場合どのような方法か聴く。
④身体の観察を行い、症状に合わせたケアの方法を伝え、やり方を示す。

実施と結果（ここでは発汗過多を取り上げた）

医師や薬剤師から薬物療法について説明を受け、症状がなくなっても治療を中断してはいけないということはよくわかったが、症状が改善するまでのあいだ、どのように症状に対処していけばいいのかわからないという。そこで看護師は、Hさんが発汗を気にしており、背部に汗疹もあることから、感染の予防のため「発汗過多」への援助を行った。

Hさんは動悸がするので、自宅では入浴をやめて簡単にシャワー浴ですまし、汗をかいても着替えたり、身体を拭いたりということはしてこなかった。Hさんと一緒に皮膚の観察をし、発汗時には蒸しタオルで身体を拭くのを手伝う援助と、汗を吸収しやすい衣類の調整などのアドバイスを行った。通常、入院中の入浴は週3回であったが、毎日シャワーを浴びることもできるようにした。

また、代謝の亢進により、循環機能が亢進して、動悸や不整脈が起こることもあるため、体調をみながら、清潔を保つ方法についてともに考えた。

清潔へのケアを行った結果、新たに皮膚のトラブルを発生することもなく汗疹は改善した。

また、甲状腺ホルモンのデータの改善に伴っ

て、その他の症状も軽減してきた。

　数日後、Hさんは退院が決まったので、外来でフォローアップすることとし、継続看護とした。

● **ケアプラン3**：**家族が甲状腺機能亢進症を知り、家族ができるサポートを考えることができる。**
①家族に来院してもらい、甲状腺機能亢進症について説明し、理解を促す。
②可能ならHさんへの支援の場に家族が同席できるように調整する。
③Hさんに起こっている症状の意味を説明し、家族ができるサポートについて話し合う機会をもつ。

実施と結果

　看護師が夫と面談すると、「ここ数か月、自宅でのHさんは確かにしんどそうだった」という。「イライラ」や「すぐ疲れる」というのが、病気によるものとは思いもよらず、ずいぶんきつい態度をとったこともあったと語った。

　この病気の特徴のひとつとして、「イライラ」などは、症状として気づきにくいことがあると話した。夫は、看護師からこの病気について説明をしてもらって、今後は家事などあまり負担にならないように配慮していくという。この言葉を聞いたHさんは、涙を浮かべていた。

　退院が近づいたので、仕事については、医師の許可がでるまで休むようにするなど、家族で退院後の生活について話し合われた。

＊

　甲状腺機能亢進症は、身体的な症状と共に、精神的な多彩な症状が現れる。Hさんのように、「イライラ」「すぐ疲れる」などが疾患からくる症状であることがわからず、誤解されることもあるため、症状について注意してみていく必要がある。また、家族を含めた支援が必要である。

　在院日数の短縮化により、短い期間ですべての症状を理解しマネジメントできるようにすることは困難である。今後の課題として、外来だけでなく地域連携も含めた継続看護も必要になると考える。

4 看護援助のポイント

● 代謝が亢進した身体を、その人がどのように捉えているのか、それにどのように対処しているのかを理解することは、患者の思いに沿った看護を考えるうえで欠かせないことである。

● 体調をたずね、自由に語ってもらうようにすると、その人の生活とともに生活の中で体験している身体とその変化に、どのように対処しているのかを知ることができる。

● Hさんのように、身体の変化があっても、甲状腺機能亢進症に関連していると思っていない場合は、語りに現れないことがある。そのため、甲状腺機能亢進症に関連した医学的知識（疾患と治療の効果や副作用なども含めて）を用いて心身の変化をたずねることや、フィジカルアセスメントの技術を用いて、身体の変化はないか、系統的にみていくことも必要である。

● 患者の病気体験を聴きながら、語られた変化は、患者といっしょに確認し評価する。これは、患者が自分の心身の観察をしたり、症状の理解のし方を身につけたりすることにつながる。

● さまざまな症状が起こってくる可能性があるため、看護ではその起こり方と、対処の方法の理解を助けるために、わかりやすく伝えるようにする。

● ケアの方法では、看護師の提示するケアを体験してもらいながら、自分でもケアができるように援助していくということが必要である。

〈文献〉
阿部好文（2004）．甲状腺疾患．医療情報科学研究所編，代謝・内分泌疾患，病気がみえる vol.3（pp.181-185）．MEDIC MEDIA.
新藤悦子（2005）．甲状腺機能以上をもつ人への看護．鈴木志津江・藤田佐和編，成人看護学 慢性期看護論（pp.307-310）．ヌーヴェルヒロカワ．

Ⅳ ケーススタディ

内部環境調節障害
9. 体液不均衡

小江奈美子

1 体液と体液不均衡

　体液とは、身体を構成している細胞内外を満たす水溶液であり、成人では体重の60％を占めているといわれている。

　腎臓では尿の濃さや量を調節し、体内の水分を一定に保っている。例えば体内の水分が少ない時は、尿は濃く量は少なくなる。夏場に多くの汗をかいた場合、体内の水分は少なくなるため尿量は少なく濃い尿が出るということになる。逆に、身体の中の水分が多い時は尿は薄く量は多くなる。

　このように、腎臓は体内の電解質の調節、酸・アルカリの調節、食塩・水分量（体液量）の調節を行い、体内環境を一定に保っている。体液の調節は主に腎臓が行っている。

　体液（水分）が貯まると体重が増えたり、むくみが現れてくるが、体内では、血液が薄まり貧血になったり、血管内に血液量が増え血管に負担がかかることから高血圧になったりする。また、心不全や肺水腫などを起こす。

　ここでは、腎疾患であるネフローゼ症候群から体液過剰状態にある症例を検討することにする。

2 ネフローゼ症候群の特徴

　ネフローゼ症候群とは、高蛋白尿（1日尿蛋白量3.5g以上）のため低蛋白血症（血清総蛋白6.0g/dL以下）となった病態である。腎機能が30％以下になると尿毒症症状が現れるが、ネフローゼ症候群では、腎機能が比較的維持されている状態でも、むくみ、息苦しさ、腹水といった自覚症状が現れる。

　ネフローゼ症候群は原発性と続発性に分類される。ここに示す微小変化群は原発性に属し、腎生検によって採取した組織を顕微鏡で見ても、ほとんど異常が認められないことからこの名前がついている。

①ネフローゼ症候群（微小変化群）の症状

　突然の強いむくみや尿量の減少で発症し、吐き気や腹痛を伴うこともある。特徴としては、ほとんどの患者が、いつからむくみが出たかを覚えていることである。

②ネフローゼ症候群（微小変化群）の予後

　ネフローゼ症候群の中で、最も治療に反応がよい病気で、副腎皮質ステロイドが有効である。

　しかし、年齢が若いほど再発しやすい病気である。再発をくり返す場合は、免疫抑制剤が有効とされている。

3 事例の展開

Iさん、女性、35歳

診断名：ネフローゼ症候群
家族歴：夫と子ども2人（7歳、4歳）の4人暮らし
既往歴：なし（従来、健康であった）

入院までの経過

ネフローゼ症候群（微小変化群）を発症し、プレドニン内服が開始された。以後、再発・寛解を繰り返しながら経過していた。
翌年5月からは免疫抑制薬とステロイドを併用していた。
8月に免疫抑制薬とステロイドを減量したところ、2日後より倦怠感が出現。3日後より尿の泡立ちを自覚し、自宅にて尿蛋白を測定したところ尿蛋白（＋）を認め受診した。その後、10日後には顔面・四肢の浮腫および全身倦怠感著明となり11日後に入院となる。

入院までの経過

身長164.5cm、体重59.6kg（通常50kg前後）、意識清明。血圧108/78mmHg、体温36.3℃、脈拍86/分（整脈）
・腹部は柔らかく膨満は認めなかったが腸蠕動音は減退していた。
・顔面・眼瞼に著明な浮腫を認めた。
・四肢に著明な浮腫を認めた。
Iさんは、「今までで一番ひどいね。だんだんむくんできたし、つらいから入院と思いました。今は子どものことよりも自分のことを考える。顔を見てびっくりしました」と話していた。

入院時の検査所見

胸部レントゲン　CTR 37.4%（胸水貯留無し）
血液検査データ
　WBC 12600/mm³、RBC 582×10⁴/mm³、Hb 16.4mg/dL、HT 49.7%、CRP 0.0、BUN 9mg/dL、Cr 0.7mg/dL、Alb 2.1g/dL、TCHO 529mg/dL
尿検査データ
　尿蛋白（4＋）、尿潜血（－）、尿比重1.022、1日尿蛋白4.3g/日

1. 気になったことの分析

気になったこと❶ 体重が通常より9kgほど増えている。赤血球数、Ht値、Hb値が高値である。

体重の増減は、身体の水分量の増減によっても生じる。数日と短期間での体重の変動は多くの場合、体液量の増減を意味する。むくみを伴うこともあるが、伴わないこともある。体液量の増加は腎臓以外の病気でも起こる。ネフローゼ性の浮腫は、糸球体の障害によって血漿中の蛋白質が組織間液に漏れ出るため、低蛋白血症を導き、血漿の膠質浸透圧が低下して起こる。全身に高度の浮腫を認めることが多い。
ネフローゼ症候群では、高度の蛋白尿（1日蛋白量3.5mg/dLが持続）、低蛋白血症（ALB3.0g/dL以下）、浮腫、高脂血症（250mg/dL以上）が症状として認められる。

気になったこと❷ 「今までで一番ひどい……子どものことよりも自分のことを考える。顔を見てびっくりしました」と言っている。

ネフローゼ症候群は慢性疾患であり、再燃と寛解を繰り返しながら経過する。顔にむくみが強く現れたことによって、ボディイメージが変化し、精神的にショックを抱いている。

2. 関連する情報からアセスメント

気になったこと❶ に関連する情報とアセスメント

関連する情報

・全身に著明な浮腫を認めた。
・胸部X線：CTR37.4%。
・WBC12600/mm³、RBC582×10⁴/mm³、

表Ⅳ-9-1 「気になったこと」からケアプランへ

気になったこと	アセスメント	ケアプラン
体重が通常より9kgほど増えている。 赤血球数、Ht値、Hb値が高値である。	浮腫によって、皮膚は伸展しており傷つきやすく、免疫抑制剤、ステロイドを内服しているため、感染予防に努めることが重要である。	観察を継続する。 皮膚損傷の防止をする。 感染予防をする。
「今までで一番ひどい……子どものことよりも自分のことを考える。顔を見てびっくりしました」と言っている。	今回の症状を患者は一番ひどいと判断し、強度の浮腫の出現した顔面の変化に対して驚いている。患者の訴えに対して耳を傾け安らげる環境の提供が必要である。 今後も慢性疾患をもちながら生活していく上でサポート的役割を担うことが重要である。	病気をもちながらの生活に寄り添う。 ボディイメージの変化に対するケアを行う。

Hb16.4mg/dL、HT49.7%、CRP0.0、BUN 9 mg/dL、Cr0.7mg/dL、ALB2.1g/dL、TCHO529mg/dL。
・尿蛋白が4＋、1日尿蛋白4.3gである。

アセスメント

　Ⅰさんの場合、尿蛋白4＋、1日尿蛋白4.3gで、高度の蛋白尿、Alb2.1mg/dL低蛋白血漿、浮腫、TCHO529mg/dL、高脂血症がみとめられることから、ネフローゼ症候群の再発であると考えられる。また、血管内の脱水をきたし、血液が濃縮されHb16g/dLと高値である。そのため深部静脈血栓症を起こすリスクが高い。また、体重の急激な増加は腎臓の病気（ネフローゼ症候群）によるものであると考えられる。

　低蛋白血漿をきたし、血漿の膠質浸透圧が低下し、顔面・眼瞼・下腿・足背、手指にもむくみを認めている。腸蠕動音が減退していることから、腸管にも浮腫が及んでいることが予測される。

　浮腫によって、皮膚は伸展しており傷つきやすく、免疫抑制薬、ステロイドを内服しているため、感染予防に努めることが重要である。

気になったこと❷に関連する情報とアセスメント

関連する情報

・35歳、女性、夫と子ども2人（7歳、4歳）の4人暮らし。
・診断名：ネフローゼ症候群。
・免疫抑制剤とステロイドを併用し再発・寛解を繰り返していた。
・「今までで一番ひどいね。だんだんむくんできたし、つらいから入院と思いました。今は子どものことよりも自分のことを考える。顔を見てびっくりしました」と、話していた。

アセスメント

　これまで、再燃と寛解を繰り返しネフローゼ症候群と折り合いをつけながら生活している。また幼い子どもをもつ母親として家族のことを優先し過ごしてきた。患者の家族への気づかいがある。

　今回の症状を患者は一番ひどいと判断し、強度の浮腫の出現した顔面の変化に対して驚いている。患者の訴えに対して耳を傾け安らげる環境の提供が必要である。今後も慢性疾患をもちながら生活していく上で看護師はサポート的役割を担うことが重要である。

3. ケアプランの立案

●ケアプラン1：観察を継続する。
・体重。
・尿量、排便状況：浮腫は消化管にも現れることから、消化・吸収が障害された場合便通コ

ントロールは乱れる。
・食事の摂取状況。
・浮腫の程度、部位。
・皮膚の感染の有無。
・感染所見（炎症所見　肺雑音、咽頭痛、咳嗽、喀痰の有無）。

体重、尿量、排便状況、食事の摂取状況、浮腫の程度・部位を統合的に判断し水分出納を観察する。

● ケアプラン2：**皮膚損傷の防止をする。**
・衣服のしわ、寝具のしわはつくらない。
・指輪をはずしてもらう。
・自己にて体位変換ができるか否かを確認し、行えない場合は実施する。
・浮腫により循環障害をきたしていることもあり、褥瘡の好発部位には注意する。

● ケアプラン3：**感染予防をする。**
・処置の場合は清潔操作に注意する。
・含嗽・手洗いの実施。

・退院時には、自宅に幼い子どもがいることもあり、家族を含めた指導が必要とされる。

● ケアプラン4：**病気をもちながらの生活に寄り添う。**

現在、浮腫によって本人のもっているボディイメージが変化している。まず患者の思いを傾聴することが重要である。今後も病気をもちながらの生活は継続されるため、その中で生活の再編成を行っていくことが必要である。定期受診、内服の継続の必要性については十分な説明を必要とする。

● ケアプラン5：**ボディイメージの変化に対するケアを行う。**

自分で浮腫の見方、体重測定、蛋白尿測定を行うことを促す。

〈文献〉
Straus,A.L.(1984)/南裕子監訳(1987)．慢性疾患を生きる―クオリティ・ライフの接点．医学書院．
中尾俊之(1999)．腎臓病の症状と出方．中尾俊之編著，腎臓病教室(pp.15-22)．医歯薬出版．

IV ケーススタディ

内部環境調節障害
10. 体温調節機能障害

深野智華

1 体温調節機能の概要

　身体深部の温度（核心温）は、身体表面の温度よりも高く、環境の温度にかかわらず約37℃で一定の範囲に保たれている。この温度を一定に保つ機能を体温調節機能といい、人が生命活動を行う上で重要な役割を担っている。

　体温の調節は、間脳の視床下部にある体温調節中枢と、皮膚、骨格筋、ホルモン、自律神経、血流、体性神経で行っている。この体温調節機能に障害があると、身体深部の温度を正常な範囲に維持することができず、高体温や低体温になる。高体温には、うつ熱と発熱の2通りある。

　うつ熱：放熱が妨げられたり、産熱が放熱を超えたりして体内に熱がこもってしまい、体温が上昇する状態である。原因としては、脳の損傷、熱射病、脊髄損傷などがある。

　発熱：体温調節中枢の温度設定レベルが正常より高くなり、体温が上昇する状態である。原因としては、感染症や悪性腫瘍、自己免疫疾患による体温調節レベルの変化や、脳血管障害や脳腫瘍、頭蓋内骨折による体温調節中枢の障害、甲状腺ホルモン（サイロキシン、トリヨードサイロニン）や、副腎髄質のカテコールアミンの分泌過剰によるものなどがある。

　低体温：身体深部の温度が正常より低くなる状態で、原因としては、手術や甲状腺ホルモンの分泌低下、外部環境によるものなどがある。

2 事例の展開

J氏、男性、68歳

主　訴：発熱、倦怠感
診断名：肺結核
既往歴：59歳より高血圧と診断され服薬にてコントロール中

入院までの経過

　1月中ごろより咳嗽、喀痰など風邪様の症状があり、市販の感冒薬を内服していたが、2月中旬になっても症状が改善せず、体温が38℃台に上昇。咳嗽、喀痰の増強も認められたため、かかりつけ医を受診した。
　胸部X線撮影にて右肺に異常陰影が見つかり、精査治療目的で入院となる。
　入院時、体温38.6℃、脈拍88回/分、血圧138/80mmHg、呼吸回数26回/分。

入院後の経過

　入院直後の喀痰塗抹検査の結果、ガフキー6号を検出、ツベルクリン反応にて強陽性、肺結核と診断され、抗結核薬の投与が開始された。38℃台の高体温、咳嗽、喀痰は続き、トイレを使用する時以外は臥床していることが多かった。
　「熱が出る時に寒くなったり、身体が熱くなったりしてつらい。汗もたくさんかく」と話しており、悪寒や戦慄、多量の発汗などを認めた。

食事についても「身体がだるくて食事をとる気になれない」と、食事摂取量は3分の1程度であった。睡眠については「寝つきは悪いけど、睡眠不足という感じはない」と話していた。

1. 気になったこととその分析

まず気になったことをあげ、アセスメントを行うためにどのような情報が必要かを考える。

気になったこと❶ 入院前から38℃台の高体温が持続している。

J氏の高体温の持続原因がうつ熱によるものか、発熱によるものかを考えるために、関連する情報を収集する。もし発熱であれば、体温上昇時には悪寒や戦慄を伴い、全身の不快感や倦怠感などの前駆症状が現れるため、それらの症状の有無や程度を確認する。

また体温の上昇に伴い、代謝の亢進、酸素消費量の増加が起こり、心拍数や呼吸数の増加がみられるため、バイタルサインの変化に注意する。身体的、精神的な苦痛が大きいため、安静が保持できる環境が整っているかも確認する。

気になったこと❷ 「身体がだるくて食事をとる気になれない」と話している。

体温が上昇すると代謝が亢進し、酸素消費量の増加により、心拍数や呼吸数が増えエネルギーの消耗が起こる。高体温や咳嗽、喀痰によるエネルギーの消耗が少しでも軽減できるように、苦痛の少ない体位で安静が保持できているかなど、過ごし方について情報を収集する。

また、体内のエネルギーの消費により疲労状態が続くと、食欲不振や悪心・嘔吐、消化機能の低下などから、栄養や電解質のバランスに異常をきたす可能性がある。食事摂取や栄養摂取状況、水分出納状況などの情報も必要である。不眠傾向、熟睡感が得られないなど、睡眠に変化をきたす可能性もあるため、睡眠の時間やパターン、熟睡感の有無など睡眠についての情報収集も行う。

気になったこと❸ 多量の発汗がある。

多量の発汗により体内の水分が欠乏すると、脱水状態に陥ることがある。脱水状態の症状として、口渇、口腔内や皮膚粘膜の乾燥、尿量の減少や濃縮尿、ヘマトクリット値の上昇などが現れる。水分や食事の摂取状況、尿量の減少、尿濃度の上昇、下痢の有無などの排泄状況、口渇や口腔内の乾燥、皮膚の乾燥・汚染などに関して情報収集を行う。

2. 関連する情報からのアセスメント

次に気になったことに関連する情報を集め、援助を必要とすることを導き出す。

気になったこと❶ に関連する情報とアセスメント

関連する情報

・2月中旬より38℃台に体温が上昇。
・入院治療開始後も38℃台の高体温が持続。
・肺結核と診断され抗結核薬の投与開始。
・悪寒や戦慄、多量の発汗。
・入院時バイタルサイン：体温38.6℃、脈拍88回/分、血圧138/80mmHg、呼吸回数26回/分

アセスメント

J氏の高体温の原因は、結核菌の感染に由来するものであり、うつ熱ではなく発熱であると推察できる。

発熱の原因に対する適切な治療が必要であり、抗結核薬の投与が開始されている。抗結核薬の投与は長期間を要するが、原因を除去するためにも薬物治療が継続できるように援助する必要がある。

また、入院前から38℃台の発熱がみられ、薬物治療開始後も持続している。体温上昇時には悪寒や戦慄が現れ、解熱時は多量に発汗するなど、身体的にも精神的にも苦痛を伴う状況である。それぞれの状況に応じた援助が必要である。

気になったこと❷ に関連する情報とアセスメント

関連する情報

・38℃の高体温、咳嗽、喀痰が続いている。
・トイレを使用する時以外は臥床していることが多い。
・「身体がだるくて食事を摂る気になれない」と言っている。
・食事摂取量は3分の1程度。
・「熱が出ると寝つきは悪いけど、睡眠不足という感じはない」と言っている。

アセスメント

　J氏の体力は、発熱による代謝の亢進、エネルギー消費量の増加により低下している可能性が考えられる。安静、安楽を保つなど、発熱や咳嗽、喀痰に伴うエネルギーの消耗をできる限り抑え、疲労が回復するように援助していく必要がある。

　また、食事摂取量が3分の1程度に留まっている理由として、倦怠感や疲労により、食事摂取意欲や消化機能が低下している可能性が考えられる。また今後、抗結核薬の副作用により食欲不振が増強してくる可能性なども考えられる。発熱や咳嗽、喀痰によるエネルギーの消耗に加え、栄養摂取量の減少によって、さらに体力が消耗する状態であるため、少しでもおいしく食べられ、摂取意欲が増すように援助していく必要がある。

　睡眠に関しては特に問題はないようであるが、十分な睡眠をとって疲労が回復するように、室温や湿度を快適な状態に整えることも必要である。

気になったこと❸ に関連する情報とアセスメント

関連する情報

・「熱が出ると寒くなったり、身体が熱くなったりしてつらい。汗もたくさんかく」と言っている。
・多量の発汗。
・食事摂取量は3分の1程度。

アセスメント

　J氏の体内の水分は、発熱に伴う多量の発汗により減少している可能性が考えられる。

　また、食事摂取量が3分の1程度であり、食事からの水分摂取量が減り、水分の補給が乏しい状態である。したがって、脱水症状に注意する必要がある。

　脱水状態を判断する指標として、J氏の日々の飲水量や尿量、尿濃度などの水分出納、口渇や口内・皮膚乾燥の有無、バイタルサインや血液検査値などの確認も必要であろう。水分の摂取を促すと同時に、いつでも摂取可能な状況を整え、体内の水分が適正に保たれるよう援助する必要がある。

　気になったことの解釈、判断から援助を必要とすることを導き出した。次に具体的なケアプランを考える。

3. ケアプランの立案

●**ケアプラン1：発熱に伴う苦痛症状が軽減し、正常時の体温に近づくように援助する。**
①**発熱に伴う不快症状を和らげる。**
・悪寒・戦慄時は、寝具や電気毛布、湯たんぽなどで全身を保温する。
・熱感が強い時は、氷枕や氷嚢などの冷罨法を行う。
・室温や湿度など適切な環境を調整する。
②**発熱原因の除去のために、確実に抗結核薬の内服治療が継続できるように援助を行う。**
・内服の必要性を理解してもらう。
・内服を確認し、内服し忘れている場合は声かけなどして内服を促す。

●**ケアプラン2：発熱に伴うエネルギーの消耗が最小限になるように援助する。**
①**心身の安静が保てるように援助する。**
・室温や湿度、採光、騒音の防止など適切な環境を整える。

表IV-10-1 「気になったこと」からケアプランへ

気になったこと	アセスメント	ケアプラン
入院前から38℃台の高体温が持続している。	発熱が持続しており体温上昇時には悪寒や戦慄がみられ、解熱時は多量に発汗するなど、身体的にも精神的にも苦痛を伴う状況である。それぞれの状況に応じた援助が必要である。	発熱に伴う苦痛症状が軽減し、正常時の体温に近づくように援助する。
「身体がだるくて食事をとる気になれない」と話している。	発熱や咳嗽、喀痰によるエネルギーの消耗に加え、栄養摂取量の減少によって、さらに体力が消耗する状態である。少しでもおいしく食べられ、摂取意欲が増すように援助していく必要がある。 睡眠に関しては問題はないようであるが、十分な睡眠をとって疲労が回復するように、室温や湿度を快適な状態に整えることも必要である。	発熱に伴うエネルギーの消耗が最小限になるように援助する。
多量の発汗がある。	体内の水分減少による脱水症状に注意する必要がある。日々の飲水量や尿量、尿濃度などの水分出納、口渇や口内・皮膚乾燥の有無、バイタルサインや血液検査値などの確認が必要である。 水分の摂取を促すと同時に、いつでも摂取可能な状況を整え、体内の水分が適正に保たれるように援助する必要がある。	体内の水分喪失により、脱水状態に陥らないように援助する。

・不必要なエネルギーの消耗を防ぐために、必要時ADLの介助を行う。

②**安楽な体位の工夫や体位変換などを行う。**

・体位変換クッション、ギャッジベッドなどを利用し、安楽な体位が保てるように援助する。

③**食事や水分摂取の援助を行う。**

・食事摂取量の減少や食欲不振に対して、好みに合わせ高蛋白、高エネルギーで消化しやすいものを勧め、分食や味付け、温度や盛り付けなど、食欲が増す工夫をする。

・いつでも水分が補給できるように整える。

④**睡眠の援助を行う。**

・十分に睡眠がとれるように環境、体位を整える。

●ケアプラン3：**体内の水分喪失により、脱水状態に陥らないように援助する。**

①**適切な水分の補給を行う。**

・手軽に水分が摂取できるように整える。

・好みにより摂取しやすい温度や形状にする。

②**皮膚や粘膜を清潔に保ち、保護を行う。**

・寝衣や寝具類を調整する。

・乾燥を防ぐように、必要時皮膚や口唇の保護剤などを用いる。

今回は、高体温が持続しているJ氏の事例をもとに、必要な援助を考えた。当然のことながら、肺結核や高血圧などに対する適切な看護援助も必要であることを付け加えておく。

〈文献〉
入來正躬(2003)．体温生理学テキスト．文光堂．
水野智子(1997)．発熱．川島みどり・菱沼典子監修．松田たみ子・齋藤やよい編，症状別看護(pp.243-251)．メヂカルフレンド社．
友竹千恵・豊田省子(2003)．体温調節機能障害をもつ成人の看護．野口美和子編，内部環境調節機能障害をもつ成人の看護/身体防御機能障害をもつ成人の看護(pp.8-39)．メヂカルフレンド社．
吉田啓子・北秀子・色部稚恵・佐藤栄子(1993)．呼吸器疾患．桑野タイ子監修，佐藤栄子編，成人内科看護(pp.44-47)．中央法規出版．
吉村八千代(1991)．異常体温と看護．岩井郁子編，バイタルサインの見かた考え方(pp.200-204)．金原出版．
吉永純子・道重文子(2004)．体温調節機能障害のある患者の看護；アセスメントの視点と看護計画．クリニカルスタディ，25(1)，11-18．

IV ケーススタディ

生体防御機能障害
11. 免疫機能低下

伊藤由美子

1 免疫の概要

　免疫とは、「身体を病気から守る仕組み」のことである。私たちは絶え間なく病原体にさらされているが、人間の身体には病原体から生体を守る防御機構が備っている。通常、免疫といえばリンパ球による反応を指すが、ここでは広い意味で身体を守ることを免疫ととらえ、リンパ球以外の重要な防御システムについても述べる。
　身体を守るしくみ（生体防御機能）をよく理解すると、免疫機能の低下を考慮した、あるいは予測した看護が見えてくる。

1. 身体を守るしくみ

　身体を守るしくみには、大きく3つの柱がある（図Ⅳ-11-1）。
　1つ目は、「皮膚や粘膜のバリア」（図Ⅳ-11-2）である。このバリアによって病原体や異物の体内への侵入や病気の発症が阻止されている。細菌は健全で無傷の表皮表面を通過することはめったにない。健康な時には図Ⅳ-11-2の機能が保持されているので、私たちはその恩恵に気づきにくい。しかし、治療や病態の進行によってこの機能が破綻した時、病原体が体内に侵入し感染などの合併症を引き起こす場合がある。
　2つ目は「好中球とマクロファージ」による防御システムである。具体的には、図Ⅳ-11-2のバリアを病原体がすり抜けて体内に侵入し感染を起こすと、好中球とマクロファージが感染部位へ向かっていき、侵入した微生物を破壊して食べる「貪食反応」が起こる。
　この反応で感染を食いとめ、身体の中から病原体を排除する。感染症は細菌感染とウイルス感染に大きく分けられるが、細菌処理は好中球が、ウイルス処理はリンパ球が担当する。
　好中球とマクロファージは、私たちの血液細胞の源である多能性幹細胞という細胞から生まれる。骨髄で多能性幹細胞から分かれて生まれた好中球は、いったん骨髄にある大きな顆粒球のプールに貯えられる。その後、身体の必要に合わせて交感神経が顆粒球に指令を出すと、プールから末梢に向かって行き、そこで自分の役割を果たす。
　好中球の寿命は数日だが、感染が起こると寿命が数時間に短縮される。マクロファージも好中球と同様、骨髄で生まれる。
　3つ目は「免疫反応」と呼ばれるもので、複雑な過程が繰り広げられる。要約すると、体内に侵入した病原体（ウイルスなどの微小抗原）を異物と認識し、リンパ球系などが反応しあって抗体を産生し、攻撃をしかけるしくみである。

図Ⅳ-11-1　身体を守る3つのしくみ

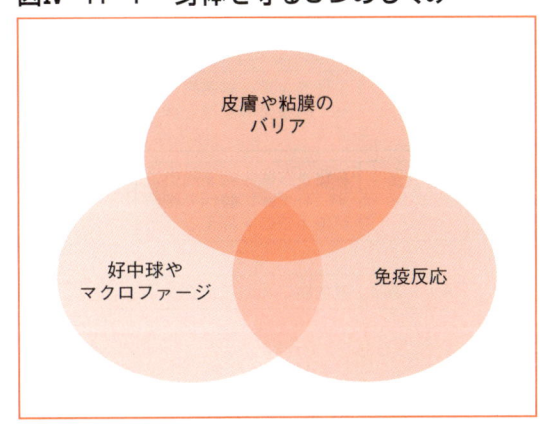

図Ⅳ-11-2　皮膚や粘膜のバリア

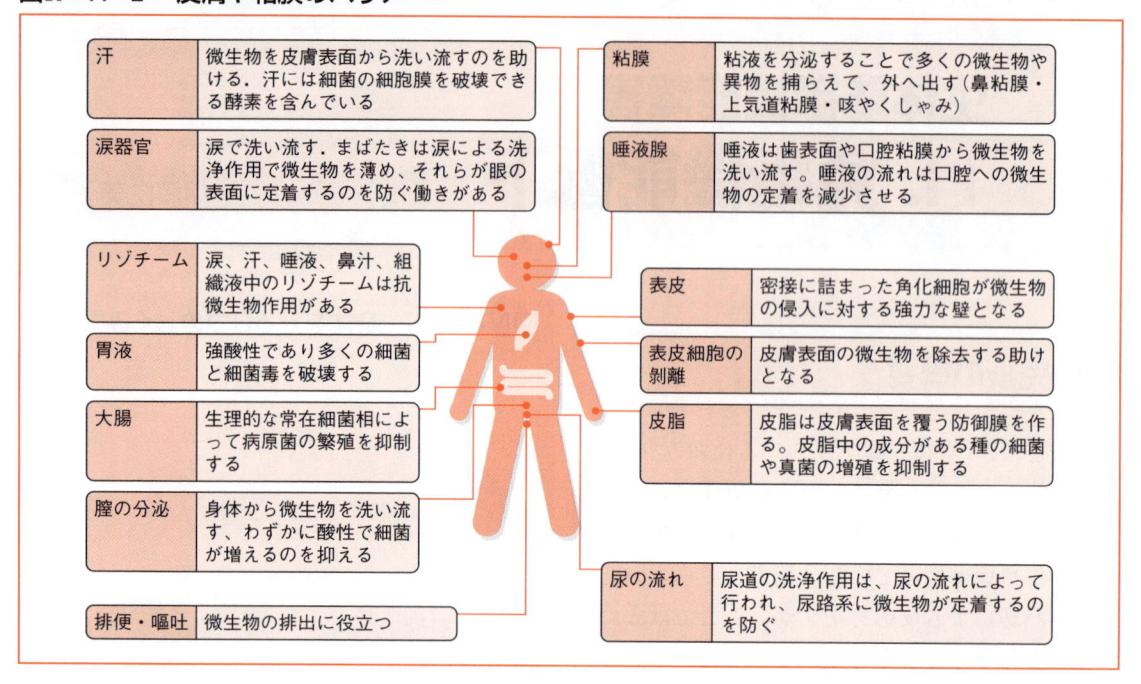

汗	微生物を皮膚表面から洗い流すのを助ける。汗には細菌の細胞膜を破壊できる酵素を含んでいる
涙器官	涙で洗い流す。まばたきは涙による洗浄作用で微生物を薄め、それらが眼の表面に定着するのを防ぐ働きがある
リゾチーム	涙、汗、唾液、鼻汁、組織液中のリゾチームは抗微生物作用がある
胃液	強酸性であり多くの細菌と細菌毒を破壊する
大腸	生理的な常在細菌相によって病原菌の繁殖を抑制する
膣の分泌	身体から微生物を洗い流す。わずかに酸性で細菌が増えるのを抑える
排便・嘔吐	微生物の排出に役立つ
粘膜	粘液を分泌することで多くの微生物や異物を捕らえて、外へ出す（鼻粘膜・上気道粘膜・咳やくしゃみ）
唾液腺	唾液は歯表面や口腔粘膜から微生物を洗い流す。唾液の流れは口腔への微生物の定着を減少させる
表皮	密接に詰まった角化細胞が微生物の侵入に対する強力な壁となる
表皮細胞の剥離	皮膚表面の微生物を除去する助けとなる
皮脂	皮脂は皮膚表面を覆う防御膜を作る。皮脂中の成分がある種の細菌や真菌の増殖を抑制する
尿の流れ	尿道の洗浄作用は、尿の流れによって行われ、尿路系に微生物が定着するのを防ぐ

2. 免疫機能の低下：化学療法を受けるがん患者を例に

悪性新生物が死因別死亡率の第一位を占めるようになり、がんは身近な病気になった。

最近のがん治療では、手術に代わり有効な治療選択肢を組み合わせた集学的治療が第一選択となる場合や、在院日数短縮化の煽りを受け、外来化学療法を受けるがん患者も増えてきた。こうした背景から、ここでは化学療法によって起こる免疫機能低下について述べる。

①がん化学療法とは

がん化学療法は、抗悪性腫瘍薬（以下抗がん剤と略す）でがん細胞の殺傷を狙う治療法である。近年、研究が進んだおかげで優秀な抗がん剤がたくさん開発されてきた。しかし残念ながら、抗がん剤のほとんどはがん細胞だけを選んで殺すことはできない。

そのため、投与すると正常細胞も影響を受けてしまい、さまざまな副作用（有害事象）が起きる。中でも血液毒性は高頻度に現れる有害事象の1つである。

表Ⅳ-11-1　好中球減少と感染のリスク

好中球数	感染のリスク
1,500 あるいは それ以上	リスクの増加ほぼなし
1,000－1,499	軽度のリスク
500－999	中等度のリスク
500未満	高度のリスク

Fever and Neutropenia, Treatment Guidelines for Patients with Cancer Version I /May 2002. American Cancer Society, National Comprehensive Cancer Network：http://www.nccn.org/patients/patient_gls/_english/_fever_and_neutropenia/contents.aspより引用

②血液毒性をコントロールする必要性

細胞分裂の活発な組織ほど抗がん剤の影響を受けやすい。骨髄はその代表であり、ほとんどの場合、抗がん剤投与後に骨髄抑制（血液毒性）が起こり汎血球減少をきたす。この時、細菌感染から身体を守ってくれる好中球数が減少すれば感染のリスクが高くなる（表Ⅳ-11-1）。

好中球減少の程度と持続期間は、重症感染症の発症リスクとかなりの関連がみられ、顆粒球数が500/μL未満の期間が長くなれば重篤な感染症の頻度が増加する。時には生命にかかわる状態に発展するため、好中球減少の程度とその推移を観察すること、および感染症対策は非常に重要である。

表Ⅳ-11-2　NCICTC-AE

有害事象	Grade				
	1	2	3	4	5
好中球／顆粒球 （ANC/AGC）*	＜LLN—1500mm³	＜1500—1000/mm³	＜1000—500/mm³	＜500mm³	死亡

＊訳注：「好中球／顆粒球（ANC/AGC）」は、"成熟好中球"（桿状核球＋分節核球）を意味し、幼若好中球はカウントに含めない。
Common Terminology Criteria for Adverse Events（CTCAEv3.0）日本語訳JCOG/JSCO版（2004）．より引用

表Ⅳ-11-3　感染予防のためのセルフケア行動の実際

- 手洗いやうがいの励行。
- 人ごみを避ける。
- 身体をいつも以上に清潔に保つ（特に皮膚、口腔内、肛門、陰部）。
- 虫歯や口内炎、痔核、傷などがあれば化学療法前に治療を受けておく。
- 「ガーデニング、ペットの世話、生花や植物を部屋におくこと、生食材、サラダ・生のフルーツ・生野菜、生水、加工していない乳製品を食べる」ことを避ける。
- 自宅で継続して熱を測る。38℃以上の発熱、あるいは他の症状（悪寒、戦慄、咳、痰、痛み、排尿時痛、下痢・腹痛、肛門や陰部の発赤・腫脹・浸出液・不快感、カテーテル挿入部の異常、など）が起きた場合は、自己判断せずに必ず主治医・看護師へ連絡する。

＊臨床でよく用いられるこうした患者教育の内容は、すべてがエビデンスに基づいているわけではない。介入効果については、まだ確立していないが、感染予防のための奨めとして患者教育に用いられているものもある。

③感染のリスク：いつ、どこから

薬剤や患者の背景によって異なるが、一般に抗がん剤投与後7日頃から白血球は低下し始め、10〜14日後に最低値（nadir）となり、3〜4週後辺りでほぼ元の状態に回復する。抗がん剤投与後は、感染リスクの早期発見と安全な抗がん剤投与のために、採血ごとに白血球数から好中球数を割り出し、米国NCI（National Cancer Institute）のNCICT-AE（Common Terminology Criteria for Adverse Events、表Ⅳ-11-2）に照らし合わせて、その減少の程度を評価する。患者がどのGradeにあてはまるか常に把握しておく。

細菌の侵入経路には、消化管粘膜、鼻腔粘膜、口腔粘膜、肛門、陰部、カテーテル挿入部などがある。易感染状態になると、こうした外因性感染だけでなく、すでに存在する感染巣の悪化、腸管内などの常在菌が病原性を示す場合もある（内因性感染）。

④好中球減少症にはどう対処するの？

a）アセスメント項目

好中球減少時、以下の項目をアセスメントする。
①抗がん薬投与から何日目か、採血結果から好中球を算出する。
②患者に症状をたずねる：咳や喉の痛み、頻繁な下痢や肛門・会陰部の不快感、身体のどこかに痛みがないか、排尿時の灼熱感など、患者に症状をたずねる。
③入念な観察：口唇、口腔内、咽頭、歯肉、皮膚、肛門周囲、会陰部、カテーテル挿入部の発赤や不快感の有無など、丁寧に観察し微細な変化をとらえる。
④感染の徴候を逃さず医師に報告：NCICTC-AE v3.0によると、発熱性好中球減少はGrade 3〜4の好中球減少を伴う、臨床的または微生物学的に感染が確認されない感染巣不明の発熱（口腔内体温で38.5℃以上）と定義されている。多くの場合、細菌感染を伴うが、発熱だけが感染のサインとなることがある。発熱や好中球数、バイタルサインの変化、感染の徴候、呼吸音異常、精神状態の変化を認めたら医師へ報告する。

b）対処方法

化学療法開始前に、感染予防に関するセルフケア行動（表Ⅳ-11-3）を患者がとれるよう知識と技術を提供する。その後、実際にセルフケア行動が取れているかどうか観察し、もし実施できていなければ、行なえるよう患者を励ましたり、できないところを手伝ったり、できるような工夫を一緒に検討したり、患者の反応を観察

しながらサポートする。

外来化学療法を受ける患者の場合、患者自身が異常の早期発見、感染の悪化防止に努めなくてはならないため、患者がどう受けとめているか、対処に困っていないかなど、話をよく聴き、患者の力を見極めるタイムリーなサポートがより必要となる。「体調日記」の記載は、医師への詳細な情報提供や、患者自身の体調管理に活かせる。

好中球減少症時に感染で生命を落とさないことが何よりも大切である。Grade 3以上の好中球減少を呈した患者に38℃以上の発熱や感染徴候が現れたら、培養検査や抗生物質の投与が直ちに開始される。この時、重症感染症に移行しないよう、①発熱などのサインを患者が時期を逃さず医療者に報告できるよう、事前に患者にその重要性を伝えておく、②患者の報告を主治医に至急連絡する、③確実な抗生物質投与、④的確な培養検体の採取、⑤確実なバイタルサイン測定とモニタリング、が看護師に求められる。

好中球減少症に対して、G-CSF（顆粒球コロニー形成刺激因子）製剤を使用することがある。この薬は骨髄に作用して好中球を増やしたり、成熟好中球の寿命の延長・遊走能・貪食能・殺菌能を促進する。G-CSFを投与すると骨痛が起きることがあるが、ほとんどの場合、アセトアミノフェンなどの鎮痛薬でマネジメントできる。

こうした治療内容や経過について、あらかじめ患者にオリエンテーションしておくと、患者は自分に起こる状況変化に対して心構えや見通しをつかむことができ、セルフケア能力を発揮しやすくなる。

2 事例の展開

Kさん、女性、50歳

診断名：大腸がん肝転移（stageⅣ）
職　業：発病まで会社勤務
家族構成：夫と子ども2人

入院までの過程

2005年11月、体調不良のため病院受診、精密検査後、上記診断を受ける。

12月から化学療法開始、初回の抗がん剤投与後10日目に38.0℃の発熱、白血球数1500（好中球21.6％）となった。抗がん剤による易感染状態、対策が必要だと主治医から説明され、抗生剤・G-CSF製剤が開始となる。その2日後に発熱38.2℃、白血球1500（好中球4％）となった。

Kさんは主治医の説明をよく理解しており、手洗い・うがい・身体の清潔など感染予防行動を実行できていた。しかし、発熱以外に目立った自覚症状がないためか、抗生剤の服用を忘れることがあった。

1. アセスメント

抗がん剤投与後10日目の好中球数は324、12日目は60で、NCICTC-AEのGrade 4に該当する。好中球数100/μL未満はハイリスク患者であり、重篤な感染症に移行する可能性が高いことを理解する。

好中球減少の経過からみて最低値（nadir）を脱するまでにまだ数日要することが推察される。客観的数値（採血結果・発熱など）と全身状態のモニタリングを継続し、必要時医師に報告する。

2. ケアプランの立案

●**ケアプラン1**：現在のセルフケア行動を維持・強化する

Kさんは、なぜ易感染状態になったのか理解

できており、手洗いやうがいなど自分に必要な感染予防行動が取れている。まず、現在のセルフケア行動を維持・強化するために、必要な感染対策がきちんとできていることを言葉にしてKさんに伝える（肯定的フィードバック）。

● **ケアプラン2**：患者の力を高めながら、重症感染症への移行を防ぐ

重症感染症移行を防ぐためには確実な抗生物質投与が重要となる。Kさんは時おり内服を忘れることがあるため、看護師はなぜ服用を忘れてしまうのかKさんに理由を確認し、その上できちんと内服できる方法を一緒に考え計画する。その計画後、看護師はKさんが確実に服薬できるようになったか確認する。もし、まだ服薬行動が取れていなければ、確実な抗生物質投与の方法を再検討する。

Kさんは自覚症状が乏しいため、看護師が感染症状などを客観的に問いかけ、情報を引き出す。この時、心身の症状は重要なサインであり、かつKさんにしかわからないため、変化を感じた時には、がまんせず医療者に伝えてほしいと説明したり、Kさんの表現能力を高めるために、熱心に話を聴く姿勢を示すとよい。この問いかけを通してKさんが身体の声をよく聞くようになれば、身体変化の気づきを促すきっかけにもなる。

また、看護師は丁寧にバイタルサイン測定や易感染部位を観察するが、Kさん自身も観察できるよう観察技術を伝える。

＊

化学療法を受けるがん患者の免疫機能低下を例に、生体防御機能障害（免疫機能低下）とその看護について述べた。がん患者の免疫機能低下は、化学療法以外の治療方法や病期が進行した場合にも起こる。免疫機能が低下するそれぞれのメカニズムをまず理解して、必要な看護実践が展開できるよう学習を深めることが必要である。

〈文献〉
Fever and neutropenia Treatment Guidelines for Patients with Cancer version I/May2002（2002）　http://www.nccn.org/patients/patient_gls/_english/_fever_and_neutropenia/contents.asp
Gullatte,M.M.（2001）. Clinical Guide to Antineoplastic Therapy：A Chemotherapy Handbook. Oncology Nursing Society.
依田秀子（2004）．ナーシング・フォーカス・シリーズ　癌化学療法副作用対策のベストプラクティス．照林社．
国立がんセンター内科レジデント編（2004）．がん診療レジデントマニュアル第3版．医学書院．
Nirenberg,A., Bush,A.P., Davis,A., et al.（2006）. Neutropenia：State of the knowledge Part I . Oncology Nursing Forum, 33（6）, 1193-1201.
Nirenberg,A., Bush,A.P., Davis,A., et al.（2006）. Neutropenia：State of the knowledge Part II. Oncology Nursing Forum, 33（6）, 1202-1208.
Roland T., Skeel,R.T.（2003）／古江尚・塚越茂・佐々木常雄・浦部晶夫・中根実（2005）．癌化学療法ハンドブック第5版．メディカル・サイエンス・インターナショナル．

IV ケーススタディ

生体防御機能障害：感染症
12. HIV／AIDS

中田彩子／小野瀬友子

1 HIV、AIDSの概要

①HIV、AIDSとは

　人免疫不全ウイルス（human immunodeficiency virus：HIV）は、ヒトの免疫機能のなかで中心的な役割を果たすCD4陽性リンパ球に感染する特性をもっているため、次々とCD4陽性リンパ球に感染し、それを破壊していく。その結果、ヒトの免疫機能に大きなダメージをもたらす。これを免疫不全という。

　この免疫不全が進行し、特徴的な23の日和見感染疾患（表IV-12-1、図IV-12-1）を合併した状態をエイズ（後天性免疫不全症候群、acquired immunodeficiency syndrome：AIDS）という。感染症法では四類感染症に規定されている。

②感染者数と感染経路

　世界のHIV感染者数は依然として増加を続けており、2005年末には推計総数4,030万人の報告がされている。日本における報告患者数も急激に増加しており2005年までにHIV感染者7,392人、AIDS患者3,644人となっている。

　HIVは主に感染者の血液、精液、膣分泌液、母乳などに多く含まれる。そのため、感染経路は主として、血液感染、性感染、母子感染の3つに分類できる。2004年の報告では感染経路の約80％が性感染だった。

③HIV感染症とAIDSの治療

　治療は大きくHIV感染症そのものに対する治療（表IV-12-2）と日和見感染に対する治療（予防）にわけられ、内服治療が主体となる。近年、抗HIV薬の開発と多剤併用療法（HAART）によって、多くの患者で長期にわたってHIVの増殖を抑えることが可能となり、免疫不全の進行を抑えることができるようになった。そのため、HIV／AIDS患者の予後は大幅に改善し、ほとんどの患者が在宅や外来通院での治療が可能となり、いまや慢性疾患としてとらえることができるようになりつつある。

　しかし、現時点では根治はできないため、HIV感染症とわかったときから、定期的な通院による検査や内服の継続は不可欠である。

④HIV／AIDS患者の看護

　現在、HIV／AIDS患者は20歳代から30歳代の年齢層で多く、日和見感染症の発症でAIDSと診断されるのが、40歳代と働き盛りの時期であることが特徴としていえる（図IV-12-2）。

　社会のなかでは偏見も根強く、社会的孤立感・孤独感を生み、患者の精神的負担を大きくしている。そこで、HIV感染症を患者が受けとめ、患者自身による疾患のコントロールを可能とする介入が重要となってくる。

　また、患者から他者への感染の拡大を防ぐために、患者のライフスタイル、セクシュアリティなど、ふだん踏み入ることがほとんどないことについても情報を得て、患者と共にライフスタイルの確立のために支援していく必要がある。そのため、入院時から退院後の生活を見据えたチーム医療と、継続看護が必要となってくる。

　医療者の感染防護については、HIV感染患者に限らず、すべての患者にスタンダードプリコーションや感染経路別予防策を実施する（表IV-12-3）。

表IV-12-1　AIDSの指標疾患

A) 真菌症	・カンジダ症（食道、呼吸器） ・クリプトコッカス症 ・コクシジオイデス症 ・ヒストプラズマ症 ・ニューモシスチス肺炎	D) ウイルス感染症	・サイトメガロウイルス感染症 ・単純ヘルペス感染症（1か月） ・進行性多巣性白質脳症
		E) 腫瘍	・カポジ肉腫 ・原発性脳リンパ腫 ・非ホジキンリンパ腫 ・浸潤性子宮頸癌
B) 原虫症	・トキソプラズマ脳症 ・クリプトスポリジウム症 ・イソスポラ症	F) その他	・反復性肺炎 ・リンパ性間質性肺炎／肺リンパ過形成 ・HIV脳症 ・HIV消耗性症候群
C) 細菌感染症	・化膿性細菌感染症過形成 ・サルモネラ菌血症 ・活動性結核 ・非定型抗酸菌症		

図IV-12-1　HIVからAIDS発症に至るまでの経過

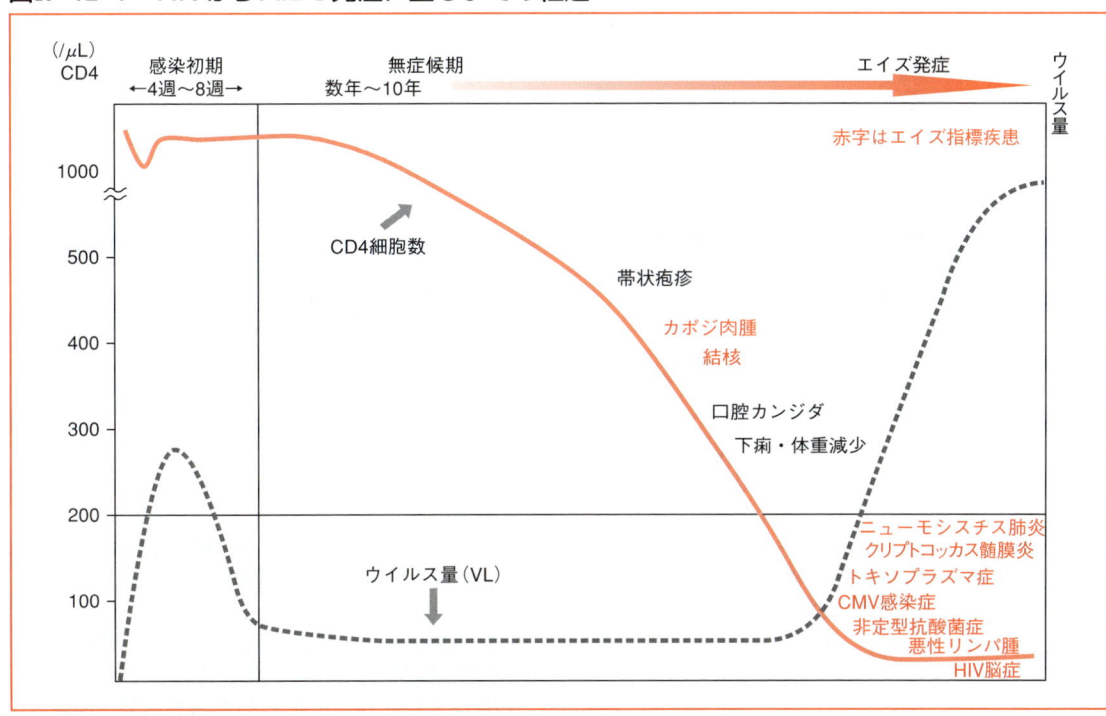

表IV-12-2　HIV感染症の治療

・抗ウイルス薬による多剤併用療法が主流である。
（HAART：highly active antiretroviral therapy）

治療目的：
・HIVウイルス量を抑えて病気の進行を遅らせる。
・CD4数を増やして免疫力を高め、日和見感染症予防および治療をする。

図IV-12-2　HIV／AIDS患者の特徴

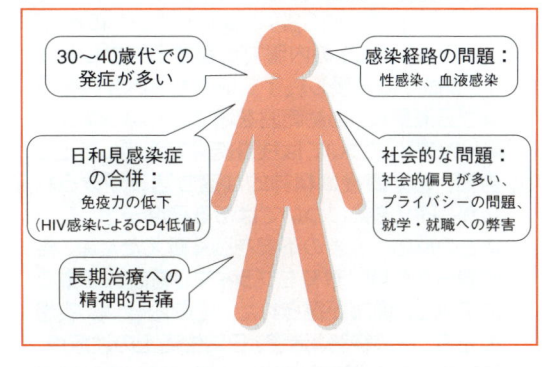

- 30～40歳代での発症が多い
- 感染経路の問題：性感染、血液感染
- 日和見感染症の合併：免疫力の低下（HIV感染によるCD4低値）
- 社会的な問題：社会的偏見が多い、プライバシーの問題、就学・就職への弊害
- 長期治療への精神的苦痛

表Ⅳ-12-3　入院患者に対する看護の実際

患者への対応	感染防護	日常生活支援
1）偏見、差別のない対応	1）針刺し事故防止	1）疾患の理解、セルフコントロール能力の評価
2）統一事項の確認と情報収集	2）スタンダードプリコーション（標準予防策）	2）日和見感染症予防教育
3）適切な病室の選択	3）防護レベルに応じたケア	3）他者への感染予防教育
4）感染防護物品の準備	4）状況に応じた感染防護	4）服薬支援
5）告知時の原則	5）環境管理	5）サポート体制
6）告知時の対応	6）身だしなみと整理整頓	6）社会資源の活用
	7）スタッフ教育	

2　事例の展開

M氏、男性、32歳

診断名：HIV／AIDS、ニューモシスチス肺炎
職　業：飲食店店主
感染経路：不特定多数との性的接触による感染
主　訴：発熱、呼吸困難、乾性咳嗽
家族構成：独り暮らし（両親は他県在住）
既往歴：なし

入院までの経過

2か月くらい前から38度台の発熱と食欲減退がみられ、階段の昇り降りをつらく感じていた。体重はこの2か月で約5kg減少した。
仕事中、体動困難となり夜間の救急外来を受診し、胸部X線写真上、すりガラス影、room airでSpO$_2$ 82％、PaO$_2$ 70mmHg、HIVスクリーニング検査陽性、ニューモシスチス肺炎疑いで入院となった。

入院後の経過

入院翌日、ニューモシスチス肺炎が確定。酸素3L投与、室内安静、ST合剤（バクタ®）48mg/kg/日（約6錠）とプレドニン® 15mg/kg/日（約18錠）の内服で治療する。プレドニン®は徐々に減量し終了。酸素もSpO$_2$値をみながら減量し、活動範囲を増やしていった。
HIV感染については検査結果で確定した上で告知。告知直後は精神的な落ち込みがみられたが、HIV感染についてはある程度予想していたとの反応。今後の不安を強く訴えたため、告知翌日からHIV教育をプライマリ看護師が中心に実施し、理解が得られた。その内容は、疾患の知識、感染経路、治療、日常生活上の注意点、予防行動など健康管理についてであった。教育と同時に経済的不安の解消にも努め、情報提供と社会資源の活用についての説明を行った。

現在の状態

入院して3週間が経過、ST合剤（バクタ®）は維持量（1錠）まで移行し、酸素投与もない。院内を自由に歩けるまで活動範囲は広がっているが呼吸困難はなく、胸部X線写真上も改善がみられている。
入院中に抗HIV薬の開始は行わず、退院後に外来通院で行う予定。退院に向けて外来通院の方法や夜間休日の受診方法を教え、地域保健システムの活用の具体的な調整を行っている。退院後しばらくは自宅療養し、その後仕事への復帰を考えている。

退院後の問題

①特定のパートナーやキーパーソンになる人がいない（HIV感染について誰にも告白するつもりはない）。
②退院後の仕事は継続できる予定だが、生活が夜間中心である。
③外来で抗HIV薬開始予定のため、入院中に実際の服薬状況は確認できない。外来通院中のフォローが必要。

1. アセスメント

①アセスメントのポイント

治療は抗HIV薬の内服で免疫機能を回復・維持し、日和見感染症の発症を抑えることである。入院中はニューモシスチス肺炎の治療に専念したが、今後、抗HIV薬の服用が必要になる。

その時、服薬開始が順調に開始できるよう入院中からの情報収集（生活スタイルやパートナーの有無）やHIV教育が大切になってくる。

②治療目標（抗HIV療法の目標）

- 血中ウイルス量を最大限かつ長期にわたって検出限界以下に抑え続ける。
- 日和見感染予防と他者への二次感染予防。

2. ケアプランの立案

●ケアプラン1：HIV教育を行う。

HIV感染告知直後は、疾患に対する正しい知識がないこと、間違った知識による不安が強いため早期教育（初期教育）が不安解消の糸口になる。病気とつき合っていくためには、患者自身が健康管理できるようになることが必要なる。

その内容はより具体的、かつ個別的なものにするためにも、詳しい日常生活情報が必要となり、セクシュアリティなどの問題にも触れて聴取する。教育はプライバシーを考慮し個室にて実施する。

情報収集は、病気の知識・理解、病気の受容、現在の病状、生活パターン、職業、経済力、サポート状況、告白状況、性行動、服薬開始に対する認識などについて行う。

●ケアプラン2：抗HIV薬の開始と服薬支援をする。

薬剤師を中心に、予測される副作用と対処についてあらかじめ説明し、事前の十分な服用意義の説明をした上で、患者が理解し受け入れられる服薬計画をする。治療の意義・目標を説明し理解を求める。看護師は患者が服薬できる環境を整え、実行可能な服薬時間の設定を患者とともに考える。必要でまた可能であれば、家族・友人の支援を求める。携帯電話のアラームや薬の箱などを活用し、内服忘れを防ぐ工夫をする。

●ケアプラン3：日和見感染予防と二次感染予防を行う。

患者自身が新たな感染を受けないよう、手洗いの重要性や清潔行動について説明する。

また、患者の使用したひげ剃りなど血液や体液にふれる可能性のあるものを他人と貸し借りしないことや、コンドームを使用した性交渉など、他者へのHIV感染の防止についても十分説明する。

③ チーム医療（医療関係者の連携）の重要性

アドヒアランス*の状況を観察し、維持が困難な場合は、来院回数を増やす、家族・友人の支援を求める、医療者チームの中の専門職を紹介するなどの対策をとる。

医師、看護師、薬剤師、カウンセラー、ソーシャルワーカーなどがチームとなり、アドヒアランスを維持するための対策を考え、互いに患者と密接に連絡を取りながら支援を行う。

〈文献〉
岡慎一編（2006）．HIV Q&A 改訂版．医学ジャーナル社．
照屋勝治（2005）．HIV感染症とその合併症 診断と治療ハンドブック．国立国際医療センター エイズ治療・開発センター．

＊アドヒアランス：adherence、慢性疾患では患者が積極的に治療に参加し、自らの意思決定に従って、治療を実行（服薬）することをめざしている。内服に至るまでの過程に、より焦点が当てられている。

IV ケーススタディ

13. 感覚機能障害

米田昭子

1 感覚機能障害の概要

①感覚機能障害

　感覚は、視覚、聴覚、味覚、皮膚感覚（触覚、痛覚、温度覚；表在知覚）といった五感や、運動覚、振動覚などの深部感覚（運動感覚、位置感覚、振動感覚）、内臓感覚など、外界の刺激を内部に伝える働きと、その刺激を受けとり、調整する機能を有する。

　したがって、これらの感覚機能が障害されることにより、何気なくできていたことが困難になったり、意識しないと安全に生活ができなかったりする状態が生じる。

②成人期にある人にとっての病いの意味

　特に、成人期にある人では、家事、育児、仕事などが生活に占める割合が大きく、感覚機能障害により、単に、見えない聞こえないという身体的な機能の障害があるだけではなく、これまで築き上げた仕事のやり方や家族での役割といった社会的な面での機能の喪失も同時にきたす可能性が高い。

　さらに、外観の変化を伴ったり、何気なくできていたことが困難になることにより、自尊心が低下するような心理的変化をも併せもつことが考えられる。

③患者を支援する家族へも配慮し、患者の主体性を大切にする

　看護では、患者のどういった感覚の機能が、どのように障害されているのかをアセスメントすると共に、そのことによって生じる生活上の支障について確認したり、心理的な反応をとらえることが重要となる。

　また、患者を支える家族へも視野を広げ、家族と共に、安全に安楽に、そしてどのようにありたいと考えているのか、主体性を大切にして生活調整を行う。

　本人の意思を確認せずに、家族だけの意向や、あるいは、看護師、医療者の思い込みだけで看護ケアをすすめないよう意識してかかわる。

2 感覚機能障害の症状把握

①後頭葉脳梗塞と同名半盲

　脳梗塞とは、脳血管障害（脳卒中）の1つである。脳血管障害には、血管の破綻による頭蓋内出血（脳内出血、クモ膜下出血）と、血管の閉塞による脳梗塞（脳血栓、脳塞栓）がある。

　脳梗塞や脳出血は、CT検査やMRI検査で診断する。CTでは、出血は白く見え、梗塞やその周囲の脳浮腫は黒く見える。小さな梗塞はCT画像に現れにくいため、CTでおおよその情報を得た後、確認のためMRI検査を行うこともある。

　脳梗塞では、脳の血流が妨げられ、その結果、脳細胞に栄養や酸素がいきわたらなくなる。そうして、その部位の機能の障害が症状としてその人に現れるのである。したがって、脳血管障害では、症状がどのように現れているのかによって、脳のどの部位が障害されているのかを知ることができる。

　後頭葉は視覚において重要な部位である。眼の網膜からの情報は、後頭葉の皮質に伝えられる。刺激を受けるだけではなく、見えたものの意味合いを解釈する部分でもある。

　ここであげる事例では、左後頭葉脳梗塞のために右の視野が欠損した。右の眼で見ても左の眼で見ても同じ視野が欠損している。これを同名半盲という。

②糖尿病神経障害

　慢性的な高血糖の状態が長期間続くと、知覚神経、自律神経、運動神経が障害され、関連する多彩な症状が現れる。

　糖尿病の三大合併症の1つであるが、発症のメカニズムは不明な点が多く、また、診断基準も確立していない。診断されても、特効薬は期待できず対症療法的な治療が中心となる。

　神経障害は、単一神経障害（脳神経障害など）と多発性脳神経障害に分類されるが、代表的なものは後者で、知覚障害が主な症状である感覚運動神経障害と自律神経障害が含まれる。感覚運動神経障害の症状で特異的なのは左右対称性であるということ、そして、末端から障害され、足であれば足首よりも上が障害されることはないということなどである。

　診断基準が確立していないと前述したが、この左右対称性、遠位性（末端から障害される）かどうかは、他疾患との鑑別において非常に大切なポイントとなる。加えて、特徴的な他覚所見はアキレス腱反射の両側の消失、振動覚の低下である。アキレス腱反射は打腱器を用いて、振動覚は音叉を使って確認・評価できるものである。医師は、これらの所見と自覚症状、他の検査—神経電伝導速度、心電図などの結果から神経障害を診断する。

3 事例の展開

N氏、男性、60歳代前半

診断名：2型糖尿病（合併症：神経障害、腎症2期、単純網膜症）、後頭葉部の脳梗塞
職　業：デスクワーク（脳梗塞発症の際に退職）
家族構成：息子は2人いるが、共に独立している。3歳年下の妻との2人暮らし。妻は仕事をしていない

入院までの経過

　40歳代で、職場の健康診断がきっかけとなり、糖尿病と診断を受けた。仕事の合間をぬって月に1度の外来受診を続けた。

　50歳代でインスリン療法が導入され、入院して自己注射を覚えた。その際、妻と共に、食事・運動に関する教育を再確認の意味で受けた。

　退院後、定期的な外来通院、インスリン自己注射を続けたが、一方では、甘いものを好み、過食が続いたり、仕事上のつき合いでのアルコール飲用は徐々に増えていった。

　その結果、インスリン療法だけでは追いつかず、血糖コントロールは「不良」の状態が続いた。

　このように、わかってはいるが変えられない生活が続き、左後頭葉の脳梗塞が発症し、それに伴って右同名半盲となり視覚の障害が現れた。自分の前の景色の右半分は見えないという状況になった。加えて、手足の先端の知覚障害が進行していた。

　インスリン自己注射が困難となったり、ADLはそれまで1人で歩行していたのが、家では壁伝いに、外では妻に手を引かれゆっくり歩くようになった。歩行する時間が減少したことで、下肢筋力の低下が進行していった。

1. ケアプランの立案と実施

●**ケアプラン1**：退院後の生活について妻、患者と話し合う。

　キーパーソンである妻の面会時間に合わせて、面接の場を設けた。

　妻は「なんだか疲れちゃってね、どうしたらいいか……。家でもインスリンしてるっていってたんですけど、不明で。本当はできなくなっていたのかもしれません。何からしていいんだか。家ではなくて、施設に預けたほうがいいのかしらと思ったりするんです」「今までさんざんお酒飲んで、好きなもの食べて好きなことして……病院にいつまでもおいといてほしいけど、そう

いうわけにもいかないんでしょ」と、N氏を目の前にして看護師に言った。今の状態を受け入れるのが困難で途方に暮れていた。

看護師はN氏に「今まで1人でがんばっていたのではないですか？ つらかったのではないですか？」と声をかけた。

N氏はうなずき泣いた。妻は「泣くことないでしょ、泣きたいのはこっちよ。施設に入れるなんてうそよ。家に帰るのよ」と、涙と笑顔が入り混じった顔で言った。

看護師は、2人の様子を見届けて、「お2人とも、つらかったんですね」と声をかけ、今まで暮らしていたなじみのある家に帰れるように退院を支援することが大切なケアであると判断した。

そこで、家に帰って、これまでに近い生活が再びできるよう、一緒にやっていきましょうと2人に投げかけた。N氏と妻は「よろしくお願いします」と応えた。

本人と家族と話し合うことで、患者と妻が今どのような思いでいて、これからどのようにありたいと望んでいるかを確認することができる。

意思を確認したら、必要なケアをアセスメントし患者と家族に提示する。

このプロセスを経て、看護師が何を支援してくれる人であるのか、どの方向に向かっていくのかが患者と家族に伝わる。同じ方向を見て共にがんばっていけるスタートラインにつくのである。

●ケアプラン2：感覚の視点から、N氏の身体の状態について、妻と本人と一緒に理解する。
①視覚の確認

医学的診断では右同名半盲となっていたが、実際の生活で何がどの程度見えるのか確認した。

看護師が目の前に行き、声をかけると、こちらの姿を見て確認することができた。右側から声をかけると、見えないと言い、わからないと答えた。

視力は、両目近視力で確認したり、日ごろ読んでいたという新聞を声に出して読んでもらうなどして、確認できる。

N氏の場合は、状態が安定した後に、了解を得て近視力表を用いて視覚を確認した。"見えないわけはない"と言い続けていたのが、「やっぱり文字が読みにくい、右側が見えにくい」「ぼんやりしている」と言い自覚された。そして、これまで行っていたインスリンペンを取り出して、目盛りを読もうとするが読めないということを看護師に伝えてきた。

②手足の感覚の確認と日常生活上の指導

触覚は刷毛で、温覚は湯の入った試験管などを当てて確認することができる（p.112を参照）。

わかると思っていた感覚が鈍くなっていることを、看護師だけではなくN氏と妻の両者に知ってもらうことが大切である。

何の目的のために、どのような方法で行おうとしているのかについては、十分説明してから実施する必要がある。

感覚が乏しいと、熱傷やけがをしてもわかりにくく、N氏のような高血糖状態にある方では、それらから感染につながる危険がある。

手足の感覚を確認することで、乏しくなった感覚によってどのようなことが身体に起こりうるのかを伝え、日ごろの注意を指導する。

指導の例では、冬であれば熱傷をしないよう、温風ヒーターに素足であたらない、携帯カイロを直接皮膚にあてない、入浴時には必ず温度を測定する、あるいは靴下を着用して、けがから足を守ること、毎日足の皮膚の点検を行うなどがある。

●ケアプラン3：新たな生活の再構築に向けて具体的に指導し、技術を獲得していくそのプロセスに沿う。
①妻へのインスリン注射指導

いままでN氏が行ってきたインスリン自己注射を、今度は妻が一部引き受けていくこととなった。

インスリンペンのダイアルを回す感覚とその音で目盛りを設定することも試みたが、N氏の手先の感覚鈍磨によって困難であった。

そのため妻が針の装着、目盛りの設定までを実施し、本人が注射の実施を担当するという方

法を取り入れることを話し合って決めた。

看護師は、インスリン注射の練習にあたり妻に「どうですか？」と受け入れ状況を確認した。

「気持ちの整理ができなかったけど、針を刺すのは怖いので、針を刺すのをこの人がやるなら、インスリン注射の準備を練習してできるようになる」と言い、N氏を見て笑った。

N氏が見守る中、妻はインスリン注射の練習を看護師の指導の下に実施した。

看護師は、行って見せ伝えた後、インスリンペンを実際にもってもらい練習を促した。繰り返し練習した後、妻とN氏の了解のもと、実際にインスリン注射をする場面を設けた。

N氏は妻の準備したインスリンペンを持ち、ゆっくりと腹部に針を刺して注射した。看護師の声かけで薬液をすべて注入し終わり、針を抜くところまでできた。終わった後に、N氏は「上手だった」と笑って言った。N氏、妻、そして指導した看護師もほっと安心した瞬間であった。

看護師は、妻に「上手です。がんばりましたね」とねぎらい、N氏に向かって「奥さんが、インスリンの準備をできるようになってよかったですね。安心しますね」と伝えた。

最初から、妻がすべてを引き受けるのではなく、どのような方法にすれば患者のセルフケアを維持できるのか、安全を確保できるのかを考えながらかかわる必要がある。

新たな療養の技術を獲得していくことは、本人にとっても家族にとってもストレスフルなことである。引き受けていくのを決めたその気持ちを知り、技術を獲得していくプロセスに沿うケアが大切である。

本人と家族の両者、それぞれに声をかけていくような配慮があると、その後の患者・看護師の信頼関係につなげることができる。

②安全な生活動作の指導

右側の視覚が欠損しているので、歩行時に物にぶつかったり、その結果、転倒したりする可能性がある。

看護師は、声をかける時は左側に立ち、左側から声を発した。そして「看護師の○○です」と名のった。

ゆっくり自力で歩行できるようになってからは、手を引いて安全に歩くことができるように支援した。その際、右側に障害物がないかどうかを確認すること、そして、右側にあるものを伝えながら行った。

病室、トイレ、洗面所の間には、障害となるものは一切置かないことを徹底した。

③社会的資源の活用

ソーシャルワーカーに相談し、介護認定、訪問看護など社会的資源の活用について情報を得られるように働きかける。

N氏は訪問看護を利用せず、退院後、妻が泊りがけで出かける時には、息子さんの協力を得ることができた。

●ケアプラン4：退院後、療養が継続できるよう支援する。

退院したN氏は、妻との2人3脚での療養生活を開始した。外来に通院された際には、家での状況を確認した。

安全にインスリン注射が継続できているか、低血糖はないか、食事はどのくらい食べることができているのかなどを中心に聞く。

また、足のケアも大切である(p.222を参照)。新たな皮膚トラブルがないか、爪が伸びてないかなど、観察を行う。爪が伸びていれば爪切りをし、皮膚が乾燥していれば保湿クリームを塗布する。白癬や創などがあれば、皮膚科受診を勧めたり、診察に立ち会い、手当ての方法を知るなど、口頭だけではないケアを実践する。

慢性疾患を生きる患者や家族は、日々のこまごまとしたことに対処しながらコントロールしている。できていることが当たり前ではなく、継続していることが、どんなに大変で努力のいることであるのかを理解して声をかける姿勢が必要である。

〈文献〉
後藤文男・天野隆弘(1992)．臨床のための神経機能解剖学．中外医学社．
松岡健平(2000)．糖尿病性神経障害の病型分類・診断基準．内科，85(6)，1725-1728．

Ⅳ ケーススタディ

認知機能・コミュニケーション障害
14. 認知症

森山祐美

1 認知症の概要

①認知症の特徴

　認知症とは、すでに発達した精神機能(記憶や見当識、判断、思考、学習、言語、行為、認識、感情など)が、器質的な脳の病変によって障害を受けて生じる現象(状態像、症候群)である。認知症は疾患名ではなく、認知症をきたす原因疾患が存在する。その原因疾患によっては、適切な治療を早期に受けることで改善がみられる認知症も存在する。

　高齢者にみられる認知症の中で最も多いアルツハイマー型認知症は、進行性の認知症である。症状の多くは記憶障害から始まる。そして、時間や場所の見当識障害、言語障害、構成障害、失行、失認などの認知機能障害が生じる。それに加え、感情や意欲が障害されたり、幻覚や妄想、徘徊、暴力行為などが認められることも多い。

②認知症を患う入院患者の看護のポイント

　高齢者人口が増加する中、認知症を発症する人の割合も増加している。また、認知症だけを患うのではなく、生活習慣病をはじめ、さまざまな疾患を併せて患う人も多く存在するようになってきている。

　認知症を患うと認知機能が障害されるため、状況の正しい判断や対応が困難となっていく。それにもかかわらず、原疾患の治療のため入院を強いられる。認知症を患う患者は、不快な状況や苦痛の中に身をおきながら療養生活を送ることとなる。

　認知症を患う患者に向き合う場合、原疾患の理解だけではなく、認知症を患うことによって起こる症状や、患者に降りかかる生活の中に潜む危険性にも十分注意を払う必要がある。そして、入院期間中だけではなく、退院後も患者と介護者が安全・安楽にその人らしい生活がおくれるよう援助していくことが大切である。

2 事例の展開

O氏、男性、85歳

診断名：前立腺がん
職　業：漁師(75歳までは海に出ていた)。引退後は船も売り払った。それ以降、気が向けば浜辺で海釣りを行う程度だったが、ここ1～2年はしていない。
家族構成：妻(79歳)と2人暮らし。
既往歴：10年ほど前より老人性難聴(大きな声で話しかける必要がある)。5年ほど前より白内障(以前は受診していたが、ここ1～2年は放置)

入院までの経過

　5月末ごろより、「頻繁にトイレに行くようになった」「トイレに行ってもなかなか出てこない」「下腹部を頻繁にさする」行動に妻が気づき、近医のクリニックを受診し、当院の泌尿器科を紹介された。当院では、外来でさまざまな検査を行い、以下の経過をたどった。

8月、前立腺がんの確定診断および手術目的にて入院。

9月、両側精巣摘除術施行。

今回入院するにあたり、泌尿器科医のすすめで「もの忘れ外来」を受診し、「認知症（アルツハイマー型認知症）」の診断がされた。妻と長女は「やっぱりそうですか。そうではないかと思ってました」との反応を示した。彼女たちの意向で本人への病名告知は行われなかった。

インフォームドコンセント

O氏が認知症を患っていることを考慮し、まず、主治医から家族に対して説明があった。その後、家族の意向により本人に対するがん告知は行わず、手術に対する説明と同意をとることとなった。

■主治医から妻と長女へ

「検査をしてみたらだいぶ進行しています。今のところ骨への転移は認められませんが、今後見つかるかもしれません。化学療法や手術によってがんを取り除くというよりは、認知症があることや、おうちの都合を考えると定期的な内服や注射も難しいようなので、精巣を取り除きホルモンの分泌を抑える治療をおすすめしたいのですが……」

■妻、長女の反応

「自宅も遠いですし、これからずっと頻繁にここまで通わないといけないのは本人にとっても家族にとってもしんどいことです。先生がおっしゃる方法でお任せします」

■主治医からO氏へ

「おなかの下の方にできものができました。そのせいで排尿される時に違和感や痛みが出てきています。できものを取り除こうと思うのですが」

■O氏の反応

「大変なことやなぁ」と言葉を発し、妻と長女を見る。妻から「先生にお任せしよう」と言われ、「仕方ないわなぁ」と同意を示される。

O氏の背景

性格：人と接することが大好きで、80歳までは老人会の役員を務めていた。認知症が進むまでは、自宅によく人を招き、食事やお酒をふるまい、自慢の歌声や踊りを披露していた。入院後も、看護師が話しかけるとつじつまの合わない発言はあるがニコニコと受け答えし、気分のよい時は妻や看護師に歌を聞かせてくれる。

家族関係：
- 妻（79歳）と2人暮らし。
- 娘が2人いる。2人とも既婚であり長女（58歳）は隣の町に住んでいるが、次女（56歳）は遠方に住んでいる。
- 病院の受診や入院時には長女が都合を付けて送り迎えをしてくれたが、まだ大学生と高校生の子どもを抱え、仕事も行っており、入院後はほとんど面会にもこられない様子。
- 次女も「金銭的なサポートはするけど、私は遠くに嫁いでしまっているし。こっちの両親の面倒は私しかみる人がいないし……」と、O氏の病状は妻や長女からの電話で把握しているものの面会にくることは難しい。
- 入院中は毎日妻が面会にきて（バスに乗って約1時間の道のり）、O氏の身のまわりの世話をしている（10：00～18：00）。
- 妻は、現在のところ病気を患ってはいない。
- 妻は、できるだけ早くO氏によくなってもらい早く家に帰ってきて欲しいと願っている。

経済状況：年金と今までの蓄えで生活している。

家の状況：海岸近くの一軒家（持ち家）。近所には昔なじみの人々が多く住んでおり、2人暮らしのO夫妻を気にかけてくれている。

社会サービスの利用状況：利用していない。

1. アセスメントのための情報収集

①認知症の状態を含めた生活の様子

a）自宅での様子

- 物忘れが増えてきたと家人が気づいたのは2年ほど前から。しかし、目立った生活上の困難さはなく、家族は特に問題視していなかった。
- もともと人当たりがよく、認知症を患ってからも人の輪の中に入ると笑顔で会話に加わっていた。しかし、最近は相づちがほとんどで、以前のように自分から積極的に話す様子は減っている。
- 食事や入浴・整容などは促さないと忘れていることが多いが、促すと順序よく行うことができる（促しや誘導は妻が行う）。
- 毎日1人でふらっと散歩に出て行ってしまうが、1時間ほどでもどってくる。どこで何をしているのかはわからない。

- 1時間程度の散歩を行う以外は家の中で過ごすことが多い。
- 生活を円滑に行うための促しや誘導は必要だが、現在のところ目立った行動の障害は見受けられない。
- 起床は6時で就寝は22時であり、毎日の生活パターンは一定している（夜間トイレは2回程度）。

b）入院後の様子
［手術前］
- 身体に挿入されているものは尿道留置カテーテルのみ。動く時は、それに配慮しながら行動できていた。
- トイレの場所や、自室の場所を覚えることができず、病棟の廊下を迷っていることが多かった。しかし、誘導するとそれに応じて行動を起こすことができていた。
- 夜間は良眠できていた。
- 前立腺生検後、点滴を自己にて抜針してしまった。面会にきた妻が発見し、看護師に知らせてくれた。O氏は抜針してしまったことに対して悪びれる様子もなく笑っていたが、妻と駆けつけた看護師に「もう！　ダメじゃない！」と強く言われたためうつむいてしまった。その夜はなかなか寝つけない様子で、いつもより頻繁に廊下をうろうろとされる様子が見受けられた。

［手術後］
- 手術後のデータに異常は見られず安静度の解除が問題なく行われていった。しかし、点滴やルート類が整理された術後3日目ごろより、以下の行動がみられるようになった。
- ベッドから起き出し廊下を徘徊する（昼夜を問わず）。
- 徘徊する道中、食堂で残飯を口にしたり、廊下脇に飾ってある花やメモ用紙などを下着の中に取り込んだりする。
- 午前中は熟睡している。

②今後の治療の方向性
　術後の回復も順調であり、尿道留置カテーテルが抜去され排尿がスムーズに行えれば、主治医としては退院の指示を出そうとしている。

2. ケアプランの立案

　看護を展開していく視点として、大きく以下の3点が挙げられる。
①安全に手術を迎えるための援助を行う。
②安全で落ち着いた療養生活をおくるための援助を行う。
③退院後の生活に向けての援助を行う。

●ケアプラン1：安全に手術を迎えるための援助を行う。

①身体の異常を自分で訴えることができない
　「今回の入院までの経過」より、自分の身体の異常を他者に訴えられないほど、O氏の認知症の程度は進行している状態が明らかとなっている。よって、患者の身体変化を見つけることが、看護師の観察能力にかかっていることを忘れてはならない。排尿時の症状のみならず、患者の言動の変化、付き添いの妻が感じる患者の変化、食事の摂取量や水分出納、休息や睡眠の状態、検査データなど、O氏の身体状態を示す情報には細かい注意が必要である。これらは術後も引き続き大切な観察ポイントである。

②せん妄を起こす可能性
　O氏は認知症を患い、さらに老人性難聴や白内障といった感覚遮断の原因となる要素を併せもっている。これらに、入院という環境の変化などからくるストレスが加わり、幻覚や妄想といった行動異常が見られるせん妄を発症する可能性がきわめて高くなっている。
　せん妄の発症を未然に防ぐためには、患者の認知度に合わせた情報提供を含めた環境調整や、せん妄の徴候を早期にキャッチし、患者の身体の安全を守るための対処が必要である。また、術前にせん妄を起こさなかったとしても、手術という過度の身体侵襲やストレスが加わることで術後にせん妄を起こす可能性もあるため、引き続き徴候を見逃さない十分な注意と安全への対処が必要である。

●**ケアプラン2**：安全で落ち着いた療養生活をおくるための援助を行う。

①自尊心を尊重するかかわり

認知症を患う人は、記憶力や情報処理能力の低下、見当識障害の出現・悪化などにより、「自分はここにいていいのか？」「この人は自分に危害を加える人ではないか？」「自分自身が壊れていっているのではないか？」など、不安や緊張、焦り、混乱の中に自分の身を置いている。それにもかかわらずケア提供者は、ケアする側の視点にとらわれ、認知症を患う人にますます脅威を与えてしまうことがある。

ケア提供者は、認知症を患う人が体験している世界を知ろうとすることが大切である。また、今までこの人は何を大切に生活してきた人なのか、この人にとっての心地よさは何なのかと、認知症を患う人に対する関心のアンテナを高くもち、その情報を生かしたかかわりをもつことが大切である。

これは、かかわりすべての場面において重要なことである。

②徘徊への対応

患者の徘徊行動の目的を探る。術前のO氏の場合、トイレや自室がわからず徘徊していたことが、O氏の行動を観察することより明らかであった。そこで、O氏の部屋の前に「Oさんの部屋」と表示する、自室からトイレ、トイレから自室への目印を表示する、迷っているO氏を見かけた場合、さりげなく誘導するなど、O氏の認知の程度と自尊心を考慮した対処が必要であった。

また、高齢であり、歩行中に転倒の危険性があることも考慮し、センサーマット（p.260を参照）などで看護師に徘徊を始めたことが分かるシステムを導入したり、歩行するコースの環境整備に努める必要があった。

徘徊を止めるべきか否かについては判断に迷うところであるが、患者の健康状態や転倒などの危険性を考慮し、柔軟に対応することが大切である。

③残飯を口にしてしまうことへの対応

O氏の目につく場所に残飯が放置されていることを問題ととらえ、早期に残飯の処理を済ませてしまうよう環境面の調整を行う必要があった。認知症を患う人の過食に関しては、目につくところに食べ物を置かない、食べ物から気持ちを逸らす工夫が大切である。また、3食の食事に加え、少量のおやつを食べていただくなどの対処が、食への執着やこだわりを和らげることにつながる場合もある。

④生活のリズムの整え

O氏は手術後、ADLの拡大を早期に図ったにもかかわらず、日中に睡眠をとり夜間に覚醒し徘徊を行うといった行動パターンができつつあった。日中の活動性をあげるため、ケアの中に入院前に日課とされていた散歩を導入したり、付き添っている妻にも協力を依頼し、日中の声かけを頻繁に行う必要があった。

O氏のような患者の場合、日中にリハビリテーションを導入することで日中の覚醒を維持し、ひいては夜間の良質な睡眠を導ける場合が多い。看護師で行うだけでなく、主治医やリハビリテーション科と相談し導入するのも1つの方法である。

また、いったん昼夜が逆転してしまうとそのリズムを元にもどすのに時間がかかり、夜間の暗闇の中で患者の転倒といった危険性も増す。高齢者に睡眠剤や精神安定剤などを導入する場合、量と種類、副作用などを十分考慮しつつ、生活のリズムを整えるために主治医と十分検討を行う必要がある。

●**ケアプラン3**：退院後の生活に向けて援助を行う。

O氏の手術とその後の回復は順調であった。しかし、入院前よりも身体状態が回復して自宅にもどることになるとはいえ、認知症の症状は今後悪化していくことが予測される。それにより、O氏はますます自分の体調の変化を訴えることが困難になっていく。よって、介護者に対して、生活の中での気づきや観察の重要性を学んでもらうための介入を行う必要があった。

主介護者である妻も高齢であり、妻にかかる介護負担を軽減し、安全・安楽な自宅での生活

が少しでも長く継続できるよう介入していくためには、妻だけでなく他の家族員も巻き込みながら認知症に関する知識の提供を行い、介護保険や社会サービスに関する知識の提供と、その導入を行っていくことが必要であった。

決して家族だけが介護を背負い込まないよう、サポートを行う必要がある。

③ 看護援助のポイント

- 認知症の程度を正しく把握する。
- 認知症の症状によって見落とされがちとなる身体の状態を正しくキャッチする。
- 認知症を患うことによって患者に降りかかる危険性を予測し、対応策を考え実施する。
- 言って聞かせるのではなく、先まわりした環境調整が重要である。
- 患者の「できる機能」を奪わない。
- かかわり全般において、患者の自尊心を尊重し、その人らしさを維持できるよう配慮する。
- 家族の介護負担感に配慮した退院調整を行う。

〈文献〉
日野原重明・井村裕夫監修(2000). 看護のための最新医学講座13 認知症(pp.11-15). 中山書店.
松下正明・鎌田ケイ子監修(2003). 認知症高齢者の在宅ケア(pp.96-108, 156-162). 医学芸術社.
髙﨑絹子・水谷信子・水野敏子・高山成子編(2005). 最新老年看護学(pp.235-274). 日本看護協会出版会.

Ⅳ ケーススタディ

運動機能障害
15. 関節リウマチ

元木絵美

1 疾患・症状の特徴

①関節炎を中心とした全身性炎症性疾患

関節リウマチは、関節炎を主徴とする自己免疫疾患である。原因は確定されていない。しかし、関節リウマチ患者の血液にはリウマトイド因子（rheumatoid factor：RF）という自己抗体が検出され、遺伝因子を基盤とする異常な免疫反応が引き金となっていることがわかっている。そこに感染症やストレスなどの環境因子の影響が加わり発症すると考えられている。

関節炎は、何らかの原因で起こる関節滑膜の増殖が原因である。炎症によって産生されたサイトカインの作用でさらに滑膜は増殖し、関節包の肥厚や関節液の産生増加が起こり、関節の熱感・腫脹・圧痛が起こる。また炎症性サイトカインは破骨細胞を活性化するため、軟骨や骨の損傷が進む。このような関節炎が慢性的に繰り返され、関節機能障害に至る。

疾患の活動期には、微熱や易疲労性、倦怠感、食欲不振などの全身症状が現れる。罹患期間が長期になると、慢性的な炎症による貧血や、内服薬の副作用による血小板減少、骨粗鬆症などが起きるので注意が必要である。血管炎を伴う関節リウマチは、悪性関節リウマチとよばれ重篤な内臓病変を合併する。

②慢性的に寛解と再燃を繰り返す

関節リウマチの経過は、完治する場合もあるが、寛解と再燃を繰り返しながら少しずつ症状が進行する場合が最も多い。症状の経過型の分類を図Ⅳ-15-1に示す。

関節リウマチは適切な治療を行えば、進行を抑制したり症状を緩和することができる。しかし、なかには急速に症状が進行する場合もあるため、早期発見・早期治療が大切である。

関節リウマチの診断はアメリカリウマチ協会の基準を用いる（表Ⅳ-15-1）。

③対称性に関節の変形をきたす

関節症状は、両側対称性に起こるのが特徴である。炎症を起こした関節は運動が制限される。つまり、炎症による痛みを避けるため、関節は屈曲位（関節容量を最大にして関節包の膨隆を最小にするため）になる。症状が進行すると、関節周囲の軟骨や骨が破壊されて骨性硬直を起こし、

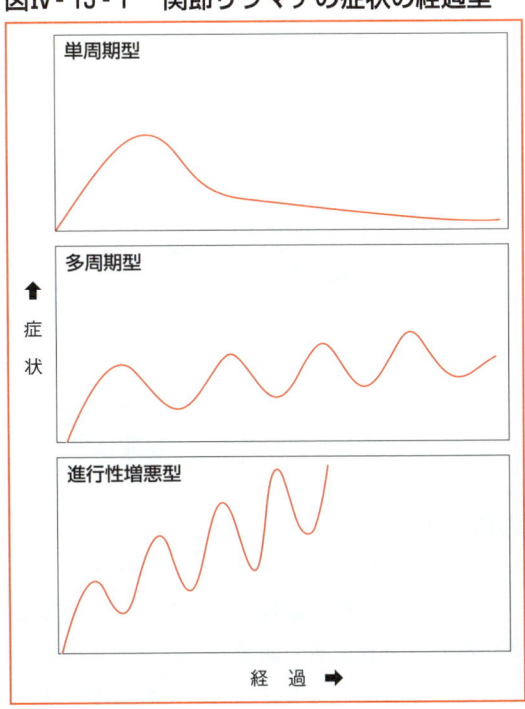

図Ⅳ-15-1　関節リウマチの症状の経過型

（単周期型／多周期型／進行性増悪型）

図Ⅳ-15-1　関節リウマチの分類基準

① 1時間以上つづく朝のこわばり（6週間以上持続）
② 3つ以上の関節炎（軟部組織の腫脹または、関節液の貯留）（6週間以上持続）
③ 手関節、中手指節関節（MCP）または近位指節関節（PIP）の関節炎（6週間以上持続）
④ 対称性の関節炎（6週間以上持続）
⑤ リウマトイド結節（皮下結節）
⑥ 血清リウマトイド因子陽性
⑦ 手のX線像の変化

＊7項目中4項目が該当すると慢性関節リウマチと分類される。

アメリカリウマチ協会、1987年改訂

図Ⅳ-15-2　関節リウマチによる手指の変形

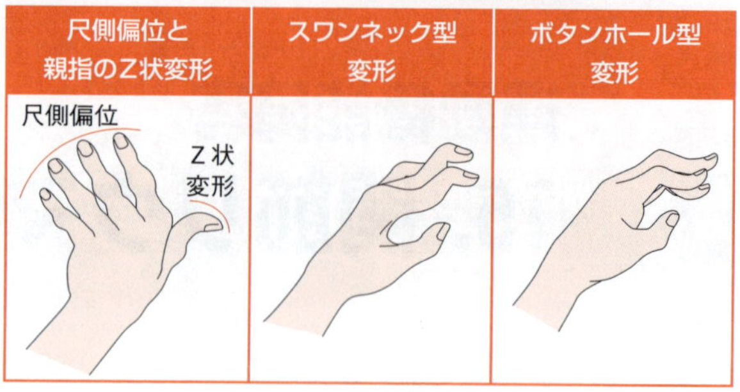

尺側偏位と親指のZ状変形	スワンネック型変形	ボタンホール型変形

変形した関節になる。関節炎はどの関節にも起きる可能性があるが、初期の関節症状は中手指節関節（MCP）、近位指節関節（PIP）に好発する。関節リウマチによく認められる手指の変形を図Ⅳ-15-2に示す。

手指関節以外にも、手関節は必ずといってよいほど障害され、手根管症候群（正中神経圧迫）に至ることが多い。

膝関節や足関節、足趾関節の変形は、姿勢保持や歩行動作に影響を与える。膝関節が屈曲位になると、立位時に体のバランスをとるために股関節も屈曲位となり、骨盤前傾・腰椎前彎が強まりリウマチ患者特有の姿勢となる。

脊椎の障害はまれだが、第1頸椎（環椎）と第2頸椎（軸椎）が亜脱臼を起こすことがある。症状としては、頸髄が圧迫されることによるしびれや痛み、脱力感、運動障害が上下肢に現れる。

2 関節リウマチ患者の看護の概要

関節リウマチは、寛解と再燃を繰り返しながら少しずつ症状が進行する場合が多い。病勢や進行の程度により看護のポイントは変化する。

①寛解期

疾患活動性が低下しても、薬物やリハビリテーションなどの治療を継続し、再燃期に備える必要がある。自覚症状の観察のし方や症状を悪化させない療養法、薬の管理など、患者のセルフケア能力にあった自己管理の方法を具体的に考え教育する。また、家族や周囲が患者の療養にどのくらい協力できるのかを確認し、必要なら社会資源の利用を考えていかなければならない。

症状が落ち着いている時期であっても、精神的なストレスは病状を悪化させる。そのため、患者はどのように自分の疾患を理解しているか、どのようなことに不安を抱いているのかについて把握し、必要に応じて精神的支援を行う。

②再燃期

疾患の活動性が高まる時期である。関節の痛み、腫脹、こわばり、全身倦怠感、微熱などが自覚症状として出現するので、全身症状の観察と苦痛症状への援助を行う。さらに安静と活動のバランスをとり、関節の保護や筋力低下を予防する。

薬剤の種類や量を変更して症状をコントロールしていくので、患者が薬剤の効果や正しい内服時間を理解できるように説明することが重要である。免疫抑制剤やステロイド剤の服用により呼吸器感染症や腎障害が生じる場合もある。副作用や合併症の可能性を考えた全身の観察が必要である。

今までできていた日常生活動作が困難になると、患者は他人に頼らなければならない「情けなさ」や今後の不安を強く感じる。患者に抑うつ症状が現れることも多い。このような患者の気持ちについて話し合い、患者が病気とつきあっていく方法を見出せるように援助することが大切

である。患者の対処行動は、各個人のライフステージや価値観によって異なるので、患者のニーズに合わせて援助方法を変化させなければならない。

3 事例の展開

Sさん、女性、47歳

診断名：関節リウマチ
身長159cm、体重56kg
職業：パートタイムでスーパーのレジ係をしている
家族構成：夫と子ども2人（22歳、19歳）の4人暮らし。家族関係は良好である
既往歴：42歳、関節リウマチ

入院までの経過

42歳の時、強い倦怠感と微熱が続き、両手指や手関節に疼くような痛みを感じ、病院を受診したところ関節リウマチと診断された。薬物療法（内服）により症状が軽減したため、自己判断で通院と内服を中断した。

ここ数か月、22歳の娘が1人暮らしを始めるための準備や、夫の昇進など身体的にも精神的にもストレスフルな状況にあった。数か月前より再び微熱や全身倦怠感が出現し、数日前より両手指、手関節、膝関節の痛みが急激に増強した。

入院時の情報

関節リウマチの再燃が考えられた。
体温37.6℃、脈拍90回/分、血圧140/64mmHg。
血液データ：白血球9300/μL、赤血球$3.4×10^4$/μL、HB 8.6 g/dL、ALT 38 IU/L、AST 28 IU/L、BUN 11 mg/dL、Cr 0.9 mg/dL、TP 5.6 g/dL、CRP 15.4 mg/dL、赤沈（1時間値）84mm。
両膝関節に痛みと熱感を認める。
腫脹は右膝関節より左膝関節に強く認める。左膝は関節穿刺によって白色混濁・漿液性の関節液を20mL認めた。
X線検査では、膝関節に軟骨の破壊像を認めた。
膝関節の可動域は、右膝関節20～90°、左膝関節20～70°であった。中手指節関節（MCP）、近位指節関節（PIP）には、すでに軽度の変形を認める。

入院時の情報

左膝関節にヒアルロン酸ナトリウム（アルツ®）の関節内注射が行われ、抗リウマチ薬（リマチル®）、ステロイド薬（プレドニン®）、痛みをコントロールするために非ステロイド抗炎症薬NSAIDs（ロキソニン®）が開始された。貧血に対してはフェロミア®が開始された。
2週間後の血液検査において炎症所見は軽快してきており、膝関節の熱感も軽減してきている。痛みは内服薬でコントロールできている。現在は平坦な廊下はゆっくりと歩行器歩行が可能となっている。しかし、両膝痛は荷重によって増強し、膝関節は常に軽度屈曲した状態である。その他の日常生活動作（食事・更衣・入浴動作など）は自立している。
患者は「いつ痛くなるのかわからないのが辛い。朝起きた時、痛みが強くなっていないか、いつも心配」と予測がつかない症状に対する不安をもらしながらも、「もう痛みも楽になったので早く退院したい。夫や子どもがいるので家を長く留守にできない」と退院を焦っている様子がある。

現在の患者情報からSさんにどのような看護援助が必要か、問題点とそれに関する情報を集めてアセスメントし、具体的な援助を考えていく。

1. 問題点

①膝関節の炎症による痛みがある。
②貧血や倦怠感など、炎症による全身症状がある。
③予測がつかない症状に対する不安がある。

④薬物療法に伴う副作用が出現する危険性がある。

2. 関連する情報からのアセスメントとケアプラン

問題点① 膝関節の炎症による痛みがある。

関連する情報

①-1 入院後の血液検査において炎症所見は軽快してきている。また、発熱もなく、膝関節の熱感も入院時に比べて軽減している。

①-2 入院時にあった両膝関節の痛みは、関節内注射や内服薬の効果がありコントロールできてきている。現在歩行器歩行が可能となっているが、歩行時の荷重で両膝の痛みが増強する。痛みのため、膝関節は常に軽度屈曲した状態である。

①-3 入院時のＸ線検査では、膝関節軟骨の破壊像を認めた。膝関節の可動域は、右膝関節20～90°、左膝関節20～70°である。その他、中手指節関節（MCP）、近位指節関節（PIP）に変形を認めるが、日常生活動作（食事・更衣・入浴動作など）は自立している。

アセスメント

関連する情報①-1、①-2より、関節炎症に起因する痛みは軽快してきていると考えられる。しかし、入院時のＸ線で膝関節の骨破壊が起こっていることがわかっており、骨破壊に起因する痛みが歩行時出現している。

膝関節の可動域制限があり、痛みの程度により歩行動作も不安定である。特に移動時、転倒のリスクが高い。

ケアプランの立案

●**ケアプラン1**：バイタルサイン、痛む部位と程度、腫脹、熱感を観察し、それらの症状の悪化がどのような状況で起こっているのか観察する。

●**ケアプラン2**：痛みが強い時は、坐薬などの頓服薬で疼痛コントロールを行う。腫脹や熱感に対しては、冷湿布や冷罨法で症状の緩和を図る。関節の炎症症状が強い時には、無理に運動は行わず安静にするよう指導する。

●**ケアプラン3**：転倒予防としてベッドサイドの環境整備を行い、移動時はスリッパではなく靴を履くよう指導する。

●**ケアプラン4**：特にこわばりの強い朝は、関節の動きが悪いため転倒しないよう注意が必要であることを説明する。さらに変化するＳさんの移動動作を観察し、適切な移動手段を判断する。

アセスメント

関連情報①-3より、入院生活においては日常生活動作が著しく障害されているわけではない。しかし、このまま可動域が改善しなければ、退院後の生活において支障が出てくることが予測できる。

痛みや安静保持による運動量の低下は、大腿四頭筋などの下肢筋力低下や、膝関節・股関節の屈曲拘縮につながり、膝関節の伸展不足を助長する。また、下肢筋力が低下すると、関節の負担が増強する。

ケアプランの立案

●**ケアプラン5**：医師・理学療法士と相談し、痛みがでず翌日疲れが残らない程度のリハビリテーションを実施する。現在はまだ軽度の炎症や痛みがある時期なので、ベッド上でできる大腿四頭筋のセッティング運動（図Ⅳ-15-3）を行う。また、1日30分のうつぶせ寝で股関節の伸展位を保持する訓練を行う。

●**ケアプラン6**：安楽のために下腿や膝窩部に座布団やタオルを敷いている場合は、日中はできるだけそれらを除去し、膝関節の伸展位保持に努めるよう説明する。

●**ケアプラン7**：痛みがありながらリハビリテーションを行っていくことは、患者にとってとて

図Ⅳ-15-3　大腿四頭筋のセッティング運動

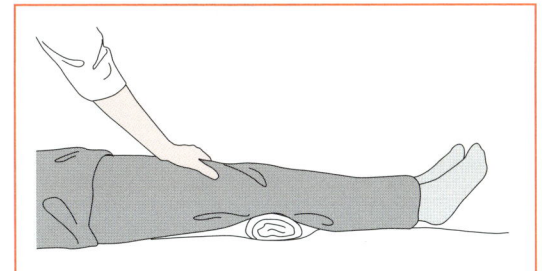

① 仰臥位となり、踵部を床につけたまま膝窩部を床に5～10秒間押さえつける。
＊膝窩部にタオルを丸めて置くと意識しやすい。
② 大腿四頭筋が収縮することを確かめながら、はじめは10回程度から開始する。
③ 徐々に回数を増やし、痛みが出ず、翌日に疲れが残らない回数実施する。

も不安なことである。リハビリテーションを行う意義をSさんにわかりやすく説明し、リハビリテーションに対する意欲や不安を確認する。また、坐薬を使用して痛みのコントロールを行ってから訓練を実施するなどSさんと一緒にリハビリテーションの計画を立てる。

問題点❷ 貧血や倦怠感など、炎症による全身症状がある。

関連する情報

②-1　入院時は、体温37.6℃、白血球9300/μL、HB 8.6g/dL、CRP 15.4 mg/dL、赤沈（1時間値）84mmと高い炎症反応が出ていた。また赤血球3.4×10⁴/μL、HB 8.6g/dL、TP 5.6g/dLは低値で、全身の消耗が認められた。

②-2　入院後の血液検査では、赤血球3.6×10⁴/μL、HB 8.9g/dLと改善している。患者も楽になったと言っている。

アセスメント

関連する情報②-1、②-2より、貧血や低蛋白症は、慢性的な炎症により生じていると考えられる。貧血の状態は改善してきているがま

だ低値であり、抗リウマチ薬の副作用で貧血が助長される危険もある。

現在、呼吸・循環・腎機能には問題がない。しかし炎症が増強すれば、その他の臓器障害が生じる危険もある。継続した観察が必要である。

ケアプランの立案

●**ケアプラン1**：バイタルサイン、全身症状、関節の炎症症状、血液検査データを関連づけながら観察する。特に貧血症状は、少しずつ進行する場合は症状を自覚しにくいので注意が必要である。

●**ケアプラン2**：休息とバランスのよい食事を心がけ、体力の回復を図る。

問題点❸ 予測がつかない症状に対する不安がある。

関連する情報

③-1　今回の症状悪化の引きがねは、娘の1人暮らしの準備や夫の昇進など身体的・精神的なストレスが考えられる。また、仕事はスーパーのレジ係で身体を冷やす仕事である。

③-2　入院後症状が軽快した時、患者は「いつ痛くなるのかわからないのが辛い。朝起きた時、痛みが強くなっていないかいつも心配」と予測がつかない症状に対する不安をもらしながらも、「もう痛みも楽になったので早く退院したい。夫や子どもがいるので家を長く留守にできない」と退院を焦っている様子がある。

③-3　患者は5年前に関節リウマチと診断されたが内服治療により症状が軽減したため、自己判断で通院と内服を中断した経験がある。

アセスメント

関連する情報③-1、③-2、③-3より、Sさんの不安は疾患の性質、療養方法、症状の見方

について十分理解できていないことから生じていると考えられる。

● ケアプラン1：医師が説明した内容を確認した上で、Sさんが自分の病気をどのように理解しているか、どのようなことが不安なのかを聴く。

● ケアプラン2：関節痛の程度が増強する、関節のこわばりが強くなる、関節の熱感や腫脹がある、関節の運動が困難になるという症状は、関節リウマチの症状が悪化しているサインである。Sさんが自分の症状の悪化に気づき、対処していけるよう、関節リウマチの経過や症状悪化のサインを説明する。

● ケアプラン3：症状が悪化した時には早めに休養をとる、冷える場所での立ち仕事をデスクワークに変える、家事を家族に手伝ってもらうなど、Sさんが行える対処法を一緒に考える。

● ケアプラン4：日ごろから体を冷やさない、関節に負担をかけない、精神的ストレスをためないことを意識して療養する必要があることを説明する。

アセスメント

関連する情報③-2よりSさんは、家族の負担になりたくないという思いをもっていることが予測できる。

ケアプランの立案

● ケアプラン5：退院後のSさんの生活環境、仕事量を確認し、それらに対して家族の協力はどの程度得られるのかを確認する。

● ケアプラン6：患者会やリウマチ教室への参加を勧め、同じ疾患の患者と情報交換できる場を提供する。

● ケアプラン7：Sさんが利用できる社会資源はないか確認する（表Ⅳ-15-2）。どのサービスも

表Ⅳ-15-2　Sさんが利用できる可能性のある医療保障と福祉制度

- 身体障害者福祉制度（肢体不自由）
- 介護保険
- 難病患者等居宅生活支援事業
- 医療費控除
- 高額療養費制度

申請しなければサービスを受けられない。また、申請しても実際に利用できるまで時間を要するものが多いため、患者の状態を予測して早めに利用を勧める。

問題点❹ 薬物療法に伴う副作用が出現する危険性がある。

関連する情報

④-1　患者は5年前に関節リウマチと診断されたが内服治療により症状が軽減したため、自己判断で通院と内服を中断した経験がある。

④-2　入院時の血液データは、白血球9300/μL、赤血球3.4×104/μL、HB 8.6g/dL、ALT 38IU/L、AST 28IU/L、BUN 11mg/dL、Cr 0.9g/dL、TP 5.6g/dL、CRP 15.4mg/dL、赤沈（1時間値）84mm。

アセスメント

関連する情報④-1より、Sさんは内服を自己中断した経験があるため、今回の内服再開をどう受けとめているか、薬の自己管理に対する意欲はどうか確認する必要がある。

抗リウマチ薬は、一般的に約1～3か月使用しないと十分な効果がでないため、副作用を観察しながら長期間の服用する必要がある。Sさんに内服を継続する必要性を理解してもらう必要がある。

ケアプランの立案

● ケアプラン1：Sさんが薬の効果を正しく理解し、指示通り確実に内服していくことができるよう援助する。

●**ケアプラン2**：ステロイドと抗リウマチ薬は指示通り内服する必要があるが、非ステロイド抗炎症薬は関節の炎症や痛みの程度に合わせて減量してもよいことを説明する。非ステロイド抗炎症薬を増減した場合は、それを記録し、必ず医師・看護師に報告するよう説明する。

アセスメント

抗リウマチ薬やステロイド薬は、薬によって様々な副作用が出現するので注意する。関連する情報④-2の入院時血液検査において貧血を認めるが、白血球の低下、肝臓（ALT、AST）や腎臓（BUN、Cr）の機能低下は認めない。

ケアプランの立案

●**ケアプラン3**：ステロイド薬や抗リウマチ薬の内服は易感染状態を引き起こす。また、関節リウマチは自己免疫異常によって起こる疾患である上、今は炎症による消耗状態にあり感染症にかかりやすい状態といえる。熱型に注意し、環境や身体の清潔に努める。

●**ケアプラン4**：ステロイド薬の長期内服は、ステロイド性骨粗鬆症を引き起こす。またSさんが骨粗鬆症を起こしやすい原因として、骨破壊によるカルシウム代謝や痛みによる運動量の低下も考えられる。カルシウムの摂取を心がけ、カルシウム吸収のためにビタミンDを活性化させる日光浴や、関節の負担にならない程度のリハビリテーションを実施する。

●**ケアプラン5**：いつもと違う症状がある時は、すぐに報告するよう説明する。また、副作用の中にはすぐに身体症状として現れないものもあるため、継続した身体の観察が必要であることを説明する。

アセスメント

非ステロイド抗炎症薬は、消化管出血をしばしば引き起こす。また、慢性的な関節炎や抗リウマチ薬の副作用によっても貧血をきたすことがあるので、貧血症状には注意する。入院時の血液検査においては、著しい貧血症状は認めない。

ケアプランの立案

●**ケアプラン6**：血液検査においてはHbやRBC、Htの推移を今後もチェックする。患者の自覚症状においては胃痛などの消化器症状や、ふらつき・浮遊感などの貧血症状の有無に注意する。

〈文献〉
延永正（1991）．リウマチケアハンドブック―具体的なケアと診療の実際．南江堂．
尾岸恵三子（2003）．関節リウマチのある患者の看護相談室．医歯薬出版．
Salter,M.（1997）／前川厚子訳（1992）．ボディ・イメージと看護．医学書院．
寺山和雄・辻陽雄監修（1999）．標準整形外科学 第7版．医学書院．

Ⅳ ケーススタディ

排泄機能障害
16. 排尿機能障害

織田浩子

1 排尿機能障害の概要

　排尿機能障害とは、多くの理由により蓄尿・尿排出による問題が生じた場合と、尿排出ができない場合とがある（西村，2003）。排尿機能障害は、泌尿器科疾患だけでなく、子宮がん、直腸がんなど骨盤内手術後の神経因性膀胱、尿失禁など排尿障害の問題を抱えている人も多い。また、手術侵襲だけでなく、慢性疾患であるパーキンソン病、糖尿病、脳血管障害、脊髄損傷などによる排尿機能障害も認められる。

　排尿機能障害の症状には、頻尿、尿失禁、排尿困難、神経因性膀胱など多くのものがある。

2 事例の展開

T氏、男性、58歳

診断名：直腸がん（ステージⅡ）
職　業：会社役員

入院までの経過

　検診で直腸腫瘍の疑いがあり受診した。検査結果で直腸がんと診断され、手術目的で消化器外科病棟へ入院した。腫瘍の位置が肛門より1cmの位置にあることから、直腸切除・永久人工肛門を造設する必要があると医師から説明があった。

　T氏は永久人工肛門を造設することには抵抗を示すが、命には代えられないと同意され手術を受けた。術後の経過は良好で、術後2日目に尿道留置カテーテル抜去となった。尿道留置カテーテル抜去後5時間後に排尿を試みてもらうが、30mL程度排尿がみられるものの、下腹部に張り感があるため導尿を実施し、400mLの残尿を認めた。

　術後創痛コントロールのための硬膜外持続チューブが留置されていることから、排尿障害もあると考えられた。本人の希望もあり、硬膜外チューブ抜去まで再度、尿道留置カテーテルを留置した。硬膜外チューブ抜去後、尿道留置カテーテルを抜去するが、やはり自尿はほとんどなく、導尿が必要であった。翌日泌尿器科を受診し、本手術による神経因性膀胱と診断され、自己導尿の指導を受け、自己導尿技術を取得し退院した。

　T氏は退院後3週間で職場復帰していたが、退院4週間後に39℃台の発熱があり受診し緊急入院した。

　血液データCRP5.0mg/dL、WBC10000/mm^3、尿検査の結果尿白血球多数であることから腎盂腎炎と診断され、抗生薬投与の治療開始となった。導尿で500mLの残尿あり、尿混濁がみられた。

1. アセスメントのための情報収集

①メカニズムを理解する

a）骨盤内手術後の神経因性膀胱

直腸がんは、直腸周囲組織を広汎に切除する所属リンパ節の郭清が行われる。リンパ節郭清が行われる際、交感神経が切除される。さらに、副交感神経から構成される骨盤内臓神経と交感・副交感神経から構成される骨盤神経叢が切除または損傷される。これらの神経は、手術による損傷が起こった場合には膀胱の収縮力が落ち、尿が貯留しても尿意が不明確となる。しかし、急性期を過ぎると徐々に改善していき、腹圧を加えることで排尿できるようになる。

また、直腸が切除されることによる膀胱の変形、後屈、膀胱壁の損傷や癒着も排尿障害の原因ともなりうる。

b）退院後の腎盂腎炎

残尿が多く膀胱に尿が停滞することにより細菌が増殖し、逆行性感染を起こし発症する。

②T氏の体験を傾聴し理解する

a）ストーマ交換だけでなく自己導尿も行っていることが本人の負担になっている

「ストーマの交換だけで大変なのに、まさか尿まで出ないと思わなかった。先生に手術前から尿が出にくくなるとは言われていたけど、自分がなるとは思っていなかった。今回もこんなに熱が出ると思わなかった」

b）自己導尿の手技は取得しているが、カテーテル挿入時痛みがあり実施に抵抗がある

「最初は毎回看護師さんに尿の管を入れてもらって、出してもらわないとならなくて、情けなかった。自分で尿を取るのは怖かったけど、迷惑をかけなくていいと思ったから少し安心した。自己導尿することは痛みがあるので怖かったけど、今は自己導尿をすることは難しくはない。今も少し痛みがあるからあまりしたくない」

c）排尿が自分らしくできないことにより情けないと思っている

「最初に尿の管を抜いた後、全然自分ではおしっこに行きたいとは思っていなかったのに、下腹が張って看護師さんに管で取ってもらったら400mLもたまっていた。びっくりした。痛み止めの管のせいかもしれないと言われて、痛み止めの管が抜けたら出るものだと思っていた。でも出なくて、その時は本当に情けないと思った」

d）退院後自尿が増え、導尿回数を自己判断で減らしている

「退院して2週間は自宅にいた。その時は、導尿を4回くらいしていた。最初は全然自分では出なかったけど、少しずつ出るようになってきたから、尿が自分でたくさん出たなと思ったら管で取らない。尿がたまっている感じは少しあるけど、今もあまりよくわからない。今は仕事もしているし、職場で導尿なんかできないから寝る前にしているかな」

e）排尿記録をつけていない

「最初は導尿の記録もしていたけど、いまは寝る前だけだから記録はつけてない。水分も尿が出るのであまりとっていなかった」

2. 気になったこととその理由

気になったこと① 発熱、脱水による苦痛が強い状態である。

現在尿路感染急性期であり、検査データK値5.0Eq/dL、尿比重1.032、高熱・口渇があり、入院前から食事、水分が取れていないことから脱水状態である。また、尿路感染に伴う高熱、脱水など、身体的苦痛の軽減だけでなくセルフケア不足を補う必要がある。

気になったこと② 自己導尿を継続して実施することができない。

T氏が間欠自己導尿を継続できなかった理由をアセスメントしていきたい。

間欠自己導尿は、清潔操作で行うものであるが、導尿の手技によって感染することはほとんどないことが利点とされている。しかし、導尿間隔が不適切になり長時間膀胱内に尿をためたままにしておくと、膀胱過伸展、感染などを起こすことが問題である。T氏の場合、自己導尿手技を確認すると手技自体には問題はなく、長

表Ⅳ-16-1 「気になったこと」からケアプランへ

気になったこと	アセスメント	ケアプラン
発熱、脱水による苦痛が強い状態である。	検査データや、高熱・口渇があり入院前から食事、水分が取れていないことから脱水状態である。 尿路感染に伴う高熱、脱水など、身体的苦痛の軽減だけでなくセルフケア不足を補う必要がある。	高熱など身体的苦痛を軽減し、セルフケアを補う。
自己導尿を継続して実施することができない。	長時間導尿しなかったことによる尿路感染を発症したと考えられる。 自己導尿に対して「情けない」など否定的な思いがある。否定的な思いから水分摂取など自己導尿の注意点も気にかけることができずにいる。	自己導尿を継続し、尿路感染が予防できるよう支援する。
排尿障害があること・自己導尿を行うことにストレスを感じている。	ストーマだけでなく排尿の機能まで低下していることから、自己のイメージが変化・低下している。排泄はプライベートで羞恥心の高いことであり他人に相談できることではなく、不安や恐怖を抱えている。	精神的サポートを行う。

時間導尿していなかったことによる尿路感染と考えられる。

また、間欠自己導尿の利点は、カテーテルの留置や蓄尿袋の必要がないため、患者の行動をあまり妨げず、また外見の変化も起こらない点である。欠点は、定期的な導尿を必要とするため、常に導尿セットを携帯する必要がある。

T氏の場合、間欠自己導尿であることから職場復帰することもできた。しかし、職場では場所はあるが導尿をする気にはなれないと、社会の中で自己導尿を行うことに抵抗があったと思われる。

また、時間の制限や痛みなどの苦痛だけでなく、自己導尿に対して「情けない」など否定的な思いがあることから実施しないことが多いと考えられた。この否定的な思いから自己導尿の注意点も気にかけることができず、水分摂取などが行えていない状態であると推測できる。そして自己導尿が実施できていないことから、排尿記録を書くことができていないと思われる。

気になったこと❸ 排尿障害があること・自己導尿を行うことにストレスを感じている。

中・高齢者が排尿障害をもった場合は、これまでに獲得した自律性やアイデンティティが揺らぐことになる（萩原、2002）。T氏の場合もストーマだけでなく排尿までも人間らしい機能が低下していることから、自己のイメージが変化・低下している状態であると推測できる。排泄は非常にプライベートで羞恥心の高いことであり他人に相談できることではなく、不安や恐怖を抱えている状態であると考えられる。

3. ケアプランの立案

これまでのT氏の体験とアセスメントからT氏のケアプランを立案する。

●**ケアプラン1**：高熱など身体的苦痛を軽減し、セルフケアを補う。

・高熱に対して、冷罨法、医師の指示に従って薬剤の使用、輸液の管理を行う。
・高熱で自己導尿が行えない場合は、看護師が実施する。
・食事摂取ができていないことから、摂取できるような全粥など食事内容の工夫をする。
・保清など不足しているセルフケアを補う。

●**ケアプラン2**：自己導尿を継続し、尿路感染を予防できるよう支援する。

①自己導尿の技術・知識を再確認する。
・再度自己導尿の手技を確認し、うまく行えていることは認める。痛みに関しては潤滑剤（ゼリーなど）を多く使用することを説明する。
・今回の尿路感染の原因について説明し、T氏

のこれまでの自己導尿実施について一緒に振り返り、さらに何が起こったかを考える。
・導尿を行う回数を設定し、排尿記録を記入してもらい排尿パターンを知ってもらう。この時に排尿記録の重要さも説明する。その上で、導尿の時刻を一緒に決定していく。定期的な導尿を基本とし、水分摂取量、利尿作用のある飲み物摂取後など時間的尿量の変化があることを説明する。
・尿量確保のために水分摂取の必要性を説明し、尿の性状（色、量、混濁、臭いなど）の確認する方法を説明する。
・カテーテル挿入の痛みが続く場合は受診するように説明する。

②退院後も自己導尿を継続して行えるよう生活の調整を行う。
・自宅と職場でどのように実施しているのか確認し、困難な点などを確認する。
・導尿の管の種類を提示し、T氏の生活にあったものを選択できるよう話し合う。
・職場で行えない理由を確認し、職場でどのように調整すれば導尿が行えるか一緒に考える。
・外来看護師（できればプライマリナース）とも連携をとり、退院後電話訪問や、外来受診時排尿記録をもとにT氏と振り返りを行い、改善点を話し合う。

● ケアプラン3：**精神的サポートを行う。**
・これまでの辛かった思いなどを共感する。
・排泄の問題は孤独であること、不安であること、困惑していることは当然であることを伝え、いつでも相談にのることを説明する。
・困った時はいつでも対応できるよう外来・病棟の連絡先を伝えておく。

＊

ここでは、神経因性膀胱のある患者を取り上げたが、排尿機能障害のある患者のケアは共通して、技術の取得、感染予防などが重要となってくる。また、それらだけでなく社会の中での調整、精神的サポートを行い、患者のQOL維持・向上できるよう援助していく必要がある。

〈文献〉
石井範子・阿部テル子編(2002)．イラストでわかる基礎看護技術 ひとりで学べる方法とポイント(pp.116-120)．日本看護協会出版会．
西村かおる(2003)．ケースで納得．排尿障害のケア．Urological Nursing, 72, 8-13.
西沢理(2000)．神経因性膀胱障害．西沢理・松田公志編，NEW泌尿器科学(pp.147-152)．南江堂．
西沢理(2001)．神経因性膀胱．吉田修編，ベッドサイド泌尿器科学―診断・治療編 改訂第3版(pp.295-301)．南江堂．
野崎祥子(1999)．排尿障害のメカニズム．看護技術，45(11)，1158-1164
萩原綾子(2002)．排尿自立のための精神的サポートの必要性．看護技術，48(2)，172-176．
大科宣子(2002)．間欠自己導尿法の適応と指導．看護技術，48(2)，166-171．
齋藤亮一(2004)．CIC（清潔間欠導尿）と残尿測定．Urological Nursing, 9(8), 765-767.
坂元敦子(2005)．排尿困難への対応．がん看護，10(6)，531-534．
田中純子(2004)：こうすればうまくいく！CIC指導．Urological Nursing, 9(2), 164-167.
豊田美和(1999)．間欠自己導尿を行う患者への指導と管理．看護技術，45(11)，1152-1157．
和田攻(2004)．実践臨床看護手技ガイド―手順に沿って図解した手技のすべて(pp.315-317)．文光堂．

IV ケーススタディ

排泄機能障害
17. 排便機能障害

神戸朋子

1 排便機能障害の概要

①排便機能障害の特徴

人間は、生理機能の観点から考えると、誰もが生きていくために必ず物質の代謝というものを行っている。その物質代謝を行った結果生じる不要な老廃物は、さまざまな形で体外へと排泄されていくが、「排便」はその中でも大きな役割を担っているといえる。

しかし、排便機能障害により、その不要な老廃物を体外に排泄する機能が障害されるということは、人間の生命をも脅かされているということを意味している。

②排便機能障害患者の看護

排便機能障害患者の看護は、人間の生理的な部分への働きかけが必要であるため、援助を行う際は排便のメカニズムを理解しておかなければならない。

排便のメカニズムとは、図IV-17-1に示すようなものである。

日本人が抱く「排泄」のイメージは、けっしてよいものではなく、不潔や不快の感覚、また介助者への羞恥心や遠慮が強く存在することは事実である。

また、排便は個々の主観的なものであるが、排便機能を支配している神経が障害されたり、精神的に緊張していたり、薬剤の過剰な使用などにより、自分の意思に反して排便行動をとってしまうこともある。

そのため、患者に排便の援助が必要となる際には、患者の心情をくみ、プライバシー(音、臭い、露出など)を十分に保護した上で行う必要がある。そして、準備から片づけまでを考慮し、排便のケアを行う必要がある。

排便機能障害はさまざまな要因が関連しあって起こっているため、1つの要因に対して1つのケアのみを行うのではなく、複数のケアを組み合わせながら排便機能障害を緩和していく必要がある。

排泄と食事の関連は非常に深いため、排便機能障害により生じる食事摂取機能への影響も十分考慮した上で援助していく必要がある。看護師は、患者に起きている排便機能障害を、身体的・精神的・社会的な側面から総合的に理解した上で、その人のライフスタイルを尊重できるような働きかけが重要になってくる。

図IV-17-1 排便のメカニズム

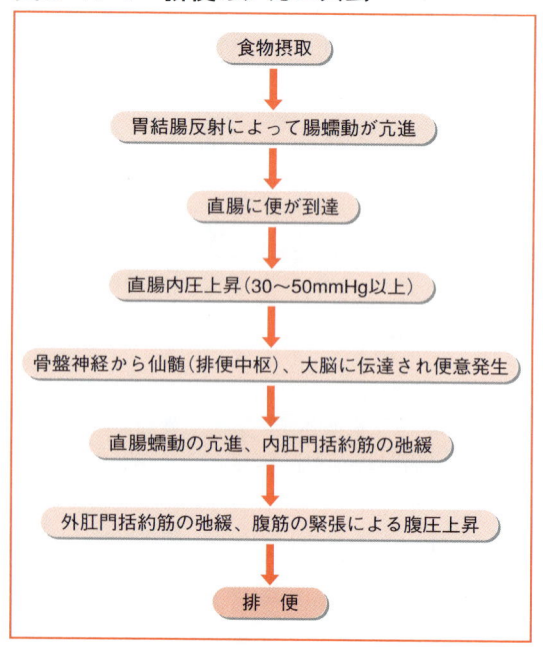

食物摂取
↓
胃結腸反射によって腸蠕動が亢進
↓
直腸に便が到達
↓
直腸内圧上昇(30〜50mmHg以上)
↓
骨盤神経から仙髄(排便中枢)、大脳に伝達され便意発生
↓
直腸蠕動の亢進、内肛門括約筋の弛緩
↓
外肛門括約筋の弛緩、腹筋の緊張による腹圧上昇
↓
排便

2 事例の展開

U氏、男性、56歳

診断名：高血圧性脳出血
既往歴：高血圧症、高脂血症（いずれも内服自己中断）

入院までの経過

U氏は、52歳より高血圧症と高脂血症を指摘され内服治療中であった。しかし、自覚症状がないため55歳の時から内服を自己中断していた。今回、仕事中に突然意識障害、右半身不完全麻痺が出現、緊急入院となった。検査の結果、高血圧性脳出血と診断され、脳室ドレナージが施行された。術後の血圧は160～180 mmHgとコントロール不良であり、ベッド上での安静臥床が必要であった。そのため、排泄行為もベッド上で行うよう医師より指示が出されていた。

この1週間は血圧120/60 mmHg前後と安定し、徐々に車椅子移乗が可能となった。頭痛は自制内であり、現在鎮痛剤の服用はしていない。食事は全量摂取できており、栄養状態、電解質のバランスに問題はみられない。

最終排便は5日前、摘便と新レシカルボン®坐薬挿肛にて硬便～普通便を中等量排泄、その後はラキソベロン®を就寝前に10滴ずつ服用し、排便コントロールを行っていたが、腸蠕動音は低下しており、まだ排便はみられていない。

またU氏は、看護師に身のまわりの世話をしてもらうことに対し申し訳なさを感じており、排尿回数を減らすため、なるべく水分摂取を控えていた。

入院時の状態

BP：120/64 mmHg
HR：64/分
BT：36.8℃
尿量：650 mL／日
尿比重：1.040

1. アセスメント

①便秘の原因を知る

便秘の原因は、運動不足、不規則な排便、精神的ストレス（緊張、不安など）、感覚神経－運動神経の障害、低蛋白、低カリウム血症、脱水、鎮痛剤の過剰な使用など、さまざまな要因が考えられる。

また、悪性疾患や器質的疾患が原因となることもある。急性の便秘や原因がはっきりしない場合は、刺激の強い排便処置を行うことは非常に危険であるため、消化管の検査を行うなどして原因を追及する必要がある。

U氏の場合は、脳血管障害による感覚神経－運動神経の障害、長期安静臥床による運動不足、脱水が原因となって便秘が起きているものと考えられる。

②排便コントロールの重要性

感覚神経－運動神経の障害から起こる便秘に対しては、機能の回復が望めないこともあるため、便秘薬でのコントロールが必要となってくる。

また、長期臥床による運動不足、つまり筋緊張の低下、腸管運動の低下から起こる便秘に対しては、急性期治療の1つでもある血圧コントロールが最優先となるが、この1週間は血圧120/60mmHg前後と安定しており、徐々に離床の段階へと移行している。そのため、血圧の変動に注意を払いながら、可能な範囲で運動・日常生活行動を取り入れる必要がある。

また、尿量650mL/日、尿比重1.040というデータから、脱水傾向にあることが考えられる。この脱水から起こる便秘に対しては、U氏の精神的な側面への働きかけと同時に、こまめに水分摂取を促す、飲水できる環境を整えるなどの働

きかけが必要となってくる。

いずれにおいても、便秘が持続し、排便時に努責をかけ頭蓋内圧を急激に上昇させると、再出血・脳ヘルニアを引き起こす危険性も高くなるため、U氏にとって排便コントロールは重要であると考える。

2. ケアプランの立案

●ケアプラン1：腹部のアセスメントを行う。

便秘の観察は、患者の主観的な部分に頼りがちであるが、患者の「出ている」という訴えだけではなく、排泄物の量や形状など具体的な情報収集を行うと同時に、聴診や触診による便秘のアセスメントが重要となる。

まず、問診を行った後、聴診を行い腸蠕動音を確認する。1か所2～5分間聴診し、正常ならば5～15秒間に1回聴診することができる。次に、打診・触診を行い、ガス貯留の有無、便塊の有無を確認し、腹部のアセスメントを行う。

また、腹部のアセスメントは便秘ケアの前だけに行うのではなく、便秘ケアを行った後にも聴診・打診・触診を行い、便秘ケアに対する評価を行う。

●ケアプラン2：水分摂取を促す。

長期臥床患者は容易に水分摂取できる状況でないことも多く、便も硬化しやすい。

U氏のように、嚥下障害や水分制限がない場合は、十分な水分摂取（1日1500～2000mL）を促す必要がある。しかしこの場合、U氏はまだ56歳と若く、看護師に排泄ケアされることに対して羞恥心や遠慮が強く存在しており、そのため水分摂取を控えていたという背景がある。

ここでは、こまめに水分摂取を促す、飲水できる環境を整えるという働きかけだけでなく、排泄ケアを行う際の精神的な側面への働きかけ（十分に患者と話し合い、患者が不快を感じず、楽な気持ちで安心して看護師に依頼できるような関係づくりと環境づくりなど）も必要である。

●ケアプラン3：離床を促す。

U氏は血圧コントロール不良の期間もあり、安静臥床することが治療となっており、積極的な離床を図ることが困難な状況であった。

そのため、U氏は、長期臥床による運動不足、つまり筋緊張の低下、腸管運動の低下から便秘を引き起こしていた。脳血管障害の患者に対しては、意識が清明となり全身状態が安定しているかを的確に判断し、早期に機能訓練を実施したり患者の活動レベルにあった排泄行動へと移行させる技術が求められる。

U氏の場合は、血圧の変動に注意を払いながら、可能な範囲で運動・日常生活行動を広げていくことが必要であった。

例えば排便習慣を身につけるために、毎日時間を決めて便器に座る習慣をつけることや、車椅子移乗やベッド上坐位の時間を徐々に増やすことで、腹筋を鍛え重力作用を最適にすることも重要である。その他、清拭や足浴、洗髪、食事、排泄などの日常生活行動を通して、可能な限り体動を促したり、外部刺激による血液循環を促し、腸蠕動を促していくこともできる。

●ケアプラン4：腹部マッサージをする（p.199「腹部マッサージ」参照）。

長期臥床により、消化管運動が低下しているため、直接腹壁にマッサージを行うことで腸蠕動の亢進を促す。看護者が施行するだけでなく、機能訓練の目的で患者に手技を説明し、疲労を感じない程度に、時間を決めて実施するよう促す。また、家族にも手技をマスターしてもらい、退院後も継続できるように働きかけていく。

●ケアプラン5：腰背部の温罨法を行う。

腰背部を温めることによって腹部の血流が増えること、また仙髄神経（排便中枢）を刺激することで腸蠕動が亢進する。腰背部の温罨法は、排便のメカニズムから胃内に食物が入り胃結腸反射によって腸蠕動が亢進する時間帯（食後1～2時間）に行うと効果的である（表Ⅳ-17-1、図Ⅳ-17-2）。

表Ⅳ-17-1　腰背部温罨法の手順

手　順	確認事項とポイント
①70℃程度に温めた蒸しタオルを4〜5枚用意する。 ②保温効果を持続させるため、蒸しタオルはすべて重ね、それをビニール袋で覆う。 ③患者の衣服を脱がせ腰背部を十分に露出し、バスタオルで覆う。 ④第2〜第5腰椎が中心となるよう、②を患者の腰背部に貼用する（図Ⅳ-17-2）。 ⑤患者に布団を掛け、5〜10分を目安に患者の様子を観察しながら実施する。	●腸管出血や腹部の炎症がある場合は禁忌となるため、事前のアセスメントが必要である。 ●皮膚の抵抗力が低下している場合や神経障害がある場合は、患者の皮膚状態を細かく観察し、熱傷に注意しながら行う必要がある。

図Ⅳ-17-2　蒸しタオル貼用部位

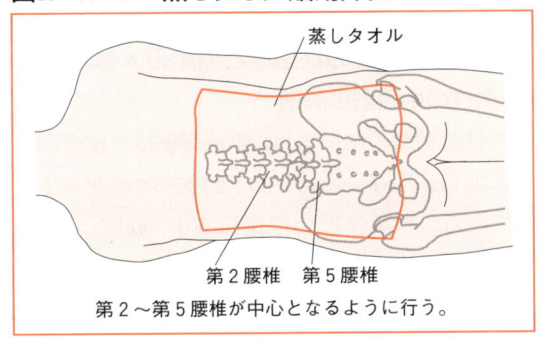

第2〜第5腰椎が中心となるように行う。

● **ケアプラン6**：便秘薬の調整をする（p.199「便秘薬」参照）。

　長期臥床患者に多いのは弛緩性便秘であり、その弛緩性便秘には膨張性下剤、刺激性下剤が用いられる。ここでは、5日前に摘便と新レシカルボン®坐薬で排便がみられ、その後ラキソベロン®（就寝前10滴）でコントロールを行っているが、腹部のアセスメントに応じた便秘薬の調整を行うことができていない。ラキソベロン®内服後、翌日になっても腸蠕動音の亢進がなく、排ガス・排便がみられないようであれば、前日の内服量に2〜3滴増量する。また、その翌日も排便がなければさらに2〜3滴増量していく。

それでも排便がなければ、摘便と新レシカルボン®坐薬を用いながら、排泄物が軟便〜普通便となるよう、徐々に排便のリズムを整えていく。

浣腸は腸粘膜への刺激が強く頭蓋内圧を亢進させるため発症直後は避ける。

＊

ここでは、多くの長期臥床患者にとって問題となる「便秘」に対し、必要と考えられる看護援助について述べてきた。しかし、それ以前に便秘が起きないよう予防的な観点からかかわっていくことが重要である。

そのため、食物繊維を含んだ食事の摂取、十分な活動と休息、十分な水分摂取、精神的ストレスの軽減、規則的な排便習慣の確保などが必要となってくる。

また、今回示した技術は、便秘予防にも、便秘解消にも効果のある技術であるため、状況に応じて知識と技術を応用していくことをすすめたい。

〈文献〉
深井喜代子・阪本みどり・大倉美穂（2002）．便秘のケアのエビデンス．臨牀看護，28(13)，2125-2136．
菱沼典子・平松則子・春日美香子他（1997）．熱布による腰背部温罨法が腸音に及ぼす影響．日本看護科学会誌，17(1)，32-39．
下平唯子（2003）．消化器系に問題をもつ人の看護．山崎智子監修，成人看護学，明解看護学双書5(pp.374-404)．金芳堂．

Ⅳ ケーススタディ

18. 性機能障害

井沢知子

1 性機能障害の概要

成人期の患者にとって、性機能障害は医療者が想像する以上に深刻な問題となっていることが多い。しかしながら、現在の日本の病院施設では、あまり性機能障害に関して相談を受けるという環境は充実しているとは言いがたい。

医療従事者の中では、生命の延長を重視するあまり、患者の性に関する問題は軽視しがちである。ここでは、性機能障害の中でも男性患者に生じる問題と、患者のQOLを重視した看護ケアを中心に取り上げる。

①男性の性機能障害

勃起障害はED (erectile dysfunction)と表現され、「性交の機会の75％以上で勃起が不十分なために挿入が不可能なもの」と定義されている(日本性機能学会)。男性の基本的な性機能には、勃起のほか、射精、絶頂感(オーガズム)、性欲などがあり、このいずれかに障害が起こり性生活に支障をきたした状態を性機能障害と呼ぶ。性機能障害の要因については表Ⅳ-18-1に示すとおり、大まかには器質性と心因性に分けられる。

②男性の性機能の仕組みと勃起のメカニズム

a) 男性の生殖器の解剖

男性の通常の生殖器は、陰茎海綿体と尿道海綿体に血液が少ないためペニスは柔らかく垂れ下がっている。精巣は低い位置にあり、膀胱、恥骨、前立腺、精嚢などで構成される(図Ⅳ-18-1)。

b) 人間の性反応

人間の性反応を、欲求相・興奮相・オルガズム相・解消相の4段階で表すことができる。

●欲求相

性的活動についての空想および性的活動をし

表Ⅳ-18-1 勃起障害の分類

器質性	Ⅰ. 血管性(動脈性・静脈性・混合性)
	Ⅱ. 神経性
	Ⅲ. 解剖学的
	Ⅳ. 内分泌性
心因性	Ⅰ. 一般的
	A：無反応型 (1. 一次性性的興奮の欠如 2. 加齢に基づく性的興奮の低下)
	B：抑制型　慢性的な肉体関係障害
	Ⅱ. 状況型
	A：パートナー関連型 (1. 特定の関係では興奮しない　2. 特定の好みにより興奮しない　3. パートナーとの葛藤で中枢性の抑制)
	B：行動関連型 (1. 他の性機能障害と関連 2. 予期不安)
	C：精神的な苦痛や適応に関連　1. 否定的な感情や大きな出来事に関連

ISIR (国際インポテンス学会)

図Ⅳ-18-1 男性の生殖器の解剖

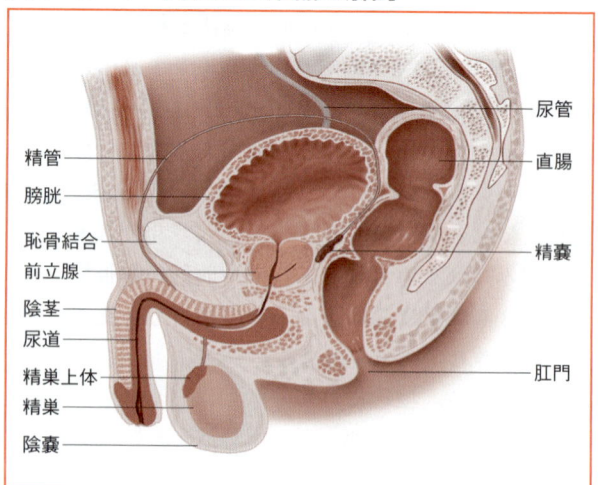

(尿管、直腸、精嚢、肛門、精管、膀胱、恥骨結合、前立腺、陰茎、尿道、精巣上体、精巣、陰嚢)

図Ⅳ-18-2　勃起の仕組み

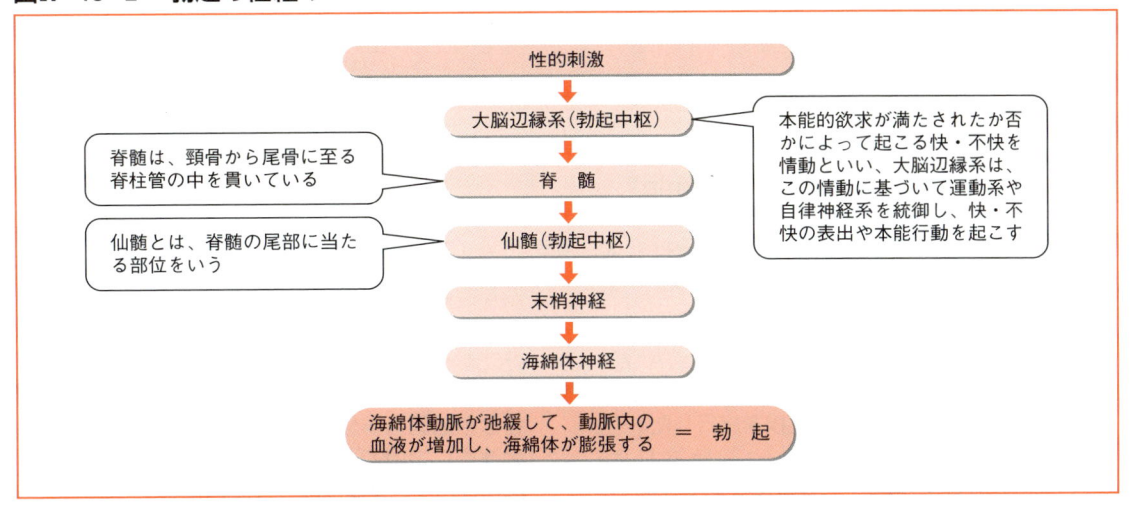

```
                        性的刺激
                           ↓
脊髄は、頸骨から尾骨に至る   大脳辺縁系（勃起中枢）    本能的欲求が満たされたか否
脊柱管の中を貫いている  →    ↓                         かによって起こる快・不快を
                           脊　髄                    情動といい、大脳辺縁系は、
                           ↓                         この情動に基づいて運動系や
仙髄とは、脊髄の尾部に当た    仙髄（勃起中枢）          自律神経系を統御し、快・不
る部位をいう          →    ↓                         快の表出や本能行動を起こす
                           末梢神経
                           ↓
                           海綿体神経
                           ↓
              海綿体動脈が弛緩して、動脈内の
              血液が増加し、海綿体が膨張する  ＝ 勃　起
```

たいという欲求からなっている。性的欲求と愛情との関連は深く、より相手への強い愛情があると強い欲求を感じることが多く、性的欲求と愛情とを強く結びつけるのは女性のほうが多いといわれている。

●興奮相

陰茎海綿体と尿道海綿体に血液が充満し、ペニスは勃起する。精巣もまた充血・拡張し、オルガズム直前に会陰に向かって上昇する。陰嚢表層部の平滑筋層は厚みを増し、収縮する。

勃起のメカニズムを詳しく説明すると、まず、大脳辺縁系にある勃起中枢や視覚や聴覚、イメージなどによる性的刺激を受け、この刺激が脊髄の仙髄に至り、ここにある勃起中枢を興奮させる。この興奮は末梢神経を経由して陰茎に至り、陰茎動脈を拡張させ、その動脈血が陰茎の海綿体に流入することで勃起が起こる。

勃起は、左右1対の陰茎海綿体と1つの尿道海綿体からできている。海綿体は、血液を貯留したり、流出したりするスポンジのような構造をもっている。勃起とは、陰茎に血液が一時的に貯留され、膨張して硬くなった状態（主に陰茎海綿体が硬くなる）をいい、この時、外側にある陰茎静脈は、圧迫され閉塞した状態になっている。性的興奮が去り、再び陰茎静脈が開放され陰茎海綿体から血液が流出していけば勃起が治まる（図Ⅳ-18-2）。

この海綿体の働きをコントロールしているのが海綿体神経、この神経にはアセチルコリン、VIP（血管の平滑筋を弛緩させる作用をもつ物質）、NO（一酸化窒素）などの勃起を促す信号物質と、ノルアドレナリン、NPY（血管の平滑筋を収縮させる作用をもつ物質）などの勃起を鎮める信号物質が含まれている。バイアグラ®（一般名はシルデナフィル）はNOの働きを活発化することで勃起を増進させる。

●オルガズム相

男性の場合2段階から成る。第一段階は、前射精段階（emission）と呼ばれ、射精するのがもう我慢できないという感じをもつ。前立腺、輸精管、貯精嚢が収縮し、後部尿道に精液を集める。第2段階では、会陰筋と球海綿体筋が収縮し、精液を放出する。尿道も収縮する。

●解消相

性反応周期の最終段階である。局部的な性特有の生理学的反応や体全体が通常の状態にもどり、性的刺激に対する全般的な身体反応は急速に減少する。男性では、膨張していた睾丸がもとにもどり、通常の位置に下がる。ペニスはオルガズムの直後約半分に縮小し、30分以内にもとの大きさにもどる。

❷ 事例の展開

W氏、男性、59歳

診断名：前立腺がん（adenocarcinoma）
職　業：タクシードライバー
家族構成：妻と子ども2人（長女22歳社会人、長男15歳中学生）の4人家族

受診までの経過

57歳時に、人間ドックで血液中のPSA（前立腺特異抗原）値の上昇（6.1）の異常を指摘され、精密検査のため前立腺生検を施行した。
検査の結果、前立腺がんと診断された（T1cN0M0）。術後、男性機能が低下する可能性について医師より説明されたうえ、神経温存の前立腺全摘術が行われた。術後体動時に尿漏れがみられることがあるが、経過は良好であった。
退院して術後2か月後より、外来診察時、患者は主治医に排尿障害などの訴えとともに勃起障害についての悩みを打ち明けていた。医師よりバイアグラ®が処方された。

1. アセスメント

W氏は、前立腺全摘出術の手術を行ったことにより、術操作で勃起に深く関与する海綿体神経や周囲の血管の損傷により、ダメージを受け勃起障害を起こしていると考えられる。したがって、器質的な要因が深く関与している。しかし、がんの術後であるというさまざまな身体的・精神的苦痛から、性へ関心の低下や、欲求の減退などの心因性な要因も影響していると思われる。

2. ケアプランの立案

性生活に関する問題は非常にプライベートな内容であるため、患者の羞恥心を十分に理解した上で対応する。性の問題については、単に身体症状のことだけではなく、患者のボディイメージや自尊心、さらにはパートナーとのコミュニケーションや人間関係全体を含めた包括的なものだという点に留意しなければならない。医療者が性の相談を受ける際の指標として、医療者がかかわる際には、以下の3つの点に留意することが大切である。
①答えを与えるのではなく、当事者が答えを見つけることを支援する。
②安易な一般化を避ける（性のあり方はカップルによって異なる）。
③専門家の立場で個人的意見を押しつけない。

看護ケアとしては、自分の力量に応じて段階的にかかわっていくことが大切である。
Annonは性機能障害に関する医療者のかかわり方について表Ⅳ-18-2にあるようなPLISSITモデルを開発した（Annon, 1976）。このモデルにそって看護ケアを考えていく。
このPLISSITモデルの特徴は、性相談を段階的にとらえ、多くの患者に共通する基本的情報提供のレベルと、より個別的で専門的な対応を要するレベルとを区別して考えられている点である。医療者がいきなり性のエキスパートとなることを求められているのではなく、まずは基本的な情報提供のみを伝えることから始めればよい。
第1段階であるP（permission、許可：性相談を受けるというメッセージを出す）では、医療者はまず「性の相談を受ける」というメッセージを示すことである。患者は、性の問題については、自分だけで抱え込んでいる場合が多いため、相談窓口があるだけで安心する。性相談を受ける場合では、プライバシーを確保できる場所でじっくりと患者の体験を聴くことが求められる。
第2段階であるLI（limited information、基本

表Ⅳ-18-2　医療者が段階的に関与するためのPLISSITモデル

P	permission（許可：性相談を受けるというメッセージを出す）
LI	limited information（基本的情報の提供）
SS	specific suggestions（個別的なアドバイスの提供）
IT	intensive therapy（集中的治療）

的情報の提供）では、治療に伴う性的合併症の基本的な情報を提供することである。この患者の場合では、前立腺全摘出術を受けているため、勃起に関与する海綿体神経の損傷が起こる可能性がある。そのため術後の合併症として起きていることを説明することが大切である。

また、術後医師よりバイアグラ®が処方されているため、その作用と適切な使用方法などを説明する必要がある。このような基本的な情報提供は、院内で統一した患者指導用パンフレットなどを用いて誰にでも理解できるように準備しておくとよい。

第3段階であるSS（specific suggestions、個別的なアドバイスの提供）では、より個別対応が求められる。患者の性生活のヒストリーや患者が性に関してどのようにとらえているのかを理解し、またパートナーとの関係性なども踏まえた介入が必要である。

最終段階であるIT（intensive therapy、集中的治療）になるとより性のエキスパートに介入を示すため、専門家に紹介するなどの資源を利用する。

〈文献〉
American Cancer Society編(1999)，高橋都・針間克己訳(2002)．がん患者の幸せな性―あなたとパートナーのために．春秋社．
Annon, J.S. (1976). BEHAVIORAL TREATMENT OF SEXUAL PROBLEMS/brief therapy (pp.43-47). Harper & Row.
針間克己(2004)．人間の性反応を理解する．ターミナルケア，14(5)，356-359．
長谷川潤(2000)．勃起障害(ED)．秋元成太・西村泰司編，泌尿器科ベッドサイドマニュアル(pp.276-281)．医学書院．
石井延久(1999)．勃起障害(インポテンス)．別冊NHKきょうの健康　これだけは知っておきたい泌尿器の病気，3，112-118．
高橋都(2004)．がん患者のセクシャリティー―問題点の整理とケアの可能性．ターミナルケア，14(5)，349-355．

本書で使われている略語一覧

A

ABI	ankle brachial pressure index	足関節と上腕の血圧の比＝API
ABR	auditory brainstem response	聴性脳幹反応
ADL	activities of daily living	日常生活動作
AIDS	acquired immunodeficiency syndrome	後天性免疫不全症候群
ALB	albumin	アルブミン
ALT	alanine aminotransferase	アラニンアミノトランスフェラーゼ＝GPT
API	ankle pressure index	足関節と上腕の血圧の比＝ABI
AST	aspartate aminotransferase	アスパラギン酸アミノトランスフェラーゼ＝GOT
ATP	adenosine triphosphate	アデノシン3リン酸

B

BMI	body mass index	体格指数、体重(kg)×身長(m)^2
BNP	brain natriuretic peptide	脳性ナトリウム利尿ペプチド
BUN	blood urea nitrogen	血液尿素窒素

C

Ca	serum calcium	血清カルシウム
Ccr	creatinine clearance	クレアチニン・クリアランス
CO	cervical orthosis	頸椎装具
COPD	chronic obstructive pulmonary disease	慢性閉塞性肺疾患
CPK-MB	creatine phosphokinase myocardial band	CPKアイソザイム
Cr	creatinine	血清クレアチニン
CT	computed tomography	コンピュータ断層撮影

D

D-Bil	direct bilirubin	直接ビリルビン

E

EER	estimated energy requirement	推定エネルギー必要量
EPS	electrophysiologic study	電気生理学的検査
ERV	expiratory reserve volume	予備呼気量

F

FEV$_1$	forced expiratory volume in 1second	1秒量
FEV$_1$%	percentage FEV$_1$ of FVC(%)	1秒率
FIM	functional independence measure	機能的自立度評価法
FRC	functional residual capacity	機能的残気量
FVC	forced vital capacity	努力肺活量

G

GCS	Glasgow Coma Scale	グラスゴーコーマスケール
GOT	glutamic-oxaloacetic transaminase	グルタミン酸オキザロ酢酸トランスアミナーゼ＝AST

| GPT | glutamic-pyruvic transaminase | グルタミン酸ピルビン酸トランスアミナーゼ＝ALT |

H

hANP	human atrial natriuretic peptide	ナトリウム利尿ペプチド
HbA$_1$c	hemoglobin A$_1$c	グリコヘモグロビン
HDL	high density lipoprotein	高比重リポ蛋白
HIV	human immunodeficiency virus	ヒト免疫不全ウイルス
HPN	home parenteral nutrition	在宅中心静脈栄養法

I

IASM	integrated approach to symptom management	総合的症状マネジメントアプローチ
IC	inspiratory capacity	最大吸気量
ICG	indocyanine green	インドシアニングリーン
IRV	inspiratory reserve volume	予備吸気量

J

| JCS | Japan Coma Scale | ジャパンコーマスケール |

K

| K | kalium | カリウム |

L

| LDL | low density lipoprotein | 低比重リポ蛋白 |
| LSO | lumbosacral orthosis | 腰仙椎装具 |

M

MMSE	mini-mental state examination	せん妄をアセスメントするツール
MMT	manual muscle testing	徒手筋力テスト
MRA	magnetic resonance angiography	磁気共鳴血管造影
MRI	magnetic resonance imaging	磁気共鳴撮影
MRSA	methicillin-resistant Staphylococcus aureus	メチシリン耐性黄色ブドウ球菌

N

Non-REM	non-rapid eye movement	ノンレム睡眠
NRS	numeric rating scale	数字評定尺度
NSAIDs	non-steroid anti-inflammatory drugs	非ステロイド系抗炎症薬
NST	nutrition support team	栄養体策チーム

O

| OGTT | oral glucose tolerance test | 経口ブドウ糖負荷試験 |

P

P	phosphorus	リン
PAL	physical activity level	身体活動レベル
PCI	percutaneous coronary intervention	経皮的冠動脈インターベンション
PEF	peak expiratory flow	最大呼気流量
PEG	percutaneous endoscopic gastrostomy	経皮内視鏡的胃瘻造設術

PET	positron emission tomography	ポジトロンエミッション断層撮影
PMR	progressive muscle relaxation	漸進的筋弛緩法
PSP	phenolsulfonphthalein	フェノールスルフォンフタレイン
PT-INR	prothrombin time: International Normalized Ratio	プロトロンビン時間国際標準化比

Q

QOL	quality of life	生活の質、生命の質

R

RBC	red blood cell count	赤血球
REM	rapid eye movement	レム睡眠
RF	rheumatoid factor	リウマトイド因子
RI	radioisotope	ラジオアイソトープ
ROM	renge of motion	関節可動域
RV	residual volume	残気量

S

SEP	somatosensory evoked potential	体性感覚誘発電位
SLR	straight lag raising test	SLR（下肢伸展挙上）テスト
SMBG	self monitoring blood glucose	血糖自己測定
SMD	spina malleolar distance	棘果長
SOMI brace	stermo-occipital mandibular immobilizer brace	ソミーブレース
SPECT	single-photon emission computed tomography	単一光子放射型コンピュータ断層撮影
ST	speech therapist	言語聴覚士
SWM	Semmes-Weinstein monofilament	モノフィラメント

T

T-Bil	total bilirubin	総ビリルビン
TG	triglyceride	トリグリセリド
TI	thallium	タリウム
TLC	total lung capacity	全肺気量
TMD	trochanter malleolar distance	転子果長
TP	total protein	総蛋白
TT	thrombo test	トロンボテスト
TV	taidal volume	1回換気量

V

VAS	visual analog scale	視覚アナログ尺度
VC	vital capacity	肺活量
VEP	visual evoked potential	視覚誘発電位
VLDL	very low density lipoprotein	超低比重リポ蛋白
VRE	vancomycin-resistant Enterococcus faecium	バンコマイシン耐性腸球菌
VRS	verbal rating scale	言語を用いる尺度法

W

WHO	World Health Organization	世界保健機関

索引

欧文索引

A

ABI ... 5
ABR ... 67
ADL ... 238
 ──評価法 ... 238
AIDS ... 330, 331
ALB ... 58
ALT ... 58
API ... 5
AST ... 58
ATP ... 48

B

BMI ... 41, 126, 128, 191, 192, 193
BNP ... 49
BUN ... 56

C

Ca ... 56
CC_5誘導 ... 39, 40
Ccr ... 55
CM_5誘導 ... 39, 40
CO ... 247
COPD ... 272
CPK-MB ... 50
CPKアイソザイム ... 50
Cr ... 56
CT ... 62, 67
C型慢性肝炎 ... 299

D・E

D-Bil ... 58
DSM-Ⅳ診断基準 ... 257
EER ... 191, 193
EPS ... 49
ERV ... 52

F

FEV_1 ... 54
FEV_1% ... 54
FIM ... 238
Frank-Starlingの法則 ... 278
FRC ... 52
Friedewaldの式 ... 61
FVC ... 54

G・H

GCS ... 14, 255, 257
GOT ... 58
GPT ... 58
hANP ... 49
Hb ... 32
HbA_{1c} ... 60
HDLコレステロール ... 61
HIV ... 330, 331
HPN ... 104

I・J・K

IASM ... 163
IC ... 52
ICG ... 58
IRV ... 52
JCS ... 14, 15, 255, 256
K ... 56
K式スケール ... 251, 252

L・M

LDLコレステロール ... 61
Levinの分類 ... 10
LSO ... 249
MMSE ... 257
MMT ... 228, 234
MRA ... 68
MRI ... 62, 63, 68

N

N95微粒子用マスク ... 267, 268
NASA誘導 ... 39, 40
NCICTC-AE ... 327
NMDA受容体拮抗薬 ... 173
Non-REM ... 135
NRS ... 165, 166
NSAIDs ... 171
NST ... 251

P

P ... 56
PAL ... 191
PCI ... 49
PEF ... 54
PEG ... 92
PET ... 68
pH ... 32
PLISSITモデル ... 361
PMR ... 209
PSP ... 55

R

RBC ... 56
REM ... 135
RF ... 343
RI ... 48
ROM ... 228, 230
RV ... 52

S

SaO_2 ... 32
SEP ... 67
SLRテスト ... 237
SMBG ... 30, 32
SMD ... 229
SOADスコア ... 257
SOMI brace ... 247
SPECT ... 68
SPECT像 ... 48
SpO_2 ... 32, 34
ST ... 123
SWM ... 223, 224

T

T-Bil ... 58
TG ... 61
think swallow ... 293
TI ... 48
TLC ... 52
TMD ... 229
TP ... 58
TV ... 52

| T字杖 | 243, 244 |

V

$\dot{V}_{25}$	54
$\dot{V}_{50}$	54
VAS	165, 166
Vaughan-Williamsの分類	129, 130
VC	52
vegitation	48
VEP	67
VRS	165, 166

X・Z

| X線 | 62 |
| Z状変形 | 344 |

その他

1回換気量	52
1型糖尿病	124, 303
1秒率	54
1秒量	54
24時間尿	55
2型糖尿病	124, 303
2動作	244
3動作	244
75gOGTT	59, 60
75g経口ブドウ糖負荷試験	59, 60
γ-グロブリン	58
％1秒量	54

和文索引

あ

アーチファクト	39
アイスマッサージ	288, 289, 291
アイソレーション	262, 264
亜急性甲状腺炎	313
アキレス腱反射	224
足のアセスメント	223
アセスメント・スコアシート（転倒・転落）	257, 258
アセトアミノフェン	171
圧窩	97
アデノシン3リン酸	48
アドヒアランス	333
アニソコリー	15
アルコール制限（高血圧）	125
アルツハイマー型認知症	121
アルブミン	58
アレルギー性浮腫	97
アロディニア	164
アロマテラピー	207, 208
安静	134

い

息こらえ嚥下	293
閾値測定（視覚）	111
意識	110
意識障害	12
ーーの評価	14
意識レベル	12
萎縮	21
異常呼吸	11
ーー音	13
異常心音	9
痛み	162
ーー刺激	114
ーー日記	167
ーーのスケール	165
ーーの評価（放射線療法）	177
ーーの分類	164
一過性微生物	265
移動	239
イブニングケア	137
イヤーピース	8
医療	153
ーー型ショートステイ	154
ーー機関	155
胃瘻	95
ーールート	92
飲酒（糖尿病）	127
飲水量	203
ーーチェックシート	203
インスリン	303
ーー自己注射	131, 132
ーー注射部位	133
ーー療法	131
インターフェロン	300
咽頭期（嚥下機能）	284, 285, 292
インドシアニングリーン	58
陰部清拭	216
陰部洗浄	216

う

ウイリアムス型（硬性コルセット）	249
ウェルニッケ失語	122
うがい	264, 265
迂回操作	122
うっ血性心不全	120
うつ熱	321
うなずき嚥下	293
運動	118, 228
ーー機能	62
ーー機能検査	62
ーー機能障害	343
ーー神経伝導速度	67
ーー性失語	122
ーー性失行	115
ーー麻痺	16

え

永久歯	25
衛生学的手洗い	265
栄養	92
ーー性浮腫	97
ーー摂取・代謝障害	284, 294, 299, 303, 308
腋窩温	17, 18
易感染性患者	262, 264
液体酸素	88
壊死（皮膚の）	22
エネルギー産生	190
エネルギー摂取量	192
エルゴメーター	46
エレファントノーズ固定	95
エレンタール	296
嚥下体操	288, 291
嚥下反射	285, 289
塩酸オキシコドン	170
塩酸モルヒネ	168
炎症（皮膚の）	22
炎症性腸疾患	92
炎症性浮腫	97
塩類下剤	199

お

黄疸 23
　　——の観察 24
　　——の原因 23
　　——の分類 23
オピオイド鎮痛薬 170
オフセット杖 244
オルガズム相 359
オルソクラッチ 244
音楽療法 207
温度覚 112
温度刺激 114

か

介護福祉士 151
介護保険 152, 154
　　——事業所 155
介護療養型医療施設 154
介護老人福祉施設 154
介護老人保健施設 154
概日リズム 113, 136
解消相 359
介助運動 235
咳嗽 264
階段昇降 79, 80, 81, 244
改訂長谷川式簡易知能評価
　　スケール 257
開放式吸引カテーテル 72
潰瘍 21
ガウン 268, 269
　　——テクニック 267
核医学検査 63, 68
拡張期血圧 2
角度付き長柄スプーン 250
隔離 262, 264
過呼吸 12
加湿器(酸素濃縮器) 89
下肢長 228, 229
過剰心音 9
画像検査(腎機能) 55
家族 183
　　——会 155
　　——支援 158
　　——社会学 183
　　——周期 184
　　——ダイナミクス 185

　　——の危機 184
　　——への援助 183
活動 133
家庭血圧 42, 43
家庭用血圧計 42
金沢大学式褥瘡発生予測
　　スケール 252
カナディアンクラッチ 244
痂皮 21
仮面高血圧 42
かゆみ 24
空嚥下 293
カリウム 56
カルシウム 56
簡易表現スケール 165, 166
がん化学療法 326
感覚 110
　　——機能障害 334
　　——神経伝導速度 67
　　——性失音楽 115
　　——性失語 122
がん患者 162
肝機能 57
　　——血液検査 57, 58
　　——障害 299
眼球結膜 24
環境因子(血圧・脈拍に影響
　　する) 6
環境音失認 115
環境整備 210, 261
間欠自己導尿 143, 144
間欠性跛行 5
観血的方法(血圧測定の) 2
看護要約 148
肝細胞 299
換算表(モルヒネ1日使用量)
　　171
肝性浮腫 97
乾性ラ音 13
関節可動域 228
　　——訓練 228, 230
　　——測定 230
　　——表示表 231
関節穿刺 64, 65
関節リウマチ 343
感染経路 263

感染症 330
感染予防 262, 327
感染予防策 262
感染リスク 262
浣腸剤 199
冠動脈スパズム 49
観念運動失行 115
観念性失行 114, 115, 117
がんの痛みの分類 164
肝庇護療法 299
柑皮症 24
肝兪 206, 207

き

記憶障害 114, 117
機械的下剤 199
着替え(呼吸法) 81, 82
気管吸引 72
気管支肺胞呼吸音 13
気管分岐部 73
危機管理 149
危機状態 149, 150
危機防止対策(転倒・転落) 259
起居移動(自助具) 250
既月リズム 17
キサントクロミー 63
義歯 24
器質性便秘 200, 201
基準体重 191
基礎代謝量 191
気道 73
機能訓練 153
機能性結節性甲状腺腫 313
機能的残気量 52
機能的自立度評価法 238
吸引 72
　　——圧(気管吸引) 73
　　——カテーテル 72
嗅覚刺激 114
丘疹 21
急性期深部静脈血栓症 120
境界域高血圧 5
境界域収縮期高血圧 5
胸式呼吸 11
狭心症 44
胸腹式呼吸 11

胸膜摩擦音	13
棘果長	229
局所性浮腫	96, 97
局面(皮疹)	21
居宅介護支援	154
居宅介護住宅改修	154
居宅療養管理指導	154
起立性低血圧	118, 119
亀裂	21
筋電図	67
筋力強化運動	228, 235
筋力判定基準	236
筋力評価	236

く

空間失認	115
空気感染	263, 264
空気感染対策ろ過マスク	267
空腸瘻ルート	92
空腹時血糖値	60
クスマウル呼吸	12
口すすぎ	265
口すぼめ呼吸	78
靴	226
靴下	226
クッシング現象	17
屈折計(尿比重)	204
くも膜下フェノールブロック	174
グラスゴーコーマスケール	14, 255, 257
クラッチ	243, 244
グリーフ	180
——ケア	180
グリコヘモグロビン	60
クリップセンサー	260
車椅子	239
——センサー	260
——体重計	41
クレアチニン・クリアランス	55
グローションカテーテル	107
クローズドシステム	105
クローン病	294
——における下痢	298

け

経管栄養法	92
経管栄養ルート	92
携帯用軽量酸素ボンベ	88, 90
傾聴	182
頸椎カラー	247
経鼻チューブ(経管栄養法)	93
——の挿入	94, 95
経皮的血行再建術	49
経皮内視鏡的胃瘻造設術	92
経鼻ルート	92
頸部前屈	197
痙攣性便秘	200
血圧	2
——計	2, 42
——測定	2, 3, 43
——測定(上腕での)	3
——測定(大腿部での)	3
——測定の体制	3, 43
——の重症度分類	5
血液検査	56
——(腎機能)	55
血液毒生	326
血管拡張(皮疹)	21
血管神経性浮腫	97
血行障害	120
血清クレアチニン	56
血清トランスアミナーゼ	58
結節	21
結滞	7
血糖	30, 59
——コントロール	32
——コントロール指標	60
——自己測定	30, 31, 32
——自己測定の実施条件	30
——自己測定の適応	30
——測定器	30
ケトン体	29
下痢(クローン病)	298
——(経管栄養時)	95
ケロイド	21
減塩(糖尿病)	127
健康教育	153
健康診査	153
健康増進	153
健康相談	153
健康のレベル	149
言語聴覚士	123
検査	44
健忘失語	121, 122

こ

更衣(自助具)	250
——のための動作	114, 117
抗ウイルス療法(C型慢性肝炎の)	299
抗うつ薬	173
高音性ラ音	13
抗菌物質(唾液中の)	25
口腔	24
——温	17
——期(嚥下機能)	284, 285, 291
——吸引	74
——ケア	114, 220, 221, 291
——ケア(経管栄養時)	95
——内の構造	25
——粘膜	25
——の観察	24, 25
後脛骨動脈	224
抗痙攣薬	173
高血圧	5, 42, 124, 125
高脂血症	61
膠質浸透圧	22
高次脳機能検査	114
甲状腺機能亢進症	312
甲状腺クリーゼ	313
硬性コルセット	249
構成失行	115, 117
酵素電極法	30
酵素比色法	30
好中球	325, 326
高張性脱水	98, 99
喉頭蓋谷	285
後頭葉脳梗塞	334
抗ヒスタミン薬	24
抗不安薬	173
抗不整脈薬	129, 130, 173
興奮相	359
硬膜外ブロック	174
肛門括約筋	200
肛門管	200
交流障害	39
効力比	169

五感 113, 114
呼吸 2, 10, 72
　——音 13
　——機能 50
　——機能障害 10, 272
　——困難 84, 273
　——困難緩和の方法 86
　——状態のモニタリング 293
　——数 11, 12
　——同調酸素供給器 87, 88
　——のリズム 12
　——法 207, 208, 273
　——補助筋 11
　——様式 11
　——練習 76
　——を楽にする体位 87
骨シンチグラフィ 62, 63
コデイン 171
ゴニオメータ 230
コミュニケーション 121
　——障害 338
コルセット 249
コルチコステロイド 173
コロトコフ音 4
混合型超皮質性失語 122

さ

サーカディアンリズム 113, 136
サージカルマスク 267, 268
最高血圧 2
最小血圧 2
最大吸気量 52
最大呼気流量 54
在宅介護支援センター 155
在宅酸素療法 87
在宅中心静脈栄養法 104
採便袋 141
坐位保持 113, 114
　——（車椅子） 240
坐剤 169
サチュレーション 32
擦式消毒用アルコール製剤 267
左右差（脈拍の） 7
左右失認 115
三脚杖 244
残気量 52

三叉神経ブロック 174
酸素解離曲線 34
酸素濃縮器 88
酸素療法 272
残存心筋 48
三大栄養素 127, 190

し

指圧 206
シーソー呼吸 11
視覚 110
　——刺激 114
　——性失認 115
　——誘発電位 67
耳管（聴診器の） 8
弛緩性便秘 200
色彩失認 115
刺激性下剤 199
刺激伝導系 44
試験紙（尿検査） 29
自己概念 151
自己管理ノート（血糖測定） 31
自己検脈 130, 131
自殺企図 182
四肢周径 228, 229
指示針（ピークフローメーター） 36
脂質・尿酸代謝障害 308
自助具 250
　——（食事用） 195
自助グループ 155
視診（呼吸状態の） 10, 11
姿勢修正（車椅子） 240
肢節運動失行 115
持続性吸気呼吸 17
市町村保健センター 155
市町村窓口 155
失語 121, 122
失行 114, 115
膝伸展挙上運動 235
湿性ラ音 13
失調性呼吸 17
失認 114, 115
失名詞失語 121, 122
自動運動 235
歯肉 25

　——溝 24
社会資源 151, 152
社会生活活動 194
社会的危機 150
社会的疎外 193
社会福祉協議会 155
尺側偏位 344
ジャパンコーマスケール 14, 15, 255, 256
シャント率 49
収縮期血圧 2
収縮期高血圧 5, 6
重症度分類（血圧の） 5
就寝儀式 137
住宅改造費補助 153
終末期 184
手指失認 115
手指消毒 265, 267
腫瘍シンチグラフィ 68
循環機能障害 278
準備期（嚥下機能） 284, 285, 291
消化・吸収障害 294
消化態栄養剤 93
小規模多機能型居宅介護 154
少呼吸 12
常在菌 265
上肢長 228, 229
小水泡音 13
小腸刺激性下剤 199
静脈血漿値 59
静脈性浮腫 97
ショートステイ 153, 154
触圧覚 224
食塩感受性 125
食塩制限（高血圧） 125
食後2時間血糖値 60
食事 190, 193
　——（自助具） 250
　——介助 195, 196
　——指導 124, 125, 126
　——のペーシング 293
　——用自助具 195
　——療法（高血圧） 125
　——療法（糖尿病） 124
触診（肝臓） 57, 59

――法（血圧測定） 4
褥瘡予防 251
食道期（嚥下機能） 284, 285, 292
食品交換表 127
食品分類表 129
食物形態 293
徐呼吸 12
除痛法 164
ショック体位 119
除脳硬直 16
除皮質硬直 16
徐放製剤 169
自律訓練法 209
自律神経 136
――作用剤 199
視力低下 111
心エコー 47
心音 2, 8
――聴取 8, 9
――聴取の体位 9
侵害受容性疼痛 164
心機能 44
――障害 2
心筋梗塞 44
――の心電波形 44
心筋シンチグラム 48
心筋電図 67
腎機能 55
寝具 210, 211
――選択基準（体圧分散） 252, 253
神経因性疼痛 164
神経機能 65
神経体液性因子 278
神経ブロック 172, 173, 174
進行性増悪型（関節リウマチ） 343
心雑音 9
心周期 8, 44
浸潤性下剤 199
腎生検 56
心性浮腫 97
腎性浮腫 97
振戦 10
心臓核医学検査 48

心臓カテーテル検査 49
身体活動 192
――の分類 192
――量 128
――レベル 191, 192
身体計測 228
身体失認 115
身体障害者手帳 152, 153
身体的危機 150
身体部位失認 115
身長計 42
身長測定 42
心電図 37, 44
――波形 40
――モニター 38
心拍数と脈拍数の同時測定 8
心肥大 278
心不全 278
神門 206, 207
心理的危機 150

す

髄液検査 63
髄液造影検査 63, 64
水銀層 2
水銀体温計 18, 19
水銀柱 2, 4
随時尿 55
推定エネルギー必要量 191, 193
水分出納 100, 203
水疱 21
水泡性ラ音 13
睡眠 135, 205
――・覚醒リズム 136
――時間 136
――習慣 136
――薬 205
――薬の副作用 206
スイングバー 260
頭蓋内圧亢進 14, 15
――症状 14, 15
スキントラブル（ストーマ） 141
スクイージング 84, 85
スケールベッド 41
ストーマ 138
――オリエンテーション 138

――ケア 138, 139, 140, 142
――ケアの日常生活 143
――サイトマーキング 139
――チェック表 142
スパイロメーター 50
スパイロメトリー 50
――の評価 54
スパズム 49
スポンジブラシ 221
スリル（振戦） 10
スワンネック型変形 344

せ

生活因子（血圧・脈拍に影響する） 6
生活活動動作 128
性機能障害 358
清潔 213
清拭 213
正常呼吸音 13
生体防御機能障害 17, 325, 330
成分栄養剤 93
精油 208
咳 86
赤外線センサー 260
脊髄液検査 65
舌 25
赤血球 56
摂取エネルギー量 126
摂食嚥下障害 284, 285
接触感染 263
舌苔 25
セッティング運動 235, 347
舌ブラシ 221
セデーション 177, 178
――の適応 178
――の分類 178
――の方法 179
セミファーラー位 94
セルジンガー法 69
セルフケア 124, 146
――能力（家族の） 183
洗顔（呼吸法） 83
潜血 29
先行期（嚥下機能） 284, 285, 291

全失語 122
全身清拭 214
全身性浮腫 96, 97
漸進的筋弛緩法 209
浅促呼吸 12
前頭側頭型認知症 121
全肺気量 52
洗髪(呼吸法) 83
せん妄 257
　──評価尺度 257

そ

騒音 210, 211
送気球 2
双極誘導法 40
装具 245
　──の分類 246
総合的症状マネジメント
　アプローチ 163
総コレステロール値 61
喪失体験(がん患者の) 182
総蛋白 58
早朝尿 55
総ビリルビン 58
相貌失認 115
ゾーンシステム 35, 36
測定(バイタルサインの) 2
　──部位(体温) 17
　──部位(脈拍) 6
足背動脈 224
足浴 225
組織検査(腎機能) 56
咀嚼器(嚥下機能)
　　　　　 284, 285, 291
ソックスエイド 250
速効製剤 169
側にいること(スナイダー) 182
ソミーブレース 247
損傷(皮膚の) 22

た

ダーメンコルセット 249
体圧分散 252
　──ケア基準 252, 253
　──寝具 252
体位(心音聴取の) 9

──(聴診の) 13
──(腹部マッサージの) 201
──ドレナージ 84, 85
──変換 254
退院指導 145
体液 92, 317
　──の組成 98
　──波動 57, 59
　──不均衡 317
体温 2, 17
　──計 19
　──測定 17
　──調整機能障害 321
　──のリズム 136
体外式カテーテル(在宅中心
　静脈栄養法) 104, 105, 106
対光反射 15
タイコス型アネロイド式血圧計 2
体重 41
　──計 41
　──計の種類 41
　──測定 41, 42
代償機能(心臓) 278
大水泡音 13
体性感覚誘発電位 67
体性痛 164
苔癬化 21
大腿四頭筋セッティング運動
　　　　　　 235, 347
大腿神経伸展テスト 237
大腸刺激性下剤 199
体内時計 136
唾液中の抗菌物質 25
濁音域 57, 59
打鍵器 224
多呼吸 12
多周期型(関節リウマチ) 343
打診(肝臓) 57, 59
　──(腹水) 57
脱水 98
　──の主な原因 99
　──の種類 99
　──の予防 100
　──への対処 100
多点杖 243
多尿 28

タリウム 48
痰喀出法 84
短下肢装具 245, 246
短期入所 153, 154
　──生活介護 154
　──療養介護 154
単極胸部誘導 44
単極肢誘導 44
端坐位での食事 196
短時間作用型(睡眠薬) 205
短周期型(関節リウマチ) 343
炭水化物 190
弾性ストッキング 120
弾性包帯 119
断続性ラ音 13
膻中 206, 207
蛋白質(栄養素) 190
　──(尿検査) 29

ち

地域包括支援センター 155
地域密着型サービス 154
チェーン・ストークス呼吸 12, 17
チェストピース 8, 10, 13
知覚障害 224
知覚神経ブロック 174
着衣失行 115
チュアバック型(硬性コルセット)
　　　　　　　　 249
注意障害 116, 118
注意力スクリーニングテスト 257
中間作用型(睡眠薬) 205
注射剤 169
中枢性過高熱 17
中枢性過呼吸 17
注入用ポンプ(在宅中心静脈
　栄養法) 104
超音波検査(腎機能) 55
聴覚刺激 114
聴覚性失認 115
長時間作用型(睡眠薬) 205
聴診器 8
聴診部位(胸部) 13
聴性脳幹反応 67
超短時間作用型(睡眠薬) 205
超皮質性感覚失語 121, 122

索引 371

貼付剤 169
直接ビリルビン 58
直腸温 17
直腸性便秘 200
直腸膨大部 200
鎮痛補助薬 172, 173
鎮痛薬 164

つ

通院 153
痛覚 112
通所介護 153, 154
通所リハビリテーション 153, 154
杖 242, 243, 244
 ——の調整 244
つまみ試験 99, 100
爪 225
 ——切り 226
 ——ヤスリ 226
ツルゴール反応 99

て

手洗い 264, 265, 266
低音性ラ音 13
デイサービス 153, 154
低体温 321
低張性脱水 98, 99
手押し車 243
笛声音 13
デジタル自動血圧計 2
手すり付きデジタル体重計 41
デマンドバルブ 87, 88, 90
デルマドローム 22
テレメーター 38
電気生理学的検査 49
転子果長 229
電子体温計 19
転倒・転落 255
 ——アセスメント・スコア
  シート 257, 258
 ——の危機防止対策 259
伝導失語 122
天然濃厚流動食 93

と

トイレセンサー 260

導管(聴診器の) 8
瞳孔 15
 ——不同 15
橈骨動脈での脈拍測定 7
同時失認 115
糖質 190
糖代謝障害 303
疼痛 162
 ——緩和 168
導尿セット 144, 145
糖尿病 120, 124, 222, 303
 ——神経障害 335
動脈血酸素飽和度 32, 34
同名半盲 334
糖類下剤 199
トーマステスト 237
特定施設入所者生活介護 154
特定福祉用具購入 154
特発性浮腫 97
徒手筋力テスト 228, 234
ドップラー聴診器 2
トランスアミナーゼ 301
トランスファー 241
トリグリセリド 61
努力呼気曲線 52
努力肺活量 53
トレッドミル 46
トレンデレンブルグ徴候 237
トロポニンT 50

な

内臓痛 164
ナイト型(硬性コルセット) 249
内部環境調節障害 312, 317, 321
内分泌機能障害 312
ナトリウム利尿ペプチド 49
軟性コルセット 249

に

ニーチャム混乱・錯乱スケール
 257
二次性高血圧 125
日常生活動作 238
日常的手洗い 265, 266
日内リズム 17
入浴介助 217, 218

入浴動作(呼吸法) 79, 81
尿 26
 ——検査(試験紙による) 29
 ——検査(腎機能) 55
 ——性状 27, 29
 ——素窒素 56
 ——糖検査 60, 61
 ——の観察 26
 ——培養検査 29
 ——比重 29, 204
尿量 27, 28, 203
妊娠性浮腫 97
認知 112
 ——機能障害 338
認知症 338
 ——対応型共同生活介護 154
 ——対応型通所介護 154

ね

ネフローゼ症候群 317
捻髪音 13
年齢別脈拍数 8

の

脳血管造影 68, 69
脳血流シンチグラフィ 68
嚢腫 21
脳性ナトリウム利尿ペプチド 49
脳槽シンチグラフィ 68
脳波 66
嚢胞 21
膿疱 21
ノンレム睡眠 135

は

バイオフィルム 220
肺音 13
 ——の分類 13
肺活量 52
肺気量分画 52
肺性副雑音 13
排泄 199
 ——機能障害 350, 354
バイタルサイン 2, 17, 293
排痰 273, 293
 ——機能障害 350

排便コントロール ……………… 355
排便障害 …………………… 354
肺胞呼吸音 ………………… 13
白衣高血圧 ………………… 42
歯ぐき ……………………… 25
バクテリアトランスロケーション
　………………………… 92
バセドウ病 ………………… 313
発熱 …………………… 17, 321
ハッフィング ……………… 86
話しことば ………………… 121
パニックコントロール …… 272
バネ付き箸 ………………… 250
ハム(交流障害) …………… 39
パルスオキシメータ …… 32, 34
バルンカテーテル留置セット … 101
斑 …………………………… 21
瘢痕 ………………………… 21
半消化態栄養剤 …………… 93
半側空間無視 …… 115, 116, 117
半側身体失認 ……………… 115
判定基準(肥満の) ………… 41
バンパー型胃瘻ボタン …… 92

ひ

ピークフロー ………… 35, 52
　──メーター ………… 35, 36
　──メーターの種類 …… 37
ビオー呼吸 ………………… 12
非オピオイド鎮痛薬 ……… 171
皮下埋め込み式ポート(在宅中心
　静脈栄養法) …… 104, 105, 108
光(環境整備) ……………… 211
　──の基準 ………………… 212
非観血的方法(血圧測定の) … 2
鼻気カニューレ …………… 89
鼻腔吸引 …………………… 74
皮疹 …………………… 21, 22
非ステロイド系抗炎症薬 … 171
悲嘆 ………………………… 180
　──のプロセス …………… 180
　──反応 …………………… 182
非肺性副雑音 ……………… 13
菲薄化(皮膚の) …………… 22
皮膚感覚 …………………… 111
皮膚症状 …………………… 22

皮膚の観察 ………………… 20
非ベンゾジアゾピン系睡眠薬
　………………………… 205
飛沫感染 …………………… 263
肥満 ………………………… 41
　──の判定基準 ……… 41, 128
百会 …………………… 206, 207
ヒューバー針 ……………… 108
標準12誘導法 ………… 44, 45
標準型車椅子 ……………… 239
標準肢誘導 ………………… 44
標準体重 ……………… 124, 126
病態失認 …………………… 115
表面筋電図 ………………… 67
糜爛 ………………………… 21
ビリルビン代謝経路 ……… 23
頻呼吸 ……………………… 12

ふ

フィッシュバーグ濃縮試験 … 55
フィットチェック ………… 268
フィラデルフィアカラー … 247
フィルター(酸素濃縮器) … 89
フェイススケール …… 165, 166
フェノールスルフォンフタレイン
　………………………… 55
フェンタニル ……………… 170
　──パッチ ………………… 171
腹腔神経叢ブロック ……… 174
副雑音 ……………………… 13
腹式呼吸 ……………… 11, 76
福祉事務所 ………………… 155
福祉用具貸与 ……………… 154
腹水 ………………………… 57
複数回嚥下 ………………… 293
腹部マッサージ
　……………… 199, 201, 202, 356
　──の体位 ………………… 201
腹部腰部交感神経ブロック … 174
服薬指導 …………………… 129
浮腫 …………………… 22, 96
　──の悪化予防 …………… 98
　──の観察 ………………… 22
　──の症状緩和 …………… 98
　──の分類 …………… 22, 97
婦人体温計 ………………… 19

婦人電子体温計 …………… 19
不整脈 ………………… 130, 131
不確かさ …… 155, 156, 180, 181
　──理論 …………………… 157
プッシュアップ ……… 240, 242
物体失認 …………………… 115
フットケア ………………… 222
ブプレノルフィン ………… 171
不眠 ………………………… 138
ブラグ(皮疹) ……………… 21
プラスチック製短下肢装具 … 246
フランク・スターリンの曲線 … 279
フランク・スターリンの法則
　…………………… 278, 279
ブレーデンスケール ……… 251
ブローカー失語 …………… 122
プローブ(パルスオキシメータ)
　…………………………… 32, 33
　──の種類 ………………… 33
フローボリューム曲線 … 50, 52, 54
分泌性浮腫 ………………… 97

へ

閉鎖式吸引カテーテル …… 72
ペインアセスメント・チャート … 163
ペインスケール ……… 164, 165, 166
　──の選択 ………………… 166
ペーシング(食事の) ……… 293
ベッドサイドマットセンサー … 260
ベッド上坐位 ……………… 197
ベッド用離床センサー …… 260
ヘパリンロック ……… 107, 109
ヘモグロビン ……………… 32
ベル型聴診器 ………… 8, 10
便 …………………………… 26
　──の色 …………………… 70
　──の観察 ………………… 26
便潜血反応検査 ………… 69, 70
便秘 ………………………… 355
　──(経管栄養時) ………… 96
　──の種類 ………………… 200
　──薬 ………… 199, 200, 357
変性(皮膚の) ……………… 22
ベンゾジアゾピン系睡眠薬 … 205
膀胱留置カテーテル ……… 100
放射線同位元素 …………… 48

ほ

放射線療法 175, 176
膨疹 21
膨張性下剤 199
乏尿 28

訪問介護 153, 154
　　──員 151
訪問看護 153, 154
訪問歯科診療 153
訪問指導 153
訪問診療 153
訪問入浴 153
　　──介護 154
訪問リハビリテーション 153, 154
ホームヘルパー 151
ホームヘルプ 153
保健所 155
歩行（呼吸法） 79, 80
歩行器 242, 243
ボタンエイド 250
ボタンホール型変形 344
勃起障害 358
ホメオスタシス 136
ボランティア 155
ホルター心電図 47
本態性高血圧 125

ま

マウスピース（スパイロメーター） 51
　　──（ピークフローメーター） 36
膜型聴診器 8
マクロファージ 325
マスク 267
マスター2段階試験 46, 47
マッサージ（不眠への） 206, 207
　　──のつぼ 207
末梢神経伝導検査 67
松葉杖 243, 244
麻痺性浮腫 97
マンシェット 2, 3
　　──の種類 5
慢性呼吸器疾患 79
慢性疾患 155

慢性閉塞性肺疾患 272

み

ミエログラフィ 63
味覚 111
　　──刺激 114
耳式電子体温計 19
脈のリズム 4
脈拍 2, 5
　　──数（年齢別） 8
　　──測定 7
　　──測定部位 6
　　──の左右差 7
民生委員 155

む

むくみ 22
無呼吸 12
蒸しタオル（腰背部温罨法） 356, 357
無尿 28

め

メラトニン 136
メルセブルグの3主徴 313
免疫 325
　　──機能低下 325
面板 140

も

モニタリング 30
　　──（呼吸状態の） 293
モルヒネ 168
　　──の副作用 170

や・ゆ・よ

夜間対応型訪問介護 154
薬剤性浮腫 97
疣贅 48
誘発筋電図 67
誘発電位 67
輸液ルート（在宅中心静脈栄養法） 104
腰仙椎装具 249
腰椎穿刺 64, 66
予期的悲嘆 186

横向き嚥下 293
欲求相 358
予備吸気量 52
予備呼気量 52
四脚杖 244
四点歩行器 243
四輪歩行車 243

ら

ライフレビュー 183
ラ音 13
ランドルト環 110

り

リーチャー 250
リウマトイド因子 343
梨状窩 285
リスクアセスメント（褥瘡の） 251
リズム（呼吸の） 12
　　──（体温の） 136
　　──（脈の） 4
リハビリ教室 153
リバロッチ型水銀血圧計 2
硫酸モルヒネ 168
リラクゼーション 183, 206
リン 56
鱗屑 21
リンパ性浮腫 97

る・れ・ろ

類軋音 13
レスキュードーズ 169, 170, 172
レム睡眠 135
連続性ラ音 13
レントゲン 62
ロフストランドクラッチ 243

わ

ワンバッグ製剤 104

パーフェクト臨床実習ガイド －ライフステージに沿った看護技術と看護の展開－

成人看護実習ガイドⅡ 慢性期・回復期・終末期

2007年3月20日　第1版第1刷発行	編　集	野並　葉子
2013年2月13日　第1版第6刷発行	発行者	有賀　洋文
	発行所	株式会社 照林社
		〒112－0002
		東京都文京区小石川2丁目3－23
		電　話　03－3815－4921（編集）
		03－5689－7377（営業）
		http://www.shorinsha.co.jp/
	印刷所	大日本印刷株式会社

● 本書に掲載された著作物（記事・写真・イラスト等）の翻訳・複写・転載・データベースへの取り込み、および送信に関する許諾権は、照林社が保有します。
● 本書の無断複写は、著作権法上での例外を除き禁じられています。本書を複写される場合は、事前に許諾を受けてください。また、本書をスキャンしてPDF化するなどの電子化は、私的使用に限り著作権法上認められていますが、代行業者等の第三者による電子データ化および書籍化は、いかなる場合も認められていません。
● 万一、落丁・乱丁などの不良品がございましたら、「制作部」あてにお送りください。送料小社負担にて良品とお取り替えいたします（制作部　0120－87－1174）。

検印省略（定価はカバーに表示してあります）
ISBN978-4-7965-2143-7
©Youko Nonami/2007/Printed in Japan